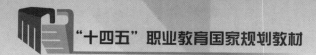

"十四五"职业教育国家规划教材

全国卫生职业教育康复治疗类应用技能型
人才培养"十三五"规划教材

供康复治疗类专业使用

常见疾病康复

主 编 彭 力 尚经轩 罗 萍

副主编 刘 尊 郑 苏 黄远鹏

编 委（以姓氏笔画排序）

丁 昀　孝感市中心医院

马少锋　宝鸡职业技术学院

王 维　沧州医学高等专科学校

刘 尊　沧州医学高等专科学校

江雪莲　太和医院（湖北医药学院附属医院）

许晓惠　重庆城市管理职业学院

李贻能　郑州澍青医学高等专科学校

张 雪　广州卫生职业技术学院

张智慧　枣庄科技职业学院

陈燕芳　郑州澍青医学高等专科学校

尚经轩　重庆城市管理职业学院

罗 萍　湖北职业技术学院

郑 苏　太和医院 湖北医药学院附属医院

耿姣姣　江苏医药职业学院

黄远鹏　福建体育职业技术学院

彭 力　十堰市卫生健康委员会

华中科技大学出版社
http://press.hust.edu.cn
中国·武汉

内 容 简 介

本书是"十四五"职业教育国家规划教材、全国卫生职业教育康复治疗类应用技能型人才培养"十三五"规划教材。

本书共9章,内容包括绪论、神经系统疾病患者的康复、骨关节系统疾病患者的康复、心肺疾病患者的康复、代谢性疾病患者的康复、儿童疾病患者的康复、恶性肿瘤患者的康复、烧伤患者的康复、常见病症患者的康复。书中穿插大量与教学内容有关的数字资源,各章节配以自测题、知识链接和视频以方便师生使用,可以更为有效地激发学生的学习热情和兴趣。

本书适合康复治疗类专业使用。

图书在版编目(CIP)数据

常见疾病康复/彭力,尚经轩,罗萍主编. —武汉:华中科技大学出版社,2019.1(2024.1重印)
ISBN 978-7-5680-4127-0

Ⅰ.①常…　Ⅱ.①彭…　②尚…　③罗…　Ⅲ.①常见病-康复医学-高等职业教育-教材　Ⅳ.①R49

中国版本图书馆 CIP 数据核字(2019)第 014744 号

常见疾病康复　　　　　　　　　　　　　　　彭　力　尚经轩　罗　萍　主编
Changjian Jibing Kangfu

策划编辑：史燕丽
责任编辑：张　琳　郭逸贤
封面设计：原色设计
责任校对：曾　婷
责任监印：周治超
出版发行：华中科技大学出版社(中国·武汉)　　电话：(027)81321913
　　　　　武汉市东湖新技术开发区华工科技园　　邮编：430223
录　　排：华中科技大学惠友文印中心
印　　刷：武汉市籍缘印刷厂
开　　本：880mm×1230mm　1/16
印　　张：25.75
字　　数：812千字
版　　次：2024 年 1 月第 1 版第 7 次印刷
定　　价：79.90 元

全国卫生职业教育康复治疗类
应用技能型人才培养"十三五"规划教材
编委会

网络增值服务使用说明

欢迎使用华中科技大学出版社医学资源服务网yixue.hustp.com

1.教师使用流程

（1）登录网址：http://yixue.hustp.com（注册时请选择教师用户）

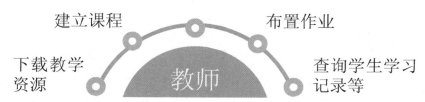

注册　登录　完善个人信息　等待审核

（2）审核通过后，您可以在网站使用以下功能：

管理学生
建立课程　　布置作业
下载教学资源　教师　查询学生学习记录等

2.学员使用流程

建议学员在PC端完成注册、登录、完善个人信息的操作。

（1）PC端学员操作步骤

①登录网址：http://yixue.hustp.com（注册时请选择普通用户）

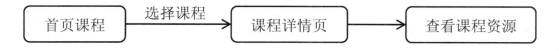

注册　登录　完善个人信息

②查看课程资源

如有学习码，请在个人中心-学习码验证中先验证，再进行操作。

首页课程　选择课程　课程详情页　查看课程资源

（2）手机端扫码操作步骤

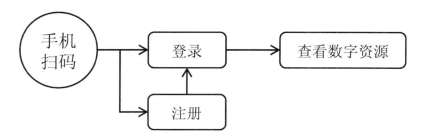

手机扫码　登录　查看数字资源
注册

　　随着我国经济的持续发展和教育体系、结构的重大调整,职业教育办学思想、培养目标随之发生了重大变化,人们对职业教育的认识也发生了本质性的转变。我国已将发展职业教育作为重要的国家战略之一,高等职业教育成为高等教育的重要组成部分。作为高等职业教育重要组成部分的高等卫生职业教育也取得了长足的发展,为国家输送了大批高素质技能型、应用型医疗卫生人才。

　　康复医学现已与保健医学、预防医学、临床医学并列成为现代医学的四大分支之一。现代康复医学在我国发展已有 30 多年历史,是一个年轻但涉及众多专业的医学学科,在我国虽然起步较晚,但发展很快,势头良好,在维护人民群众身体健康、提高生存质量等方面起到了不可替代的作用。

　　2017 年国务院办公厅发布的《关于深化医教协同进一步推进医学教育改革与发展的意见》中明确指出,高等医学教育必须"坚持质量为上,紧紧围绕人才培养质量要素,深化教育教学改革,注重临床实践能力培养","以基层为重点,以岗位胜任能力为核心,围绕各类人才职业发展需求,分层分类制定医学教育指南,遴选开发优质教材"。高等卫生职业教育发展的新形势使得目前使用的教材与新形势下的教学要求不相适应的矛盾日益突出,加强高职高专医学教材建设成为各院校的迫切要求,新一轮教材建设迫在眉睫。

　　为了更好地顺应我国高等卫生职业教育教学与医疗卫生事业的新形势和新要求,贯彻落实《国家中长期教育改革和发展规划纲要(2010—2020 年)》中"以服务为宗旨,以就业为导向"的思想精神,以及国家《职业教育与继续教育 2017 年工作要点》的要求,充分发挥教材建设在提高人才培养质量中的基础性作用,同时,也为了配合教育部"十三五"规划教材建设,进一步提高教材质量,在认真、细致调研的基础上,在全国卫生职业教育教学指导委员会专家和部分高职高专示范院校领导的指导下,我们组织了全国近 40 所高职高专医药院校的近 200 位老师编写了这套以医教协同为特点的全国卫生职业教育康复治疗类应用技能型人才培养"十三五"规划教材,并得到了参编院校的大力支持。

　　本套教材充分体现新一轮教学计划的特色,强调以就业为导向、以能力为本位、以岗位需求为标准的原则,按照技能型、服务型高素质劳动者的培养目标,坚持"五性"(思想性、科学性、先进性、启发性、适用性)和"三基"(基本理论、基本知识、基本技能)要求,着重突出以下编写特点:

（1）紧扣最新专业目录、教学计划和教学大纲，科学、规范，具有鲜明的高等卫生职业教育特色。

（2）密切结合最新高等职业教育康复治疗类专业教育基本标准，紧密围绕执业资格标准和工作岗位需要，与康复治疗师资格考试相衔接。

（3）突出体现"医教协同"的人才培养模式，以及课程建设与教学改革的最新成果。

（4）基础课教材以"必需、够用"为原则，专业课程重点强调"针对性"和"适用性"。

（5）内容体系整体优化，注重相关教材内容的联系和衔接，避免遗漏和不必要的重复。

（6）探索案例式教学方法，倡导主动学习，科学设置章节（学习情境），努力提高教材的趣味性、可读性和简约性。

（7）采用"互联网＋"思维的教材编写理念，增加大量数字资源，构建信息量丰富、学习手段灵活、学习方式多元的立体化教材，实现纸媒教材与富媒体资源的融合。

这套新一轮规划教材得到了各院校的大力支持和高度关注，它将为新时期高等卫生职业教育的发展做出贡献。我们衷心希望这套教材能在相关课程的教学中发挥积极作用，并得到读者的青睐。我们也相信这套教材在使用过程中，通过教学实践的检验和实际问题的解决，能不断得到改进、完善和提高。

全国卫生职业教育康复治疗类应用技能型人才培养
"十三五"规划教材编写委员会

2016 年，中共中央、国务院印发《"健康中国 2030"规划纲要》明确提出的"改革医学教育制度，加强医教协同，加强康复、心理健康等急需紧缺专业人才培养"的精神，以及 2015 年国务院办公厅印发的《全国医疗卫生服务体系规划纲要（2015—2020 年）》提出的要完善"治疗-康复-长期护理"服务链，加强中医、康复等薄弱领域服务能力的建设；党的二十大报告指出：推进健康中国建设，把保障人民健康放在优先发展的战略位置，实施积极应对人口老龄化国家战略，促进中医药传承创新发展，健全公共卫生体系。为了深入贯彻落实党的二十大精神，更好地满足我国高等卫生职业教育教学与医疗卫生事业的需要，培养具备康复医疗技术核心能力和具有可持续发展能力的应用技能型人才，区别于传统的"本科压缩"模式，体现康复治疗技术应用型理念，我们组织编写并修订了《常见疾病康复》一书。

本书的编写团队除了重庆城市管理职业学院、湖北职业技术学院、沧州医学高等专科学校、福建体育职业技术学院、枣庄科技职业学院、郑州澍青医学高等专科学校、广州卫生职业技术学院、江苏医药职业学院等职业院校教授、教学骨干外，还有太和医院（湖北医药学院附属医院）、孝感市中心医院等的临床一线专家参与，将教学内容与职业岗位需求相连，在注重教学的同时关注临床，充分体现应用技能型人才培养的理念。

本书的特点如下：除绪论外，每个章节都有案例导入和案例分析，贴近临床，开阔学生的视野，增强学生的临床应用技能；每个章节有任务目标、小结和能力检测，能有效帮助学生复习、巩固知识，也为教学提供指南；本书新增加了睡眠障碍患者的康复和代谢性疾病患者的康复等临床常见疾病的康复，提高学生的临床知识掌握能力和临床技能。

本书的编写，借鉴了康复医学教材及专著的学术成果，得到了各编者所在学校和医院的大力支持，在此一并表示衷心的感谢。由于编者的水平有限，书中疏漏和不妥之处在所难免，敬请各位专家、读者不吝赐教和指正，以便以后修改，更臻完善。

彭　力

目　录
MULU

第一章 绪 论

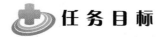
任务目标

【知识目标】
1. 了解　康复医师的资格与职责;康复治疗师的准入标准;临床思维方式与基本程序。
2. 熟悉　疾病康复的基本工作模式;康复治疗组成员;疾病康复在现代医学中的地位。
3. 掌握　疾病康复的基本概念、内容、目标。

【能力目标】
1. 能掌握疾病康复的基本概念。
2. 能掌握疾病康复的目标。

第一节 概 述

一、疾病康复的基本概念

康复是指综合地、协调地应用医学、教育、社会、职业的各种措施,最大限度地恢复和重建病、伤、残者的身体、心理。康复医学是医学的一个新分支学科,针对功能障碍,主要面向慢性病患者及伤残者,强调肢体功能的康复,使患者不但在身体上,而且在心理上和精神上得到较大程度的康复。疾病康复(disease rehabilitation)是根据临床各专科各类病残或伤残所致的功能障碍的特点,进行针对性的康复评定、康复治疗及相关问题研究的学科,其以临床疾病引起的功能障碍为中心,以残疾预防为准绳,以康复评定为依据,以康复治疗为手段。

疾病康复学是应用康复医学的基本理论和方法,研究常见疾病所引起的功能障碍、活动和参与受限等,同时结合疾病本身的特点,进行康复评定、康复治疗、残疾预防以及康复教育的一门学科。常见疾病康复是改善和消除常见疾病引起的功能障碍、活动和参与受限等,提高独立生活能力和生活质量,促进患者的社会参与能力,以患者早日回归社会为目标的一门学科,是临床康复的重要组成部分。

二、疾病康复的内容与目标

（一）内容

随着康复医学的不断发展和与临床医学的密切结合,在开展多个临床领域专科康复的工作中发展了新的知识和技术,逐步形成了疾病康复的一些分支,如神经康复、骨科康复、儿童康复、心肺康复、职业病康复、老年病康复、肿瘤康复及精神康复等。

本书主要介绍神经系统疾病患者的康复、骨关节系统疾病患者的康复、心肺疾病患者的康复、代谢性疾病患者的康复、儿童疾病患者的康复、恶性肿瘤患者的康复、烧伤患者的康复及常见病症患者的康复。

（二）目标

疾病康复的最终目标是通过物理疗法、作业疗法等手段，改善患者功能和（或）环境条件，使其能重返家庭和社会，成为对家庭和社会有用的成员，履行家庭和社会职责。参与社会生活和履行社会职责需意识清楚，具有辨人、时、向的能力；生活能自理；能够行动（步行、利用轮椅、乘坐交通工具）；可进行家务劳动或娱乐性活动；可进行社交活动；有就业能力，以求经济上能自给 6 个基本能力。

三、疾病康复的基本原则

（一）以功能为导向原则

疾病康复以功能障碍患者为服务对象，研究内容紧紧围绕障碍，着眼于患者身体功能与结构的恢复。患者的身体功能与结构发生损伤，出现障碍，就应当采用医疗和康复措施，尽可能恢复患者的身体功能与结构，消除或缓解障碍。

（二）残疾预防原则

对患者应具有高度的残疾预防意识，采取相应的康复措施早期介入。早期是康复治疗的最有利和最有效的时期，其对预防障碍的发生、保存患者整体功能和促进功能的恢复具有至关重要的作用。在功能障碍发生前，要综合地、协调地采取各种康复治疗措施，防止残疾的发生。

在疾病得到控制后，所遗留的功能障碍，在不同程度上影响着患者的身体、心理及社会功能，轻则限制患者进行和参与社会活动，重则使患者生活无法自理，生存质量低下，此时，重点是做好残疾和残障的预防。

（三）代偿原则

经系统康复治疗后，身体功能与结构部分恢复或者完全不能恢复者，应坚持代偿原则，采取代偿方法保证生活质量和生活能力。

1. 体内代偿　主要包括系统内和系统间的功能重组。系统内功能重组是在同一系统内不同水平上的功能重组（如运动系统的高级精细控制部分受累后，通过训练让较低级的粗大运动部分来代偿）和在同一系统同一水平上靠残存功能来代偿（如股伸肌中某一肌肉受累时，通过训练加强其他残存的股伸肌来代偿）。系统间的功能重组就是由另一个在功能上完全不同的系统来代偿，如通过训练让失明的患者用皮肤触觉接受摄像机转换而来的电刺激代替视觉形象的感知。

2. 体外代偿　这是指附加于身上的和经常与身体接触的代偿。这类代偿有人工植入耳蜗、人工喉等，经常与身体接触的有义肢、自助具、轮椅、拐杖、助行器等。

（四）注重全面康复的原则

康复的对象不仅仅是功能障碍的肢体、器官，更重要的是整个人体。因此功能康复的含义是全面的，包括肢体运动的康复，精神心理的康复，日常生活能力、职业能力、经济能力和社会能力的最大限度的康复。运用综合医疗、教育、工程、职业和社会等手段，使患者的功能和能力得到恢复和补偿，达到功能适应、心理适应和环境适应，从而提高患者的生活质量，使患者重返社会。功能适应是指医务人员应当通过综合地、协调地应用各种康复措施使患者的功能状态恢复到极限水平以适应其生活、学习和工作的需要。心理适应是指医务人员通过康复教育和心理治疗使患者以乐观和积极的心态正确面对自己目前的身体状况和功能状况，勇敢地重新回归家庭和社会。环境适应是指改变患者以外的环境以减轻它们对残障者形成的障碍，这包括从建筑结构上建立方便残疾人在家庭和社会中活动的无障碍设施，制定保障残障者的法律，在观念上改变人们对残障的不正确看法，在舆论上进行关心爱护和尊重残疾人的宣传等。

四、临床思维方式与基本程序

（一）临床思维方式

世界卫生组织（WHO）建立了《关于功能、残疾和健康的国际分类》（ICF），将功能作为判断健康的主要因素。而功能又分为身体功能与结构、个体活动、社会参与三个方面。当三个方面均正常则视为健康，反之，当身体功能与结构受损和（或）能力受限和（或）参与局限性则视为残疾。许多急、慢性疾病（无论先天性还是后天获得性）及损伤可导致患者不同程度的身体功能与结构损伤、个体活动受限和社会参与受限。因此，医务人员应当以 ICF 为准绳，以功能、活动和参与三个重点作为临床思维的基本方式。

1. 身体功能与结构 确定疾病与损伤导致了患者身体结构的何种异常和功能方面的哪些障碍或受限。

2. 个体活动 确定身体功能与结构异常导致了患者哪些方面（主要涉及日常生活活动能力相关内容）的活动能力受限及哪些与日常生活活动密切相关的活动（主要涉及家务和购物等）受影响。

3. 社会参与 确定身体结构与功能异常和个体活动受限。主要对工作学习能力、社区活动能力、社会交往能力、休闲娱乐能力和生活质量进行评定，看是否受到影响。

（二）临床基本程序

疾病康复是康复医学的重要组成部分之一，临床基本程序在秉承了康复医学整体特点之外，还考虑了临床疾病的特点。首先要在充分、全面了解患者病史的前提下，对患者进行全面、细致的体格检查和康复评定，在评定的基础上制订合理可行的康复治疗目标，再根据康复治疗目标制订具体的康复治疗方案，并定期召开评价会以调整康复治疗方案，直至患者达到康复治疗目标，重返家庭与社会。疾病康复的临床基本程序如图 1-1-1 所示。

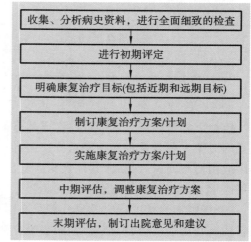

图 1-1-1　疾病康复的临床基本程序

五、疾病康复在现代医学中的地位和作用

（一）康复医学与临床医学

世界卫生组织（WHO）把治疗、预防、保健、康复并列，作为现代卫生事业体系的四个重要组成部分，它们之间是互相关联、互相交错、四环相扣的关系。康复医学与临床医学密不可分，良好的临床治疗为康复治疗创造有利的前提条件和保障；而良好的康复治疗可使临床治疗疗效更佳，达到功能恢复的最高水平，提高生活质量，在治疗过程中都需要共同参与。康复医学与临床医学的区别如表 1-1-1 所示。

表 1-1-1　康复医学与临床医学的区别

区别点	康复医学	临床医学
核心理念	以功能障碍为中心	以疾病为中心
医学模式	强调生物、心理、社会模式	强调生物学模式
治疗对象	功能障碍（病残的个体）	疾病（患病的个体）

区别点	康复医学	临床医学
治疗目的	以改善、替代的途径提高功能,提高患者生活质量,回归社会	强调病因的消除,挽救生命,逆转病理和病理生理过程
诊断方式	功能评定(按 ICF 分类)	疾病诊断(按 ICD-10 分类)
治疗方法	主动康复训练(物理治疗、作业治疗、言语治疗、义肢矫形器治疗、心理治疗等)为主,辅以必要的药物治疗、手术治疗	被动临床治疗(药物治疗、手术治疗)为主,辅以其他治疗
护理方式	自我护理和协同护理	替代护理
专业人员	康复小组(康复医师、康复治疗师、康复护士、康复工程师、心理治疗师等)	临床医疗小组(临床各科医师、护士、医技人员等)
患者地位	主动参与治疗	被动接受治疗
家属介入	需要家属参与、介入	一般不需要家属介入
工作模式	团队模式	专业化分工模式

(二)疾病康复在现代医学中的地位

疾病康复是康复医学的重要组成部分,在康复医学中占有重要的地位。在康复医学发展的初期,疾病康复的对象主要是骨科和神经系统伤病,但是随着心肺疾病康复、癌症和慢性疼痛康复研究的不断发展和临床应用的不断深入,临床其他疾病康复已逐步受到重视,同时随着康复医学理念被临床医生普遍接受,康复医学与临床医学有逐渐融合的趋势。在疾病早期介入康复预防措施,可以减轻或防止病、伤、残的发生;在开展临床治疗的同时及早开展身心康复治疗,可以防止病、伤、残的加重;在恢复期,康复可以避免或减轻残疾与后遗症;残疾出现后,康复治疗和功能训练可使病、伤、残尽早恢复。由此可见疾病康复是临床医疗工作中的一个重要组成部分。

(三)疾病康复在现代医学中的作用

由于医学的进步和科学技术的发展,抢救存活率显著提高,但留有后遗症和功能障碍的患者也随之增多,同时疾病慢性化、需要长期治疗的患者也日益增多。积极、及时、有效的康复治疗,可以针对各种程度功能及能力受限,采用各种康复手段,最大限度地恢复患者的生活自理能力,损伤较轻、康复治疗及时的患者还可经此重新走上工作岗位。因此疾病康复在现代康复医学中起着重要的作用。

1. 预防残疾 疾病康复治疗可以及早评定和治疗患者患病后的功能和能力受限,将患者的功能和能力受限的程度降到最低,从而显著降低残疾的发生率,最大限度地减少残疾对患者的生活、学习和工作造成的影响。

2. 治疗作用 疾病康复治疗以物理疗法、作业治疗、运动治疗、康复工程技术、心理治疗、饮食调理等疗法为主要手段,可以显著提高临床疗效,缩短疗程,加速创伤愈合,减少后遗症。

3. 减轻副作用,增强疗效 以物理疗法、作业治疗、运动治疗、康复工程技术、心理治疗、饮食调理等疗法为主要手段的康复治疗,可避免使用药物治疗和减少治疗药物的种类和剂量,减少甚至完全避免药物的副作用对人体的伤害,显著增加临床治疗效果。

4. 防治并发症 疾病康复治疗可以减少多种因长期卧床治疗而引起的肺部感染、尿路感染、压疮、心肺功能下降、肌肉萎缩、骨质疏松、骨关节炎及关节挛缩等并发症的发生。

六、新时期康复医疗工作任务

为贯彻实施健康中国、积极应对人口老龄化的国家战略,国家卫生健康委等8部门于2021年联合印发《关于加快推进康复医疗工作发展的意见》,今后将持续推进康复医疗改革创新,加快推动康复医疗服务高质量发展,逐步满足群众多样化、差异化的康复医疗服务需求。主要包括以下几个方面。

(一)健全完善康复医疗服务体系

增加提供康复医疗服务的医疗机构和床位数量,加强康复医院和综合医院康复医学科建设,加强县级医院和基层医疗机构康复医疗能力建设,完善康复医疗服务网络。

(二)加强康复医疗人才培养和队伍建设

加强康复医疗人才教育培养,强化康复医疗专业人员岗位培训,加强突发应急状态下康复医疗队伍储备。

(三)提高康复医疗服务能力

完善康复医疗工作制度、服务指南和技术规范,加强康复医疗能力建设,提高基层康复医疗能力,提升中医康复服务能力。

(四)创新康复医疗服务模式

逐步推进康复与临床多学科合作模式,积极发展社区和居家康复医疗,推动康复医疗与康复辅助器具配置服务衔接融合。

(五)加大支持保障力度

包括统筹完善康复医疗服务价格和医保支付管理,调动康复医疗专业人员积极性,加强康复医疗信息化建设,推动康复医疗相关产业发展。

党的二十大报告指出:我们要实现好、维护好、发展好最广大人民根本利益,紧紧抓住人民最关心最直接最现实的利益问题,坚持尽力而为、量力而行,深入群众、深入基层,采取更多惠民生、暖民心举措,着力解决好人民群众急难愁盼问题,健全基本公共服务体系,提高公共服务水平,增强均衡性和可及性,扎实推进共同富裕。康复医疗工作是卫生健康事业的重要组成部分。做好新时期康复医疗的各项工作对全面推进健康中国建设、实施积极应对人口老龄化国家战略,保障和改善民生具有重要意义。

第二节 疾病康复的工作模式

一、基本工作模式

康复医学是多专业、跨学科的学科,因此多学科的康复治疗组工作形式是疾病康复的基本工作模式,包括传统医疗模式、多专业组合团队模式、专业间协作团队模式和跨专业团队模式。

(一)传统医疗模式

传统医疗模式是指参与医疗的技术人员分工负责的形式,如医师、护士和技师分工负责患者特定的医疗,共同讨论,但彼此之间交流、沟通和协商比较少。这种模式源于医师治疗患者的医患模式,在病种单纯、治疗目标单一的情况下效率比较高,也可以达到较好的治疗效果。

(二)多专业组合团队模式

多专业组合团队模式是自上而下地组合多个学科和专业进行诊疗的金字塔关系模式,是临床模式的发展,为需要常常相互交流的多专业的专业人员提供了一个沟通和协作的稳定平台(图1-2-1)。此模式避免了单一学科知识狭窄的缺陷,其特点是主诊医师与其他人员垂直交流,典型地维持了一种由主诊医师控制的团队模式。但此模式仅是多学科治疗方式的集合,各学科和专业之间的横向交流不充分,所有成员主要集中于各专业的特定目标,而不是项目的整体目标。

（三）专业间协作团队模式

专业间协作团队模式是多专业组合团队模式的进一步发展和完善,强调多专业和技术人员的知识和技能的融合(图1-2-2)。专业间协作团队模式强调横向平等的充分对话和讨论,强调学科和专业之间知识和技能的融合,从而派生出新的治疗模式和效果。如对于脊髓损伤患者,康复医师、康复治疗师、康复护士、心理医师、骨科医师或神经外科医师、泌尿科医师、社会工作者等参加团队小组会议,共同讨论、商议、确定患者的康复治疗方案,并相互协作完成康复治疗全过程。

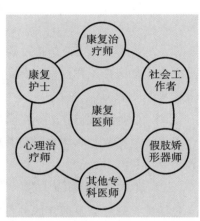

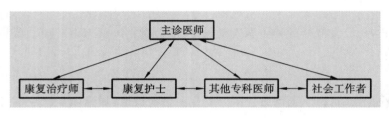

图 1-2-1　多专业组合团队模式　　　　图 1-2-2　专业间协作团队模式

（四）跨专业团队模式

跨专业团队模式是指医学和其他学科之间相互合作的形式。部分残疾人的康复目标和手段会超越医学范围,而需要医学以外的学科参与和配合。如配置假肢除了医学外,还涉及假肢材料和生物力学,也涉及残疾者职业训练和就业政策等。因此,全面康复需要医学与社会学、工程学、特殊教育等学科的合作,此为跨专业团队模式的基础。

二、康复治疗组成员

康复治疗组成员是指参与康复治疗的所有人员,主要包括康复医师、康复治疗师、康复护士、假肢矫形器师、心理治疗师、社会工作者等,除此之外还包括患者及其他有影响的人员。康复治疗组团队成员除了致力于特定的专业目标外,还要对康复治疗的所有结果共同承担责任,共同参与康复治疗目标的制订,成员之间互相交流、学习,齐心协力共同提高患者的生活质量,康复治疗组成员均有其相应的职责和任务。

1. 康复医师的职责　康复医师的职责是接诊患者,采集病史及体格检查,进行临床诊断、功能评定等。制订康复治疗计划,指导、监督、协调各部门康复治疗工作,负责本专业领域的医疗、科研、教学等工作。

2. 物理治疗师的职责　物理治疗师的职责是肢体运动功能的评定和训练,尤其是对神经、肌肉、骨关节和心肺功能的评定与训练。经康复评定后制订和执行物理治疗计划。

3. 作业治疗师的职责　作业治疗师的职责是指导患者通过进行有目的的作业训练,改善或恢复患者生活自理能力、学习能力和工作能力。对永久性残障患者,则教会患者使用各种器具,或整理家居和工作环境,以弥补功能缺失引起的不足。

4. 语言治疗师的职责　语言治疗师的职责是对有语言障碍的患者进行构音、失语情况、听力、吞咽功能等的评定、训练和宣教,提高患者语言沟通能力。

5. 康复护士的职责　康复护士的职责是负责患者卧床期间的体位摆放、床上活动、皮肤护理、直肠和膀胱处理、个人卫生、病房环境控制、辅助器具使用辅导、治疗时间安排等。

6. 假肢矫形器师的职责　假肢矫形器师的职责是对患者进行肢体测量及功能评定,并根据患者的实际情况,确定制作处方及制作假肢或矫形器;指导患者保养和使用假肢或矫形器。

7. 心理治疗师的职责　心理治疗师在康复治疗组内配合其他人员对患者进行必要的临床心理状况评定,同时提供必要的心理咨询及治疗,促进患者全面康复。

8. 社会工作者的职责　社会工作者作为促进患者社会康复的工作人员,其职责主要是与患者家庭和社区联络,对患者居家环境、家庭收入情况、就业情况和生活方式进行评定,为患者的出院做好合理安排,为患者家属排忧解难。

9. 其他治疗师　除上述外,还有其他与康复治疗相关的治疗技术人员。如文体治疗师、音乐治疗师、舞蹈治疗师、园艺治疗师、足疗师等。

三、基本工作模式面临的挑战

(一) 存在的问题

康复治疗组模式起源于 1940 年,当时几乎所有的康复都是通过住院治疗,大部分医疗目标在入住康复中心前均已实现。因此,当时 Howard Rusk 称康复医学为医学的第三阶段,即康复是在临床医疗结束后才开始。与现在的康复医院和综合医院的康复科相比,过去的康复中心整体上是一种放松的环境,但同时存在许多问题,最显著的是治疗组成员各自为政,缺乏有效的协调与合作。

专业间协作团队模式在一定程度上加强了团队成员之间的交流,但是也存在一些问题,如在康复团队会议上部分人员现实准备不充分,不能提出合理有效的建议;部分人员的陈述与患者的康复目标无关;患者及家属在康复团队会议上过于拘谨,没有充分阐述患者的需求;部分人员讲述内容过于专业化,患者或家属听不懂,不能充分调动患者或家属的积极性和主动性等。此外,由于会议每 1~2 周召开一次,限制了患者治疗目标的确定,也显著延误了治疗计划的调整。这些问题常使会议冗长、耗费巨大,使管理者在经济上难以承受。

随着现代医院管理模式的改变,患者住院周期日趋缩短,治疗组模式的理念和实践正面临着越来越大的压力。越来越多的患者在疾病急性期即开始早期康复,由临床科室转入康复科或康复医院,这意味着许多患者的病情相对不稳定或者属于重症,参与康复治疗的医师、护士和治疗师要有能力处理紧急情况。

(二) 面临的挑战

康复治疗组模式最重要的挑战是提高工作效率和提高医疗质量,各成员之间更有效地协调和沟通。为此,国际上开始尝试在会议前明确主题,以书面形式或通过微信、QQ 等方式表达需要交流的问题及对患者的评定结果和治疗意见,而在意见出现分歧时才展开讨论,意见相同时不予以讨论。

康复团队会议是康复团队工作的一种重要形式,参会人员为患者、家属、医生、责任护士、主管治疗师、各专科康复治疗小组的组长、康复协调员等。在会上康复团队成员对患者功能障碍性质、部位、程度、发展和预后充分发表意见,并充分了解患者需求,与患者共同制订康复目标和康复计划。治疗中期和出院前再召开团队会议,对康复疗效进行总结并为下一阶段治疗或出院后康复方向提出意见。根据康复进程中召开的时间点,可分为初期康复团队会议、中期康复团队会议、末期康复团队会议。

团队会议促使参与者提前对患者的观察结果、治疗目标和需要的治疗,以及有关问题进行比较,并把意见分歧点列入讨论议题,以便讨论时只讨论预先确定的议题。会后对讨论结果进行综合汇总。形成书面康复团队会议记录,明确患者或其家属的偏好和诉求、康复目标和康复计划等。采用这种方式可使小组会议在 10～15 min 内完成复杂病例的讨论。

部分患者住院只有 5～10 天（如关节置换术后无并发症的患者）。如此短暂的住院时间使传统的会议难以实施。因此，治疗组查房成为综合医院康复医学科常用的方式，治疗组查房讨论康复方案、倾听患者意见、增加医患沟通等问题。参加讨论者仅限于与康复目标直接相关的治疗人员，一般比常规查房时间多 2～5 min。

第三节　康复医疗机构

我国目前现代康复医疗服务的组织形式主要有机构康复（institute based rehabilitation ，IBR）和社区康复（community based rehabilitation ，CBR）。即根据患者的康复需求和客观环境条件，可以在不同水平和不同类型的机构中进行康复医疗活动。

一、机构康复

机构康复主要是指在康复中心或康复医院、综合医院的康复医学科（部、中心）等进行的康复。这些机构拥有较完善的设备，有经过正规培训的康复医师和康复治疗师，康复专业技术水平较高，能为患者提供较高质量、高水平的康复医疗服务。而且大部分单位能开展康复医疗教学和科研工作，培养的康复医学人才是康复医疗中的核心力量。机构康复大致可分为以下几种类型。

1. 康复中心或康复医院　设有病房、护理部及配套的医疗设施、设备，但其主体为康复诊断和康复治疗部门，适应各种功能障碍者的门诊或住院康复。其按规模和性质可分为以下两种。

（1）综合性康复中心：收治各类残疾患者，规模较大。

（2）专科性康复中心：以收治某一类残疾患者为主，最常见的为脊髓损伤康复中心、儿童脑性瘫痪康复中心、老年病康复中心等。

2. 康复医学科（部、中心）　为综合性或专科性临床医院的一个科室或分部，综合医院的康复医学科性质上是一个临床科室，设有门诊和病房，或仅有康复门诊无病房。此类型在中国分布较广、数量大，在康复医疗中占有重要的地位，是适应各种功能障碍者需要的康复医疗机构。

目前，我国卫生部（现更名为国家卫生健康委员会）颁发的《综合医院康复医学科建设与管理指南》和《综合医院康复医学科基本标准（试行）》中规定：独立设置科室开展康复医疗服务，科室名称统一为康复医学科。但部分医院名称仍不统一，如理疗科、康复理疗科、物理医学与康复科、中西医结合康复科、运动医学科、体疗科等。

3. 康复门诊　独立设置康复诊疗机构，不设病房，只为门诊患者提供康复医疗服务。一般设有康复诊室和治疗室，如电疗、针灸、推拿、牵引室等。

4. 疗养院型　利用自然环境把疗养因素与康复手段相结合，促进慢性病患者、老年病患者、手术后患者及其他伤残者的康复。但由于受市场经济的影响，疗养治疗形式的疗养院已经萎缩，目前以休闲度假形式的居多。

5. 不完全康复型（或精准康复型）　指某些针对残疾和养老的机构，他们仅对机构内的孤寡老人或患者提供不同程度的护理和少量的物理治疗，有时根据需求请院外的医师会诊，处理一些医疗情况。常见的有长期留治中心、病残护理院、老人养护院（老人公寓等）、儿童福利院（特殊学校）等几种类型。

在机构康复中，采用综合康复医学科的数量多，是机构康复的主体。综合医院的康复医学科占有很重要的地位，不仅承担的病种复杂，患者众多，更重要的是康复医疗条件优越。中共中央国务院印发《"健康中国 2030"规划纲要》中指出：强化早诊断、早治疗、早康复，实现全民健康。《综合医院康复医学科建设与管理指南》（卫医政发〔2011〕31 号）中明确指出：二级以上（含二级）综合医院应当设置独立科室开展康复医疗服务。综合医院康复医学科是在康复医学理论指导下，应用功能评定和物理治疗、作业治疗、言语治疗、心理康复、传统康复治疗、康复工程等康复医学诊断和治疗技术，为患者提供全面、系统的康复医学专业诊疗服务的临床科室。在目前的医疗改革中，有些一、二级医院转为康复医院或老年病医院，它们也是重要的康复医疗骨干力量。

但因为医保、费用等因素，患者在康复机构住院时间短，门诊就诊也不方便，且费用较高，因而康复覆盖率较小。因此必须大力发展社区康复，才能为更多的患者服务，达到"共建共享、全民健康"。

二、社区康复

1981 年，WHO 专家委员会给社区康复的定义是：社区康复是指在社区的层次上采取的康复措施。这些措施是利用和依靠社区的人力资源进行的，包括依靠有病损、失能、残障的人员本身，以及他们的家庭和社会(有关单位、组织)。《关于残疾人在社区康复的 1994 年联合意见书》对社区康复进行定义：社区康复是社区发展计划中的一项康复策略，其目的是使所有残疾人享有康复服务、实现机会均等、充分参与的目标。社区康复的实施，要依靠残疾人自己和他们的家属、所在社区，及相应的卫生部门、教育部门、劳动就业部门和社会服务部门等的共同努力。

社区康复的实施需要依靠三个方面：①残疾人本身及家属；②所在社区；③有关的政府部门(包括卫生部门、教育部门、劳动人事部门、民政和社会服务部门等部门)。三股力量联合起来，通力合作，社区康复的任务才能完成。

三、机构康复和社区康复的关系

为了实现"人人享有康复服务"的目标，满足人民群众日益增长的康复医疗服务需求，我国将康复医学发展和康复医疗服务体系建设纳入公立医院改革总体目标，与医疗服务体系建设同步推进、统筹考虑，构建分层级、分阶段的康复医疗服务体系，逐步形成以机构康复为核心、以社区康复为基础、以残疾人家庭为依托的康复医疗服务网络。

纵观国内外特别是发展中国家现代康复医学事业的发展历程，一般都是首先有致力于康复专业的专家建立专业康复医学机构，开展康复医学的医疗、教学和科研工作，培养康复医学人才，然后逐步将康复医学普及到社区，发展社区康复。如果没有机构康复，则社区康复的技术指导将会成为无源之水、无本之木。但如果不发展社区康复，则部分有康复需求的患者将得不到及时、持续、全面的康复服务，康复医疗服务将无法普及，"人人享有康复服务"的目标将无法实现。机构康复和社区康复两者是普及与提高的关系，即在提高的指导下普及，在普及的基础上提高，两者相辅相成、相互促进、循环往复、不断升华。

能 力 检 测

选择题

A₁ 型题

1. 康复医学与临床医学核心理念的区别是(　　)。

A.康复医学是以人体运动障碍为中心，临床医学是以人体疾病为中心

B.康复医学是以人体疾病为中心，临床医学是以人体运动障碍为中心

C.康复医学和临床医学均是以人体运动障碍为中心

D.康复医学和临床医学均是以人体疾病为中心

2. 下列哪项不是疾病康复的基本原则？(　　)

A.以功能为导向原则　　　　　　　　B.残疾预防原则

C.局部康复原则　　　　　　　　　　D.代偿原则

3. 下列哪项不是临床思维的基本方式？(　　)

A. 功能 　　　　　　 B. 活动 　　　　　 C. 参与 　　　　　 D. 环境

B 型题

A. 强调生物、心理、社会模式 　　　　 B. 强调生物学模式

C. 功能障碍（病残的个体）　　　　　 D. 疾病（患病的个体）

4. 康复医学的医学模式是（　　）。

5. 临床医学的医学模式是（　　）。

6. 康复医学的治疗对象是（　　）。

7. 临床医学的治疗对象是（　　）。

参考答案

（彭　力）

第二章　神经系统疾病患者的康复

第一节　脑卒中患者的康复

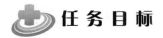

案例导入

　　患者,男,61岁,1个月前与家属争吵后突然昏倒,急送医院,头颅CT示脑出血(左内囊)。经内科对症、支持等治疗病情稳定,但仍因右侧肢体活动障碍和言语障碍转入康复医学科。

　　查体:神清,听觉、理解正常,但发音和言语不清。认知功能无异常。伸舌偏右。右侧肢体肌张力增高,呈典型痉挛姿势。可独立翻身,辅助下可卧坐转移、坐站转移及站立,行走不能,坐位及双腿站立平衡1级。日常生活大部分需帮助。

　　请对该患者存在的功能障碍进行评定,并提出合适的康复治疗方案,给予适当的康复治疗。

任务目标

【知识目标】
1. 了解　脑卒中的主要危险因素。
2. 熟悉　脑卒中康复治疗分期、各期康复治疗目标。
3. 掌握　脑卒中的定义、主要的功能障碍、康复评定的项目和内容、各期康复治疗的内容。

【能力目标】
1. 能对脑卒中后主要功能障碍进行评定。
2. 能为脑卒中患者制订初步的治疗方案。
3. 能对脑卒中后主要功能障碍进行康复训练。

一、概述

　　脑卒中是严重的脑血管系统疾病,是神经系统的常见病和多发病,在我国,多年来其发病率、患病率、致残率、死亡率在疾病谱中一直处于前三位。随着社会人口老龄化,其发病率会继续升高,严重影响患者的劳动能力,给社会、患者及家庭带来沉重负担。

（一）基本概念

1. 脑卒中(stroke)　脑卒中也称脑血管意外(cerebrovascular accident,CVA),是指突然发生的、由脑

血管病变所引起的局限性脑功能障碍,并持续超过 24 h 或引起死亡的临床综合征。其临床表现为头痛、头晕、意识障碍等脑部症状和偏瘫、失语、认知障碍等功能障碍。脑卒中包括缺血性卒中(脑血栓形成、脑栓塞、腔隙性脑梗死)和出血性卒中(脑出血、蛛网膜下腔出血)。

2. 脑卒中康复　脑卒中康复是指应用神经康复的基本理论技术,全面阐述脑卒中后功能障碍特点、发生机制、障碍的康复评定,并依据评定结果制订康复治疗方案,进行系统、全面的康复治疗。

（二）危险因素

各种原因的全身性及局部血管病变、心脏病、血液成分和血流动力学改变均可引起脑卒中,其病因可以是一种,也可以是几种原因同时存在。流行病学调查发现,许多因素为脑卒中发病的高危因素,公认的因素主要有以下三种。

1. 可预防和控制的因素　可预防和控制的因素是脑卒中的主要危险因素,应早期干预,如高血压、心脏病、糖尿病、高脂血症等。

2. 可改变的因素　可改变的因素是增加脑卒中危险的因素,应尽早纠正,如不良饮食习惯、肥胖、吸烟、酗酒、少活动或不活动等。

3. 不可干预的因素　不可干预的因素是脑卒中的次要危险因素,如年龄、性别、遗传、气候、种族等。

（三）临床特点

1. 脑血栓形成　好发于中老年人,常在安静状态下或睡眠中发病,部分患者在发病前有头痛、头昏、麻木无力等前驱症状,多数发病后意识清楚或轻度障碍,数小时或数天内出现脑局灶性症状,如偏瘫、感觉障碍、言语障碍、吞咽障碍等。

2. 脑栓塞　青壮年多见,多在活动中急骤发病,多数无前驱症状,一般意识清楚或有短暂性意识障碍,大脑中动脉栓塞,表现为失语、偏瘫、单瘫、局限性癫痫发作等,椎-基底动脉系统栓塞表现为眩晕、复视、共济失调、交叉瘫、四肢瘫、发音及吞咽困难等,有心源性等栓子来源,可做出临床诊断。

3. 脑出血　中老年高血压患者在体力活动或情绪激动时突然发病,发作时常有反复呕吐、头痛和血压升高的症状,病情发展迅速,常出现意识障碍、偏瘫和其他脑局灶症状。

4. 蛛网膜下腔出血　发病急骤,多有用力或情绪激动等诱因,半数出现程度不同的意识障碍,突发呕吐、剧烈头痛、伴脑膜刺激征,偶有偏瘫。

二、功能障碍

脑卒中后由于损害部位、性质和程度的不同,所表现出的功能障碍较为复杂,包括运动功能障碍、感觉功能障碍、言语功能障碍、认知功能障碍、心理障碍、吞咽障碍等。其中运动功能障碍最为常见,造成一侧肢体瘫痪,即偏瘫。

（一）运动功能障碍

运动功能障碍是脑卒中后最突出的问题,脑卒中发病部位不同,可出现偏瘫(大脑中动脉分布区)、单瘫(脑叶)、交叉瘫(中脑、脑桥)、四肢瘫(脑干)。此外,还有平衡功能障碍、协调功能障碍、步态异常等。

在各种运动障碍中最常见的表现是偏瘫,其特点是随着脑功能的改变和病情发展,偏瘫部位出现肌张力和运动模式的不断改变,表现为肌张力由迟缓逐渐增强而后很快出现痉挛,随后再逐渐减弱向正常肌张力恢复。进入痉挛后,同时伴有运动模式异常(共同运动、联合反应)和反射活动异常(原始反射重新出现、平衡运动反射缺失)。

1. 典型的痉挛模式　痉挛是上运动神经元损伤的特征之一,脑卒中偏瘫患者的患侧诸肌均有不同程度的痉挛。其上肢表现为屈肌痉挛,下肢表现为伸肌痉挛。偏瘫患者典型的痉挛模式表现如下。

（1）头部:颈向患侧屈曲并旋转,面朝向健侧。

（2）上肢:肩胛骨回缩,肩带下降,肩关节内收、内旋;肘关节屈曲伴前臂旋后或旋前;腕关节屈曲并向尺侧偏斜;拇指对掌、内收、屈曲;其余手指屈曲内收。

(3)下肢:骨盆旋后上提,髋关节后伸、内收、内旋,膝关节伸展,踝跖屈、足内翻、趾屈曲、内收。

(4)躯干:向患侧侧屈并后旋。

2.联合反应 联合反应是指当健侧肢体进行抗阻运动或主动用力时,诱发患侧肢体相应部位的肌张力增高或出现运动反应。联合反应是肌张力改变引起的一种不随意的姿势反应,而且痉挛程度越高,联合反应就越强,越持久,随着痉挛的减弱,联合反应逐渐减弱。联合反应基本上按照一种固定的模式出现。

(1)上肢(对称性)联合反应:健侧肩关节抗阻力外展,患侧肩关节可出现外展动作或肌张力增高;健侧肘关节抗阻力屈曲(伸展),患侧肘关节可出现屈曲(伸展)动作或肌张力增高。

(2)下肢(对称性)联合反应:健侧下肢抗阻力外展(内收),患侧下肢可出现外展(内收)动作或肌张力升高。

(3)下肢(非对称性)联合反应:健侧下肢抗阻力屈曲(伸展),患侧下肢可出现伸展(屈曲)动作。

(4)同侧性联合反应:患侧上肢抗阻力屈曲(伸展),引发患侧下肢伸肌(屈肌)张力增高或伸展(屈曲)动作。

3.共同运动 共同运动是指偏瘫患者期望完成某项肢体活动时引发的一种肢体异常活动,表现为患侧肢体某一关节进行主动运动时,会引发相邻的关节甚至同一肢体的所有关节出现不可控制的运动并形成特有的活动模式。共同运动是脊髓水平的原始粗大运动,是脊髓中支配屈肌的神经元和支配伸肌的神经元之间的交互抑制关系失衡的结果,并因此导致分离运动消失,即不能随意、独立地进行单关节运动,代之以刻板的整体运动。偏瘫患者的共同运动模式包括屈肌共同运动模式和伸肌共同运动模式。

(1)上肢共同运动:上肢屈肌共同运动模式表现为肩胛骨上提、回缩,肩关节后伸、外展、外旋,肘关节屈曲,前臂旋后,腕屈曲、尺偏,指屈曲、内收;上肢伸肌共同运动模式表现为肩胛骨前伸,肩关节屈曲、内收、内旋,肘关节伸展,前臂旋前,腕指伸展。临床上以上肢屈肌共同运动模式多见,在举起手臂或用手触摸口角时最易见到。

(2)下肢共同运动:下肢伸肌共同运动模式表现为髋关节伸展、内收、内旋,膝关节伸展,踝跖屈、内翻,趾跖屈、内收;下肢屈肌共同运动模式表现为髋关节屈曲、外展、外旋,膝关节屈曲,踝背屈、内翻(或外翻),趾伸展。临床上以下肢伸肌共同运动模式多见,在站立和行走时最易见到。

4.反射活动异常 反射的变化在脑卒中恢复过程中因不同阶段而不同。脑卒中早期,偏瘫侧肢体肌张力低下,反射消失;恢复中期,深反射由消失转为亢进,病理反射阳性,痉挛和共同运动出现并逐渐达到高峰,原始反射即张力性姿势反射出现(上位神经元损害导致被抑制的原始的低位中枢的各种反射被释放或重现),包括紧张性颈反射、紧张性迷路反射、联合反应等;而较高级水平的各种反射如平衡反应、保护性伸展反应等常受到损害或消失。恢复后期,痉挛逐渐减轻或消失,运动模式逐渐失去共同运动的控制,出现随意的、有选择性的分离运动。几种重要的姿势反射包括以下几种。

(1)对称性紧张性颈反射:是由颈部屈伸使颈部关节和肌肉受到牵拉所引起的本体感受反射。当颈部伸展时,上肢伸肌和下肢屈肌张力增高;当颈部屈曲时,下肢伸肌和上肢屈肌张力增高。

(2)非对称性紧张性颈反射:是由颈部旋转使颈部关节和肌肉的本体感受器受到刺激而引起。当头向一侧旋转时,面向侧肢体伸肌张力增高,而另一侧肢体屈肌张力增高。

(3)紧张性迷路反射:是由头在空间的位置改变而触发的。其感受器为迷路的耳石器官,中枢在脑干。当仰卧位时上下肢伸肌张力增高,俯卧位时上下肢屈肌张力增高。

(4)紧张性腰反射:如上半身向右旋转时,表现为右上肢屈肌、右下肢伸肌、左上肢伸肌、左下肢屈肌张力增高。

(二)感觉功能障碍

脑卒中患者根据病变的性质、部位和范围,可伴有不同程度的感觉障碍,临床上以偏身感觉障碍最常见。包括浅感觉的痛觉、温觉、触觉,深感觉的关节位置觉、运动觉、振动觉,复合感觉的皮肤定位觉、两点辨别觉、实体觉、图形觉等,特殊感觉障碍最常见的是偏盲。

（三）认知功能障碍

认知是大脑皮层复杂高级功能的反映,当脑血管病变累及大脑皮层相应的功能区时,患者将出现不同程度和类型的认知功能障碍。脑卒中患者认知功能障碍发生率较高,也是脑卒中患者日常生活活动能力下降,使工作和家庭生活严重受限的主要因素之一。脑卒中后认知功能障碍主要有注意障碍、记忆障碍、思维障碍、失用症、失认症等。严重的认知功能障碍表现为痴呆。

（四）言语功能障碍

脑卒中病变累及优势半球颞叶、顶叶、枕叶皮质区语言中枢时,患者出现失语症,主要表现为听、说、读、写的功能障碍。若引起与言语产生有关的肌肉麻痹、肌力减弱和运动不协调,患者出现构音障碍。

（五）心理障碍

脑卒中后,由于肢体运动障碍、认知障碍、言语障碍等症状的持久困扰,不少患者会出现心理问题,最常见的是抑郁症,有时伴有焦虑。

（六）吞咽障碍

脑卒中后急性期近半数患者伴有吞咽障碍,主要表现为流口水、进食呛咳,易导致患者营养不良,还可因伴随误咽而发生吸入性肺炎、窒息等危及生命。临床工作中应重视其评定和处理。

脑卒中的各种功能障碍,均可导致患者日常生活活动能力和功能独立性不同程度地下降,对社会交往、社区活动及休闲活动的参与及职业能力有不同程度的限制,严重影响其生活质量。

（七）继发障碍

部分脑卒中患者会出现肩部问题、废用综合征、误用综合征等一系列继发障碍,更加重了肢体运动功能障碍,应注意在发病早期即采取康复措施,预防其发生,对已发生的继发障碍应积极治疗。

1. 肩部问题　在弛缓性瘫痪期,肩周围肌肉、韧带、关节囊的张力降低,固定作用减弱或丧失,加上患肢本身重力的作用,如果忽略了对肩关节的保护,很容易发生肩关节半脱位。脑卒中恢复期的患者可因患肢长时间不活动、患肢处不良体位（过度掌屈位）、患肢输液、颈交感神经受刺激等导致肩-手综合征。

2. 废用综合征　脑卒中偏瘫患者因瘫痪长期卧床或肢体长期制动,未行积极康复治疗及局部环境因素等,常可出现废用性肌无力和肌萎缩、关节挛缩、废用性骨质疏松等。

3. 误用综合征　误用综合征是不正确的治疗所造成的人为的综合征。主要有韧带、肌腱、肌肉等损伤,骨关节变形,痉挛状态加重,痉挛步态习惯化等。常在没有进行康复治疗或康复治疗不当的情况下发生。

三、康复评定

康复评定是脑卒中康复的重要内容,它是确定康复目标和制订康复治疗方案的依据,且有利于康复疗效和预后的预测。原则上早期就应该进行评定,之后还应定期评定。其主要评定如下。

（一）脑损伤程度的评定

1. 格拉斯哥昏迷量表（Glasgow coma scale,GCS）　根据患者睁眼反应、肢体运动和言语表达来判断患者脑损害的严重程度。评定内容参阅本章第二节。

2. 脑卒中患者神经功能缺损程度评定　该量表是1995年全国第四届脑血管病学术会议制定的评分标准（表2-1-1）。其评分为0～45分,0～15分为轻度神经功能缺损,16～30分为中度神经功能缺损,31～45分为重度神经功能缺损。

表 2-1-1　中国脑卒中患者神经功能评分标准（1995）

评价内容	得分	评价内容	得分
I.意识（最大刺激，最佳反应）		不能抵抗外力	1
1.两项提问		抵抗自身重力抬臂高于肩	2
（1）年龄（相差 2 岁或 1 个月都算正确）		抵抗自身重力抬臂平肩或低于肩	3
（2）现在是几月份		抵抗自身重力抬臂大于 45°	4
均正确	0	抵抗自身重力抬臂等于或小于 45°	5
一项正确	1	无运动	6
都不正确者，再做以下检查		Ⅵ.手运动	
2.两项指令（可以示范）		正常	0
（1）握拳、伸指　（2）睁眼，闭眼		所有抓握均能完成，但速度和准确度比	1
均完成	3	健侧差	
完成一项	4	可做球状或圆柱状抓握，手指可做共同	2
都不能完成者，再做以下检查		伸屈，但不能单独伸屈	
3.强烈局部刺激健侧肢体		能侧捏及松开拇指，手指有半随意的小	3
定向退让	6	范围的伸展	
定向肢体回缩	7	可做钩状抓握，但不能释放，指不能伸	4
肢体伸直	8	仅有极细微的屈曲	5
无反应	9	无任何运动	6
Ⅱ.水平凝视功能		Ⅶ.下肢运动	
正常	0	正常	0
侧凝视动作受限	2	不能充分抵抗外力	1
眼球侧凝视	4	抬腿 45°以上，踝或趾可动	2
Ⅲ.面瘫		抬腿 45°左右，踝或趾不能动	3
正常	0	抬腿离床不足 45°	4
轻瘫、可动	1	能水平移动，不能抬离床面	5
全瘫	2	无任何运动	6
Ⅳ.言语		Ⅷ.步行能力	
正常	0	正常行走	0
交谈有一定困难，需借助表情、动作表达，或方言流利，但听不懂，错语较多	2	独立行走 5 m 以上，跛行	1
		独立行走，需扶杖	2
可简单交流，但复述困难，言语多迂回，有命名障碍	5	有人扶持下可以行走	3
		自己站立，不能走	4
不能用言语达意	6	坐不需支持，但不能站立	5
Ⅴ.肩、臂运动		卧床	6
正常	0		

（二）运动功能评定

脑卒中运动功能评定包括肌力、关节活动、肌张力、痉挛、步态、平衡功能等，常用的方法有 Brunnstrom 运动功能恢复 6 级分期、Fugl-Meyer 运动功能评定法、改良 Ashworth 分级法评定标准等，它们各有侧重，可根据临床需要选用。常用的主要的评定方法如下。

1. Brunnstrom 运动功能恢复评定 Brunnstrom 根据对大量偏瘫患者运动功能恢复的详细观察，注意到偏瘫的恢复几乎是一个定型的连续过程，提出了著名的偏瘫恢复六阶段理论（图 2-1-1），并以此理论为基础设计了 Brunnstrom 6 级分期评定法（表 2-1-2）。

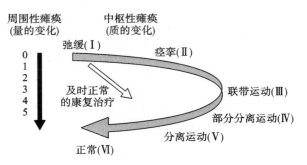

图 2-1-1 Brunnstrom 提出的偏瘫恢复六阶段理论

表 2-1-2 Brunnstrom 运动功能恢复 6 级分期评定法

分期	运动特点	上肢	手	下肢
Ⅰ	无随意运动	无任何运动	无任何运动	无任何运动
Ⅱ	引出联合反应，共同运动	仅出现协同运动模式	仅有极细微的屈曲	仅有极少的随意运动
Ⅲ	随意出现的共同运动	可随意发起协同运动	可有钩状抓握，但不能伸指	在坐和站立位上，有髋、膝、踝的协同性屈曲
Ⅳ	共同运动模式打破，开始出现分离运动	出现脱离协同运动活动：肩 0°，肘屈 90°的条件下，前臂可旋前、旋后；肘伸直的情况下，肩可前屈 90°，手臂可触及腰骶部	能侧捏及松开拇指，手指有半随意的小范围伸展活动	坐位屈膝 90°以上，可使足向后滑动，在足跟不离地的情况下能使踝背屈
Ⅴ	肌张力逐渐恢复，有分离精细运动	出现相对独立于协同运动的活动：肘伸直时肩可外展 90°；肘伸直，肩前屈 30°～90°时，前臂可旋前、旋后；肘伸直，前臂中立位，上肢可举过头	可做球状和圆柱状抓握，手指同时伸展，但不能单独伸展	健肢站，患肢可先屈膝后伸髋；在伸膝下可做踝背屈
Ⅵ	运动接近正常水平	运动协调近于正常，手指指鼻无明显辨距不良，但速度比健侧慢（≤5 s）	所有抓握均能完成，但速度和准确性比健侧差	在站立位可使髋外展到抬起该侧骨盆所能达到的范围；坐位下伸直膝可内外旋下肢，合并足内外翻

2. Fugl-Meyer 运动功能评定法 Fugl-Meyer 运动功能评定法是将上肢和下肢运动功能、平衡能力、关节活动度、关节运动的疼痛、感觉功能（轻触觉、本体感觉）5 项与偏瘫后身体运动功能恢复有密切关系的内容综合进行定量评定的方法，也是脑卒中运动功能评定的常用定量方法之一。其上下肢运动功能评定方法详见本套教材《康复评定技术》。

知识拓展

3. 痉挛评定 脑卒中所致的痉挛性偏瘫由上运动神经元损伤所致，痉挛造成严重的运动功能障碍，临床广泛应用的为改良 Ashworth 分级法评定标准（表 2-1-3）。评定时一般采用仰卧位，评定是根据关节被动运动时所感受的阻力来进行分级。

知识拓展

表 2-1-3　改良 Ashworth 分级法评定标准

级别	评定标准
0 级	无肌张力的增加
1 级	肌张力略增加：被动屈伸时在关节活动范围未呈现最小阻力或出现突然卡住和释放
1⁺ 级	肌张力轻度增加：在关节活动 50％ 范围内出现突然卡住，继续活动呈现最小阻力
2 级	肌张力较明显增加：在通过关节活动大部分范围时出现，但仍能较容易被移动
3 级	肌张力严重增高：被动活动困难
4 级	僵直：受累部分被动屈伸时呈现僵直状态，不能活动

4. 平衡功能评定　最常用的方法有三级平衡评定法、Berg 平衡评定量表评定和平衡仪测试法。具体内容参阅本套教材《康复评定技术》。

5. 步态分析　脑卒中偏瘫患者常见股四头肌痉挛导致膝关节屈曲困难，小腿三头肌痉挛导致足下垂，胫后肌痉挛导致足内翻。多数患者支撑期出现膝过伸、骨盆后缩、支撑期缩短。摆动期骨盆抬高、髋关节外展外旋、踝跖屈、足内翻，使患侧下肢过度伸长，而形成划圈步态，摆动期延长。常用评定方法有目测观察法、足印法、步态分析仪评定法等。详见本套教材《康复评定技术》。

（三）感觉功能评定

脑卒中患者感觉功能评定包括浅感觉、深感觉、复合感觉，评定方法详见本套教材《康复评定技术》。如病变累及内囊、大脑枕叶等部位，可导致偏盲，应采用视野刺激及视野计等对偏盲进行评定。

（四）认知功能评定

脑卒中患者常伴认知功能障碍，包括注意力障碍、记忆力障碍、思维障碍、失认症、失用症等，评定方法参阅本章第二节颅脑损伤患者的康复。

（五）言语功能评定和吞咽功能评定

脑卒中患者易发生言语和吞咽功能障碍，具体评定方法参阅本套教材《言语治疗技术》的相关章节。

（六）心理功能评定

常用的方法有汉密尔顿抑郁评定量表评定和汉密尔顿焦虑评定量表评定等，详见本套教材《康复评定技术》。

（七）日常生活活动能力评定和生活质量评定

日常生活活动能力评定常用 Barthel 指数和功能独立性评定（FIM）量表进行评定。生活质量评定常用的量表有健康状况调查问卷（SF－36），生活质量问卷（QOLI）及脑卒中专用生活质量量表（SS-QOL）等。详见本套教材《康复评定技术》。

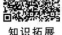

知识拓展

四、康复治疗

脑卒中后出现的各种功能障碍严重影响卒中患者的生活能力、生存状态、社会参与能力及生活质量，尽早提供多学科综合康复治疗能加速患者的康复进程，减轻或改善患者的障碍程度，提高生存质量，降低疾病负担。

知识拓展

（一）康复目标

脑卒中患者的康复目标是采取一切有效的措施，预防脑卒中后可能发生的并发症（肩关节脱位、肩手综合征、压疮、坠积性肺炎等）和继发性障碍（肌肉萎缩、骨质疏松、关节挛缩等），改善或提高受损的功能（运动、感觉、言语、认知和心理等），提高患者的日常生活活动能力和适应社会生活的能力，全面提高病后的生存质量。

（二）康复治疗原则

1. 早期康复介入（选择合适的早期康复时机） 大量临床康复实践表明,早期实施康复治疗能改善脑卒中患者受损的功能,最大限度减轻残疾的程度,提高其生活质量。早期介入是在脑卒中发生后生命体征稳定、病情不再发展 48 h 后,患者有一定警觉,对疼痛等不适有反应,能清楚地交流,即开始进行康复治疗。脑出血患者一般在发病后 1～2 周,病情稳定后开始康复治疗。

2. 康复评定贯穿于脑卒中治疗全过程 康复评定是制订康复治疗计划、衡量康复治疗效果、明确功能预后的依据,康复治疗前、中、后都要进行评定。

3. 综合性康复治疗 脑卒中后的功能障碍是多方面的,并且相互影响和制约,如患者不能独立穿衣,可能与肌肉痉挛、坐位平衡受限、关节活动受限、认知障碍等有关,且脑卒中患者常多种功能障碍并存。康复治疗应采取综合措施,包括物理治疗、作业治疗、言语治疗、认知及心理治疗、传统康复和康复工程等实施全面康复治疗,并贯穿于脑卒中康复全过程。

4. 循序渐进 神经功能的恢复是渐进性的,且有发展的自然规律,治疗需循序渐进,同时应根据患者具体情况,治疗时间、难易度、运动量也应循序渐进。

5. 主动参与 康复训练要求患者主动参与治疗的各个环节,以及家属积极配合,并与日常生活和健康教育相结合。

6. 康复治疗与临床治疗同步并进 脑卒中的特点是障碍与疾病共存,故康复治疗与临床治疗（常规的药物治疗和必要的手术治疗）同步进行。

（三）运动功能障碍的康复治疗

偏瘫是脑卒中后运动功能障碍的主要表现,为上运动神经元受损所致的中枢性瘫痪。偏瘫的表现为肌张力增高,甚至痉挛,肌群间协调紊乱,出现异常的反射和运动模式异常。康复治疗重点是抑制痉挛和异常运动模式,促进分离运动恢复。

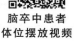

脑卒中患者
体位摆放视频

1. 急性期的康复治疗 此期特点为肌张力低下、腱反射减弱或消失、肢体无主动活动到肌张力开始恢复,并有弱的屈肌与伸肌共同运动。康复治疗是在神经内科常规治疗的基础上,患者病情稳定 48 h 后开始。

急性期的康复治疗目标如下。预防可能出现的并发症（压疮、肢体肿胀、深静脉血栓形成、肩关节半脱位、肩手综合征、坠积性肺炎等）;增加患侧各种感觉刺激、使患者体会正确的运动感觉并使肌张力逐渐提高、尽早引导出肢体主动运动;预防和减轻痉挛模式。达到独立完成各种床上的早期训练后,独立地完成仰卧位到床边坐位转换,并完成坐位 1 级平衡。

急性期的康复治疗内容包括体位摆放、偏瘫肢体被动活动、软瘫肢体强化治疗、床上活动、物理因子治疗、传统康复治疗等。

（1）体位摆放:为预防和对抗痉挛模式,预防肩关节半脱位和肢体挛缩,有利于肢体功能恢复,需采取使患者肢体置于良好姿势的体位（良姿位）。应自发病后的第一天就开始,患者进入恢复期后,也应注意体位摆放,具体有患侧卧位、健侧卧位、仰卧位等。

①患侧卧位:是患侧在下、健侧在上的侧卧位,是最有利于病情恢复的体位。该体位有利于患肢整体伸展,可控制痉挛发生,既可增加患侧的感觉刺激,又不影响健侧的正常使用。头部自然舒适,置于软枕上,上颈段轻度屈曲,躯干轻度后旋,用枕头稳固支撑后背,患侧肩前伸、肘伸直、前臂旋后、腕背伸、手掌向上、手指伸展。患侧下肢髋关节伸展、膝关节微屈。健侧上肢自然放置体侧,健侧髋、膝屈曲,下方垫长软枕,踝背屈 90°（图 2-1-2）。

②健侧卧位:是健侧在下、患侧在上的侧卧位,是患者最舒适的体位。该体位有利于患侧的血液循环,减轻患侧肢体的痉挛,预防患肢浮肿,并便于康复操作。头置于软枕上,躯干前后方各置一软枕,保持躯干与床面成直角。患侧上肢用软枕垫起,肩前屈约 100°、掌心向下。患侧下肢用软枕垫起,保持屈髋屈膝,足亦在软枕上。健侧肢体在床上取舒适的姿势,可微屈髋、膝（图 2-1-3）。

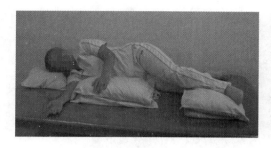

图 2-1-2　患侧卧位

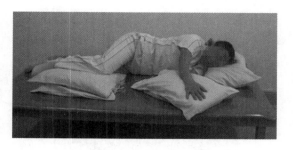

图 2-1-3　健侧卧位

③仰卧位：头置软枕上，躯干平展。患侧肩胛下方至上肢下方垫长软枕，肩关节稍外展、伸肘、伸腕、伸指、掌心向上，患侧臀部至大腿外侧放长软枕，膝下放软枕使其轻度屈髋屈膝，软瘫阶段足底可放支持物维持踝背屈 90°（图 2-1-4）。

各种卧位进入痉挛期后足底避免接触任何支撑物，以防引发阳性支撑反射加重足下垂。仰卧位受紧张性颈反射和迷路反射的影响，易强化患者上肢屈肌和下肢伸肌的痉挛模式，患者进入 Brunnstrom Ⅱ 期后应减少仰卧位体位，以侧卧位为主并适时进行体位转换。

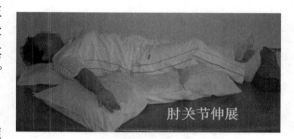

肘关节伸展

图 2-1-4　仰卧位

（2）偏瘫肢体被动运动：对患侧肢体多以被动运动为主，训练时患者取舒适体位，治疗者手法要轻柔、缓慢，在无痛范围内进行，由近端大关节到远端小关节依次进行。一般每日 2～3 次，每次每个关节活动 5～10 遍，直至患肢主动运动恢复。同时嘱患者头转向患侧，通过视觉反馈和治疗师言语刺激，有助于患者主动参与。

（3）软瘫肢体强化治疗：为促进肌张力增高和肌肉的主动收缩，防止肌肉萎缩，可采用以下方法。应用 Bobath 技术的加压和负重、放置和保持、压迫性牵伸的治疗技术；Brunnstrom 主要是利用共同运动、联合反应、姿势反射等治疗技术；Rood 技术的多感觉刺激疗法等。

（4）床上活动：床上活动是偏瘫康复治疗的主要内容之一，应尽早进行，是使患者从被动运动过渡到主动运动的康复训练。

①上肢被动运动：患者双手交叉握，患手拇指置于健手拇指之上，掌心相对（Bobath 握手）。利用健侧上肢带动患侧上肢肩前屈 90°、伸肘、伸腕；在健侧上肢帮助下，练习肩前屈、上举过头顶再还原运动；肩前屈位屈肘和伸肘活动；肩前屈位伸肘左右水平摆动运动。此项训练可防止肩胛骨回缩、下降，缓解肩痛，维持肩关节活动度及抑制痉挛。

②翻身训练：翻身包括被动、辅助和主动翻身。每 2 h1 次的被动翻身用于发病初期肢体无法活动时，目的是预防压疮，并可促进全身反应和肢体活动。辅助和主动翻身则多从自理角度考虑，目的是尽量减少辅助量，直至能主动翻身（图 2-1-5、图 2-1-6）。

③桥式运动：仰卧位屈髋屈膝抬臀运动。桥式运动可防止躯干和下肢共同运动模式形成，促进分离运动产生，以利于后期的步行训练。桥式运动包括双侧桥式运动，单侧桥式运动和动态桥式运动。

a. 双侧桥式运动：患者仰卧位，上肢放体侧或双上肢 Bobath 握手伸肘伸腕、肩前屈 90°，双下肢屈髋屈膝，足平踏于床面，让患者伸髋将臀部抬离床面，下肢保持稳定，持续 5～10 s。必要时，治疗师一手放患膝上，协助患者向前向下拉和压膝关节，另一手放臀下辅助患者抬臀离开床面（图 2-1-7）。

b. 单侧桥式运动：当患者完成双侧桥式运动后，让患者伸展健腿或将健腿置患膝上，患侧下肢支撑将臀部抬离床面（图 2-1-8）。

c. 动态桥式运动：在做双侧桥式运动时，双髋做内收内旋和外展外旋运动。

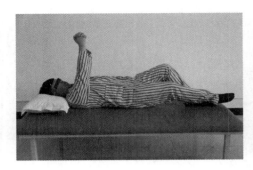
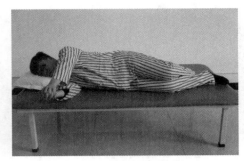

图 2-1-5　主动翻身

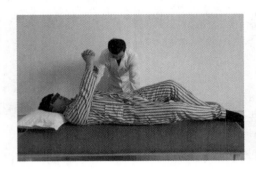
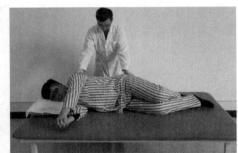

图 2-1-6　辅助翻身

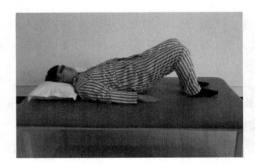
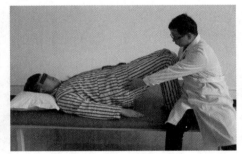

图 2-1-7　双侧桥式运动

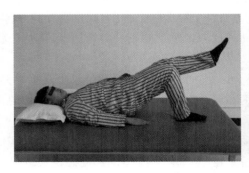
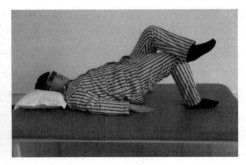

图 2-1-8　单侧桥式运动

（5）物理因子治疗：常用的有中频电疗法、功能性电刺激、肌电生物反馈、局部空气压力治疗，这些治疗可使瘫痪肢体肌肉通过被动引发的收缩与放松逐步改善其张力。

（6）传统康复治疗：常采用的方法有按摩和针刺治疗等。

2. 恢复早期的康复治疗　此期特点为肌张力增高并进入典型的痉挛状态、腱反射亢进、随意诱发联合反应和共同运动。因此，当患者病情稳定，神经症状不再进展，可以耐受床边 90°坐位维持 30 min 时，即可转入本阶段治疗。

恢复期的康复治疗目标如下。预防常见的并发症;降低患侧肌痉挛程度,抑制异常的运动模式,易化正确的运动模式,促进分离运动尽早出现;加强患侧肢体主动运动并与日常生活活动相结合,同时进行运动功能障碍伴随的认知障碍、言语障碍、吞咽障碍等的康复治疗。达到完成床上生活自理,独立完成坐站转换,恢复站立 3 级平衡,患足负重达 3/4 体重,并完成下肢屈肌训练,为中后期的进一步康复治疗奠定基础。

抑制痉挛
训练视频

恢复期的康复治疗内容如下。除继续急性期的各项治疗外,还有抑制痉挛、卧位运动、卧坐转移、坐位训练、坐站转移、站立训练、物理因子治疗、传统康复治疗、作业治疗等。

(1)抑制痉挛:脑卒中恢复早期偏瘫侧肌张力开始增高,并逐步进入典型的痉挛状态,共同运动达到高峰,因此应及时降低肌张力,抑制痉挛。

①抑制躯干痉挛:常用方法有躯干旋转;患侧躯干肌的持续牵伸(屈膝、髋内旋,治疗师一手压患膝的同时一手作用于肩,使患侧躯干得到缓慢和持续的牵拉);主动仰卧位向俯卧位翻身训练和桥式运动等。

②抑制上肢屈肌痉挛:常用的方法有抗痉挛肢位摆放;关节活动度训练(同时给予持续缓慢的肌肉牵拉);主动或被动进行肩胛骨前伸运动;患手部位的冰疗;分指板将手维持在腕背伸、手指张开的位置;前臂伸肌的功能性电刺激或肌电生物反馈等均有助于缓解患侧上肢屈肌的张力。

③抑制下肢伸肌痉挛:常用的方法有保持患侧下肢髋关节内收内旋屈曲、膝关节屈曲、踝关节 90°背屈位(必要时可用软枕、沙袋或踝足矫形器维持以上姿势);牵张腘绳肌;跟腱持续牵伸等(图 2-1-9、图 2-1-10)。

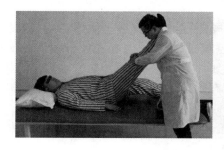
图 2-1-9 腘绳肌牵伸

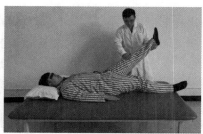

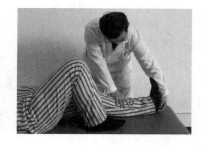
图 2-1-10 跟腱牵伸

④神经生理和神经发育疗法的应用:如 Rood 技术的持续牵拉、持续挤压等抑制手法;Bobath 技术的控制关键点、肢体负重及关节挤压等手法;PNF 技术的对角线螺旋式运动等手法;Brunnstrom 技术的各种姿势反射的利用等。具体操作方法参阅相关教材。

(2)卧位运动:早期床上卧位运动是脑卒中康复的重要内容之一,应尽早进行患者从被动运动过渡到主动运动的康复训练。

①翻身训练:方法同急性期,应争取尽早主动翻身。

②患侧上肢训练:脑卒中偏瘫患者上肢康复训练的目的在于促进运动,恢复功能性活动。具体训练方法同急性期,只是患侧上肢主动参与的程度逐渐增大。

上肢和手功
能训练视频

③患侧下肢训练:脑卒中偏瘫患者下肢康复训练的目的在于早期防止异常步态出现,恢复功能性活动。其具体方法包括以下几种。

a.屈髋屈膝训练:治疗师一手扶持患膝,另一手握持足跟部用前臂托住患侧足底同步屈曲髋关节和膝关节。或治疗师一手托住患足,患者屈膝并将患肢放到床下,在伸髋状态下由治疗师协助患者将足抬至床面,并反复练习。

b.伸髋位屈膝、背屈踝训练:患肢屈膝垂于床边,伸髋,治疗师托住患足使其处于背屈位,并向头侧运动(即屈膝),协助患者在伸髋状态下继续屈膝和背屈踝。

c.背屈踝训练:患肢屈髋屈膝,治疗师一手在踝关节前方向下向后用力推压,另一手将足前部提起,促使处于踝背屈位。

d.下肢运动控制训练:双下肢屈曲,足平踏于床面,先固定健肢活动患肢,再固定患肢活动健肢。也可练习不同屈膝位的主动伸膝运动、主动屈膝运动和踝背屈运动。

④桥式运动:为髋关节伸展的控制训练。双桥运动的方法是屈双膝,双足撑于床面,治疗师一手压住患膝,另一手可刺激臀部,促进患侧髋关节伸展。当患者能独立完成后,可进行单桥运动。

⑤床上移动训练:患者在双桥运动时,向左(右)移动臀部,待臀部放置床面后,分别移动肩、头部,最后调整全身姿势。开始训练时治疗师可站在患侧辅助。也可用健足伸到患足下方,用健足勾患足向右(左)方移动,再用健足和肩支起臀部,同时将下半身移向右(左)侧,再慢慢将头移向右(左)侧。

(3)卧坐转移:卧坐转移时要求在侧卧的基础上,逐步转为床边坐,开始练习时应在治疗师的帮助指导下完成。

(4)坐位训练:坐位训练有利于躯干的伸展,防止肺部感染,改善心肺功能,增加视觉信号输入,促进精神状态改善。要求从床上支撑坐位开始,逐渐至端坐位和床边坐位,时间逐渐延长和开始无支撑坐位训练。

①保持正确的坐姿:床上坐位时,患者髋关节屈曲90°,腘窝部垫薄枕,躯干伸直(可用软枕支撑背部),Bobath握手、伸肘,将手和前臂放在胸前方桌上。椅坐位时,患者头、颈、躯干应保持左右对称,躯干伸直,髋、膝、踝关节保持90°屈曲位,臀部坐在椅子后部,双臀均等负重,小腿与地面垂直。

②坐位平衡训练:偏瘫患者不能坐稳主要是平衡能力下降所致。开始训练时应有治疗师在患侧给予辅助指导,逐渐减少支持到主动完成,并过渡到日常生活活动。训练方法是通过重心左、右、前、后转移进行坐位躯干运动控制能力训练。

③偏瘫上肢训练:a.患肢负重训练:患肢肩轻度外展,外旋,肘伸展,手指伸展支撑于体侧,将重心逐渐移向患侧,维持数秒后恢复原位。b.健肢带动患肢运动:患肢运动控制训练,要求患者按指令移动上肢并停止在某一空间位置并保持。c.患肢独立运动训练:令患者进行肘屈伸、肩前屈上举及屈肘触头顶、触摸自己头部指定部位、手置腰后部等练习,必要时给予辅助。另外,还有腕指关节训练,腕关节的屈伸、桡尺偏及手的抓握与松开训练。

④偏瘫下肢训练:双膝屈曲,双足平放地面,做踝背伸练习;屈髋抬起患肢并尽量保持踝背屈;屈髋抬起患肢做膝屈伸练习等。

(5)坐站转移:患者获得良好坐位平衡后,即进行坐位到站立训练。

(6)站立训练:偏瘫患者站立训练常先扶持站立或平行杠内站立,逐渐减少支撑直至能独立站立,再进行站立平衡训练。

①站立位姿势:患者头保持中立位,面向正前方,躯干直立,双肩、双髋保持水平,髋膝伸展,双足分开5~10 cm,平均负重。

②患侧下肢负重:健侧下肢屈髋屈膝,足离地面或放在低台上,患侧下肢伸直负重,髋膝部从有支持逐步过渡到无支持。

③健肢支撑患肢活动:健肢站立,抬起患肢,分别进行屈髋屈膝踝中立上抬、屈髋伸膝踝背屈等训练。

④站立平衡训练:立位平衡训练初期要进行静态站立训练,令患者双足平行,双下肢均等负重,治疗师可在患侧保护。静态站立稳定后,即可辅助指导患者分别做前、后、左、右方向的重心移动,幅度由小到大,并要求保持稳定,直至达到3级平衡。患者也可Bobath握手,伸肘肩关节前屈90°,向左右方向旋转躯干,同时保持平衡。也可利用平衡板、平衡仪等进行平衡训练。

(7)物理因子治疗:常应用功能电刺激、肌电生物反馈和低中频电刺激等,针对患侧上肢伸肌,改善伸肘、伸腕、伸指功能;针对患侧下肢屈肌,改善屈膝和踝背屈功能。

(8)传统康复治疗:常应用针刺和按摩等方法,部位选择患侧上肢伸肌和下肢屈肌,以改善其相应的功能。

(9)作业治疗:根据患者机体整体状况和功能状况选择适合其个体的作业活动进行训练。

①日常生活活动:包括基本的日常生活活动(如更衣、进食、个人卫生、转移、如厕等)和应用性日常生

活动(如做家务、使用交通工具、认知与交流等)。

②运动性功能活动:通过相应的功能活动增加患者的肌力、耐力、平衡和协调能力、关节活动度。

③辅助器具的使用:为提高患者功能活动能力,充分利用和发挥已有的功能可选择配备适宜的辅助器具。

3. 恢复中后期的康复治疗 此期的特点是通过前期的康复训练,痉挛逐渐降低或趋于正常,由共同运动转向分离运动。坐位、立位平衡反应恢复正常;独立完成坐站转移;可维持单腿站立,重心转移良好;具有骨盆和下肢的运动控制能力。因此,运动功能训练重点应放在正常运动模式和运动控制能力的恢复上。

恢复中后期的康复治疗目标如下。加强协调性和选择性随意运动,并结合日常生活活动进行上肢和下肢实用功能强化训练,提高患肢分离运动控制能力和精细运动能力,提高步行能力,争取生活自理和社会生活自理。达到恢复或接近正常步态,尽量争取患侧上肢功能恢复。同时注意脑卒中可能伴发的认知、言语等功能障碍的康复。

恢复中后期的康复治疗内容如下。除继续恢复早期的康复治疗外,重点加强上肢和手的训练、步行训练、作业治疗、辅助器具的应用。

(1) 上肢和手的训练:上肢和手是人体进行功能活动必需的功能结构,尽管健侧在一定程度上可起到代偿作用,但患侧上肢和手功能缺失或屈曲挛缩仍对患者日常生活有相当大的影响。因此,应重视患侧上肢和手的康复训练。

①前臂旋前和旋后训练:坐于桌前,前臂和手平放在治疗桌上,手握圆棒,拇指向上,前臂分别进行旋前和旋后活动,使木棒头部尽力触及桌面。亦可用前臂旋转器练习。

②肘关节屈伸训练:坐位,患肘支托在前方桌上,保持肩前屈,用手触摸自己的口、对侧肩、耳等;双手叉握高举过头,放在头顶-头后方-头顶-胸前-向前伸出;患肢外展,屈肘手触摸口,再伸展。

③背伸腕关节训练:坐位,上肢伸直患手放身旁或身后,指伸展,侧后方负重;两肘立于桌面,两手扪腮,腕背伸离开,再扪腮;两上肢前伸,与治疗师两手相对,相互抵住做上下左右活动。亦可用腕关节屈伸训练器练习。

④拇指功能训练:主要进行拇指的外展、背屈、对捏和与其余四指对指训练。训练应与日常生活活动相结合。

⑤手指精细活动训练:通过手的作业活动,提高患手抓握和放松及双手相互配合,拇指与其余四指的对捏活动。

(2) 步行训练:偏瘫患者行走时髋关节、膝关节和踝关节往往缺乏良好的选择性屈伸运动,平衡能力不够充分,患侧下肢负重能力不足,不仅步行能力差,而且造成步态异常。因此,步行训练不仅最大限度地帮助患者提高步行能力,还应注意矫治异常步态。

步行训练视频

①步行分解训练:常用训练内容及方法有单腿负重、髋膝伸展位背屈踝关节、髋伸展位屈膝关节、伸髋屈膝位背屈踝关节、屈髋伸膝位踝背屈、靠墙伸髋踏步、侧方迈步、原地迈步等。练习时治疗师对各动作予以矫正。

②骨盆旋转训练:治疗师位于患者身后,双手置于患者的骨盆处,在患者步行的同时,辅助旋转骨盆。

③肩胛带旋转训练:先在立位下,指导患者双手交替摆动做触碰对侧大腿活动。步行时指导患者双手交替摆动触碰向前迈出的下肢大腿。

④扶持行走:治疗师站患侧,一手握患手,掌心向前,另一手从患侧腋下穿出置于胸前,手背靠近胸前处,与患者一起缓慢步行,训练要按正常步行动作行走。

⑤平行杠内行走:平行杠结构稳固,扶手高低和平行杠的宽窄可调整,给患者一种安全感。在平行杠内行走时,治疗师立在患侧给予辅助指导和矫正关节伸不充分或过度屈伸;踝背屈不充分可戴踝足矫形器;足内翻可在平行杠内加足内翻矫正板。

⑥室内行走:患者能较平稳地进行双侧下肢交替运动,即可进行室内行走训练。必要时可加用手杖,

增加行走时的稳定性。

⑦户外行走及活动：在患者体力和患侧下肢运动控制能力较好的情况下，即可到户外活动，由治疗师陪同逐渐过渡到自行活动。

⑧上下阶梯训练：正确的方法是上台阶健侧腿先上，下台阶先下患侧腿。一般先训练两足一阶法，能力改善后再训练一足一阶法。训练时治疗师站患者后方或侧方，给予指导和保护，并注意调整患肢髋膝关节屈伸的不足。

⑨减重步行训练：是指通过器械悬吊的方式将患者身体的重量部分向上吊起，使患者步行时下肢的负担减轻，以帮助患者进行步行训练。配合活动平板进行训练效果更好。减重步行训练主要用于体能较低、肌力相对低下患者的早期训练。

（3）作业治疗：此期是对患者进行作业治疗的重要阶段，其目的在于恢复患者的日常生活活动能力，尽可能恢复患者工作、劳动能力和娱乐活动能力。其训练内容包括日常生活活动能力训练、工作和生产性活动能力训练及娱乐性活动能力训练。训练应从简到繁，从易到难，使患者掌握技巧。不能独立完成者可用辅助器具，各类训练方法参阅相关教材。

（4）辅助器具的应用：目的是发挥患侧残存的功能，使用代偿技术，如助行器和轮椅的使用训练、矫形器的使用训练、自助具的使用训练等，以配合健侧完成日常生活活动，尽可能克服瘫痪的影响，争取最大限度的生活自理，重返家庭和社会。

4. 后遗症期的康复治疗 后遗症期是指脑卒中导致的功能障碍经各种治疗后其受损的功能无明显改善的期间，一般在发病1年以后。其主要原因有脑损害严重、未及时进行早期规范的康复治疗，治疗方法或功能训练指导不合理而产生误用综合征，危险因素控制不理想致原发病加重或再发等。主要表现为患侧上肢和手功能障碍、失语、构音障碍、偏瘫步态、患足下垂行走困难、血管性痴呆等。

后遗症期的康复目标如下。继续训练和利用残存功能，防止功能退化；适时使用必要的辅助器具补偿患肢功能，充分发挥健肢代偿作用，并尽可能改善患者周围环境条件以适应残疾，争取最大限度的生活自理，同时进行职业康复训练，尽可能回归社会。

后遗症期的康复治疗如下。本期治疗应加强已有的功能训练，即代偿性功能训练，以适应日常生活的需要，同时注意防止异常肌张力和挛缩进一步加重。鼓励患者充分使用患肢，避免失用综合征和其他并发症的发生。强化家庭及社区环境的适应训练，鼓励和帮助患者下床活动及进行适当的户外活动，可利用社区健身器材进行肢体功能训练，防止功能退化。注意多与患者交流和进行必要的心理疏导，激发患者主动参与的意识。同时加强饮食营养和健康教育，预防复发。

（四）感觉功能障碍的康复治疗

偏瘫患者在运动障碍同时多伴有感觉功能障碍，如感觉丧失、迟钝、过敏等均会严重影响运动功能，因此感觉训练应与运动训练同步进行。感觉的恢复和重建是一个缓慢的过程，需要长期反复训练。感觉训练的重点是手部感觉训练。具体训练方法参阅相关教材。

（五）认知功能障碍的康复治疗

脑卒中后因病损部位不同，部分患者会发生认知功能障碍。认知功能障碍可有许多临床表现，要根据其评定和表现有针对性地进行治疗。其主要的康复训练包括注意力训练、记忆力训练、思维训练、失用症训练、失认症训练等。具体评定方法参阅相关教材。

（六）言语功能障碍的康复治疗

脑卒中后言语障碍多发生在优势半球，主要表现有失语症和构音障碍。康复治疗主要是通过训练使患者运用和提高残存的言语功能，补充多种其他交流途径，改善实际交流能力。其康复治疗方法参阅相关教材。

（七）吞咽障碍的康复治疗

脑卒中引起的吞咽障碍多发生在进食过程中的口腔期和咽喉期，主要因咀嚼肌和咽喉部肌麻痹所致，属神经源性吞咽障碍。康复治疗主要有口、颜面功能训练,选食与进食训练等。训练方法参阅相关教材。

（八）心理障碍的康复治疗

脑卒中后的心理障碍主要表现为抑郁症,与左额叶和左基底节部位病损、抑郁病史及社交能力障碍等有关。其治疗方法主要有支持性心理治疗、药物治疗等。

（九）日常生活活动训练

脑卒中偏瘫患者由于一侧肢体功能障碍,致使日常生活活动困难,所以,应在功能训练的基础上对其进行日常生活活动能力训练,从而提高其生活质量。大量的临床实践表明,日常生活活动训练不但是偏瘫患者康复训练的重要内容,而且早期开展效果更好。训练重点内容包括自理活动和功能性移动活动。

五、功能结局

脑卒中的康复结局与脑损害类型、大小、部位、临床治疗和康复治疗开始的时机、方法、持续的时间等有关,此外,还受患者的康复愿望和主动参与积极性、年龄、全身状况、并发症等因素影响。康复治疗临床实践证实,一般在 2 周内,多于 3～10 天开始康复治疗者其疗效最好。此外,康复治疗越规范、系统,疗程越充足,主动积极参与性越高,并发症预防和治疗得越好,其康复结局就越好。

运动功能的恢复绝大多数患者发生在病后 1～3 个月,3～6 个月仍恢复较快,某些患者的恢复可持续 1～2 年。瘫痪恢复的次序一般是先下肢后上肢,先近端后远端,拇指功能恢复最慢。感觉功能发病后几周恢复较快。

日常生活活动能力的恢复大多数发生在前 3～6 个月,晚期恢复极少。

失语症经适当的康复治疗,绝大多数患者可以在数周内恢复一定的口语表达功能。构音障碍患者经康复治疗,口语表达可以有很大改善。

六、健康教育

脑卒中的健康教育主要针对易患人群和已患病者分别进行脑卒中危险因素和诱发因素的知识普及宣传和教育,提高广大民众在日常生活中对脑卒中的预防保健意识,减少其发生率和复发率。

（1）对没有发生过脑卒中但有脑卒中危险因素存在的人群,普及可干预的危险因素的预防知识,提倡健康的生活方式,包括戒烟、适量运动、控制体重、降低胆固醇、低盐低脂饮食、少饮酒及减少其他相关危险因素。

（2）对脑卒中危险人群（如高血压、糖尿病、动脉硬化性血管病和心脏病患者）进行诊断、治疗和监控,降低脑卒中的风险。

（3）积极帮助和指导易患人群消除脑卒中的诱发因素,如情绪激动、过度劳累、用力过猛等,同时要保持心理平衡、心态乐观。

（4）对脑卒中患者进行早期规范的康复治疗,减轻功能障碍的程度。脑卒中康复治疗的实质是"学习、训练、再学习、再训练"的过程,只有患者正确理解并主动积极投入,配合治疗师,规范地、系统地进行康复治疗和训练,才能取得良好的康复效果。同时应使患者认识到,脑神经功能的康复有一个过程,不是一朝一夕就能成功的,应克服悲观或焦虑情绪。

小　结

本节主要论述脑卒中基础知识、主要功能障碍特点、评定方法和治疗技术,并重点介绍了脑卒中患者运动障碍的性质、特点、评定方法及康复治疗的各种技术。脑卒中后功能障碍是多方面的,并且相互影响和相互制约,需要通过治疗小组采用综合的治疗方案,给予全面的康复治疗。

案例解析

　　本案例为脑出血患者,根据案例叙述,患者主要功能障碍为右侧肢体活动障碍、构音障碍、日常生活活动受限。针对患者的功能障碍应对患者进行患侧肌张力评定、Brunnstrom 运动功能恢复评定、坐位和站立平衡评定、构音障碍评定、日常生活活动能力评定等内容。根据病史和综合评定结果制订康复治疗方案并实施康复治疗。

　　运动功能障碍的康复:①良姿位摆放;②患侧肢体被动运动;③抑制痉挛;④患侧上肢自助被动运动;⑤患侧下肢训练;⑥主动翻身和床上转移;⑦主动卧坐转移训练;⑧坐位平衡训练;⑨主动坐站转移及站立平衡训练等;⑩物理因子可应用功能性电刺激、肌电生物反馈等抑制上肢屈肌和下肢伸肌过高的肌张力。

　　构音障碍的康复:患者听觉、理解力正常,仅发音和言语不清,伸舌偏右,应系单纯的构音障碍,可分别进行舌唇运动训练、呼吸运动训练、发音训练、辨音训练等训练。

　　经运动功能训练后,根据患者整体状况可选择适合其个人的日常生活活动进行训练,如更衣、进食、个人卫生、转移能力等训练。

能力检测

选择题

A_1 型题

1. 中老年人在安静状态下或睡眠中发病的多考虑为(　　　)。

A. 脑出血　　　　　　　　　　B. 脑血栓形成　　　　　　　　　C. 脑栓塞

D. 蛛网膜下腔出血　　　　　　E. 腔隙性脑梗死

2. 偏瘫患者上肢痉挛模式错误的是(　　　)。

A. 肩胛骨回缩、上提　　　　　B. 肘关节屈曲　　　　　　　　　C. 腕关节屈曲

D. 指屈曲　　　　　　　　　　E. 肩关节内收内旋

3. 脑卒中感觉功能障碍不包括(　　　)。

A. 浅感觉　　　　　　　　　　B. 深感觉　　　　　　　　　　　C. 偏盲

D. 偏听　　　　　　　　　　　E. 复合感觉

4. 偏瘫肢体痉挛,功能性电刺激应作用在(　　　)。

A. 痉挛肌　　　　　　　　　　B. 痉挛肌的拮抗肌　　　　　　　C. 痉挛肌和拮抗肌

D. 关节两侧肌　　　　　　　　E. 协同肌

5. 脑卒中早期患者患侧卧位错误的姿势是(　　　)。

A. 手指伸展　　　　　　　　　B. 腕背伸　　　　　　　　　　　C. 肘伸直

D. 前臂旋后　　　　　　　　　E. 患肩后缩

6. 脑卒中患者作业治疗的是(　　　)。

A. 步行训练　　　　　　　　　B. 日常生活活动能力训练　　　　C. 口语交流能力训练

D. 吞咽功能训练　　　　　　　E. 平衡功能训练

7. 不属于脑卒中恢复早期特点的是(　　　)。

A. 原始反射重现　　　　　　　B. 痉挛明显　　　　　　　　　　C. 反射消失

D. 深反射亢进　　　　　　　　E. 平衡反应损害或缺失

8. 下列脑卒中急性期康复治疗哪项不恰当?(　　　)

A. 偏瘫肢体被动运动　　　　B. 良姿位摆放　　　　C. 翻身训练

D. 上肢自助被动运动　　　　E. 站立平衡训练

9. 下列双侧桥式运动不正确的是(　　)。

A. 上肢放体侧　　　　B. 双手交叉握伸肘肩前屈 90°　　　　C. 双下肢屈髋屈膝

D. 双手互抱置胸前　　　　E. 伸髋将臀抬离床面

10. 不适宜偏瘫恢复早期患者上肢训练的是(　　)。

A. 患肢负重训练　　　　B. 患肢抗阻力训练　　　　C. 患肢运动控制训练

D. 患肢独立运动训练　　　　E. 健肢带动患肢训练

11. 下列偏瘫患者不正确的站立姿势是(　　)。

A. 头保持中立位　　　　B. 躯干直立　　　　C. 双肩双髋保持水平

D. 髋膝伸展　　　　E. 双足分开 5~10 cm,健侧负重

12. 改良 Ashworth 分级法评定 1 级的表现是(　　)。

A. 无肌张力增加　　　　B. 肌张力轻度增加　　　　C. 肌张力明显增加

D. 僵直　　　　E. 肌张力略增加

13. 关于脑卒中患者恢复早期的治疗不恰当的是(　　)。

A. 抑制痉挛　　　　B. 卧位到坐位转移　　　　C. 坐位平衡训练

D. 步行训练　　　　E. 坐位到站立转移

14. 关于脑卒中患者急性期康复目标正确的是(　　)。

A. 加强患侧肢体主动运动　　　　B. 抑制异常运动模式

C. 增加患侧各种感觉刺激　　　　D. 易化正确的运动模式

E. 降低患侧肌痉挛程度

15. 分离运动在 Brunnstrom 第几期开始出现?(　　)

A. Ⅱ期　　　　B. Ⅲ期　　　　C. Ⅳ期

D. Ⅴ期　　　　E. 以上均不正确

参考答案

(陈燕芳　李贻能)

第二节　颅脑损伤患者的康复

知识拓展

 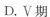 **案 例 导 入**

患者,女,38 岁,于 2 个月前因车祸致头部外伤,当时有昏迷呕吐,被送当地医院急诊,行左侧颅内压减压术,术后给予营养神经等对症治疗,约 15 天后神志转清。现神志清楚,自诉运动功能稍有好转,但仍存在右侧肢体乏力、记忆力不好等症状,日常生活基本依赖,为进一步治疗转入康复科。

查体:神清,基本可回答问题,言语流畅,进食无呛咳,记忆力和计算力均减退,四肢肌张力不高,肌力稍减退,床上能独立翻身,坐起需辅助,病理反射(-)。

请问该患者可能存在哪些功能障碍?并对其进行功能评定,提出合适的治疗方案。

【知识目标】

1. 了解　颅脑损伤的临床表现及分类。

2. 熟悉　颅脑损伤的康复治疗分期及各期目标。

3. 掌握　颅脑损伤后的主要功能障碍项目和内容、康复评定、康复治疗各期内容。

【能力目标】

1. 能对颅脑损伤后主要功能障碍进行评定。

2. 能为颅脑损伤患者制订初步的康复治疗方案。

3. 能对颅脑损伤后主要功能障碍进行康复训练。

一、概述

颅脑损伤(traumatic brain injury,TBI)是头颅部特别是脑组织受到外界暴力作用所造成的脑部损伤。常同时伴有身体其他部位的损伤。

颅脑损伤分为头皮损伤、颅骨骨折和脑损伤,这三种情况可单独发生,也可同时发生。其中脑损伤患者可导致意识障碍、认知功能障碍以及运动、感觉、言语等功能障碍。本节主要论述脑损伤的康复。

颅脑损伤常见的原因有交通事故、工伤事故、意外坠落、运动损伤、建筑物倒塌、失足跌倒、火器伤等,难产及手术时引起婴儿颅脑损伤也偶有所见。

颅脑损伤是一种发病率高、死亡率高、致残率高的损伤,且有伤情复杂、病情急骤多变、遗留多种功能障碍及多发生于青壮年的特点,严重危害人类生命健康。随着临床医疗水平的提高,大多数患者能存活下来,但很多患者会遗留不同程度的功能障碍,针对这些功能障碍应尽早介入康复治疗,最大限度地恢复患者的身心和社会功能,一直以来都是临床康复的重点工作内容。

颅脑损伤的康复是指利用各种康复手段,对患者身体、心理、职业上的功能障碍进行训练,使其消除或减轻功能缺陷,最大限度地恢复患者正常或较正常的生活,恢复患者的劳动能力并参与社会活动。

（一）临床分类

1. 按外伤后脑组织是否与外界相通分类

（1）开放性脑损伤:多为锐器或火器直接造成。头皮、颅骨和硬脑膜同时破裂,脑组织与外界相通,有脑脊液漏。

（2）闭合性脑损伤:多为头部接触较钝物体或间接暴力所致。头皮、颅骨和硬脑膜至少有一项保持完整,脑组织不与外界相通,无脑脊液漏。

2. 按病理类型分类

（1）原发性脑损伤:是暴力作用于头部时直接造成的脑损伤,如脑震荡、脑挫裂伤、原发性脑干损伤等,伤后立即出现相应的临床症状与体征。

（2）继发性脑损伤:指在受伤一定时间后在原发性损伤的基础上出现的病变,主要有脑水肿、颅内血肿、颅内压增高、脑疝等,其症状体征在伤后逐步出现或加重。

3. 按血肿部位分类

（1）硬膜外血肿:血肿位于颅骨与硬脑膜之间。

（2）硬膜下血肿:血肿位于硬脑膜下腔。

（3）脑内血肿:血肿位于脑挫裂伤附近或裂口中,也可在脑白质深部。

（二）临床表现

颅脑损伤的表现虽呈多样性与多变性,但受伤后常见症状与体征仍有一定的共性,具体表现有以下几个方面。

1. 意识障碍　绝大多数脑损伤患者有不同程度的即刻出现的意识丧失,可表现为嗜睡、昏睡、浅昏迷和深昏迷等。意识障碍程度与脑损伤程度一致,如昏迷时间长、程度深提示重型脑损伤;昏迷时间短、程度浅则为轻型脑损伤。意识障碍还提示脑损伤的病理类型,如伤后立即昏迷,多为原发性脑损伤所致;清醒后又昏迷,多为继发性脑损伤(如脑水肿、血肿等)所致。

2. 头痛、呕吐　头皮损伤及颅骨骨折可有伤处局部疼痛。颅内高压时,头痛常呈持续性胀痛,同时可伴有频繁的、喷射状的呕吐。

3. 生命体征的改变　体温、呼吸、脉搏、血压的变化可以反映脑损伤的程度和部位。如:颅内血肿形成时,常出现呼吸深慢、脉压增大、心率减慢、血压升高;脑挫裂伤时脉搏和呼吸加快;枕骨大孔疝时早期即可出现呼吸节律紊乱,甚至呼吸骤停;脑干、下丘脑损伤常有中枢性高热。

4. 眼部征象　眼部症状与体征对伤情判断和预后估计有重要意义。如:一侧瞳孔先缩小,继而散大,光反射迟钝或消失,而另一侧瞳孔正常,提示小脑幕切迹疝;双侧瞳孔均散大,光反射消失,提示濒危状态;颅内高压时常伴有视神经乳头水肿或视神经萎缩。

5. 神经系统局灶症状与体征　根据损伤部位不同可出现单肢瘫、偏瘫或四肢瘫,感觉障碍、失语等。如一侧大脑半球损伤时,可出现对侧上肢或上下肢的中枢性瘫痪,伴感觉障碍;内囊损伤可出现对侧偏瘫、偏盲与偏身感觉障碍的"三偏"综合征。

6. 脑疝　颅内高压进一步发展导致颅内各腔室间压力不均,高压部分脑组织向解剖间隙移位,引起脑疝的发生。最常见的有小脑幕切迹疝和枕骨大孔疝等。一旦出现脑疝,若不及时抢救,很快导致死亡。

（三）常见的主要脑损伤类型

脑损伤除了前述的共性表现外,不同类型的脑损伤可有各自的临床表现特点,分述如下。

1. 脑震荡　脑震荡主要表现为伤后立即出现短暂的意识障碍,常为数秒或数分钟,一般不超过 30 min。清醒后多数患者对受伤当时情况及受伤经过无记忆,但对受伤前的事能清楚地回忆。神经系统检查无阳性体征,脑脊液检查无红细胞,CT 检查颅内无异常。

2. 脑挫裂伤　脑挫裂伤主要为大脑皮质的损伤,是脑挫伤和脑裂伤的统称,二者多同时存在,临床上常难以区别。好发于额叶与颞叶,往往合并硬膜下血肿或外伤性蛛网膜下腔出血,可有继发性脑水肿和颅内压增高。其临床表现主要有意识障碍、与损伤部位相关的局灶症状和体征(如运动障碍、失语等)、颅内压增高的症状和体征(头痛、呕吐、视神经乳头水肿等)及生命体征的改变等。CT 检查可了解损伤部位、范围、脑水肿程度及中线结构移位情况。

3. 弥漫性轴索损伤　弥漫性轴索损伤是一种脑实质的弥漫性损伤,多为车祸导致头部加速运动,造成脑白质广泛性轴索损伤。病变可分布于大脑半球、胼胝体、小脑或脑干。其主要表现为伤后立即昏迷,而且昏迷程度深、持续时间长,CT 或 MRI 检查显示弥漫性脑肿胀,两侧大脑半球白质内、胼胝体、脑干等处可见多发性点、片状出血灶。不仅死亡率高,而且是导致脑外伤后植物生存状态和严重脑神经功能障碍的重要原因。

4. 原发性脑干损伤　原发性脑干损伤常与其他部位的脑损伤同时存在,主要病理表现是脑干表面挫裂伤和脑干内点、片状出血。MRI 检查可了解损伤的部位和范围。其主要表现为伤后立即昏迷,且程度深,时间长,瞳孔大小不等,缩小或大小多变,对光反射迟钝或消失;出现双侧病理反射,肌张力增高,中枢性瘫痪,去大脑强直等;延髓损伤时则出现呼吸、循环功能障碍,严重者导致死亡。

原发性脑干损伤与继发性脑干损伤的区别是前者症状和体征在损伤当时即出现,且不伴有颅内压增高的表现,常与弥漫性脑损伤并存。

5. 颅内血肿　颅腔内出血并在某一部位积聚形成占位性病变称为颅内血肿,是颅脑损伤后常见和重要的继发性病变之一。血肿达到一定程度,可压迫脑组织,引起颅内压增高和相应的局灶性症状。若不及时处理,最终导致脑疝形成而危及生命。根据血肿来源和部位颅内血肿分为以下几种。

（1）硬膜外血肿：多见于颅盖部，血液积聚在颅骨内板与硬脑膜之间。若原发性脑损伤较轻，血肿形成又不是太迅速，原发性昏迷与继发性昏迷之间有一段意识清醒（或好转）期，称为中间清醒期。如原发性脑损伤重且血肿形成迅速，则无中间清醒期。视血肿大小可有瞳孔异常、锥体束征及生命体征的改变。CT 检查可明确血肿部位、出血量、脑室受压及中线移位情况等。

（2）硬膜下血肿：血肿位于硬脑膜下腔，由于常合并脑挫裂伤及继发性脑水肿，故病情多较重。其表现为意识障碍、颅内高压及脑挫裂伤等。CT 检查有助于明确诊断。

（3）脑内血肿：血肿位于脑挫裂伤灶附近或损伤灶裂口中，也可位于脑白质深部。其主要表现是进行性意识障碍加重及局灶性症状和体征。CT 检查有助于明确诊断。

（4）脑室内出血：外伤性脑室内出血多见于脑室邻近的脑实质出血破入脑室，出血量大者可形成血肿。病情常较复杂严重，除原发性脑损伤、脑水肿及颅内其他血肿表现外，脑室内血肿可堵塞脑脊液循环导致脑积水，引起急性颅内压增高，加重意识障碍。确切的诊断有赖于 CT 检查。

（5）迟发性外伤性颅内血肿：是指颅脑损伤后首次 CT 检查无血肿，而在以后的 CT 检查中发现了血肿或在原无血肿的部位发现了新的血肿。其临床表现为伤后经历了一段病情稳定期后，出现了进行性意识障碍加重等颅内压增高的表现。确诊需进行多次 CT 检查的对比。

（四）临床治疗

脑外伤临床治疗原则是在密切观察病情的基础上，根据损伤程度及性质进行处理。早期治疗的重点是及时处理继发性脑损伤，着重于脑疝的预防和早期发现，特别是颅内血肿的发现和处理。对原发性脑损伤的处理主要是对已发生的昏迷、高热等护理和对症处理，预防并发症。有手术指征者则及时手术，以尽早解除脑组织受压。其治疗措施如下。

1. 病情观察　重点观察患者的意识、瞳孔、生命体征、神经系统体征。必要时进行头颅 CT 或 MRI 检查、颅内压监测、脑电图、脑诱发电位检查等。

2. 脑水肿的治疗　主要是进行脱水治疗。

3. 手术治疗　手术主要针对颅内血肿或重度脑挫裂伤合并脑水肿引起的颅内压增高和脑疝，其次为颅内血肿引起的局灶性脑损害。

4. 对症治疗及并发症的处理　对高热、躁动、蛛网膜下腔出血、上消化道出血等予以相应处理，同时注意加强护理等。

二、功能障碍

由于颅脑损伤部位的多发性及损伤的复杂性，障碍不仅是单纯的肢体运动障碍，更涉及中枢高级功能障碍，主要表现在以下几个方面。

（一）意识障碍

颅脑损伤大多数在受伤早期存在意识障碍，伤情不同，意识障碍的程度可不等，可表现为嗜睡、昏睡、浅昏迷或深昏迷，甚至呈持续性植物状态。

（二）认知障碍

认知障碍是脑损伤导致大脑为解决问题而摄取、储存、重整和处理信息的基本功能出现的异常表现，主要有注意障碍、记忆障碍、思维障碍、失认症、失用症等。

（三）情绪情感障碍

情绪情感是人对于客观事物是否符合个人的需要而产生的一种反应，无论何种伤病，当一个人察觉到自己失去健康时，必然产生某种痛苦或不适的情绪。颅脑损伤患者大多数表现为焦虑或抑郁，少数严重的患者会出现行为障碍，如发作性失控、负性行为障碍、额叶攻击行为等。

（四）运动功能障碍

颅脑损伤后所致的运动功能障碍与脑卒中后的运动功能障碍相似，但由于颅脑损伤的原发性脑损伤的复杂性、多样性,故临床表现比脑卒中后运动障碍要复杂,其表现有痉挛、瘫痪(偏瘫、三肢瘫、四肢瘫)、平衡障碍、协调障碍等运动障碍。

（五）感觉障碍

脑组织损伤部位不同,感觉障碍表现各有特点。依据脑损伤部位的不同感觉障碍可分为脑干型感觉障碍、丘脑型感觉障碍、内囊型感觉障碍、皮质型感觉障碍等。

（六）言语障碍

颅脑损伤患者常见的言语障碍是失语症和构音障碍。失语症是大脑语言中枢直接损伤造成的语言能力丧失或受损。颅脑损伤后言语障碍主要表现为命名障碍和言语错乱。构音障碍属于痉挛性构音障碍。

（七）其他功能障碍

1. 吞咽功能障碍　颅脑损伤后可出现神经性吞咽障碍。

2. 脑神经损伤　颅脑损伤部位不同有时可伴有面神经、位听神经、动眼神经、滑车神经、展神经、视神经等损伤。

3. 迟发性癫痫　颅脑损伤后约有50%的患者在伤后半年到一年内有癫痫发作的可能。

4. 日常生活活动能力障碍　颅脑损伤患者由于运动、认知等功能障碍,导致患者日常生活活动能力下降。

三、康复评定

颅脑损伤存活者中40%常有不同程度的神经功能障碍,如意识、认知、运动、言语等原发性功能障碍。脑外伤患者多数病情重、卧床时间长,如未及时进行康复治疗常会造成不同程度的继发性功能障碍,如关节挛缩、肌肉萎缩、肩手综合征、足下垂等。在对颅脑损伤患者进行康复治疗前,必须对各种功能障碍进行评定。

（一）严重程度评定

颅脑损伤严重程度主要依据昏迷的程度和持续时间、创伤后遗忘(post traumatic amnesia,PTA)持续时间来确定。临床常用的有格拉斯哥昏迷量表、盖尔维斯顿定向力及记忆遗忘检查表等来评定。

1. 格拉斯哥昏迷量表(Glasgow coma scale,GCS)　是脑损伤中最常用的评定量表(表2-2-1)。国际上普遍采用GCS来判断急性损伤期患者的意识情况。该量表通过检查脑损伤者的睁眼反应、言语反应和运动反应3项指标,分别计分。3项指标分数相加,作为判断伤情的依据,对预后也有估测意义。该量表的优点是简单、客观、定量。

GCS最高计分15分为正常,最低计分3分;8分及以下属昏迷,9分及以上不属昏迷;得分越低,昏迷越深,伤情越重。

根据GCS计分及昏迷时间长短可将颅脑损伤分为以下3种。

(1) 轻度:GCS 13~15分,伤后昏迷时间在20 min以内。

(2) 中度:GCS 9~12分,伤后昏迷时间为20 min至6 h。

(3) 重度:GCS 8分及以下,伤后昏迷时间在6 h以上。

表 2-2-1　格拉斯哥昏迷量表(GCS)

项目(代号)	检查方法	患者反应	评分
睁眼反应(E)	观察患者	自动睁眼	4
	言语刺激	大声呼唤时患者睁眼	3
	疼痛刺激	捏痛时患者能睁眼	2
	疼痛刺激	无睁眼反应	1

续表

项目(代号)	检查方法	患者反应	评分
运动反应(M)	口令刺激	能执行简单命令	6
	疼痛刺激	捏痛时患者推医生的手	5
	疼痛刺激	捏痛时患者撤出被捏的手	4
	疼痛刺激	患者呈去皮层强直状态:上肢屈曲、内收内旋,腕指屈曲,下肢伸直、内收内旋,踝跖屈	3
	疼痛刺激	患者呈去大脑强直状态:上肢伸直、内收内旋,腕指屈曲,下肢与去皮层强直相同	2
	疼痛刺激	无运动反应	1
言语反应(V)	言语交流	能正确回答时间、地点	5
	言语交流	能对话,但言语错乱,回答错误	4
	言语交流	无韵律地说一些不适当的词	3
	言语交流	患者发出声音但不能被理解	2
	言语交流	无语言反应	1

2. 盖尔维斯顿定向力及记忆遗忘检查(Galveston orientation and amnesiatest,GOAT) 该检查(表2-2-2)主要通过向患者提问的方式了解患者连续记忆是否恢复。满分为100分,患者回答不正确时按规定扣分,将100减去总扣分即为GOAT实际得分。得分75~100分为正常;66~74分为边缘;少于66分为异常。一般认为达到75分才可以认为脱离了PTA(伤后遗忘)。

表2-2-2 盖尔维斯顿定向力及记忆遗忘检查表(GOAT)

姓名:	性别:男 女	出生日期:	年	月	日

诊断:

检查时间: 受伤时间:

1. 你叫什么名字(姓和名)?(2分)

 你什么时候出生?(4分)

 你现在住在哪里?(4分)

2. 你现在在什么地方(城市名)?(5分)

 在医院(不必陈述医院名称)(5分)

3. 你哪一天入这家医院的?(5分)

 你怎么被送到医院里的?(5分)

4. 受伤后你记得的第一件事是什么(如苏醒过来等)?(5分)

 你能详细描述一下你受伤后记得的第一件事吗?(5分)

 (如时间、地点、伴随人等)

5. 你记得事故发生前的最后一件事是什么吗?(5分)

 你能详细描述一下事故发生前的最后一件事吗?(5分)

 (如时间、地点、伴随情况等)

6. 现在时间是几点?(5分)(最高分5分,与当时的时间相差半小时扣1分,依此类推,直至5分扣完为止)

7. 今天是星期几?(5分)(与正确的相差1天扣1分,直至5分扣完为止)

8. 今天是几号?(5分)(与正确的相差1天扣1分,直至5分扣完为止)

9. 现在是几月份?(5分)(与正确的月份相差1月扣5分,最多可扣15分)

10. 今年是公元多少年?(30分)(与正确年份相差1年扣10分,最多可扣30分)

根据 PTA 时间长短,将颅脑损伤严重程度分为:PTA 小于 1 h 为轻度;PTA 在 1~24 h 为中度;PTA 在 1~7 天为重度;PTA 超过 7 天为极重度。

(二)认知功能障碍评定

认知功能障碍不仅在颅脑损伤患者中相当常见,而且往往影响其他功能障碍的康复治疗效果,因此进行认知障碍的评定有特别重要的意义。认知障碍的评定主要涉及认知功能障碍严重程度分级、认知障碍的成套测验和注意、记忆、思维、失认症、失用症、痴呆等的评定。

1. 认知功能障碍严重程度的分级　可采用 Rancho Los Amigos(RLA)医院的认知功能分级标准评定表(表 2-2-3)评定。

表 2-2-3　Rancho Los Amigos 医院的认知功能分级标准

分级	特点	认知与行为表现
Ⅰ级	没有反应	患者处于深昏迷,对任何刺激完全无反应
Ⅱ级	一般反应	患者对无特定方式的刺激呈现不协调和无目的的反应,出现的反应与刺激无关
Ⅲ级	局部反应	患者对特殊刺激有反应,但与刺激不协调,反应直接与刺激的类型有关,以不协调延迟方式(如闭着眼睛或握着手)执行简单命令
Ⅳ级	烦躁反应	患者处于躁动状态,行为古怪,毫无目的,不能辨认人与物,不能配合治疗,词语常与环境不相干或不恰当,可以出现虚构症,无选择性注意,缺乏短期和长期的回忆
Ⅴ级	错乱反应	患者能对简单命令取得相当一致的反应,但随着命令复杂性增加或缺乏外在结构,反应呈无目的性、随机性或零碎性;对环境可表现出总体上的注意,但精力涣散,缺乏特殊注意能力,用词常常不恰当并且是闲谈,记忆严重障碍常显示出使用对象不当;可以完成以前常常有结构性的学习任务,如在帮助下可完成自理活动,在监护下可完成进食,但不能学习新信息
Ⅵ级	适当反应	患者表现出与目的有关的行为,但要依赖外界的传入与指导,遵从简单的指令,过去的记忆比现在的记忆更深、更详细
Ⅶ级	自主反应	患者在医院和家中表现恰当,能主动地进行日常生活活动,很少有差错,但比较机械,对活动回忆肤浅,能进行新的活动,但速度慢,在帮助下能够启动社会或娱乐性活动,判断力仍有障碍
Ⅷ级	有目的的反应	患者能够回忆并且整合过去和最近的事件,对环境有认识和反应,能进行新的学习,一旦学习活动展开,不需要监视,但仍未完全恢复到发病前的能力,如抽象思维、对应激的耐受性、对紧急或不寻常情况的判断等

2. 认知障碍的成套测验　颅脑损伤患者常常需要评估多领域的认知功能,因此往往需要进行认知功能的成套测验。临床上较为普遍采用的是一些综合性的、较简易的方法,如神经行为认知状况测试(NCSE)、洛文斯顿作业治疗用认知评定(LOTCA)等。

3. 注意功能的评定　注意是指人们在某一段时间内集中于某种特殊内、外环境刺激而不被其他刺激分散的能力,是各种认知功能形成的基础。根据参与器官的不同,可以分为视觉注意、听觉注意。

4. 记忆功能的评定　记忆是人们对过去经历过的事物的反应,是指以往感知过的事,思考过的问题,曾有过的情绪体验,学习过的动作行为等在大脑留下的一些印记,并且这些印记在一定条件下在头脑中浮现出来。记忆分瞬时记忆、短时记忆和长时记忆。

5. 思维的评定　思维是心理活动最复杂的形式,是认知过程的最高级阶段。思维的过程包括分析、综合、比较、抽象、概括等,表现于人类解决问题的过程中。评定可采用韦氏成人智力量表中的相似性测验和图片排列测验进行测试。也可用一些简易方法:从一系列的图形或数字中找出其变化的规律;将排列的字、词组成一个有意义的句子;说出某个词语的反义词;成语或谚语解释;假设的突发情况下如何应变,如赴约路上遇到塞车,不能按时到该怎么办。

6. 严重认知障碍的评定 颅脑损伤后严重认知障碍(外伤性痴呆)是指记忆、注意、思维、言语等认知功能的严重衰退,从而影响患者的日常生活与社会交往。临床常用简易精神状态评定量表(mini-mental state examination ,MMSE),具体内容见表 2-2-4。

表 2-2-4 中共 30 题,每题 1 分,回答错误为 0 分。总分标准:文盲≥17 分,小学文化程度≥20 分,中学文化程度及以上≥24 分。在标准分以下者考虑存在认知功能障碍,需做进一步检查。

表 2-2-4 简易精神状态评定量表(MMSE)

编号	测试内容	得分	编号	测试内容	得分
1	今年的年份?		16	按卡片闭眼睛	
2	现在是什么季节?		17	用右手拿纸	
3	今天是几号?		18	将纸对折	
4	今天是星期几?		19	手放在大腿上	
5	现在是几月份?		20	说出一句完整的句子	
6	你现在在哪一省(市)?		21	计算:100-7	
7	你现在在哪一县(区)?		22	计算:93-7	
8	你现在在哪一乡(镇、街道)?		23	计算:86-7	
9	你现在在哪一层楼?		24	计算:79-7	
10	这里是什么地方?		25	计算:72-7	
11	复述:皮球		26	回忆:皮球	
12	复述:国旗		27	回忆:国旗	
13	复述:树木		28	回忆:树木	
14	辨认:铅笔		29	辨认:手表	
15	复述:四十四只石狮子		30	按样作图,要求画出两个封闭多边形相交,一个是四边形,一个是五边形	

7. 失认症的评定 失认症是指在没有感觉障碍、智力减退、意识不清、注意力不集中的情况下,不能通过感觉器官正确认识身体部位和熟悉物体的一种临床症状。失认证包括视觉、听觉、触觉和身体部位的认识能力缺失。

8. 失用症的评定 失用症是指在无运动、感觉障碍时,不能按指令完成以前能完成的行为动作。常见的失用类型有结构性失用、运动性失用、穿衣失用、意念性失用、意念运动性失用等。

(三)情绪障碍评定

颅脑损伤患者的焦虑,可用汉密尔顿焦虑量表(HAMA)进行评定;抑郁可用汉密尔顿抑郁量表(HAMD)进行评定。量表具体内容可参阅本套教材《康复评定技术》相关章节。

(四)行为障碍评定

颅脑损伤患者行为障碍的评定,主要依据临床症状。

1. 常见的行为障碍

(1)正性:攻击、冲动、脱抑制、幼稚、反社会性、持续动作。

(2)负性:丧失自知力、无积极性、自动性、迟缓。

(3)症状性:抑郁、类妄想狂、强迫观念、循环性情绪(躁狂-抑郁气质)、情绪不稳定、癔症。

2. 几种典型行为障碍的临床表现

(1)发作性失控:发作性失控常见于额叶损伤患者,临床表现为无诱因、无预谋、无计划的突然发作,直接作用于身边的人或物,如打砸家具、冲人怒吼、打伤他人等发狂行为,发作时间短暂,过后有自责感。

(2)负性行为:负性行为障碍常见于额叶和脑干部位受损患者,临床表现为精神萎靡、感情淡漠、缺乏主动性、嗜睡、不愿活动,即使最简单、最常规的日常生活活动完成起来也很困难。

(3)额叶攻击行为:额叶攻击行为又称脱抑制攻击行为,因额叶受损引起,临床常见为对细小的诱因挫折发生过度强烈的反应,表现为间歇性激惹。

(五)运动障碍评定

颅脑损伤可致痉挛、偏瘫、平衡和协调障碍等,其评定与脑卒中所致运动障碍评定相似,可参阅本章第一节。

(六)言语障碍评定

颅脑损伤患者言语障碍的评定方法,可参阅本套教材《言语治疗技术》相关章节。

(七)日常生活活动能力评定

颅脑损伤患者日常生活活动能力评定可用 Barthel 指数评定,颅脑损伤有认知障碍者,宜选用功能独立性评定量表。评定方法可参阅本套教材《康复评定技术》相关章节。

(八)其他功能障碍评定

部分颅脑损伤患者还可能涉及吞咽障碍、感觉功能障碍、脑神经损伤、迟发性癫痫等,也需要评定。

(九)颅脑损伤预后评定

颅脑损伤患者的预后估计常用综合评定量表评定(表 2-2-5),在入院后立即评估患者的预后,该量表最低分 7 分,最高分 36 分。7~19 分为预后不良;25 分以上为预后良好;20~24 分不能判定。

表 2-2-5　综合评定量表

内容	评分	内容	评分
Ⅰ. GCS 评分	3~15	B. 体温　正常	3
Ⅱ. 脑干反射		38~39 ℃	2
A. 额-眼轮匝肌反射	5	>39 ℃	1
B. 垂直性眼反射	4	C. 脉搏　60~120 次/分	3
C. 瞳孔对光反射	3	>120 次/分	2
D. 水平头眼反射	2	<60 次/分	1
E. 眼心反射	1	D. 血压　正常	3
Ⅲ. 运动姿势		150/90 mmHg	2
A. 正常	2	<90 mmHg	1
B. 去皮质强直	1	Ⅴ. 年龄	
C. 去大脑强直或弛缓型麻痹	0	A. 0~20 岁	3
Ⅳ. 生命体征		B. 21~40 岁	2
A. 呼吸　正常	2	C. 21~60 岁	1
30 次/分	1	D. >60 岁	0
病理性呼吸	0		

(十)颅脑损伤结局评定

颅脑损伤的结局评定常用格拉斯哥结局量表(Glasgow outcome scale,GOC)(表 2-2-6)评定。

表 2-2-6　格拉斯哥结局量表

分级	简写	特征
Ⅰ.死亡(death)	D	死亡
Ⅱ.持续性植物状态 (persistent vegetation state)	PVS	无意识、无言语、无反应,有心跳和呼吸,在睡眠觉醒周期的觉醒阶段偶睁眼,偶有呵欠、吸吮等无意识的动作,从行为判断大脑皮质功能。特点:无意识,但能存活
Ⅲ.严重残疾 (severe disability)	SD	有意识,但由于精神、躯体残疾或由于精神残疾而躯体尚不能自理生活。记忆、注意、思维、言语均有严重残疾,24 h 均需他人照顾。特点:有意识,但不能独立
Ⅳ.中度残疾 (moderate disability)	MD	仍有记忆、思维、言语和性格障碍,以及轻偏瘫、共济失调等,可勉强地利用交通工具,在日常生活、家庭中尚能独立,可在庇护性工厂中参加一些工作。特点:残疾,但能独立
Ⅴ.恢复良好 (good recovery)	GD	能重新进入正常社交生活,并能恢复工作,但可遗留各种轻度的神经学和病理学的缺陷。特点:恢复良好,但仍有缺陷

四、康复治疗

(一)康复原则

1. 早期介入　有利于提高康复治疗效果,应从急性期就介入。

2. 全面康复　颅脑损伤所引起的功能障碍是多方面的,因此要兼顾多种障碍,综合应用物理治疗、作业治疗、言语治疗、心理治疗及传统康复治疗和药物治疗等方法。

3. 循序渐进　在进行功能训练时,为使患者有一个适应的过程,训练时间应由短到长,训练难度由简单到复杂,运动量由小到大。

4. 个体化　由于损伤部位及程度不同,患者年龄、体质、功能障碍等差异,治疗和训练应因人而异,采用个体化的治疗方案。

5. 持之以恒　功能的恢复和提高是个漫长的过程,要持之以恒,坚持进行康复治疗。

(二)康复目标

颅脑损伤的康复目标是预防各种并发症,促进患者运动、感觉、认知、言语功能、生活自理能力、社会生活功能等恢复到尽可能达到的最大限度,促进其回归家庭、回归社会,提高生活质量。

(三)康复治疗方法

颅脑损伤的康复治疗可分为急性期康复、恢复期康复和后遗症期康复,每期康复治疗各有不同的目标与策略。

1. 急性期康复　急性期采取综合性治疗措施,除药物治疗外,康复治疗也发挥重要作用,应早期介入。

1)康复介入时间:颅脑损伤患者的生命体征稳定,颅内压持续 24 h 稳定在 2.7 kPa(20 mmHg)以内即可进行康复治疗。

2)康复目标:维持生命体征平稳,促醒治疗,防治并发症,促进功能恢复。

3)康复治疗:包括一般康复处理,综合促醒治疗,躁动不安的康复处理等。

(1)一般康复处理:不仅有助于预防各种并发症的发生,也有助于促进功能障碍的恢复。

①床上良肢位摆放:参阅本章第一节。

②保持呼吸道通畅:定时翻身,约 2 h1 次,并用空心掌在背部拍打(从肺底部向上拍打至肺尖部),以帮助患者排痰,并指导体位排痰引流。

③关节被动活动:对肩、肘、腕、手、髋、膝、踝足各关节进行被动运动,每个关节 5～10 遍/次,3～4 次/日。

④牵伸训练:牵伸易于缩短的肌肉和软组织,以防止挛缩致关节畸形,必要时应用矫形器固定关节于功能位。

⑤尽早活动:一旦生命体征稳定,神志清醒,应尽早帮助患者进行呼吸训练、床上活动、翻身、坐起、站位的练习。

⑥对弛缓性瘫痪患者,可用低频脉冲电刺激,提高肌张力,提高肢体运动功能。

(2)综合促醒治疗:严重的颅脑损伤会出现不同程度的昏迷,临床上除应用药物促进脑细胞代谢、改善脑的血液循环外,还可给予各种感觉刺激,以帮助患者苏醒,恢复意识。

①听觉刺激:患者家属反复与患者谈及病前感兴趣和关心的人或事,也可定期播放患者病前较熟悉的音乐,通过患者面部表情和肢体变化,观察其对听觉刺激的反应。

②视觉刺激:在患者头部上方放置五彩灯或播放色彩变换频繁的电视广告节目,利用彩光刺激视网膜和大脑皮质。每日 2 次,每次 1 h。

③肢体运动和皮肤感觉刺激:由治疗师或家属对患者的四肢关节进行被动运动,每次 30 min,每 3 h1 次。或进行肢体按摩,或用毛巾、毛刷等从肢体远端至近端进行皮肤刺激,以增加感觉输入。

④穴位刺激:选择头针、体针进行穴位刺激,并连接电针仪加以电刺激。

⑤高压氧治疗:在颅脑损伤患者的促醒和功能恢复方面有着重要作用,能增加脑组织的氧含量,促进脑功能的恢复,一般要常规应用。每日 1 次,每次 90 min,10 次一个疗程,可连续数个疗程。

(3)躁动不安的康复处理:躁动不安是许多颅脑损伤患者表现出的一种神经行为综合征,它包括认识混乱、情感不稳定、运动与活动过度、身体或言语性攻击行为等。

躁动不安的原因很多,可由某些并发症引起,如电解质紊乱、疼痛、尿潴留、体位不适、脑水肿等;也可由某些不舒服状态所致,如亚急性感染、骨骼肌损伤;也可能是药物、嘈杂的环境、床褥不洁等所致。

躁动不安的处理方法有:解除躁动医疗诱因;减少或降低环境中的刺激因素;降低患者的认知混乱,定时安排专人同患者谈话、诊治、护理;允许患者情感宣泄,允许患者在病房内走动,允许有不适当的语言;避免患者自伤或伤害他人,要有专人看护;选择应用有助于控制或减轻症状的药物,如卡马西平、普萘洛尔等。

2. 恢复期康复　经急性期临床治疗和康复治疗,生命体征稳定 1～2 周后,病情已稳定,即可开始恢复期康复治疗。

1)康复目标:最大限度地恢复运动、感觉、认知、言语等功能和生活自理能力,提高生存质量。

2)康复治疗:颅脑损伤患者的运动障碍、感觉障碍、言语障碍、情绪障碍等与脑卒中后功能障碍相似,其康复治疗参阅本章第一节。这里主要介绍认知和行为障碍的康复治疗。

(1)认知障碍的康复治疗:颅脑损伤的认知障碍主要表现在注意障碍、记忆障碍、思维障碍、失认症、失用症等。

认知障碍可根据 RLA 分级标准,采用相应治疗策略。

早期(Ⅱ、Ⅲ):对患者进行躯体感觉方面的刺激,提高觉醒能力,使其能认出环境中的人和物。

中期(Ⅳ、Ⅴ、Ⅵ):减少患者的定向障碍和言语错乱,进行注意、记忆、思维的专项训练,训练其组织和学习能力。

后期(Ⅶ、Ⅷ):增强患者在各种环境中的独立和适应能力,提高中期获得的各种功能的技巧,并应用于日常生活中。

①注意障碍的康复训练:是针对颅脑损伤所致的注意功能障碍所实施的训练技术。目的是改善注意力,促使患者回归家庭和社会。具体方法有猜测作业、删除作业、时间作业、顺序作业。

②记忆障碍的康复训练：是针对记忆障碍进行的，以提高记忆力或代偿记忆障碍为目的的训练技术，包括内部辅助策略、外部辅助策略和环境适应。

每次训练时间不宜过长，开始训练时记忆的内容要少，而信息呈现的时间要长，以后逐渐增加信息量；训练要从简单到复杂，可将整个练习分解为若干小节，分节进行训练，成功后再逐步联合；训练项目不宜过难，每次记忆正确时，应及时给予鼓励，使其增强信心。

③思维障碍的康复训练：是针对思维障碍进行的，是以提高患者推理和解决问题的能力为目的的训练技术。

④计算机在认知障碍康复训练中的应用：使用教育性、专门性训练的计算机软件对注意、记忆、思维等认知功能障碍进行训练，已被广泛应用。

⑤失认症的康复训练：具体有单侧忽略训练方法、视觉失认训练方法、Gerstmann 综合征训练方法、触觉失认训练方法等。

⑥失用症的康复训练：具体有结构性失用训练方法、运动性失用训练方法、意念性失用训练方法、意念运动性失用训练方法等。

（2）行为障碍的康复治疗：行为障碍的康复治疗目的在于消除患者不正常的、不为社会所接受的行为，促进其亲社会的行为。

3. 后遗症期康复　颅脑损伤患者经过临床治疗和正规的急性期、恢复期的康复治疗后，各种功能已不同程度地改善，大多数可回到社区或家庭，但部分患者仍遗留不同程度的功能障碍，需要进入后遗症期康复。

1）康复目标：使患者学会应付功能不全状况，学会用新的方法代偿功能不全，增强在各种环境中的独立和适应能力，促进回归社会。

2）康复治疗：

（1）加强日常生活活动能力的训练：强化患者自我料理生活能力的训练，逐步加强与外界社会的直接接触和适应外界环境，争取早日回归社会。

（2）矫形器和辅助器具的应用：对运动障碍者可使用矫形器和辅助器具提高日常生活能力，如足下垂内翻者可佩戴足托，帮助下肢行走非常困难的患者学会轮椅的操纵等。

（3）继续维持或强化认知、言语等障碍的功能训练：利用家庭或社区环境尽可能开展力所能及的认知与言语训练，如读报纸、看电视、发声和语言的理解与表达训练等，防止功能退化。

（4）复职前训练：颅脑损伤患者大多是青壮年，因此当患者运动、认知功能等基本恢复后，应对患者进行就业前的有关工作技能训练，以利重返工作岗位。

（5）物理因子治疗与传统康复治疗也有很好的作用，可以有选择地应用。

五、功能结局

颅脑损伤的预后主要受伤情严重程度、脑损伤的性质与部位等影响，但也与患者受伤至接受治疗的时间、临床与康复治疗、患者的年龄与身体状况等因素有关。脑外伤的病情不同，临床与康复处理不同，其最终的结局可以完全不同。

颅脑损伤的结局评定除神经学表现外，更重要的是要考虑患者的生活自理能力，恢复学习、工作能力等。临床常通过格拉斯哥结局量表和残疾分级量表评定做出判断。一般要求伤后 1 年通过随访根据患者的恢复情况按上述量表标准来进行评定。

六、健康教育

颅脑损伤是一种常见的损伤，常见原因是交通事故、工伤、运动意外等，应努力做好预防工作，加强安全生产、交通安全、运动安全的教育，提高全社会的防范意识，避免各种意外的发生。

颅脑损伤是一种严重的损伤，存活者可残留不同程度的身体的、精神的活动受限，需要接受进一步的康复治疗。要教育患者及家属知晓康复治疗早期介入的重要性，并尽早参与患者的康复计划，同时应对其康复的长期性和艰巨性有清醒的认识,支持和配合康复治疗,积极主动训练;还应教会家属在家中能应付复杂局面和掌握为患者提供帮助的技能。

小　结

　　本节主要论述颅脑损伤的基本概念、主要功能障碍、主要康复评定项目和评定方法、整体康复治疗,并重点介绍了颅脑损伤患者认知功能障碍和行为障碍特点、评定方法和康复治疗的各项技术。

案例解析

　　本案例为脑外伤术后,根据案例叙述,患者主要功能障碍为右侧肢体运动功能障碍、记忆力减退,思维方面主要表现为计算力减退、日常生活活动受限。针对患者的功能障碍应对患者进行患侧肌力和肌张力评定、记忆力评定、思维评定、日常生活活动能力评定等,综合评定结果制订康复治疗方案并实施康复治疗。①肢体运动功能训练包括对肢体助力运动、主动运动训练,训练要与日常生活活动相结合,改善和提高上肢运动功能,特别是手的功能,逐步开展独立坐起、坐位平衡、坐站转移、站立平衡和行走训练。②认识功能训练可按本节介绍的记忆功能训练、思维训练的方法进行。使患者肢体运动功能和认知功能、生活自理能力等恢复到最大程度,促进其回归家庭、回归社会、提高生活质量。

能 力 检 测

选择题

A_1 型题

1. 颅脑损伤患者认知功能障碍的评定不包括(　　　)。

A. 注意的评定　　　　　　　B. 记忆的评定　　　　　　　C. 思维的评定

D. 手功能评定　　　　　　　E. 失用症评定

2. 格拉斯哥结局量表评定,I 级是(　　　)。

A. 恢复良好　　　　　　　　B. 持续植物状态　　　　　　C. 死亡

D. 重度残疾　　　　　　　　E. 中度残疾

3. 听觉注意的评定方法不包括(　　　)。

A. 听跟踪　　　　　　　　　B. 听、认字母　　　　　　　C. 声辨识

D. 词辨识　　　　　　　　　E. 相貌辨识

4. 综合促醒治疗不正确的是(　　　)。

A. 桥式运动　　　　　　　　B. 听觉刺激　　　　　　　　C. 视觉刺激

D. 关节被动运动　　　　　　E. 药物治疗

5. 注意障碍康复训练方法不包括(　　　)。

A. 猜测作业　　　　　　　　B. 指认作业　　　　　　　　C. 删除作业

D. 时间作业　　　　　　　　E. 顺序作业

6. 提高记忆力或代偿记忆障碍的训练技术错误的是(　　　)。

A. 首词记忆法　　　　　　　B. 编故事法　　　　　　　　C. 提取信息法

D. 视意象法　　　　　　　　E. 背诵法

7. Gerstmann 综合征训练内容不正确的是(　　　)。

A. 失读训练   B. 左右失认训练   C. 手指失认训练

D. 失算训练   E. 失写训练

8. 颅脑损伤的急性期康复目标是（   ）。

A. 改善言语功能   B. 提高认知能力   C. 恢复运动功能

D. 促进意识恢复   E. 获得生活自理

参考答案

（李贻能）

第三节　脊髓损伤患者的康复

 案例导入

　　患者王某，男，28岁。因高处坠落致腰部外伤后双下肢瘫痪、二便失禁1年入院。伤后行哈氏棒内固定术，术后双下肢感觉功能与运动功能未恢复。目前患者可独立完成翻身、坐起、床与轮椅间的转移动作，但如厕、入浴动作需要协助，步行不能独立完成，借助腹压排尿每次可达300 mL，大便每日1次，伤后双下肢麻木和烧灼样感。上肢肌力、肌张力正常，最低感觉平面为T_{10}；双下肢肌力0级，腹壁反射上（＋）、中（＋）、下（－），肛门反射（＋），余反射均为阴性，肌张力无明显增高，下肢被动关节活动度正常。辅助检查：X线显示$T_{11} \sim L_1$骨折脱位，哈氏棒内固定术后。请问：

　　1. 该患者初步诊断为什么？

　　2. 针对该患者如何进行康复评定？

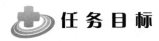 任务目标

【知识目标】

1. 了解　脊髓损伤的概念和病因、功能障碍的评定、康复治疗技术。

2. 熟悉　脊髓损伤的分类、并发症，不同损伤平面患者的功能预后。

3. 掌握　脊髓损伤的康复评定和康复治疗。

【能力目标】

1. 能判断脊髓损伤的分类。

2. 能对脊髓损伤患者进行康复评定。

3. 能制订脊髓损伤患者的初步康复治疗方案。

4. 能对脊髓损伤患者进行康复治疗和康复指导。

一、概述

（一）脊髓损伤的定义

脊髓损伤（spinal cord injury，SCI）是由于外伤、炎症、肿瘤等各种原因引起的脊髓结构、功能的改变，

造成损伤平面以下的脊髓神经功能（运动、感觉、反射及自主神经功能）障碍,部分患者可出现体温异常、肌张力异常（低肌张力、高肌张力、痉挛）等。脊髓集中了承上启下的多种传导束,具有支配躯体运动、传导躯体感觉、控制自主神经和内脏功能的多种重要作用,因此,脊髓一旦损伤,就是一种严重的致残性损伤,至今尚无有效治疗方法治愈。脊髓损伤不仅给患者及其家庭带来灾难性后果,也给社会带来沉重的经济负担,是临床康复的主要治疗对象之一。

（二）脊髓损伤的病因、病理

1. 病因

（1）外伤性脊髓损伤：是指脊柱、脊髓受到直接或间接的机械外力作用造成脊髓结构与功能的损害。如弹片贯穿、刀刃刺伤、重物撞击或打击等直接外力可致脊髓损伤；交通事故、高处坠落及体育运动性损伤,虽然外力多未直接作用于脊髓,但可导致各种不同类型的脊柱骨折、脱位,间接导致脊髓的损伤。

（2）非外伤性脊髓损伤：是指脊柱脊髓受病理因素作用导致的损害。其病因很多,主要分为：①发育性病因,包括脊椎滑脱、脊椎裂、脊柱侧弯等；②获得性病因,主要包括感染（如脊柱结核、脊柱化脓性感染、脊髓前角灰质炎、横贯性脊髓炎等）、肿瘤（如脊柱或脊髓的肿瘤）、血管性病变（如动脉炎、脊髓血栓性静脉炎、动静脉畸形）、脊柱退行性疾病（如脊柱肌肉萎缩、肌萎缩性侧索硬化等）、代谢性疾病及医源性疾病等。

2. 病理 脊髓为极易受到损伤的柔软组织,损伤的形式主要有震荡伤、撕裂伤、挫伤和断离伤等,震荡伤可于伤后数日恢复功能。

（1）原发性脊髓损伤：是指脊髓由外力在瞬间造成的损伤,其形态学可见有出血、水肿、循环障碍等导致组织缺血坏死。脊髓损伤后 30 min,脊髓灰质多处片状灶性出血；伤后 3 h,灰质出血增多,出血呈离心性沿着纵轴扩展；伤后 6 h,灰质神经细胞肿胀溃变,急性损伤位于灰质中心部位,若损伤严重,可累及相邻白质,出现白质出血,轴突水肿；伤后 12 h,灰质呈梭形出血坏死,白质轴突退变；伤后 24 h 损伤部分灰质、白质均坏死；伤后 48 h 完全坏死。损伤程度不同,病理改变亦由轻到重。

（2）继发性脊髓损伤：是指脊髓损伤后,损伤组织及其周围存活组织对创伤发生一系列分子水平的反应,此反应会对损伤部位造成进一步损害。继发性病理变化以损害部位为中心,在一定时间内发展,造成最初病灶周围原来完整的组织发生自身破坏性改变,其损害范围要远远大于原发性损伤。继发性损伤的主要病理改变为：损伤部位出血、血管收缩、微血栓形成、局部缺血、局部缺氧、毛细血管通透性增强、水肿及肿胀等,以及多种包括分子生物学的变化。

（三）脊髓损伤的分类

脊髓损伤的分类诊断对患者的治疗、康复及预后判断具有重要的意义。

1. 按脊髓损伤致病原因分类 按脊髓损伤致病原因分为外伤性和非外伤性脊髓损伤。

2. 按脊髓损伤部位分类 脊髓损伤的部位可反映功能障碍的严重性,损伤水平越高,功能障碍越严重。

（1）四肢瘫：是指由椎管内颈段脊髓（$C_1 \sim T_1$）损伤而导致的四肢和躯干的完全或不完全性瘫痪。

（2）截瘫：是指由椎管内胸段、腰段或骶段脊髓（T_1 以下,包括马尾和圆锥）损伤导致的下肢及躯干的完全或不完全性瘫痪。

3. 按脊髓损伤严重程度分类 脊髓损伤严重程度的评定需要脊髓休克期结束后才能评定。

脊髓休克期是指脊髓损伤后短时间内出现损伤平面以下的脊髓神经功能完全丧失,时间可以持续数小时至数周,偶有数月之久。当脊髓损伤患者出现球海绵体反射（刺激男性龟头或女性阴蒂时引起肛门外括约肌反射性收缩）和肛门反射（直接刺激肛门引起肛门外括约肌收缩）时,提示脊髓休克期结束,可以进行脊髓损伤程度的评定。

（1）完全性损伤：是指脊髓损伤平面以下的最低骶段（$S_4 \sim S_5$）感觉、运动功能完全丧失。骶段（$S_4 \sim S_5$）的感觉功能包括肛门皮肤黏膜交接处感觉和肛门深部感觉。骶段（$S_4 \sim S_5$）的运动功能是通过肛门指检时肛门外括约肌有无自主收缩来确认的。

（2）不完全性损伤：是指脊髓损伤平面以下的最低位骶段（S₄～S₅）感觉和运动功能部分存留。特别注意的是脊髓横贯性损伤表现为损伤平面以下的感觉功能和运动功能障碍，但不完全性脊髓损伤具有一些特殊的临床表现。

①脊髓半切损伤综合征：由于刀伤或枪伤等导致脊髓只损伤半侧，临床症状主要表现为损伤平面以下同侧运动障碍、深感觉丧失。运动功能障碍表现为肌张力增高、腱反射亢进和病理征阳性等上运动神经源性损害特征，肌肉无明显萎缩。同时对侧皮肤痛温觉消失，精细触觉正常。

②脊髓中央综合征：多见于颈髓损伤，主要表现为上肢功能障碍严重，如上肢运动功能丧失，但下肢运动功能存在；或上肢运动功能丧失比下肢严重。患者往往具有良好的步行功能。损伤平面以下的感觉功能可部分丧失，但不如运动障碍表现明显，但骶段感觉正常。

③前脊髓损伤综合征：脊髓前部的神经组织结构损伤，如皮质脊髓束（皮质脊髓前束和皮质脊髓侧束）、椎体外系的一些传导束以及脊髓灰质前角的运动神经细胞等损伤，临床症状主要表现为损伤平面以下不同程度的运动功能和感觉功能障碍，但深感觉存在。

④脊髓后部损伤综合征：脊髓后部多为传导各种感觉的神经细胞及传导束，如薄束和楔束等，其损伤临床主要表现为损伤平面以下深感觉丧失，但运动感觉和痛温觉存在。

⑤脊髓圆锥综合征：多见于第1腰椎骨折引起脊髓圆锥损伤，临床症状主要表现为会阴部皮肤感觉缺失，呈鞍状分布，括约肌功能丧失致大小便失禁和性功能障碍，但下肢感觉功能和运动功能仍保留。

⑥马尾综合征：马尾神经损伤多为不完全性的，主要表现为损伤平面以下弛缓性瘫痪，有感觉功能障碍、运动功能障碍及括约肌功能丧失，肌张力降低，腱反射消失，锥体束征正常。

⑦脊髓震荡：是指暂时性、可逆性的脊髓或马尾神经生理功能丧失，可见于单纯压缩性骨折，甚至放射线检查阴性的患者，主要表现为反射亢进但肌肉痉挛。

（四）脊髓损伤的常见并发症

1. 压疮 压疮是脊髓损伤的主要并发症之一，据统计约60%的完全性脊髓损伤和约40%的不完全性脊髓损伤患者常合并发生压疮。压疮给患者和家属带来额外的经济负担，给患者带来极大的痛苦。

2. 泌尿系统并发症 泌尿系统并发症是脊髓损伤的主要并发症之一。脊髓损伤患者通常存在排尿功能障碍、尿道解剖结构及泌尿系统病理生理的改变，进而引起尿动力学的变化，如处理不当容易出现反复泌尿系统感染、泌尿系统结石，甚至引起肾积水及肾功能损害。同时排尿障碍和泌尿系统感染等引起的肾功能衰竭是脊髓损伤晚期患者的主要死亡原因。

3. 呼吸系统并发症 呼吸系统并发症是急性期死亡的主要原因。T₉平面以下的脊髓损伤患者，呼吸功能正常。颈髓尤其是高位脊髓损伤者，由于膈肌和肋间肌等呼吸肌不能正常工作，要依赖呼吸机维持生命，极易发生肺炎。此外，外伤性胸髓损伤常合并胸膜炎、血气胸、肺挫裂伤等损伤，这也是引起肺部感染及肺不张的重要因素。

4. 深静脉血栓及肺栓塞 深静脉血栓及肺栓塞是急性脊髓损伤后的一种主要并发症，与其相关的肺栓塞直接危及生命。

5. 疼痛 疼痛在脊髓损伤患者中非常常见，脊髓损伤平面以下多数均有不同程度的疼痛，可能是由于感觉、痉挛、压疮、膀胱和肠道问题、情绪等因素诱发，约有40%的脊髓损伤患者的疼痛影响日常生活。疼痛的类型有运动系统疼痛、神经痛、脊髓痛、内脏痛、自主反射障碍性头痛等。

6. 痉挛 脊髓损伤患者一般在损伤后3～6周开始出现痉挛，6～12个月达到高峰。痉挛可引起疼痛，阻碍肌肉的随意运动，使身体处于不舒适或不需要的体位。

7. 骨质疏松 骨质疏松是脊髓损伤患者废用综合征的表现之一。截瘫1个月后即检测腰椎及下肢骨密度降低，卧床时间越长，骨质疏松越严重。

8. 自主神经反射亢进（autonomic dysreflexia，AD） 自主神经反射亢进是脊髓损伤最严重的并发症。由机体交感神经系统过度激活乃至失控所引起。自主神经休克后，内脏器官反射活动苏醒，此时血管紧张度升高,很少出现低血压。但 T_6 损伤平面以上的患者有时出现自主反射亢进的现象,表现为血压升高(比平常血压升高 40 mmHg 以上)、搏动性头痛、眼花、视物不清、心动过缓、损伤平面以上出汗、面部潮红和鼻塞等。最常见的是下尿路受激,如尿潴留、感染、尿道扩张、结石或睾丸扭转等,其次是大便潴留。

9. 异位骨化(heterotopic ossification) 异位骨化是指在通常无骨的部位形成骨组织,多见于软组织中。脊髓损伤后发生率为 $16\%\sim58\%$,常见于髋关节,其次是膝、肩、肘关节及脊柱。一般发生在脊髓损伤后 $1\sim4$ 个月,在损伤 3 周左右或晚期至伤后数年也可发生。通常发生在损伤水平以下,局部多有炎症反应,伴全身不明原因的低热。

(五)诊断要点

(1)有明确的脊柱过度屈、伸的外伤史,或有高处坠落、脊柱直接外伤史。

(2)颈、胸、腰部活动受限,局限棘突压痛、畸形。

(3)有不同程度的颈、胸、腰神经根或脊髓损伤的表现。

(4)X 线片显示有椎体骨折或脱位。

(5)脊髓 CT 和 MRI 检查可发现脊髓受损情况。

二、康复评定

脊髓损伤引起的障碍多种多样,主要障碍有运动障碍、感觉障碍、排便功能障碍、性功能障碍、体温控制障碍等。它与损伤水平和程度密切相关。对于脊髓损伤患者的评定是一个持续的过程,从入院后持续到出院以后。

(一)生理功能评定

1. 神经损伤平面的评定 神经损伤平面是指在脊髓损伤水平后,保留身体双侧正常运动和感觉功能的最低的脊髓节段水平,而非实际损伤所在的脊髓节段。脊髓损伤平面的综合判断主要以运动损伤平面为依据,但第 2 胸髓至第 1 腰髓($T_2\sim L_1$)损伤,运动损伤平面难以确定,故主要依赖感觉平面确定神经损伤平面。

(1)运动损伤平面评定:运动损伤平面是指最低的正常运动平面,在身体的两侧可以不同。根据神经支配的特点,选择 10 块关键性肌肉,按照徒手肌力检查法进行肌力测试和分级,该损伤平面关键性肌肉的肌力必须大于等于 3 级,该平面以上的关键性肌肉的肌力必须正常(表 2-3-1)。同时检查身体两侧各 10 对关键肌,采用 MMT 肌力评分法,肌力分 $0\sim5$ 级,将两侧各关键肌的分值相加,肌力评定分的总和即为运动功能评分,评分越高表示肌肉运动越好,正常人两侧运动平面总分值为 100 分,据此可评估运动功能。

表 2-3-1 运动关键肌

损伤平面	关键肌(10 块)
C_5	屈肘肌(肱二头肌、肱桡肌)
C_6	伸腕肌(桡侧伸腕肌)
C_7	伸肘肌(肱三头肌)
C_8	中指屈指肌
T_1	小指外展肌
L_2	屈髋肌(髂腰肌)
L_3	伸膝肌(股四头肌)
L_4	踝背伸肌(胫前肌)
L_5	趾长伸肌(踇长伸肌)
S_1	踝跖屈肌(腓肠肌、比目鱼肌)

注:运动水平的关键性肌肉肌力为大于等于 3 级。

（2）感觉损伤平面评定：感觉损伤平面是脊髓损伤后保持正常感觉功能的最低脊髓节段，依据皮肤28个感觉位点的检查来确定（表2-3-2）。选择第2颈髓至第5骶髓（$C_2 \sim S_5$）共28个关键性感觉点，每个关键点要检查痛觉（针刺觉）和轻触觉两种感觉，并按三个等级分别评定打分：0分为感觉缺失；1分为感觉异常（减退或过敏）；2分为感觉正常。分值越高表示感觉功能越接近正常，正常人每一个皮节一侧正常共4分，感觉总评分为224分。

表 2-3-2　脊髓损伤水平的确定

损伤平面	关键点（28 个）
C_2	枕骨粗隆
C_3	锁骨上窝
C_4	肩锁关节顶部
C_5	肘窝桡侧
C_6	拇指近节背侧皮肤
C_7	中指近节背侧皮肤
C_8	小指近节背侧皮肤
T_1	肘窝尺侧
T_2	腋窝顶部（胸骨角）
$T_3 \sim T_{11}$	第 3 肋间至第 11 肋间
T_{12}	腹股沟韧带中点
L_1	$T_{12} \sim L_2$ 之间上 1/2
L_2	大腿前中部
L_3	股骨内上髁
L_4	内踝
L_5	足背第 3 跖趾关节处
S_1	外踝
S_2	腘窝中点
S_3	坐骨结节
$S_4 \sim S_5$	肛门周围

注：感觉水平的关键点使用针刺和轻触觉来确定。

2. 损伤严重程度评定　损伤是否完全的评定是以最低骶节有无残留功能为准。残留感觉功能，刺激肛门皮肤与黏膜交界处有反应或刺激肛门深部有反应。残留运动功能，肛门指检时肛门外括约肌随意收缩，否则为完全性损伤。根据美国脊髓损伤学会（ASIA）的损伤分级进行评定（表2-3-3）。

表 2-3-3　美国脊髓损伤学会（ASIA）的损伤分级

损伤程度	临床表现
A. 完全性损伤	在骶段（$S_4 \sim S_5$）无任何感觉或运动功能
B. 不完全性损伤	在受损平面以下包括骶段（$S_4 \sim S_5$）有感觉功能，但无运动功能
C. 不完全性损伤	在受损平面以下，运动功能存在，大多数（50%）关键肌肌力<3 级
D. 不完全性损伤	在受损平面以下，运动功能存在，大多数（50%）关键肌肌力≥3 级
E. 正常	感觉和运动功能正常

3. 脊髓损伤平面与功能预后关系评定　患者的损伤水平与预后有一定关系，不完全性脊髓损伤时，变异较大，常不易定出统一的预测标准。但完全性脊髓损伤时，患者功能障碍恒定，可根据脊髓损伤水平推断康复治疗效果和进行功能恢复的预测（表2-3-4）。损伤脊髓功能恢复的程度取决于其损伤平面。

表 2-3-4　脊髓损伤平面与功能预后的关系

损伤平面	最低位有功能肌群	活动能力	生活能力
$C_1 \sim C_3$	颈肌	必须依赖膈肌维持呼吸,可用声控方式进行某些活动	完全依赖
C_4	膈肌、斜方肌	需使用电动高靠背轮椅,有时需要辅助呼吸	高度依赖
C_5	三角肌、肱二头肌	可用手在平坦路面上驱动电动高靠背轮椅,需要上肢辅助器具及特殊推轮	大部分依赖
C_6	胸大肌、桡侧腕伸肌	可用手驱动轮椅,独立穿上衣,可基本独立完成转移,可自己独立开改造汽车	中度依赖
$C_7 \sim C_8$	肱三头肌、桡侧腕屈肌、指深屈肌、手肌	轮椅使用,独立完成床-轮椅、厕所、浴室间转移	大部分自理
$T_1 \sim T_6$	上部肋间肌、上背部肌群	借助轮椅独立用连腰带的支具扶拐短距离步行	大部分自理
T_{12}	腹肌、胸肌、背肌	用长腿支具扶拐步行,长距离步行需轮椅	基本自理
L_4	股四头肌	带短腿支具扶拐步行,不需要轮椅	基本自理

由表 2-3-4 可知,依据生活能力方面可推测,C_4 以上脊髓损伤患者生活完全不能自理,C_5 和 C_6 部分自理,C_7 基本上能自理,可见 C_7 是个关键水平;从轮椅能否独立角度分析,C_8 是个关键水平,C_8 以下均能独立完成;从步行能力分析,$T_3 \sim T_{12}$ 能治疗性步行,$L_1 \sim L_2$ 能家庭功能性步行,$L_3 \sim L_5$ 可实现社区功能性步行。

（二）日常生活活动能力评定

脊髓损伤活动水平的评定一般通过患者的 ADL 来评定,对于截瘫患者采用改良的 Barthel 指数 (modified Barthel index,MBI)进行评定,对于四肢瘫患者采用四肢瘫功能指数法(QIF)进行评定(表 2-3-5)。

表 2-3-5　四肢瘫功能指数(QIF)评定

Ⅰ.转移(16 分)	Ⅵ.轮椅活动(28 分)
床-轮椅	转弯(直角)
轮椅-马桶(坐便器)	后退
马桶(坐便器)-轮椅	刹闸
轮椅-汽车	粗糙地面上驱动轮椅
汽车-轮椅	保持坐位平衡
轮椅-沐浴(浴盆)	Ⅶ.床上活动(20 分)
沐浴(浴盆)-轮椅	仰卧-俯卧
Ⅱ.梳洗(12 分)	卧位-长坐位
刷牙(处理牙齿)	仰卧-侧卧位
洗(梳头发)	侧卧-侧卧
剃须(男性)	长坐位保持平衡
处理月经带(女性)	Ⅷ.膀胱功能(28 分)
Ⅲ.洗澡(8 分)	自主排空:A.厕所;B.便盆
洗(擦干上半身)	间歇性导尿

续表

洗（擦干下半身）	反射性膀胱
洗（擦干脚）	留置导尿
Ⅳ.进食（24 分）	回肠替代膀胱术后
用杯子喝水	挤压膀胱
使用勺子	Ⅸ.直肠功能（24 分）
倒出饮料（水）	完全控制：A.厕所；B.便盆/床上
打开瓶盖	使用栓剂：A.厕所；B.便盆
涂抹面包	使用手指抠：A.厕所；B.便盆
准备简单食物	手指或机械刺激：A.厕所；B.便盆/床上
使用适宜的设备	Ⅹ.护理知识（20 分）
Ⅴ.穿脱衣物（20 分）	皮肤护理
穿室内上衣	饮食与营养
脱室内上衣	药物
穿室内裤子	矫形器或其他器械
脱室内裤子	关节活动
穿室外上衣（较繁重）	自主神经反射过度的控制
脱室外上衣	上呼吸道感染
穿脱袜子	泌尿道感染
穿脱鞋	深静脉血栓
扣纽扣	获得别人的帮助

注：①QIF 分数＝总分×100/200。②表中各内容的评分采用 5 级别制，分别为 0、1、2、3、4 分，每项一般最高得分为 4 分。③具体应用时，由于各项重要性不同，需要进行权重换算。"Ⅰ.转移""Ⅲ.洗澡"：各单项得分之和除以 2。"Ⅱ.梳洗""Ⅵ.轮椅活动""Ⅶ.床上活动"：取各单项得分之和。"Ⅳ.进食"：各单项得分之和除以 0.75。"Ⅴ.穿脱衣物"：把第 5 项和第 6 项得分分别乘以 1.5，再加上剩余项目得分，上述得分总和除以 2。"Ⅷ.膀胱功能"：取得分最高项的分数乘以 7。"Ⅸ.直肠功能"：取得分最高项的分数乘以 6。

（三）心理功能评定

心理功能评定是评定患者的心理状态、人际关系与环境适应能力，了解有无抑郁症、焦虑、恐惧等心理障碍，评估患者的社会支持系统是否健全。

（四）社会参与能力评定

社会参与能力评定主要对生活质量和职业进行评定。

三、功能障碍

1. 运动障碍 C_4 以上损伤者出现躯干和四肢瘫痪，即四肢瘫痪；T_1 以上损伤者引起下肢瘫痪；T_6 以下损伤者，引起瘫痪。

2. 感觉功能障碍 如脊髓半侧损伤综合征为感觉分离，脊髓横贯性损伤为感觉缺失或减退等。

3. 自主神经功能紊乱 常发生于 T_6 或 T_6 以上脊髓损伤患者。其特点是严重的高血压、波动性头痛、多汗、颜面潮红、恶心、呕吐、颤抖、视物模糊、心动过缓、皮肤充血等，一般发生在损伤 2 个月以后，主要由于脊髓损伤后，自主神经系统中交感与副交感功能失衡所引起，脊髓损伤水平以下的刺激一旦引起交感肾上腺素能递质突然释放就会发生。

4. 循环功能障碍 T_6 以上的脊髓损伤患者，失去了对交感神经元的调控，导致循环功能障碍，出现心动过缓、体位性低血压、水肿、深静脉血栓形成或栓塞。

5. 呼吸功能障碍　T_9平面以下的脊髓损伤患者呼吸功能正常。颈髓特别是高位脊髓损伤患者,因支配呼吸肌的神经出现障碍,而导致呼吸肌瘫痪,出现呼吸功能障碍。$C_1 \sim C_3$脊髓损伤患者由于肋间肌和膈肌均发生瘫痪,可出现呼吸暂停;下颈或上胸脊髓完全性损伤的患者膈肌功能虽得以保留,但肋间肌和上腹部肌肉常伴有麻痹而影响正常胸壁运动,同时气道内分泌物增多,咳嗽无力,也可造成患者气道功能障碍。

6. 二便功能障碍　脊髓休克期膀胱括约肌功能消失,出现尿潴留;脊髓休克期过后,损伤发生在颈、胸、腰髓,膀胱肌肉痉挛出现尿失禁;发生在骶髓及马尾神经损伤的患者,膀胱括约肌瘫痪出现尿潴留;排便障碍主要表现为便秘及大便失禁,或者两者交替出现。

7. 性功能障碍及生殖功能障碍　男性颈髓和胸髓损伤患者多数均可勃起,具有勃起能力的患者大部分伤后 6 个月至 1 年内恢复性功能。女性脊髓损伤患者,不论节段平面和受损程度如何,除生殖器官的感觉丧失外,其卵巢功能出现长期紊乱的情况较少,大部分患者伤后 6 个月即恢复月经,可正常怀孕和分娩。

8. 心理障碍　心理障碍一般分四期。①心理反应休克期:脊髓损伤患者面对突发横祸的冲击,初期感到茫然不知所措,对疾病或外伤所致的残疾缺少认知。②否认期:患者进入不相信残疾的来临及其严重后果的时期。③焦虑抑郁期:随着残疾状态的持续存在,患者逐渐认识到残疾将不可避免,性情变得粗暴,情绪处于焦虑和抑郁中。④承认适应期:患者会逐步承认现实,接受残疾状态,能比较正确地对待身边的人和事。

9. 吞咽障碍　脊髓损伤早期,可伴有吞咽障碍。

四、康复治疗

（一）康复治疗目标

脊髓康复治疗的目标是提高患者生存能力,最终回归家庭和社会。但脊髓损伤的损伤水平和程度不同,患者的具体康复目标也不同。对于完全性脊髓损伤患者来说,脊髓损伤一旦确定,其康复的目标基本确定(表 2-3-6);对于不完全性脊髓损伤患者来说,应具体确定脊髓损伤水平以下的残存肌力评分,参考患者的年龄、体质、有无其他并发症等情况修正上述康复目标。

表 2-3-6　脊髓损伤康复基本目标

脊髓损伤水平	康复目标	需要支具、轮椅种类
C_5	床上动作自理,其他依靠帮助	电动轮椅、平地可用手动轮椅
C_6	ADL 部分自理,需中等量帮助	手动电动轮椅、可用多种自助具
C_7	ADL 基本自理,能乘轮椅活动	手动轮椅、残疾人专用汽车
$C_8 \sim T_4$	ADL 自理,轮椅活动支具站立	手动轮椅、残疾人专用汽车、双拐
$T_5 \sim T_8$	ADL 自理,可应用支具治疗性步行	手动轮椅、残疾人专用汽车、双拐
$T_9 \sim T_{12}$	ADL 自理,长下肢支具治疗性步行	轮椅、长下肢支具、双拐
L_1	ADL 自理,家庭内支具功能性步行	轮椅、长下肢支具、双拐
L_2	ADL 自理,社区内支具功能性步行	轮椅、长下肢支具、双拐
L_3	ADL 自理,用肘拐社区内支具功能性步行	短下肢支具、洛夫斯特德拐
L_4	ADL 自理,可驾驶汽车,可不需要轮椅	短下肢支具、洛夫斯特德拐
$L_5 \sim S_1$	无拐足功能性步行及驾驶汽车	足托或短下肢支具

（二）康复分期

脊髓损伤康复可分为早期康复和中后期康复。

1. 早期康复　急性期一般是指在脊髓损伤后的 8 周内,临床上将早期康复分为急性不稳定期和急性稳定期。

（1）急性不稳定期（卧床期）：此期为脊髓损伤后的2～4周内。此期因外伤对脊柱的破坏或虽经手术固定制动但时间较短，脊柱还不完全稳定或刚刚稳定；同时大多数患者合并有胸腹部、颅脑及四肢的复合伤，以及脊髓损伤特别是高位脊髓损伤造成多器官系统障碍，均可造成生命体征不稳定。此期康复训练，应以床边训练为主，同时要注意脊柱骨折部位的制动和保护。急性不稳定期的具体训练内容有床上关节活动度训练、肌肉力量加强训练、呼吸功能训练、膀胱功能训练和床上翻身训练。为避免体位性低血压的发生，可先将患者床头逐步抬高直至患者适应。床头抬高角度应从15°～30°起，根据患者适应情况，逐渐增加体位的倾斜度，逐步过渡到60°，直至最后的90°。若患者体位性低血压严重，可加用下肢弹力绷带、腹带，以减轻下肢及腹腔血液淤积。

（2）急性稳定期（轮椅活动期）：此期为卧床期结束后，约为脊髓损伤的第4～8周。患者经过支架的应用，对脊柱的稳定进行了重建，危及生命的复合伤得到有效的治疗和控制，脊髓休克期多已经结束，脊髓损伤进入相对稳定的阶段。此期患者的所有功能都应该进行积极的康复治疗。急性稳定期的具体训练内容有关节活动度训练、坐位平衡训练、轮椅转移训练、乘坐轮椅训练、上下马路训练、轮椅地面转移训练、使用支具和双拐步行上下台阶训练、减重步行训练和水中步行训练等。

2. 中后期康复　一般应在脊髓损伤后2～3个月以后，经过早期康复训练，患者在轮椅上已基本能独立，并已学会一些生活自理方法之后，除巩固和加强这些训练之外，对有可能恢复步行的患者可开始进行以站立和步行为特点的训练，对于不能步行的患者，则训练其熟练地在轮椅上生活的技巧，并加强其残存肌力和全身耐力的训练。中后期康复的具体训练方法有轮椅操作训练、肌力和耐力增强训练、支具及辅助器具应用训练、步行训练、治疗性站立训练、功能性步行训练等，根据患者的实际情况，安排合适的训练方法。

（三）治疗方法

1. 运动治疗　脊髓损伤患者一旦生命体征稳定，应及早进行康复治疗，最大限度调动残存功能，减轻残疾程度，提高患者的生活能力。

1）早期康复治疗：目的主要是采用积极的手段预防和处理并发症，维持关节活动度和肌肉软组织的正常长度并防止失用综合征。如预防肌肉萎缩、骨质疏松、关节痉挛等，对残存肌力和受损平面以上肢体进行肌力和耐力的训练，为今后的康复治疗创造条件。

（1）保持床上正确体位：正确的体位有助于骨折部位的稳定，促进肢体功能的恢复，预防压疮和关节痉挛。原则上应将肢体安放在与挛缩方向相反的位置上。

①仰卧位：双上肢置于身体两侧，用软枕垫起，使其稍高于肩部；双肩下垫枕头，以确保两肩不后缩；肘关节伸展；腕关节位于功能位，背屈约45°；手指屈曲，利于后期抓握功能的恢复；拇指对掌。髋关节呈伸展位，两腿之间放一枕头以保证髋关节轻度外展；膝关节伸直；踝关节背屈，足趾伸展。

②侧卧位：双肩呈屈曲位，下面的上肢直接置于床上，上面的上肢与胸壁之间垫一软枕；肘关节屈曲；腕关节伸展；手指自然屈曲。下面的髋膝关节伸展放置在床上，上面的髋膝关节屈曲放置于软枕上，踝关节自然背屈，足趾伸展。

（2）关节被动活动：被动活动可以改善血液循环，保持关节最大的活动范围，从而防止关节挛缩和畸形的发生，但需待患者入院后生命体征稳定后进行。每个肢体由近端到远端活动各个关节，每个关节活动应在10 min以上，每天至少2次，直至恢复主动运动。尤其注意肩胛骨、肘、指、髋、膝、踝关节活动度的保持，防止肩内收挛缩、肘屈曲挛缩及足下垂。操作时动作要轻柔、缓慢，活动范围应达到最大生理范围，但不可超过，以免拉伤肌肉和韧带。对于髋关节屈曲时同时要外展，但外展要控制在45°以内，以避免损伤内收肌群；对于膝关节的内侧也应加以保护，防止损伤内侧副韧带。在下胸段或腰椎骨折时，进行屈髋屈膝运动时要注意在无痛范围内，不可造成腰椎活动。腰椎平面以上损伤的患者，髋关节屈曲及腘绳肌牵拉运动尤其重要，只有伸膝位屈髋达到或超过90°才可能独立坐位，这是各种转移运动和床上活动的基础。

（3）早期坐起及起立床站立训练：长期的卧床会引起压疮、骨质疏松、关节挛缩、体位性低血压等并发症，影响患者的康复效果，给患者增加额外的经济负担。训练的时机要根据患者的具体情况而定，在患者病情允许的情况下越早越好。

①早期坐起训练：当脊柱稳定性良好时应早期开始坐起训练，每日 2 次，每次 30 min 至 2 h，根据患者耐受程度逐渐增加坐起时间。其具体训练方法如下：床头从 30°开始摇起，观察患者有无不良反应（如头晕、心慌、无力、恶心等），如无不良反应，则每 1～2 日升高 10°～15°，直到 90°，以无头晕等低血压症状为度；如有不良反应，则将床头调低，恢复原体位，以后减少升高的角度及速度，使患者逐渐适应后再抬高床头。

②起立床站立训练：起立床站立训练适用于 C_5～T_{12} 损伤患者。当患者坐起训练无体位性低血压等不良反应时，即可进行起立床站立训练。训练时应保持脊柱的稳定性，佩戴腰围腹带，下肢可用弹力绷带以增加回心血量。其具体训练方法如下：起立床从最初 20°开始，每日 2 次，每次 15 min，可逐渐增加倾斜的角度，以无头晕、恶心等不适感为度。

（4）呼吸与排痰训练：高位脊髓损伤患者，由于损伤平面以下呼吸肌瘫痪，胸廓的活动度明显降低，肺活量降低，痰不能咳出，尤其是急性期，因呼吸道分泌物增多且排痰能力下降，易发生坠积性肺炎与肺不张等并发症。为增加肺活量，清除呼吸道分泌物以保证呼吸道顺畅，应每日进行 2 次以上的呼吸及排痰训练。如训练效果不理想，必要时行气管切开，连接人工呼吸机，严密观察呼吸功能。

①呼吸训练方法：为保证通气良好，所有患者都要进行深呼吸训练。以呼吸操的形式辅导患者进行深呼吸训练，将腹式呼吸、缩唇呼吸及肢体运动相结合。T_1 以上损伤时，为鼓励患者充分利用膈肌吸气，治疗师可用手掌轻压在胸骨下方，以协助患者专心用膈肌吸气。腹肌部分或完全麻痹的患者，治疗师可用单手或双手置于上腹部施压，在呼气接近结束时突然松手以代替腹肌的功能。在施加压力时，应将两手尽量分开，每次呼吸后，应变换手的位置，尽可能多地覆盖胸壁。一般训练时间为 15～20 min，其中以腹式呼吸为重点辅导内容。单纯腹式呼吸每日训练 3 次，每次 5～10 min。在训练的同时辅导咳嗽方法，其具体训练方法如下：先做深呼吸 3～5 次，然后深吸气，憋气 1～3 s，张口，腹肌用力，一口气呼 3 次，肩膀保持不动。年老的患者长期卧床，医护人员或陪护可压住胸廓或腹壁辅助咳嗽。为提高患者的肺活量，延长呼吸时间，提高呼吸肌肌力，可以采取吹气球、吹蜡烛等呼吸训练。应遵循循序渐进原则，一般每日 3 次，每次 15 min 或吹 3～5 个气球。

②排痰训练方法：当患者因腹肌麻痹而不能完成咳嗽动作，可采用体位排痰法。

（5）肌力训练：以防止卧床期间肌力下降，在保持脊柱稳定的前提下，尽量调动所有主动运动的肌肉运动。超负荷训练会诱发骨折部位的不稳定而产生疼痛，训练时不应以疼痛为度，做等长运动及左右对称运动。

2）中后期康复治疗：当患者生命体征稳定、脊柱稳定性良好、神经损害或压迫症状稳定，并且离床坐轮椅时间≥2 h，即可开始进行中后期康复治疗。此期的康复目标如下：使患者获得姿势控制和平衡能力、转移和移动能力，提高日常生活能力和工作能力，提高肌力并保持肌肉软组织的功能。中后期康复治疗主要围绕功能改善、代偿和替代三个方面。其训练内容包括以下几个方面。

（1）肌力增强训练：其训练目的如下。提高和改善损伤平面以下瘫痪肌肌力，增强残存肌力；强化肩和肩胛带和上肢肌肉的力量；提高获得翻身、坐起等日常生活动作能力。肌力增强训练包括受损肌力和未受损肌力的维持。脊髓损伤患者为了使用轮椅、助行器，要重视训练肩和肩胛带的肌肉，尤其是肱三头肌、肱二头肌、腰背肌、腹肌等的训练。对于下肢有残存肌力的患者，应鼓励其早期进行主动运动。当肌力 1 级时采用功能性电刺激和被动运动；当肌力 2 级时采用助力运动；肌力 3 级以上采用渐进抗阻训练。颈髓损伤者用徒手抗阻运动、悬吊和弹簧等简单器械进行训练；胸髓损伤者用哑铃逐渐强化肌力。早期在床上可采用拉力器、沙袋、哑铃、铅球、滑轮、吊环等进行训练；腰背肌训练，如俯卧位腰背训练及俯卧位上肢及头背后仰训练；离床时可采用电动自行车、支具、双拐、平行杠进行训练。

（2）肌肉牵拉训练：腰以上的脊髓损伤者大部分存在肌张力增高和肌肉痉挛，因此肌肉牵拉训练是治疗中必须始终进行的项目。如牵伸腘绳肌是为了使患者直腿抬高大于 90°，以实现患者直腿长坐，可以进行转移性活动和穿裤子、袜子、鞋子等;牵伸胸前肌是为了使肩关节充分后伸,有利于进行床上活动、转移和轮椅上作业;牵伸内收肌是为了避免因内收肌痉挛而造成会阴部清洁困难和行走困难;牵伸跟腱是为了防止跟腱挛缩,以利于步行训练。

(3)翻身训练:翻身训练可以促进血液循环,预防压疮等并发症的发生。一般翻身次数为2h1次,尽量鼓励患者尽可能地发挥自己残存肌力,不能独立翻身者需给予必要的协助和指导。翻身时必须托稳患者后再移动,注意沿身体的轴线翻转,防止出现脊柱扭转。翻身后要仔细观察全身皮肤(尤其好发压疮部位)的颜色,保持皮肤干净,骨突出部位垫软垫,床单平整、柔软、干燥。对于使用导尿管和各种引流管患者,应先固定好引流管,并注意保持管道通畅。

①颈段脊髓损伤患者的翻身训练:C₆损伤者缺乏伸肘和屈腕能力,手功能丧失,故只能利用上肢摆动的惯性翻身将头颈、肩胛带的旋转力通过躯体和骨盆传到下肢完成翻身动作。如向左侧翻时,先将头肩向右前屈,双上肢向右摆动,左下肢置于右下肢下方,然后双上肢迅速从右侧摆至左侧,呈左侧卧位;向右侧翻身则方向相反。C₇损伤可利用腕关节残存肌力进行翻身。

②胸腰脊髓损伤患者的翻身训练:可直接利用肘部和手的支撑向一侧翻身。

(4)坐位训练:坐位是转移、乘坐轮椅、穿鞋、穿裤和步行训练的前提,因此坐位训练至关重要。坐位分长坐位(膝关节完全伸直)和短坐位(膝关节屈曲90°)两种姿势。坐位平衡训练时,患者前面可放一面镜子,使患者能通过视觉反馈不断调整自己的姿势。训练时让患者坐在镜子前,通过镜子视觉反馈进行正确姿势矫正。训练之初,每次5~10 min,以后可逐渐延长到30 min。一般颈段脊髓损伤训练时间不少于8周,上胸段脊髓损伤训练时间大于6周,下胸段脊髓损伤训练要进行1~2周。

①坐位平衡训练:脊髓完全性损伤者,受损平面以下的姿势觉和运动觉消失,导致平衡感觉障碍。坐位平衡训练是转移和站立的基础,可分为静态坐位平衡训练、自动坐位平衡训练和他动动态坐位平衡训练。

②坐位支撑训练:患者长坐位,身体前倾以保持坐位平衡,使重心在髋关节前方,双上肢靠近身体两侧,手支撑在髋关节稍前方,双肘关节伸直,用力下撑,双肩下降,将臀部抬起。肱三头肌麻痹者,双上肢可呈外旋位以增加肘关节的稳定性。

③坐位移动训练:在坐位支撑训练基础上,将头和躯干前倾,使臀部向前移动;向右移动时,左手紧贴臀部,右手离臀部约30 cm,与左手位于同一水平,肘伸直,前臂中立位或旋后,躯干前倾,双手用力下撑抬臀,与头、躯干一起右移。向左移动与向右移动方法相同,动作相反。

(5)转移训练:患者脊髓损伤平面、残存肌力、关节活动度等不同,则转移训练的方法也不同。如:C₅损伤者可以利用屈肘功能,用上肢抱住治疗师的颈部,在其协助下完成床与轮椅间的转移;C₆损伤者伸肘功能差,需要借助辅助器具进行转移;C₇及以下脊髓损伤患者可自由选择转移方式。四肢瘫痪患者只能完成相同高度之间的转移,而多数截瘫患者经过训练后能转移到任一高度的平面。做转移动作时,头、肩和躯干应保持前倾姿势从而维持躯体平衡。

(6)轮椅训练:轮椅是脊髓损伤患者代替下肢的重要行走工具。轮椅训练是提高患者生活质量的重要保障。脊髓损伤后2~3个月损伤部位较低脊柱稳定性良好、坐位训练已完成、可独立坐15 min以上者,即可进行轮椅训练。脊髓损伤平面不同则是使用的轮椅不同,如:C₄损伤者训练时需使用气控或颏控操纵电动轮椅;C₅损伤者可用手控操纵电动轮椅。在训练前要考虑轮椅高度、座宽、座长、靠背、脚踏板的高度、坐垫等因素,选择合适的轮椅。具体的训练内容包括以下三个方面。

①减压动作训练:久坐轮椅易引起压疮,故每坐30 min要进行一次臀部减压训练。具体训练方法如下:用上肢撑起躯干,或侧倾躯干(C₅、C₆损伤),使臀部离开椅面每次坚持15 s。

②肌力训练:上肢肌力及耐力、躯体的肌力与控制力在轮椅操作中具有至关重要的作用,可用哑铃、沙袋等进行强化上肢肌力和耐力的训练。

③轮椅使用技巧性训练:学会操作手闸,从地上拾物,轮椅前后驱动、左右转弯;前轮翘起及旋转训练;上、下斜坡训练和跨越障碍物训练;上、下楼梯训练;过狭窄门廊训练;安全跌倒及重新坐起训练;轮椅平衡

性训练等。

（7）站立及行走训练：经过坐起训练后，患者无体位性低血压等不良反应即可进行站立训练。在患者病情允许的情况下，尽早进行站立及行走训练对脊髓损伤患者的康复和并发症的预防有着重要的作用。根据脊髓损伤水平的不同，选择不同的训练方式，如：$C_2 \sim C_4$ 损伤者，可进行起立床站立训练；$C_5 \sim C_8$ 损伤者，可在平行杠内进行站立训练；$T_1 \sim T_5$ 损伤者，应用骨盆带动长下肢支具及腋杖进行支具站立训练；$T_6 \sim T_{10}$ 损伤者，应用骨盆带动长下肢支具及腋杖进行治疗性步行训练；$T_{11} \sim T_{12}$ 损伤者，应用长下肢支具及腋杖进行治疗性步行训练；L_1 损伤者，应用长下肢支具及腋杖进行家庭功能步行训练；L_2 损伤者，应用长下肢支具及腋杖进行家庭或社区功能步行训练；$L_3 \sim L_4$ 损伤者，应用短下肢支具及肘杖进行社区功能步行训练；$L_5 \sim S_1$ 损伤者，应用足托或手杖进行社区步行训练；S_2 损伤者，使用辅助用品可进行社区步行训练。上肢有足够支撑力，躯干有一定的控制能力是完全性脊髓损伤患者站立行走的基本条件；对于不完全性损伤者，则需根据残存肌力情况进行步态预后的确定。

（8）安全跌倒和重新站立训练：应在垫子上进行训练。患者面向垫子站立，双下肢站立不动，双腋杖保持平衡，一手放开腋杖并支撑地面，再用支撑地面的手保持平衡，另一手放开腋杖，支撑到地面上，两手交替向前移动，直到身体俯卧于地面。重新站立则方法相同、方向相反。

2. 作业治疗 主要是日常生活活动训练、辅助器具和手部支具的制作和配备、职业性劳动训练、工艺劳动动作训练等治疗。作业治疗的目的是患者出院后能适应个人生活、家庭生活、社会生活和职业劳动等。

1）日常生活动作训练：

（1）进食训练方法：有进食动作问题的四肢瘫患者，不同损伤水平的进食自助具不同，进食动作训练即进食自助具的使用训练（表 2-3-7）也不同。

表 2-3-7 不同脊髓损伤水平的进食自助具

脊髓损伤水平	自助具进食
C_4	前臂平衡支具及可动性臂托支具进食
C_5	在腕关节背伸支具上安匙，在支具手掌部安插袋，叉子和匙可替换使用
C_6	在勺柄上装上硬铝的握把，勾在手部，亦可将匙插入万能持物器上进食
C_7	装支具匙、叉子或粗把的勺进食
C_8	不用自助具，可用匙子或叉子进食

（2）独立如厕训练：坐便器的高度与轮椅相当，高约 50 cm，两侧安装扶手。对于宽大的卫生间，患者驱动轮椅至坐便器旁，抓住一侧扶手转移到坐便器上，然后抓住另一侧扶手，将臀部拉起脱下一侧的裤子，另一侧相同。对于空间狭小的卫生间可以采取直入式，患者从前方靠近坐便器，利用扶手转移到坐便器上。

（3）更衣动作训练：更衣训练是日常生活活动中极其重要的动作。脊髓损伤患者常因运动功能障碍而造成更衣困难，所以当患者可以保持坐位平衡、有一定的运动协调性和准确性时，就可以指导其利用残存的功能进行更衣训练，以尽快获得独立生活的能力，这样不仅减少护理负担，还可提升患者的自信心。更衣训练包括穿脱上衣、穿脱裤子和穿脱袜子等。

（4）入浴训练：入浴用椅的高度与浴池高度要相同，浴池侧壁安装扶手。盆浴时，患者坐在紧靠浴盆椅子上，脱去衣物，托住双侧下肢放入盆内，双手握住盆沿，撑起身体前倾，抬臀移至盆内。出浴盆顺序与入浴步骤相反。淋浴时，患者可坐在淋浴凳或椅子上。

2）辅助器具和手部支具的制作和配备：除脊髓损伤部位极高者外，所有患者都应学习穿衣动作，而且四肢瘫患者还应学习进食、饮水、洗漱等日常活动。部分患者需配备一些辅助器具和手部具。如 C_4 损伤者需借助带口柄的口棒学习翻书、打字、画画等，或采用环境控制系统（environmental control unit，ECU）。

C_5损伤者可用背屈支具固定其腕关节,在支具上固定一些简单的辅助器具,进行进食、打字、翻书等练习。C_6损伤者可用固定带把持餐叉或勺,使用带挡边的盘子,帮助患者完成进食动作。

3. 物理因子疗法 可运用功能性电刺激预防肌萎缩,控制肌痉挛,促使肢体产生功能性活动,并减少发生下肢深静脉血栓危险;外周电刺激可以抑制脊髓损伤后慢性中枢性疼痛;应用超短波、紫外线、药物离子导入、肌电生物反馈等治疗可减轻损伤部位的炎症反应,改善神经功能和二便控制能力;应用脉管仪调节肢体血液循环;此外可以应用高压氧综合治疗脊髓损伤。

4. 文体疗法 被当做脊髓损伤功能训练中运动疗法的一项重要补充,可以选择脊髓损伤患者力所能及的一些文娱体育活动,如轮椅篮球、排球、台球、乒乓球、射箭、游泳等。文体疗法可辅助提高患者的反应速度、力量、耐力、运动的灵敏和协调性,从心理上增强患者的自信心和自尊心。参加文体活动可以分散患者对自身残疾的注意。

5. 心理治疗 脊髓损伤后,患者往往经过心理反应休克期、否认期、焦虑抑郁期和承认适应期等一系列变化,故在整个康复治疗计划实施中,要密切关注患者的心理变化,重视精神因素。针对患者心理状况,需要采用有针对性、长期的心理干预策略,同时要调动患者家属以及有关人员共同参与,帮助患者以积极的心态来应对。

6. 职业康复 职业康复主要包括以下三种。①职业康复咨询:建立职业咨询档案,以面谈的方式了解患者一般情况及致残前受过何种专业培训,致残后的打算等,判断患者有无就业愿望和要求以及是否强烈,对自身的能力是否有正确的认识。然后写出咨询报告,提出职业发展建议,与患者一起制订职业康复计划并给予指导和帮助。②职业能力评定:对身体功能评价、智力发展情况进行初步的检查和了解,对手眼协调能力、运动神经协调能力等进行评定。③职业康复训练:可进行电脑操作培训、毛线编织机应用培训、日常家用电器维修培训等。

7. 中医传统康复治疗 在脊髓损伤早期,可以给予针灸、推拿、中药疗法等中医传统手段治疗,减轻患者的运动障碍、感觉障碍和二便障碍,为尽早过渡到恢复期做准备。脊髓恢复期通过针灸、按摩、中药疗法等传统疗法,可以改善功能障碍,提高疗效,并争取使之重返社会。

(1)针灸治疗:取穴以督脉、华佗夹脊穴和膀胱经背腧穴为主,尤其以损伤脊柱周围的穴位为主,酌情配以诸阳经穴位。常用督脉电针(脊髓电针)、毫针疗法、夹脊电场疗法、针刺配合穴位注射等。

(2)推拿治疗:推拿具有改善血液循环、防止肌肉萎缩、维持和改善关节活动度、缓解痉挛等作用。应用手法时,要结合按、摩、拍等多种手法,共达疏通经络、通利关节、恢复功能之目的。在行推拿时,一定要注意不能引起肌肉痉挛性收缩。

(3)中药治疗:依据辨证论治的原则参考用药。早期以活血化瘀、接骨续骨为主,可用活血止痛汤、和营止痛汤;后期以填精补髓、活血通络为要,如舒络活血汤、补阳还五汤等。中药疗法可配合针灸,针药并举,提高疗效。

五、功能结局

由于不完全性损伤的功能结局受到诸如不完全损伤的程度、恢复功能的时限、痉挛程度等因素的影响,其结局也因人而异。

六、健康教育

(一)关注患者心理状态

脊髓损伤后,患者对突如其来的身体残疾认识不足,会产生强烈的心理波动。因此家属除了生活上给予必要的照顾外,应多倾听、多交谈,使患者感到温暖和被关爱,增强患者的安全感,减轻恐惧及绝望心理,以积极的心态配合治疗。

(二)压疮的预防

要指导患者及家属早期正确认识压疮,积极预防,尤其是骶尾部、髋部大转子、坐骨结节、踝与足跟等骨性标志明显处。要求家属定期给患者翻身,并用软而厚的垫子保护骨突部位不受长时间的压迫,或用防压疮垫。定期按摩,促进血液循环,并保持床褥的清洁、干燥、平整。同时加强患者的营养。

(三)预防感染

高颈段脊髓损伤者或老年长期卧床者已发生呼吸道感染时,要鼓励患者咳嗽,进行体位性排痰等。告知家属及患者,进行间歇性导尿可以有效预防尿路感染,并教患者家属学会导尿,以便后期自行操作。

(四)预防深静脉血栓和水肿

脊髓损伤患者由于长期卧床,易导致手足的小关节水肿,下肢深静脉血栓发生率增高。医务人员应指导家属抬高体位或抬高下肢,勤翻身,按摩腓肠肌,轻揉膝关节、踝关节,促进血液循环,减轻水肿,降低深静脉的血栓发生率。

(五)环境改造

对患者的家庭环境进行必要的评估,指导患者家庭环境的改造,增加安全设施,降低潜在风险,预防摔倒等,为患者出入做好无障碍措施。

此外,还需要对患者的跌倒知识、骨质疏松和骨折的预防、麻痹性肠梗阻的预防及饮食起居进行健康宣教。

小　结

脊髓损伤(spinal cord injury,SCI)是由外伤、炎症、肿瘤等各种原因引起的脊髓结构、功能的改变,造成损伤平面以下的脊髓神经功能(运动、感觉、反射及自主神经功能)障碍,部分患者可出现体温异常、肌张力异常(低肌张力、高肌张力、痉挛)等。脊髓损伤患者经过有效持久的康复治疗能最大限度地提高运动功能和日常生活能力,改善患者的生活质量,促进患者回归家庭和社会。同时在治疗过程中应密切避免压疮、深静脉血栓及肺栓塞、痉挛等并发症的发生。脊髓损伤患者的后期恢复情况受不完全损伤的程度、恢复功能的时限、痉挛程度等因素的影响而异。

案例解析

1. 患者的康复诊断为:(1)T_{11}~L_1骨折脱位,哈氏棒内固定术后;(2)T_{10}完全性脊髓损伤。

2. 应从以下几个方面进行康复评定:损伤水平评定;损伤程度评定;运动功能评定;感觉功能评定;神经源性膀胱评定;心理功能评定;ADL评定等。

3. 康复计划:

(1)完善相关检查,进一步明确诊断;

(2)确定康复目标,安排康复治疗;

(3)复查内固定稳定情况,预防和治疗并发症。

能 力 检 测

选择题

A_1型题

1. 某脊髓损伤患者损伤部位在第6胸椎,其损伤水平定位在(　　)。

A. T_5 　　　　　　　B. T_6 　　　　　　　C. T_7 　　　　　　　D. T_8

2. 原发性脊髓损伤,病理变化灰质出血增多是发生在哪个时间段?(　　)。

A. 脊髓损伤后30 min　B. 脊髓损伤后3 h　　C. 脊髓损伤后6 h　　D. 脊髓损伤后9 h

3. 由椎管内胸段、腰段或骶段脊髓（T_1 以下，包括马尾和圆锥）损伤导致的下肢及躯干的完全或不完全性瘫痪，属于（ ）。

    A. 四肢瘫   B. 截瘫   C. 偏瘫   D. 软瘫

4. 确定 C_4 平面损伤的关键点是（ ）。

    A. 大腿前中部   B. $T_{12} \sim L_1$ 之间上 1/3

    C. 股骨内上髁   D. 内踝

5. 脊髓损伤患者急性卧床期采取仰卧位，患者肩关节应保持在（ ）。

    A. 外展 90°   B. 外展 45°   C. 外展 0°   D 内收 10°

B 型题

    A. 屈肘肌   B. 伸腕肌   C. 伸膝肌   D. 踝背伸肌

6. 确定 C_5 平面损伤的代表性肌肉为（ ）。

7. 确定 C_6 平面损伤的代表性肌肉为（ ）。

8. 确定 L_4 平面损伤的代表性肌肉为（ ）。

    A. 完全依赖   B. 高度依赖   C. 中度依赖   D. 大部分依赖

9. 第 2 颈椎损伤患者，可判断其生活能力为（ ）。

10. 第 5 颈椎损伤患者，可判断其生活能力为（ ）。

参考答案

（陈燕芳）

第四节　帕金森病患者的康复

案 例 导 入

    患者，男，68 岁，因左侧肢体活动不便伴写字困难 2 年入院。患者于 2 年前发现在情绪紧张或做精细工作时左手不自主颤动，静止时明显，字越写越小，且逐渐出现肢体僵硬，行动迟缓，走路起步及转身困难，擦地行走，步伐细小。曾就诊于多家医院，给予美多巴治疗，患者症状有所好转，服用半个月后自行停药，上述症状再次加重，曾做头颅 MRI 未见异常。为求进一步诊治来我院以"帕金森病"收入治疗。入院查体：神清，表情呆板，面部皮肤油腻有脱皮现象，言语少，发音缓慢低沉，双眼凝视，伸舌居中，颈部肌张力稍增强。左手静止性震颤，搓丸样不自主运动，四肢肌力正常，左侧肢体肌张力增强，双侧 Babinski 征阴性。给予营养神经，改善循环，药物及磁刺激等联合治疗，15 天后患者症状明显好转，进入康复治疗室，行进一步康复治疗。根据上述病案，请思考下列问题：①该患者有哪些康复问题？②针对这些问题如何评定及治疗？

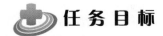

任 务 目 标

【知识目标】

1. 了解　帕金森病的概念和病因及主要临床治疗方法。

2. 熟悉　帕金森病的临床表现和临床诊断。

3. 掌握　帕金森病的功能障碍、康复评定、康复治疗目标和康复治疗。

【能力目标】

1. 能说出帕金森病的临床表现特点和功能障碍。

2. 能对帕金森病患者进行康复评定。

3. 能制订帕金森病患者的初步康复治疗方案。

4. 能对帕金森病患者进行康复治疗和康复指导。

一、概述

帕金森病(Parkinson's disease,PD)又称震颤麻痹(paralysis agitans),是中老年人最常见的黑质和黑质纹状体通路上的神经变性疾病,主要表现为动作缓慢,静止性震颤,肌强直和姿势步态异常等,1817 年由英国医生詹姆士·帕金森首先描述而得名。

本病也可在儿童期或青春期发病,发病率随年龄增长逐渐增高,随着社会老龄化进程的加快,此病发病率逐年增高,每年的 4 月 11 日也被定为"世界帕金森病日",帕金森病的致残率较高,国外报道发病 1～5 年后,致残率为 25%;5～9 年时达 66%;10～14 年时超过 80%。因此帕金森病已成为康复领域的重要内容。

（一）病因

帕金森病病因至今尚未明了,可能与年龄老化、遗传和环境因素有关。

该病表现主要是因位于中脑黑质细胞发生变性坏死后,多巴胺的合成减少,抑制乙酰胆碱的功能降低,则乙酰胆碱的兴奋作用相对增强,两者失衡便出现了震颤麻痹,原因不明的多巴胺减少导致的震颤麻痹,在医学上称为原发性震颤麻痹,即帕金森病。

震颤麻痹还可继发于某些神经系统的其他疾病后或神经系统等其他疾病伴有帕金森病的某些症状,前者包括脑血管病、脑外伤、颅内炎症、脑肿瘤,或是由毒物、药物所引起,称为继发性帕金森病、帕金森综合征;后者则被称为帕金森叠加综合征。帕金森综合征的脑的病理改变是大脑、中脑黑质-纹状体通路遭到已知病因的病变破坏,多巴胺神经元变性,以致多巴胺产生不足或不能传输多巴胺来维持正常神经功能所致。

（二）临床表现

帕金森病具有起病隐袭,发展缓慢,进行性加重的特点,主要表现有以下几种。

1. 静止性震颤　震颤往往是发病最早期的表现,震颤仅于肢体静止和休息时出现,这是帕金森病震颤的最主要的特征;震颤频率是每秒钟 4～7 次,其有一定节律性,这个也是区别于其他疾病的一个重要特征,如舞蹈病、小脑疾患、甲状腺功能亢进等。

震颤在患者情绪激动或精神紧张时加剧,睡眠中可完全消失;初期可控制,随病情进展可发展成为持续性;通常从某一侧上肢远端开始,以拇指、食指及中指为主,表现为手指像在搓丸子或数钞票一样的运动;然后逐渐扩展到同侧下肢和对侧肢体,晚期可波及下颌、唇、舌和头部。

2. 肌肉僵直　肌强直波及肢体和躯干的肌群,伸肌和屈肌同时受累,被动活动关节时有均匀一致的阻力感,像在来回折一根铅管一样,即所谓铅管样强直。如果患肢同时有震颤,则有断续的停顿感,就像两个咬合的齿轮转动时的感觉,被称为齿轮样强直。早期多自一侧肢体开始,初期感到某一肢体运动不灵活,有僵硬感,并逐渐加重,出现运动迟缓、甚至做一些日常生活的动作都有困难。肌肉僵直可引起疼痛,表现为肩颈部痛、头痛、腰痛,出现最多的症状是手臂或腿的酸痛。

3. 运动迟缓　由于肌肉僵直,动作启动缓慢,转换困难,上臂肌肉和手指肌的强直,导致精细的动作完成困难,如解系鞋带、扣纽扣等动作缓慢,或者根本不能顺利完成。写字也变得困难,字行不整,笔迹弯曲,越写越小,称为小写症。面部肌肉运动减少,患者很少眨眼睛,双眼凝视,表情呆板,称为面具脸。

4. 姿势步态异常　患者全身肌肉肌张力均增高,但静止时屈肌增高张力较伸肌明显,故病人出现特殊姿势:头前倾、躯干前屈、上臂内收、肘关节屈曲、腕略伸、指掌关节屈曲而指间关节伸展、拇指、小指对掌,髋及膝关节轻度弯曲。

步态异常表现为行走时起步困难,双足像粘在地上迈不开,称凝滞步态或冻结步态;一旦开步,身体前倾,步伐小且越走越快,拖步,不能及时停步和拐弯,患侧上肢的协同摆动减少或消失,即慌张步态;转身困难,表现为连续数个小碎步或原地踏步,头、躯干和下肢同一轴线一起旋转。

5. 其他　因口、舌、腭及咽部肌肉的运动障碍,患者不能自然咽下唾液,导致大量流涎,在帕金森病的晚期,会出现吞咽困难;同时还伴有言语减少,低沉、音调平淡、节奏单调等言语障碍。可有自主神经功能紊乱现象,如唾液和皮脂腺分泌增多,油脂面,出现汗液分泌增多或减少,大、小便排泄困难和直立性低血压。有些帕金森病患者还会在身体的某些部位出现异常的温热或寒冷的感觉。少数患者可合并痴呆或抑郁等精神症状。

（三）诊断

具有帕金森病典型症状的患者诊断是不困难的。如果有静止性震颤、肌肉强直和运动迟缓、姿势步态异常中的任何两个症状,同时排除了其他帕金森综合征的临床症状,服用左旋多巴制剂后症状改善明显,在临床上可以诊断为帕金森病。

患者血、脑脊液常规检查无明显异常,病理检查可在脑组织的切片中找到路易小体,是帕金森病的特异性病理改变;脑CT扫描或者核磁共振成像,可以排除其他一些能导致帕金森症状的疾病。

（四）临床治疗

目前提倡采用综合治疗,常用的有药物治疗、外科治疗和康复治疗等。

1. 药物治疗

（1）左旋多巴及复方左旋多巴:主要发挥多巴胺的替代治疗效果,是目前治疗帕金森病的最基本、最有效的药物,对震颤、强直和运动迟缓均有较好疗效。

（2）抗胆碱能药物:主要是控制震颤和强直的症状,常用药物有苯甲托品、苯海索、丙环定、环戊丙醇等。

（3）金刚烷胺:可促进多巴胺在突触前的合成和释放,阻止再摄取,并有抗胆碱能作用以及可能的神经保护性作用。在早期轻度帕金森综合征病例的治疗中使用,多与其他药物联合使用。

（4）多巴胺受体激动剂:常用的有溴隐亭与培高利特,通过激活多巴胺受体 D_2 而起作用。

（5）单胺氧化酶抑制剂:司来吉兰能抑制与脑内多巴胺降解有关的酶,从而使左旋多巴的作用时间有所延长。

（6）其他:儿茶酚对甲基转移酶抑制剂能阻滞多巴胺的降解;普萘洛尔对某些病例中出现的动作性震颤或意向性震颤有用;可选择性作用于多巴胺能神经元的神经营养因子有助于帕金森病的防治。

2. 外科治疗　苍白球毁损术、丘脑毁损术、脑起搏器深部脑刺激术等可用于药物治疗无效或无法耐受、出现异动症的患者。

3. 康复治疗　由于帕金森病的致残率高,康复治疗在帕金森病的综合治疗中也越来越重要,早期康复能提高患者的身体功能和生活自理能力以及生活质量。

此外,细胞移植、基因治疗等还在研究摸索之中,为帕金森病的治疗提供了新思路。

二、功能障碍

（一）静止性震颤

早期震颤比较轻,晚期严重时可使动作的协调性受影响,从而影响日常生活。

（二）肌肉强直

肌肉强直限制了帕金森病患者的活动程度,在早期表现为明显的笨拙,患者心理上有残疾感;后期逐渐出现木僵、甚至植物状态，因此全身肌肉的僵硬成为主要的问题。

（三）运动障碍

运动障碍包括主动运动减少，动作缓慢，动作启动及躯干旋转及分节运动困难，执行连续性运动时发生困难，并且不能随意控制运动速度。

（四）姿势和步态异常

姿势和步态异常主要有特殊屈曲姿势；可出现拖曳步态、慌张步态，并随着步行的继续而逐渐加剧；随着病情的加重，行走障碍将进一步加重，颈和胸部的弯曲加重，步态更加不稳，容易跌倒和损伤，最终，患者会丧失行走能力。

（五）协调平衡功能障碍

协调平衡功能障碍表现为姿势不稳，易跌倒。主要原因为动作减少、重心转换困难及步态异常；丧失调正反应而出现姿势不稳；平衡反应障碍；屈肌强直导致的特殊姿势及姿势反射调节受损等，而导致易跌倒。

（六）吞咽功能障碍

帕金森病患者口、舌、腭及咽部肌肉运动障碍，食物在口腔和喉部停留时间延长，进食速度减慢，唾液分泌功能紊乱而出现吞咽功能障碍；进食过快时会引起噎塞和呛咳，导致吸入性肺炎；药物左旋多巴可使吞咽困难加重。

（七）自主神经功能障碍

自主神经功能障碍可表现为唾液和皮脂腺分泌增多，油脂面，出现汗液分泌增多或减少，大、小便排泄困难和体位性低血压、心动过速等自主神经功能障碍的症状而影响日常生活能力及质量。体位性低血压也可导致患者易跌倒，严重者卧床不起。

（八）高级脑功能障碍

1. 言语障碍 语速快，从句子的开始到句尾吐字逐渐加速，无任何停顿；音量低沉、语调衰减、单音调；音质变化表现为声音像气丝，发颤或高音调、嘶哑等；难以控制的模糊发音、吐字不清。

2. 认知功能障碍 出现注意力缺乏；记忆力障碍、空间定向能力丧失；信息处理能力低下等。

3. 神经心理障碍 神经心理障碍主要表现为丧失自信，无望感，因逐渐增加的残疾出现抑郁甚至自杀倾向。

（九）活动和参与受限

帕金森病的早期（临床分期的1～2级），仅表现为手足震颤，姿势的改变，并不影响患者的日常生活活动能力，临床分期3级以上的患者可以出现活动受限，有并发症者活动和参与受限明显，且易产生疲劳。

（十）继发性功能障碍

继发性功能障碍主要有肌肉萎缩、无力，关节僵硬及挛缩；骨质疏松；营养不良；压疮；下肢静脉回流不畅；心输出量减少及心动过速、体位性低血压；循环障碍；肺活量明显降低或运动时呼吸急促等。

三、康复评定

康复评定的目的主要是确定患者现有的各种功能障碍，阐明功能障碍的原因，制订相应的康复治疗目标及措施。

知识拓展

（一）单项评定

1. 身体功能评定

（1）关节活动范围测量：由于肌肉强直僵硬，活动减少，使关节及周围组织粘连、挛缩，导致关节活动受限，可使用普通量角器进行测量，分别测量主动关节活动度和被动关节活动度。

（2）肌力评定：通常采用徒手肌力检查法来评定肌肉的力量，如采用等速测试等动态的测试装置更能敏感地发现帕金森病患者的肌力减退。

（3）肌张力评定：大多采用改良 Ashworth 痉挛量表进行评定，帕金森病患者屈肌张力较伸肌张力更高。

（4）平衡能力评定：主要采用观察法及功能性评定法，临床上常用的平衡量表主要有 Berg 平衡量表。平衡功能评定有助于康复治疗和预防患者跌到。

（5）步行能力评定：常采用目测分析和定量分析法，可提示步态异常的性质和程度，为行走功能评定和矫治步态提供依据；帕金森病患者的步长、步幅、步速、耐力等多个参数均可表现异常。

2. 吞咽功能评定 可进行反复唾液吞咽测试（RSST）及饮水试验。

3. 认知功能评定 可采用简明精神状态量表（MMSE）筛查及 Rivermead 行为记忆能力测验（RBMT）等进行评定。

4. 日常生活活动能力评定 常用评定方法为改良的 Barthel 指数和功能独立性评定（FIM），也可采用专为帕金森病设计的 Hoehn-Yahr 分期进行评定。Hoehn-Yahr 分期是从患者的病情、功能障碍和日常生活活动能力的角度设计的，障碍分期的评定方法共分为 5 级三期，该方法简单实用，但在功能障碍评估量化的方面有不足之处。

5. 心理功能评定

（1）常用的智力测验量表：可采用韦氏智力量表（Wechsler intelligence scale）。

（2）情绪评定：常用的抑郁评定量表有汉密尔顿抑郁量表（HRSD）、抑郁自评量表（SDS）；常用的焦虑评定量表有焦虑自评量表（SAS）、汉密尔顿焦虑量表（HAMA）等。

（二）综合评定

在对帕金森病患者单项功能评定的基础上可进行综合评定，常用的综合评定方法主要有以下三种。

1. 统一帕金森病评定量表（unified Parkinson's disease rating scale，UPDRS） 由 Fahn 等人在 1987 年制定，现已广泛应用于临床评估中。其内容包括精神状态、日常生活能力、运动指数和治疗的并发症。其中精神状态、日常生活能力、运动指数每部分分为 4 级指数，即从 0～4 级，0 是正常，4 是严重；此量表常用于评估患者的病情进展。

2. Hoehn-Yahr 分期（表 2-4-1）

表 2-4-1　Hoehn-Yahr 分期

分级	临床表现	分期	日常生活能力
Ⅰ级	仅一侧障碍、障碍不明显，相当于韦氏量表总评分 0 分	一期	日常生活不需帮助
Ⅱ级	两侧肢体或躯干障碍，但无平衡障碍，相当于韦氏量表总评分 1～9 分		
Ⅲ级	出现姿势反射障碍的早期症状，姿势有些不稳，身体功能稍受限，相当于韦氏量表总评分 10～19 分	二期	日常生活需部分帮助
Ⅳ级	病情全面发展，功能障碍严重，但仍勉强不用辅助地站和走，相当于韦氏量表总评分 20～28 分		
Ⅴ级	除非辅助，否则只能卧床或限于轮椅上活动，相当于韦氏量表总评分 29～30 分	三期	日常生活完全需要帮助

现在也有用修订的 Hoehn-Yahr 分期：

0 期：无症状；

1 期：单侧疾病；

1.5 期：单侧＋躯干受累；

2 期:双侧疾病,无平衡障碍;

2.5 期:轻微双侧疾病,后拉试验可恢复;

3 期:轻至中度双侧疾病,某种姿势不稳,独立生活;

4 期:严重残疾,仍可独自行走或站立;

5 期:无帮助时只能坐轮椅或卧床。

3. 改良的 Webster 评分法(Webster scale)　Webster 评分法是 1968 年由 Webster 首先提出,是比较经典的帕金森病评定方法,国内多用改良 Webster 计分。Webster 评分法共 10 个项目,每项分为 4 级,0 分表示正常,1 分表示轻度不正常,2 分表示中度不正常,3 分表示重度不正常。将 10 个项目得分累计,1～10分为轻症,11～20 分为中等,21～30 分为重症。评分标准规定见表 2-4-2。

表 2-4-2　改良的 Webster 评分标准

症状	表现			
	0分	1分	2分	3分
双手动作减少（包括书写）	无影响	患者使用工具、系纽扣或写字,发现旋前-旋后动作稍减慢	一侧或双侧旋前-旋后动作中度减慢,上述手功能有中度障碍,书写时有明显障碍,即有"写字过小症"	旋前-旋后速率严重减慢,不能系纽扣或写字,使用工具极度困难
强直	无发现	颈及肩发现有强直,单侧或双侧手臂静止时有轻度强直,但活动现象存在	颈及肩有中度强直,有明显静止性强直,但在用药后可逆转	颈及肩有严重强直,强直现象不能被药物逆转
姿势	正常	开始有僵直姿势,头有轻度前屈	头轻度前屈,站立时肘关节屈曲,但手的位置仍在腰以下	头颈严重俯屈,站立时肘关节屈曲明显,手已处于腰以上,指间关节伸直;膝关节屈曲
行走时上肢摆动	行走时两上肢摆动良好	手臂摆动幅度有一定减少	单侧手臂无摆动	双侧手臂无摆动
步态	跨步距离正常,转身自然	跨步距离轻度缩短,行走时有一足拖地,转身缓慢	跨步距离中度缩短,行走时有双足底明显拖地现象	步距极小,拖曳步态,转身极慢
震颤	无震颤	静止或行走时肢体或头部有轻度震颤现象	手、头部或肢体有较严重但不持续的震颤	有严重而且持续的震颤,无法写字或自己进食
面容	正常	口闭合,开始出现焦虑或抑郁面容	表情呆板,口唇有时分开、流涎,焦虑抑郁表情明显	明显面具样面容,平时口张大,有严重流涎
坐、起立运动	正常	坐、起立运动能单独完成,但较正常人差,或用一只手支撑才能完成	坐、起立运动需要两只手支撑才能完成	坐、起立运动两只手支撑也不能完成或仅能勉强完成
言语	清晰,易懂	讲话开始出现音量降低、走音,无共鸣,但能听懂	讲话声音明显降低,高低音不分,音节不变,开始有构音障碍、呐吃	讲话声音极低,难以听懂

续表

症状	表现			
	0分	1分	2分	3分
自我照顾	无障碍	能自我照料及独立生活,各种活动速度减慢,但尚能胜任工作	活动明显减慢,有些动作需帮助,如床上翻身、起坐等	不能照料自己,生活不能自理

结果分析:进步率 =(治疗前得分 - 治疗后得分)÷治疗前得分×100%,进步率<20%为稍好,21%~50%为进步,>51%为显效,治疗前后得分相同者为无效,负数者为恶化。

四、康复治疗

目前多采取综合性的治疗方法,康复治疗不能改变疾病本身的进程结局,但可延缓病情发展,减轻功能障碍的程度,预防和减少畸形及并发症的发生;改善患者的心理状况;维持或提高日常生活活动能力;延长寿命、提高生命质量。

（一）帕金森病的康复目标

1. 康复治疗的短期目标 促进关节在最大范围内运动的功能,预防痉挛和纠正不正常姿势,预防或减轻废用性肌萎缩和无力,改善运动和姿势控制、增强平衡反应和安全意识,改善步态,维持或增加肺活量以及说话能力,教会患者和家属能量节约及工作简化技术,维持或增强患者独立能力,帮助患者调整心理,重新认识生活方式的改变。

2. 康复治疗的长期目标 延缓病情进展,预防和减少继发性功能障碍,教会患者代偿策略,发挥患者最大功能,维持其最大限度的独立能力,帮助患者和家属调整心理状态,从而提高生活质量。

（二）帕金森病的运动疗法

1. 运动治疗的原则

（1）抑制不正常的运动模式,学会正常的运动模式,在训练中应通过大量重复简单的正常动作来让患者学会正常的运动方式。

（2）充分利用帕金森病患者自身的良好的视听反馈来帮助运动训练。

（3）让患者积极主动地参与治疗,在治疗中应善于调动患者的积极性。

（4）避免劳累:帕金森病患者易发生劳累,而且一旦发生很难恢复。

（5）避免抗阻运动:抗阻运动易引起肌紧张并且消失缓慢,导致帕金森病患者不愉快的感觉,不利于调动患者的积极性。

2. 帕金森病的运动治疗目的

（1）改善震颤、肌强直、运动徐缓和姿势与平衡障碍等运动功能障碍。

（2）预防继发性功能障碍,如肌萎缩、骨质疏松、心肺功能下降、驼背、周围循环障碍、压疮、体位性低血压等。

3. 训练内容及方法

（1）松弛训练:松弛训练的主要目的是缓解强直,是帕金森病患者进行运动疗法的前提。

①头、下肢反向运动:仰卧双膝屈曲,双手自然交叉放置于上腹部,头缓慢左转,双下肢同时右转,复原位;头向右转,双下肢左转。交替进行。

②腰部旋转运动:仰卧,双膝屈曲,双手自然交叉放置于上腹部,上半身缓慢左转,双下肢保持不动,复原位;上半身右转,双下肢仍保持不动,交替进行。此活动也可在坐位下进行。如患者刚开始时自己不能活动,也可在侧卧位下进行,家属可站在患者背侧,一手扶患者肩部,另一手扶髋部,双手分别向前后相反

方向推拉。注意,仍以患者自主用力为主,患者不能有被牵拉的感觉。

③肩、胸部前伸、后退运动:右侧卧位,左侧肩部和胸部同时向前活动,复原位,接着同时向后活动,复原位;然后改左侧卧位,右侧肩部和胸部如左侧一样活动。

(2)关节活动范围训练:被动和主动训练脊柱和四肢各个关节和各个方向上的全关节活动范围,可以维持和改善帕金森病的全身各关节的关节活动度,防止关节和周围组织粘连和挛缩,保持运动功能。针对屈肌张力较高的特点,关节活动范围训练多强调伸展训练,如:俯卧位伸髋,双肘支撑过渡到双手支撑;立位上肢平举推墙或墙角或沿墙壁尽量摸高以促进躯干伸展;利用体操棒(立位或坐位上举体操棒尽量向后伸展)或体操球(立位或坐位下双手抱球过头)完成躯干伸展训练。

(3)肌力训练:帕金森病患者近心端肌群早期就可受累,远心端肌群则常在晚期受累。早期应重点训练胸肌、腹肌、腰背肌及股四头肌等近心端肌群,可徒手或利用器械如拉力器、哑铃划船器等进行相关肌群的肌力训练。还可在常规肌力训练的基础上采用渐进抗阻的训练方法,以提高肌力、动作灵活性及步行功能。

(4)口面部肌群的训练:如主动有意识地做皱眉、鼓腮、噘嘴、露齿、吹哨、睁眼、闭眼、抬眉等口面部动作,辅以大声讲话、朗读或唱歌,每一音尽量发准确,加上呼吸训练可有效改善"面具脸"和语言功能。

(5)呼吸训练:在后期,帕金森病患者多有呼吸功能障碍,是导致患者死亡的主要原因。鼓励患者尽量做深而缓慢的呼吸,增大胸廓扩张度,增加肺活量;同时训练膈肌及肋间肌等呼吸肌以增强呼吸功能。

(6)平衡训练:通过平衡训练可加强患者的本体感觉,增强躯干和下肢的力量,增加身体灵活性和协调性,有效地预防跌倒,提高患者转移等日常生活活动能力。可双足分开与肩同宽,向左右、前后移动重心,并保持平衡。躯干和骨盆左右旋转,并使上肢随之进行大的摆动,对平衡姿势、缓解肌张力有良好的作用。

(7)协调性训练:帕金森病患者双上肢之间、双下肢之间及双上肢与双下肢之间的交互运动困难,使患者难于同时做两个或两个以上运动。可做以下训练得以改善。

①手足的往复或交互运动:训练时医生与患者相对而坐,让患者模仿医生做手足的交互运动,如果不能完成,可以先做双上肢和双下肢的交互活动,然后上肢和下肢同时活动。这种运动同时也可改善患者的步行功能,增加步行的稳定性。

②同时伸腿和击掌:患者取坐位,模仿医生的动作,伸一侧下肢时,双上肢在另一侧的头外侧击掌,然后换另一侧。有助于患者克服同时做两个动作的困难。

③上、下肢的反向运动:即双上肢向左运动,同时双下肢向右运动,两侧交替进行。可以同时训练上、下肢的往复和交替运动以及重心的转移。

④上肢翻转交叉再复原:训练患者旋前和旋后的动作。这些动作对患者进行梳洗、用餐等日常生活十分重要。首先右手旋前、左手旋后持棒,然后翻转成左手旋前、右手旋后持棒,如此反复进行。

(8)姿势训练:包括姿势矫正性训练和姿势稳定性训练,姿势矫正性训练主要是矫正身体屈曲姿势,多可使用身体伸展训练,保持身体直立。姿势稳定性训练旨在诱发正确的姿势反应,建立和改善平衡能力。

(9)步行训练:帕金森病患者的步态障碍轻者表现为拖步,走路抬不起脚,同时上肢不摆臂,没有协同动作;严重者表现为小碎步前冲,转弯、过门槛困难。步行训练的关键是要抬高脚尖和跨步要大。

①步行锻炼时,要求两眼向前看,身体要站直,两上肢的协调摆动和下肢起步要合拍,足尖要尽量抬高,先足跟着地再足尖着地,跨步要尽量慢而大,两脚分开,两上肢在行走时做前后摆动。

②要注意重心转移训练:包括左右足之间的重心转移和前后重心转移训练。

③转弯训练和跨越障碍物训练:转弯时要有较大的弧度,避免一只脚与另一只脚交叉;在前方设置5～7.5 cm高的障碍物,让患者跨障碍物行走可控制患者的步幅和宽度,避免小碎步。

④采用视觉和听觉刺激：如按音乐节拍或口令加快启动速度和改变步行速度；在地板上设置行走路线标记、转弯标记和足印标记等避免患者的冻结步和转弯困难。

在步行锻炼时最好有其他人在场随时提醒和纠正异常的姿势。增强步行功能还可进行上下坡和上下台阶练习。有报道称减重步行训练也可用于帕金森病的康复治疗，通过悬吊和保护装置可辅助身体直立，易于在治疗师的指导下完成步行周期的全套动作练习，提高步行能力。神经肌肉促进技术也可明显地提高步行功能，改善步态。

（10）其他运动疗法：包括气功、瑜伽、太极拳、医疗体操等，可有效改善患者的肌强直，提高肌力，缓解动作困难、姿势异常及改善平衡协调功能，同时也可改善患者的心肺功能和心理状态。

（三）日常生活活动能力训练

1. 早期训练 尽可能通过调整维持其粗大和精细协调活动、肌力、身体姿势和心理状态实现日常活动自理，保留自己的习惯、兴趣和爱好，与家人、社会正常交往。日常生活活动能力的重点训练包括以下内容。

（1）穿脱衣服：要鼓励患者自己完成穿衣、系鞋带、扣纽扣、拉拉链等日常活动。当疾病影响患者的穿衣习惯和能力时，患者应选择轻而宽松、易伸缩等易于穿脱的衣服和鞋子；治疗中要指导患者选择安全、省力、舒适的体位（一般为坐位），使用一定技巧完成穿脱衣服。

（2）进食：患者进食困难，但只要能完成应鼓励其自己进食。注意调整食物的类型，选择易于咀嚼、吞咽的温热食品，少量多次进食；教授患者适应性技术，以减少震颤的影响；餐具适当调整，要易于操作，配合必要的辅助器具；与言语治疗师合作，帮助减轻患者的吞咽困难。

（3）移动和转移：

①座椅转移：选择最适合患者身体放松、进食、伏案的高度的座椅。牢固、适当高度的椅背可以支撑头部，鼓励患者头部向后靠住椅背；座椅有支撑前臂、方便撑起的扶手，也可将椅子后方提高，使之有一定倾斜度，便于患者起立。坐下时患者背对椅子，大腿后部触及座椅前缘，双手支撑身体向后坐下；站起时将臀部移至座椅前沿，身体前倾，屈膝将足伸到椅的下方，两足稍分开，双肩在双膝的正上方，其中一足后移，膝屈曲向前双手支撑扶手站起。

②床上转移：床垫硬度要适中，高度要适当，睡衣轻便不影响活动。主要训练内容包括床上翻身、从卧位转移到坐位、坐位转卧位等。

（4）个人卫生：尽可能保留患者的卫生、修饰习惯，保持外观整洁。抓握牙刷、梳子困难时可以增加把柄直径，可以使用电动牙刷；可以选择一些辅助器具，帮助患者洗澡、梳头、剪指甲、剃胡须等；选择舒适、安全的体位洗澡，在浴室周围安装扶手及铺防滑地垫，防止洗澡时地滑摔倒。

（5）如厕：包括移入厕所、脱裤、坐下、站起、局部清洁、整理衣裤、冲洗等过程。患者用药后易便秘，故每天应保证 3 L 的饮水量；坐站困难者可在坐厕四周安装扶手，有条件者用电动升降坐厕；冲厕开关及卫生用品尽量置于患者易于获取之处。

2. 后期训练 随着病情的发展，患者的活动能力逐渐受限，应最大限度地维持其原有的功能和活动能力。具体应做好以下几项内容。

（1）加强日常活动的监督和安全性防护，提供简单、容易操作、省力的方法完成各种活动。例如，抬高患者用餐桌面高度，减少患者头颈、躯干的弯曲；用肘支撑桌面仅凭借肘屈伸完成进食过程，这样可以减少患者肩、手、腕部活动使做功减少，还可以保持躯干的伸展和稳定。

（2）借助一些辅助装置和设施帮助患者完成活动，如对衣服、鞋袜做适当调整便于患者穿戴，选择系扣器、剪甲器、穿袜器、取物器等方便患者完成自我料理。

（3）对环境和家具进行适当改建，可以提高患者自我料理的能力。

（4）加强对家人和照料者的宣传和指导，让他们与患者之间合作默契，尽量做到照料者给予最小的帮助,患者尽可能自理。

（5）积极采取能量节约技术,减少患者的疲劳和功能损害,最大限度地保留患者原有的功能。

3. 家务照料和安全　尽量按照患者的习惯安全地从事家务活动。合理安排和计划家务活动,保证厨房、卫生间、拐角、楼梯口等处明亮。保持室内温暖、舒适,除去易绊倒的障碍物（地毯、脚垫等）,对存在潜在危险的活动和装置,应予视觉告示。应用能量节约技术,尽量在坐位放松体位完成家务活;充分利用家用电器和辅助装置减少患者家务负担。

（四）语言训练

语言训练包括音量训练、发音训练及呼吸训练等,以纠正患者音量低沉、单音调、音质变化和模糊发音、吐字不清等言语功能障碍。

（五）吞咽训练

训练目的旨在恢复或提高患者吞咽能力,改善身体的营养状况;增加进食乐趣,改善因不能正常进食所产生的心理恐惧与抑郁;增加进食的安全,减少食物误吸入肺、导致吸入性肺炎等并发症发生的机会。可通过感官刺激、口面部的功能训练等基础训练和摄食训练（如选择适当的体位、适当形状的食物、一口量等）,指导和教会患者易于吞咽的技巧和方法等代偿技术,提高患者的吞咽功能。

（六）心理治疗

针对帕金森病患者易出现丧失自信、无望感、抑郁、甚至自杀倾向等神经心理障碍,康复治疗中常用的心理治疗方法有合理情绪疗法、行为疗法、集体疗法等;松弛技术也常用于帕金森病的心理治疗,同时也可有效改善患者的肌肉僵直等影响运动功能的问题,常用的方法有渐进性松弛法（也称对比法、JACOBSON法）、交替法、暗示法及意念松弛法等。通过适当的心理治疗可起到安慰和支持、疏导、自我反省作用,从而使患者更好地克服疾病带来的心理问题。

（七）认知训练

认知训练包括提高记忆力的训练及智力障碍的康复治疗等。具体参考本教材其他章节内容。

（八）中医康复治疗

中医在帕金森病康复治疗中也发挥一定的作用,主要有中药、针灸以及按摩等。

（九）辅助装置的应用和环境改造

为预防畸形,需让患者穿戴必要的矫形支具;穿衣困难可以借助穿衣辅助器;为防止患者跌倒,给患者配备合适的助行稳定用具,注意调整助行器的高度,不要让患者驼背;鼓励患者坐位时尽量保持腰部挺直。不要长时间团坐在软沙发上;睡硬板床;写字、打字时桌面高度要正好适合患者在直腰和保持头颈部稍屈曲（10°）位下工作;尽量去掉房间内的地毯和垫子,防止患者被绊倒;卫生间尽量无障碍,墙壁上安装把手等。

（十）帕金森病的日常护理

1. 创造安静的环境　保持环境安静、避免精神刺激以免加重震颤或肌强直;严重震颤或肌强直者应卧床休息。应适当按摩及运动锻炼,急性期应由旁人协助、指导患者自我保护,完成日常生活活动。

2. 饮食护理　少量多餐,给予低胆固醇、高维生素、易消化的食物。喂食时要缓慢,以防窒息,对流涎、呛咳者,应指导患者缓慢进食半流质,必要时插鼻饲管。

3. 防止便秘　鼓励患者多做主动运动和腹部运动;定时练习腹式呼吸,以促进肠蠕动从而防止便秘。

4. 加强生活护理　对动作笨拙及生活不能自理的患者要加强生活护理,防止摔伤和烫伤。晚期卧床不起的患者应做好皮肤护理和肢体的被动锻炼,以防关节僵直等并发症。

5. 观察药物副作用　用多巴胺治疗时注意观察有无体位性低血压、心绞痛、心律失常,并观察胃肠道反应及精神症状。应用乙酰胆碱药物时注意观察患者的视力、胃肠道症状等。

6. 心理护理 本病多发于中老年,精神障碍多表现为情绪低落、反应迟钝、行为拘谨,退缩、不愿与人交往等。尤其是忧郁应引起注意,实施心理治疗及护理,多与患者交谈,并引导患者与周围其他患者建立良好的关系。鼓励亲属多探视,热情关怀,细心观察,防止意外发生。

7. 智能障碍的护理 护士引导患者适当参加医疗体育,并多说、多看、多听、多练,去除忧郁心理,提高抗病信心,提高生活质量。

9. 家庭的作用 由于帕金森病患者功能丧失逐渐加重,影响着生活自理能力,患者常需要依靠配偶或已成年的子女,如果家庭成员在日常生活中很注意尊重患者,鼓励患者参与各种活动,这样有利于调动患者的主动性和生活的积极性;家庭成员和护理人员在与患者的交谈时要注意强调患者在社会和家庭的价值,以维护患者的自信心。

五、康复结局

帕金森病是慢性进展性疾病,药物治疗及康复治疗均只能减轻症状及障碍,延缓病情发展,提高生活质量,而不能改变最终结局。是否达到康复目标,取决于对疾病的认识、损伤和残损的结果,必须持之以恒地给予药物及康复治疗。

小 结

　　帕金森病又称震颤麻痹,是中老年人最常见的黑质和黑质纹状体通路上神经变性性疾病。帕金森病可能与年龄老化、遗传和环境因素有关。原因不明的多巴胺减少导致的震颤麻痹称为原发性震颤麻痹,即帕金森病。主要表现有静止性震颤、肌肉僵直、运动迟缓、姿势步态异常、流涎、吞咽困难、言语障碍、自主神经功能紊乱、异常感觉。少数患者可合并痴呆或抑郁等精神症状。

　　临床常用的康复功能评定有单项评定和综合评定,单项评定包括身体功能评定(关节活动度评定、肌力评定、肌张力评定、平衡能力评定、步行能力评定)、吞咽功能评定、认知功能评定、日常生活活动能力评定、心理功能评定等。综合评定包括统一帕金森病评定量表、Hoehn-Yahr分期、改良的Webster评分法。帕金森病的总体治疗原则强调综合性的治疗方法。帕金森病的康复治疗目标是延缓病情进展,预防和减少继发性功能障碍,教会患者代偿策略,发挥患者最大功能,维持其最大限度的独立能力,帮助患者和家属调整心理状态,延长患者寿命,提高生活质量。帕金森病的常见康复治疗方法有运动疗法、日常生活活动能力训练、言语训练、吞咽训练、认知训练、心理治疗、中医康复、辅助装置的应用和环境改造,做好康复护理等。临床中应坚持持之以恒给予药物治疗与康复治疗相结合的综合治疗原则,提高治疗效果,延缓患者病情进展,提高生活质量。

案例解析

　　根据该患者的病史、临床表现及既往治疗情况一般不难做出帕金森病的诊断,目前主要的功能障碍为肌张力异常、震颤、姿势异常及运动障碍、言语吞咽障碍。针对上述功能障碍,应该进行关节活动度、肌张力、步行功能、言语障碍及吞咽障碍评定、日常生活活动能力评定等单项评定同时可进行帕金森病量表的综合评定,综合各种评定结果,制订合理的康复治疗方案。康复治疗的内容有松弛训练、关节活动范围训练、肌力训练、口面部肌群的训练、姿势训练、步行训练、医疗体操等运动疗法、日常生活活动训练、语言训练、吞咽训练等。

能力检测

一、选择题

A_1 型题

1. 帕金森病最早期的表现往往是（　　）。

A. 震颤 　　　　　　　 B. 肌肉僵直 　　　　　 C. 运动迟缓

D. 姿势异常 　　　　　 E. 步态异常

2. 帕金森病的异常步态表现为（　　）。

A. 划圈步态 　　　　　 B. 慌张步态 　　　　　 C. 鸭步

D. 跨域步态 　　　　　 E. 蹒跚步态

3. 帕金森病患者震颤的特点包括（　　）。

A. 意向性震颤 　　　　 B. 运动性震颤 　　　　 C. 静止性震颤

D. 细震颤 　　　　　　 E. 粗震颤

4. 帕金森病松弛训练的主要目的是（　　）。

A. 精神放松 　　　　　 B. 面部放松 　　　　　 C. 增强舒适感

D. 缓解强直，为运动疗法创造条件 　　　　　　　E. 以上都不是

5. 下列关于统一帕金森病评定量表，哪项异常？（　　）

A. 1 级为最严重 　　　 B. 0 级为最严重 　　　 C. 4 级为最轻

D. 5 级最严重 　　　　 E. 4 级最严重

二、名词解释

1. 铅管样强直

2. 小写症

3. 冻结步态

三、简答题

1. 帕金森病会出现哪些功能障碍和康复问题？

2. 帕金森病常用的综合评定方法有哪些？

3. 早期帕金森病患者日常生活活动能力训练主要训练项目有哪些？

参考答案

（罗　萍）

第五节　阿尔茨海默病患者的康复

 案例导入

　　患者，男，73 岁，因记忆力减退 1 月余入院，高血压 10 余年，规律服用降压药后血压控制良好。无糖尿病、心脏病史，患者家属主诉患者经常忘记带钥匙，有时会出现经常去的地方忘记怎么走，特别是对刚刚发生的事情容易遗忘，远记忆力正常，无头痛、头昏等。请对该患者存在的障碍进行康复评定，并提出合适的康复治疗方案，给予适当的康复治疗。

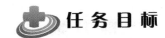

任务目标

【知识目标】
1. 了解　阿尔茨海默病的发病原因、辅助检查及预后。
2. 熟悉　阿尔茨海默病的临床表现、康复评定方法。
3. 掌握　阿尔茨海默病的概念、康复训练方法。

【能力目标】
1. 能判断阿尔茨海默病临床表现。
2. 能对阿尔茨海默病患者进行康复评定。
3. 能制订阿尔茨海默病患者的初步康复治疗方案。
4. 能对阿尔茨海默病患者进行康复治疗和康复指导。

一、概述

阿尔茨海默病（Alzheimer's disease，AD）是一种中枢神经系统原发性退行性变性疾病。阿尔茨海默病主要临床相为痴呆综合征，临床表现以记忆功能和认知行为障碍为主。该病起病缓慢，呈进行性发展，在老年前期和老年期痴呆中 AD 较多见。由于人均寿命的延长，AD 已经逐渐成为许多国家的主要保健和社会问题之一，因此 AD 的研究日益受到人们的重视。

（一）病因及病理改变

1. 病因　阿尔茨海默病的发病原因及机制尚不完全清楚，可能的因素和假说很多，但都是对同一问题不同方面的研究，相互之间并不互相排斥。目前的研究结果显示，阿尔茨海默病可能存在的原因大致与遗传、中枢神经递质、微量元素、慢病毒感染、脑外伤、免疫、钙离子的保持及兴奋性毒素等有关。

2. 病理改变　阿尔茨海默病患者脑部病理解剖检查可见大脑半球皮质弥漫性萎缩、脑回皱缩、脑沟增加，以颞叶、顶叶和前额叶最明显。大脑切面皮质厚度减少，脑室扩大，小脑一般正常，但小脑蚓部可有中等萎缩。

（二）流行病学

流行病学研究显示，阿尔茨海默病患者发病年龄在 40～90 岁，大部分在 65 岁以后。我国 65 岁以上老年人中，女性患病率为 7.7%，男性为 3.4%，总患病率为 5.9%。2012 年 WHO 研究结果显示，2010 年约有 3560 万 AD 患者，中国成为世界老年痴呆症第一大国。全球每年有 770 万新发 AD 患者，也就是说 AD 正在以每 4 s 增加 1 例的速度逐年增长。

（三）临床表现及分期

1. 临床表现　患者起病隐袭，精神改变隐匿，早期不易被家人觉察，不清楚发病的确切日期，偶遇热性疾病、感染、手术、轻度头部外伤或服药患者，因出现异常精神错乱而引起注意，也有的患者可主诉头晕、难以表述的头痛、多变的躯体症状或自主神经症状等。

2. 临床分期　本病呈慢性进行性改变，总病程为 2～12 年，平均病程 8 年。依据其发病进展速度可以将病程分为三期。

（1）第一阶段（早期）：持续 1～3 年，以近记忆障碍、学习新知识能力下降、地点定向障碍、复杂结构视空间技能差为主要表现，表现为记忆减退，对近事遗忘突出；判断能力下降，患者不能对事件进行分析、思考、判断，难以处理复杂的问题；工作或家务劳动漫不经心，不能进行独立购物及处理经济事务等，社交困难；尽管仍能做些已熟悉的日常工作，但对新的事物却表现出茫然难解，情感淡漠，偶尔激惹，常有多疑；出现时间定向障碍，对所处的场所和人物能做出定向，对所处地理位置定向困难，复杂结构的视空间能力差；

言语词汇少,命名困难。生活可自理或部分自理。

（2）第二阶段（中期）：持续 2～10 年,病情持续发展,智力、人格发生改变,出现皮质受损症状,以失语、失用、失认、幻觉、妄想等为主要表现,表现为远、近记忆严重受损,简单结构的视空间能力下降,时间、地点定向障碍;在处理问题、辨别事物的相似点和差异点方面有严重损害;不能进行独立室外活动,在穿衣、个人卫生以及保持个人仪表方面需要帮助;计算不能;出现各种神经症状,可见失语、失用和失认;情感由淡漠变为急躁不安,常走动不停,可见尿失禁。生活部分自理或不能自理。

（3）第三阶段（后期）：持续 8～12 年,呈明显痴呆状态,以肌强直、震颤、强握、吮吸反射为主要表现,表现为严重记忆力丧失,仅存片段的记忆,日常生活不能自理,大小便失禁,呈缄默、肢体僵直。查体可见锥体束征阳性,有强握、摸索和吸吮等原始反射,最终昏迷,一般死于感染等并发症。患者已经完全依赖照护者,生活完全不能自理。

（四）诊断

由于阿尔茨海默病患者发病原因不明,临床诊断主要以症状为主,目前临床确认的金标准为病理诊断。

1. 诊断要点　①存在痴呆;②潜隐起病,缓慢衰退,通常难以指明起病时间,但他人突然发现症状,疾病进展过程中可出现一个相对稳定的阶段;③无临床依据或特殊检查结果能够提示精神障碍是由其他可引起痴呆的全身疾病或脑部疾病所致;④缺乏突然卒中样发作,在疾病早期无局灶性神经系统损害的体征。

2. 辅助检查　常用的实验室检查包括 EEG、正电子发射计算机断层扫描（PET）、CT 和磁共振（MRI）检查。

二、康复评定

近年来我国引进和修订了许多国际通用的简明、快速的筛查工具,这些筛查工具对于阿尔茨海默病患者的诊断效度、敏感性和特异性均较好。

（一）认知功能的综合评定

1. 简明精神状态评定　神经内科和康复医学科常采用简明精神状态评定量表（mini-mental state examination,MMSE）进行简明精神状态评定,见表 2-5-1,该量表主要用于阿尔茨海默病患者早期的筛选,简便易行,耗时 5～10 min,共 30 项,总分 30 分。诊断标准:27～30 分为正常;<27 分,认识功能障碍（21～26 分,轻度认知障碍;10～20 分,中度认知障碍;0～9 分,重度认知障碍）。此量表对于痴呆的诊断灵敏度高,但易受文化程度的影响,易出现假阴性和假阳性,一定要注意。

表 2-5-1　简明精神状态评价量表（MMSE）

序号	项　目	得分
1	今年是哪一年?	
2	现在是什么季节?	
3	现在是几月份?	
4	今天是几号?	
5	今天是星期几?	
6	咱们现在是在哪个国家?	
7	咱们现在是在哪个城市?	
8	咱们现在是在哪个区?	
9	咱们现在是在哪个医院(胡同)?	

续表

序号	项　目	得分
10	这里是第几层楼(门牌号是多少)?	
11	我告诉您三种东西,在我说完后,请您重复一遍这三种东西是什么。"树""钟""汽车"(各1分,共3分)。请您记住,过一会我还要您回忆出它们的名称来。	
12	请您算一算:100-7等于多少? 93-7等于多少? 86-7等于多少? 79-7等于多少? 72-7等于多少?	
13	现在请您说出刚才我让您记住的那三种东西(各1分,共3分)。"树""钟""汽车"。	
14	(出示手表)这个东西叫什么?	
15	(出示铅笔)这个东西叫什么?	
16	请您跟着我说"如果、并且、但是"。	
17	我给您一张纸,请按我说的去做,现在开始:"用右手拿着这张纸""用两只手将它对折起来""放在您的左腿上"。(每项1分共3分)	
18	请您念一念这句话,并且按照上面的意思去做:"闭上您的眼睛。"	
19	请您给我写一个完整的句子。	
20	(出示图案)请您照这个样子把它画下来。	

2. 阿尔茨海默病评定　阿尔茨海默病评估量表主要评定与 AD 有关的所有最重要的症状的严重程度,主要包括认知行为测验(ADAS-Cog)和非认知行为测验。认知行为测验共 12 题,耗时 15～20 min,满分 70 分。ADAS-Cog 不适合极轻和极重度痴呆的评定,也不能用于痴呆病因的鉴别诊断。在用于血管性痴呆疗效评判的修订版本 VDAS-Cog 中,增加了语言流畅性、数字-符号转换测验、数字划销试验和数字倒背、迷宫测验等,弥补了执行功能的检测,ADAS-Cog 测评时会受教育程度的影响。

3. 蒙特利尔认知评估　蒙特利尔认知评估量表(Montreal cognitive assessment,MoCA)可对轻度认知功能异常进行快速筛查,该量表包括注意与集中、执行功能、记忆、语言、视空间技能、抽象思维、计算和定向力等内容。耗时约 10 min,总分 30 分,≥26 分为正常。可依据患者受教育年限适当加减分,受教育年限≤12 年加 1 分。

4. 画钟测验　该方法较为简单、敏感、易于操作,可反映患者的执行能力。具体操作过程:要求患者画一个钟面并把数字标在正确的位置上,画好后请他把指针标于 11 点 10 分或 8 点 20 分的位置。画钟测验有多种评分方法,此处介绍的是 4 分评分法,评分标准:①画好一个闭合的圆 1 分;②数字的位置准确 1分;③12 个数字均没有漏掉 1 分;④将指针置于正确位置 1 分。评分分级:0～1 分为重度;2 分为中度;3分为轻度。

(二)特定功能状态的评定

1. 记忆功能评定　记忆是过去经历过的事物在头脑中的反应,分为瞬时记忆、短时记忆、长时记忆三种。瞬时记忆的评定方法为说出 4 个不相关的词语,如"菊花""句子""上车""走路",速度控制在每秒 1 个词,让患者进行复述,不正确时可允许复述 5 遍,评定标准:复述 3～4 个词为正常,复述 5 遍不正确者为瞬时记忆障碍。

2. 言语功能评定 言语功能评定包括自发言语、复述、言语流畅性、理解、找词和命名、阅读和书写等。常用的评定方法有汉语失语症的检查方法和波士顿诊断性失语症检查。除此之外国内还有一套汉语失语症成套测验。

3. 知觉评定 知觉是人脑对客观事物各种属性的较完善的反映。包括视空间关系障碍、失认症、躯体构图障碍、失用症等。知觉评定主要评估视、听、触、嗅觉,以视觉评估较多。许多失语患者合并有失用。常见的失用类型有癔想性失用症、运动性失用症、意念运动性失用症、结构性失用症等。

4. 日常生活活动能力评定 阿尔茨海默病患者多数日常生活活动能力损害严重,可以通过日常生活活动能力的评估测试病情的严重程度。日常生活活动能力评定主要包括吃饭、穿衣、洗澡、上下床、室内活动、购物、做饭、理财等内容,每一项内容分为完全自理、有困难需要帮助和需要完全帮助三个等级。在进行日常生活活动能力评定时,任何一项有困难需要帮助即认为功能有障碍。

三、功能障碍

阿尔茨海默病患者的功能障碍主要为认知功能障碍、非认知的精神行为障碍和日常生活活动能力障碍。

1. 认知功能障碍 认知功能障碍主要表现为记忆障碍、视空间障碍、定向障碍、言语障碍及智力障碍。

(1)记忆障碍:患者不能记忆当天或以前发生的日常琐事,记不得刚做过的事或讲过的话,忘记少用的名词、约会或贵重物件放于何处,易忘记不常用的名字,常重复发问,以前熟悉的名字易搞混,词汇减少。

(2)视空间功能障碍:表现为在熟悉的环境中迷路或不认家门,不会看街路地图,不能区别左、右或泊车;在房间里找不到自己的床,辨别不清上衣和裤子以及衣服的上下和内外,穿外套时手伸不进袖子,铺台布时不能把台布的角与桌子角对应;不能描述一地与另一地的方向关系,不能独自去以前常去的熟悉场所。

(3)失认症和失用症:失认症表现为患者不能认识亲人和熟人的面孔,也可出现自我认识受损,产生镜子征,患者对着镜子里自己的影子说话。失用症表现在每天晨起仍可自行刷牙,但不能按指令做刷牙动作;不能正确地完成连续复杂的动作,如划火柴和点烟等。

(4)语言功能障碍:特点是命名不能和听与理解障碍的流利性失语,口语由于找词困难而渐渐停顿,使语言或书写中断或表现为口语空洞、缺乏实质词、冗赘而喋喋不休;早期复述无困难,后期困难;早期保持语言理解力,渐渐显出不理解和不能执行较复杂的指令,口语量减少,出现错语症,交谈能力减退,阅读理解受损,朗读可相对保留,最后出现完全性失语。

(5)计算力障碍:患者经常弄错物品的价格、算错账或付错钱,不能平衡银行账户,无法完成最简单的计算。

2. 非认知的精神障碍 非认知的精神障碍主要表现为焦虑、错认、抑郁、狂躁、幻觉及妄想等。

(1)抑郁:患者表现为情感淡漠、焦虑不安,主动性减少,注意力涣散,白天自言自语或大声说话,害怕单独留在家中,少数患者出现不适当或频繁的发笑。

(2)思维和行为障碍:患者会出现幻觉、错觉、片段妄想、虚构、古怪行为、攻击倾向及个性改变等,如怀疑自己年老虚弱的配偶有外遇,怀疑子女偷自己的钱物或物品,把不值钱的东西当做财宝藏匿,认为家人是密探而产生敌意,不合情理地改变意愿,持续忧虑、紧张和激惹,拒绝老朋友来访,言行失控,冒失的风险投资或色情行为等。

（3）贪食行为：或常忽略进食，多数患者失眠或夜间谵妄。

3．日常生活活动能力障碍　日常生活活动能力障碍主要表现在穿衣、吃饭、吃药、大小便、个人卫生、洗澡、打电话、购物、管理钱财、烹调、整理家务、洗衣、吃药、坐车等方面。

四、康复治疗

阿尔茨海默病病因不明，目前尚无特效疗法，常用治疗方法除药物治疗外，康复心理或社会行为治疗也颇受欢迎。

（一）康复治疗的原则

（1）早发现、早治疗，及时掌握患者的心理需求，对其给予更多的心理支持和精神支持，鼓励其增加社会活动，减少独自活动。

（2）综合治疗，利用各种有效的方法和手段配合药物治疗对患者进行全面的、科学的、多样化的综合治疗，最大限度地恢复和改善患者记忆、认知和言语功能。

（3）家庭训练和医生指导相结合，提高生活自理能力。

（4）改造和帮助患者适应环境，减少痴呆造成的影响。

（二）康复治疗目标

（1）通过综合治疗，维持和改善患者记忆、认知和言语功能，提高患者日常生活活动能力，帮助其重返社会。

（2）预防和减少继发性功能障碍、损伤及意外的发生。

（3）帮助患者和家属调整心理状态，提高患者积极性，促使其回归社会。

（三）康复治疗方法

常用康复治疗方法主要包括记忆力训练、注意力训练、思维训练、执行能力训练及失认症训练。

1．记忆力训练　记忆力训练是通过训练，以正常或损害较轻的功能代偿受损或损害较重的功能，从而达到改善或补偿记忆障碍的目的。

（1）图片刺激法：将患者喜爱的环境和相关人物做成图片作为刺激物，每次训练由 2 张图片开始，呈现 1～4 s，即刻或一定时间内再认（30 min，1 h，2 h，4 h，8 h）连续 3 天可达 90％以上正确率，再增加 1 张图片刺激。

（2）图像法：将要记忆的信息在脑中形成一幅图画来帮助记忆，如记忆单词"courage"可想象为"一个弯弯的月亮下，一个小伙子向一位姑娘表白；我们这个（our）年代（age），追女孩需要勇气"。

（3）联想法：将要记住的每个词或每个短语的第一个字编成自己熟悉或好记的成语或句子。如"北京奥运"可编为"北暮苍山兰州四，京无落霞缀清川。奥年叶落缘分地，运水微漾人却震。"

（4）给患者看几件物品，如手机、茶杯、书本、铅笔等，然后马上收起来让患者回忆刚才看到了什么东西，物品数量可由少到多，逐渐增加，观看的时间可由长到短。

2．注意力训练

（1）注意的广度训练：在同一时间内给患者快速呈现一定数量的数字、字母、图片或积木，让患者说出具体数量、名称。

（2）维持与警觉性训练：①要求将图纸上的某个数字、字母等划去，可适当增加训练的时间与量。反复训练后可通过缩小字体、增加字符行数来增加难度。②播放一串数字，治疗师示范给患者在听到数字"3"时按键或敲桌子，然后要求患者每听到"3"时做上述反应。③治疗师预先向患者说明刺激是什么，以及他要做的反应是什么,计时器记录从刺激呈现到患者的反应开始时间间隔。

(3)注意的转移性训练:准备两种不同的作业,拼图或画画,给予指令"转换",患者停止拼图而改为画画。

(4)注意的分配训练:一种任务达到一定的熟练程度后,加入另外一种活动同时进行,如:听觉-听觉任务加入视觉后变为听觉-视觉任务。

(5)对策训练:重点提高患者自身主动性。

3. 思维训练

(1)分类训练:给患者一张列有 30 项物品的清单,进行分类。

(2)解决问题能力训练:解决实际问题,如问患者钱包丢了怎么办。

(3)读取报纸信息:取一张报纸,让患者阅读后,首先问患者关于报纸首页的信息,再让其指出专栏。

(4)排列顺序:给患者 3 张数字卡,让其按由低到高的顺序排列,然后每次给他 1 张数字卡,让其按数值大小插入已排好的 3 张卡之间。

4. 执行能力训练　给患者一组组装玩具或积木(拼图),治疗师按照示意图示范组装过程,令患者按照要求完成组装任务。

5. 失认症训练

(1)触觉失认:是指触觉、温度觉、本体感觉功能正常情况下不能通过手触摸的方式来辨认物体的形态。训练方法:①刺激增强-衰减法:先让患者看着物体,用健手触摸,再用双手触摸,最后用患手触摸。反复多次后,闭目进行。②暗箱法:可将多种物体放入一个暗箱中,让患者按指令找出正确的物体,或让患者看图片在暗箱中找出相应的物体。

(2)听觉失认:是一种知觉障碍,不是该感觉系统的损伤,而是由高层次脑中枢间的联络障碍所致。训练方法:播放患者熟悉的音乐同时展示相应的内容和字卡,如播放鸟的叫声时展示鸟的图片以加强记忆。

(3)视觉失认:包括颜色失认和物品失认,前者患者不能识别颜色的名称及区别;后者患者无法从多种物品中挑出相同的物品或无法将物品分类。训练方法:①提供各种色板让患者配对或提供各种物体的轮廓图,训练患者填上正确的颜色。②将不同物品摆放在患者面前,治疗师先拿出一个,令患者取出相应的物品,同时告诉患者物品的名称和作用。

五、功能结局

目前,AD 尚无特效治疗方法,国内大多采用胆碱酯酶抑制剂,以改善患者的认知功能。因该病成进行性发展,发病至死亡平均病程 8～10 年,部分患者病程可持续 15 年或以上,罕见自发缓解或自愈,患者多死于脏器衰竭、脑血管意外、冠心病及感染等并发症。

六、健康教育

(1)定期随访:建立家庭病房,医师定期上门服务,随访检查。

(2)合理安排生活,调整饮食,保持充足睡眠,适当锻炼。

(3)帮助患者调整心态,重新适应社会。

(4)鼓励患者做一些轻柔的活动,勤动脑,劳逸结合,循序渐进地进行锻炼。

(5)家庭积极参与:治疗师与患者家属保持密切联系,教会家庭照料者基本的互利原则。

(6)向患者、家庭介绍疾病相关知识,积极治疗。

(7)指导患者用药,不能随意增减药物及药量。

小　结

　　本节主要介绍阿尔茨海默病的定义、病因、临床表现及相应的康复评定、康复治疗的原则和方法，主要侧重于阿尔茨海默病的康复评定及康复治疗，重点针对简明精神状态评定及蒙特利尔认知评估量表、记忆力和注意力训练的方法进行详细阐述。通过学习本节可以使学生掌握阿尔茨海默病相关的评定方法和治疗方法。

案例解析

　　根据该患者的病史、症状、体征及表现一般不难做出诊断，该患者为阿尔茨海默病。目前主要的功能障碍为近记忆力下降。针对上述功能障碍，应该进行阿尔茨海默病严重程度的评估，主要评估患者的认知障碍程度，综合各种评定结果，制订合理的康复治疗方案。康复治疗的内容包括以下五种。①记忆力训练：给患者看几件物品，如手机、茶杯、书本、铅笔等，然后马上收起来让患者回忆刚才看到的东西，物品数量可由少到多，逐渐增加，观看的时间可由长到短。②注意力训练：划消训练、拼插积木。③思维训练：物品分类，字卡排序等。④理疗：经颅磁电刺激疗法，放松，生物反馈疗法。⑤药物治疗：口服安理申、金纳多和脑蛋白水解物片。

能 力 检 测

一、选择题

A₁ 型题

1. 下列哪项不属于阿尔茨海默病的病理表现？（　　　）

A. 老年斑　　　　　　　　B. 神经元纤维缠结　　　　　　C. 颗粒空泡变性

D. Lewy 小体　　　　　　 E. 胆碱能神经元丢失

2. 阿尔茨海默病早期最常见的症状是（　　　）。

A. 记忆下降　　　　　　　B. 远记忆下降　　　　　　　　C. 认知障碍

D. 癫痫发作　　　　　　　E. 动作缓慢

3. 下列哪项最常用于痴呆筛选检测？（　　　）

A. MMSE　　　　　　　　 B. BBS　　　　　　　　　　　 C. Webster

D. CDR　　　　　　　　　 E. HIS

4. 下列哪项检测有助于判断痴呆的严重程度？（　　　）

A. MMSE　　　　　　　　 B. BBS　　　　　　　　　　　 C. Webster

D. CDR　　　　　　　　　 E. HIS

5. 中学或以上文化程度患者认知功能缺陷的 MMSE 分界值为（　　　）。

A. 17 分　　　　　　　　　B. 20 分　　　　　　　　　　 C. 22 分

D. 24 分　　　　　　　　　E. 26 分

二、名词解释

阿尔茨海默病

三、简答题

试述阿尔茨海默病的临床表现。

参考答案

（刘　尊）

第六节　周围神经损伤患者的康复

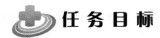

案 例 导 入

　　患者李某,男,50岁。因左手小指外伤4个月由骨科专科进行骨科康复治疗。患者4个月前左手小指外伤,在骨科进行手术,现在左手小指关节、掌指关节有明显压痛,软组织损伤,关节肿胀,活动受限,手部浅感觉障碍。

　　1. 该患者初步诊断为什么?

　　2. 针对该患者如何进行康复评定?

　　3. 根据评定情况制订康复治疗方案。

任 务 目 标

【知识目标】

1. 了解　周围神经损伤病因,常见周围神经损伤的康复。

2. 熟悉　周围神经损伤的程度、临床表现、康复治疗的方法。

3. 掌握　周围神经损伤定义、主要功能障碍和康复评定。

【能力目标】

1. 能对周围神经损伤患者进行康复评定。

2. 能制订周围神经损伤患者的初步康复治疗方案。

3. 能对周围神经损伤患者进行康复治疗和康复指导。

一、概述

(一) 定义

　　周围神经(peripheral nerve)是指中枢神经系统(脑和脊髓)以外的神经成分,由神经细胞、施万细胞(Schwann cell)、结缔组织、血管、淋巴管以及特殊支持细胞组成。周围神经一般可分为脑神经、脊神经和内脏神经,由神经节、神经丛、神经干和神经末梢组成,多为混合神经,包含感觉纤维、运动纤维和自主神经纤维。

　　周围神经损伤(peripheral nerve injuries,PNI)是指由于周围神经丛、神经干或其分支因受外力作用而发生的损伤,如挤压伤、牵拉伤、挫伤、撕裂伤、切割伤、火器伤、医源性损伤等。其主要病理变化是损伤使轴突断裂导致轴突营养缺失,由近端向远端发生变性、解体,而发生沃勒(Wallerian)变性。周围神经为包括运动神经、感觉神经和自主神经的混合神经,损伤后典型表现为运动障碍、感觉障碍和自主神经功能障碍。

(二) 病因及分类

1. 周围神经损伤的病因　周围神经损伤的原因有很多,其中开放损伤、牵拉损伤及骨折脱位是临床常见神经致伤的原因。周围神经损伤的常见原因有:①切割伤:如刀割伤、电锯伤、玻璃割伤等。②牵拉损伤:如产伤等引起的臂丛损伤。③压迫性损伤:如骨折脱位等造成的神经受压。④缺血性损伤:肢体缺血性挛缩,神经亦受损。⑤其他:医源性损伤(药物注射性损伤、手术误伤)、电烧伤及放射性烧伤、火器伤、代谢性或结缔组织疾病等。

2. 周围神经损伤的分类

(1) 按英国学者 Seddon 的方法分类:①神经失用:传导功能暂时消失,神经纤维无明显改变。其临床表现为运动障碍明显但无肌萎缩,感觉迟钝但不消失。神经功能于数日至数周内自行恢复,不留后遗症。②神经轴索断裂:神经内膜保持完整,轴突断裂损伤致远端出现沃勒变性。其临床表现为该神经分布区运动和感觉部分或完全丧失。③神经断裂:神经的连续性中断,功能完全丧失。神经断端出血、水肿,日后形成瘢痕。

(2) 按澳大利亚学者 Sunderland 的方法分类:①Ⅰ度损伤:同 Seddon 分类中的神经失用,轴突连续性存在,可有节段性脱髓鞘,轴突传导丧失。其主要表现为神经损伤处出现暂时性神经传动功能中断,但神经纤维在其胞体与末梢器官之间的连续性仍保持完整。②Ⅱ度损伤:同 Seddon 分类中轴突断裂,轴突与髓鞘受损,神经内膜组织未受损。其主要表现为损伤处轴突发生坏死,但轴突周围的结构仍保持完整,损伤轴突远端出现沃勒变性。③Ⅲ度损伤:神经束内神经纤维损伤,轴突、髓鞘、神经内膜损伤,但神经束内神经纤维损伤而神经束膜完整。有自行恢复的可能,但多为不完全恢复。④Ⅳ度损伤:神经束损伤断裂,轴突、神经内膜、神经束膜破坏,仅神经外膜保持完整,神经干的连续性仅靠神经外膜维持,需手术修复。⑤Ⅴ度损伤:神经干完全断裂,神经束与神经外膜均断裂,失去其连续性。

(三) 临床表现

1. 臂丛神经损伤 臂丛神经损伤主要表现为神经根型分布的运动障碍及感觉障碍。上臂丛神经损伤时表现为整个上肢下垂,上臂内收,不能外展外旋,前臂内收伸直,不能旋前旋后或弯曲,肩胛、上臂和前臂外侧有一狭长的感觉障碍区。下臂丛神经损伤表现为手部小肌肉全部萎缩而呈爪形,手部尺侧及前臂内侧有感觉缺失,有时出现 Horner 综合征。全臂丛神经损伤时可引起整个上肢迟缓性瘫痪,同时合并肌肉萎缩、感觉障碍、腱反射消失、自主神经功能障碍及 Horner 综合征,此型比较少见。

2. 正中神经损伤 第1、2、3 指屈曲功能丧失,拇指对掌运动丧失;大鱼际肌萎缩,出现猿掌畸形;示指、中指末节感觉消失。患者时有烧灼性疼痛,骨膜反射减弱或消失。

3. 桡神经损伤 桡神经为全身诸神经中最易受损者,常并发肱骨中段骨折。①高位损伤时(上臂上部)表现为上肢各肌肉完全瘫痪,肘关节不能伸直,垂腕,前臂伸直时不能旋后,指关节屈曲,掌指关节不能伸直,拇指不能背伸和外展,处于内收位;肘关节、上臂和前臂后面、手指部位感觉障碍。骨膜反射、肱三头肌反射降低。②上臂中、下部:即肱三头肌分支以下部位受损,可伸肘,肱三头肌腱反射存在,臂部感觉正常,其他运动、感觉同高位损伤。③前臂上部损伤:无垂腕症,运动障碍主要为伸指肌瘫痪,感觉障碍仅为手背部。④前臂下部损伤:桡神经在前臂中 1/3 以下受损时,主要表现为拇指及示指伸指肌瘫痪,无感觉障碍。⑤腱反射:骨膜反射、肱三头肌腱反射减弱或消失。

4. 尺神经损伤 环指和小指远端不能屈曲;小鱼际、骨间肌、小指内收肌萎缩,手指分开、合拢受限,拇指不能内收,小指、环指掌指关节过伸,近指关节屈曲,呈"爪形手"畸形;手掌面的尺侧、小指和环指尺侧半,以及手背的小指、环指和中指的一半感觉障碍。尺骨膜反射消失。

5. 坐骨神经损伤 坐骨神经完全断伤时,临床表现与胫腓神经联合损伤时类同。踝关节与趾关节无自主活动,足下垂而呈马蹄样畸形,踝关节可随患侧肢体移动呈摇摆样运动。小腿肌肉萎缩,跟腱反射消失,膝关节屈曲力弱,伸膝正常。小腿皮肤感觉除内侧外,常因压迫皮神经代偿而仅表现为感觉减退。坐骨神经部分受伤时,股二头肌常麻痹,而半腱肌和半膜肌很少受累。另外,小腿或足底常伴有跳痛、麻痛和灼痛。

6. 腓总神经损伤 足和趾不能背伸,也不能外展外翻;呈内翻下垂畸形,晚期形成马蹄内翻足,行走时呈跨越步态；足背及小趾前外侧感觉消失。

二、康复评定

康复评定的目的在于进一步明确病损的性质、判断预后，从而确定康复目标，制订康复计划，评价康复疗效。

（一）生理功能评定

1. 感觉功能评定　感觉功能评定包括浅感觉（痛觉、温度觉、触觉）、深感觉（位置觉、运动觉、振动觉）、复合感觉（皮肤定位觉、两点辨别觉、实体觉、图形觉）的检查。周围神经损伤后可出现感觉消失、感觉减退和感觉过敏，感觉减退区常处于感觉消失区的边缘。周围神经损伤后感觉功能恢复的评定可参照英国医学研究会（British Medical Research Council，BMRC）制定的周围神经损伤后感觉功能恢复评定表（表2-6-1）。

表 2-6-1　周围神经损伤后感觉功能恢复评定表

恢复等级	评定标准
0 级（S0）	感觉无恢复
1 级（S1）	深感觉恢复
2 级（S2）	痛觉和触觉部分恢复
3 级（S3）	痛觉和触觉恢复、感觉过敏消失
4 级（S3＋）	感觉达到 S3 水平、两点辨别觉部分恢复
5 级（S4）	完全恢复

2. 运动功能评定

（1）肌力评定：常用徒手肌力检查法（MMT），按 0～5 级肌力检查记录，并与健侧对比。肌力 3 级以上者可用器械检测，包括握力测试、捏力测试、四肢肌群测试等。

（2）关节活动范围测定：包括各关节、各轴位的关节的主动和被动活动范围的测定，并与健侧对比。

（3）患肢周径的测量：用尺或容积仪测量患侧肢体的周径并与健侧对比。

（4）运动功能恢复等级评定：适用于高位神经损伤者，是评定运动功能恢复的最常用的方法。周围神经损伤后运动恢复等级评定表如表 2-6-2 所示。

表 2-6-2　周围神经损伤后运动恢复等级评定表

恢复等级	评定标准
0 级（M0）	肌肉无收缩
1 级（M1）	近端肌肉可见收缩
2 级（M2）	近、远端肌肉均可见收缩
3 级（M3）	所有重要肌肉可见抗阻力收缩
4 级（M4）	能进行所有运动，包括独立的或协同的运动
5 级（M5）	完全正常

3. 反射检查　常用的反射检查有肱二头肌反射、肱三头肌反射、桡骨骨膜反射、踝反射等。反射检查时需要患者充分合作，并进行双侧对比。

4. 自主神经功能检查　神经损伤后，由交感神经纤维支配的血管舒张功能、出汗功能和营养性功能发生障碍。自主神经功能检查常用发汗试验，无汗表示神经损伤，恢复早期为多汗，从无汗到有汗则表示神经功能恢复。自主神经功能检查常用的方法有 Minor 淀粉-碘试验、茚三酮试验等。

5. 神经干叩击试验（Tinel 征） 周围神经损伤后,感觉神经再生的神经纤维早期无髓鞘,神经纤维裸露,予以体表的叩击或加压会引起其分布区疼痛、反射痛和过电感等过敏现象,即为 Tinel 征阳性。若局部出现刺痛并呈放射状为损伤部位反应,若从神经修复处有痛麻感并有放射性,则是神经恢复的表现。这对神经损伤和神经再生的判断有一定的临床价值。

6. 周围神经电生理评定 周围神经电生理学评定能较好地反映神经肌肉所处的功能状态,对周围神经损伤的部位、范围、性质、程度和预后等的判断具有重要的价值。

（1）直流感应电测定:根据阈值变化和肌肉收缩反应状况判断神经肌肉的状态。

（2）强度-时间曲线:是反映神经肌肉兴奋性的电诊断方法。通过时值测定和曲线描记,可判断肌肉有无神经支配以及神经有无再生。

（3）肌电图检查:对周围神经损伤有重要的评定价值,可判断神经损伤的范围与程度以及神经再生的情况。一般在受损后 3 周进行。

（4）神经传导速度测定:神经传导速度测定对周围神经损伤是最有用的,可用于感觉神经和运动神经的功能评定,有助于确定受损部位。

（5）体感诱发电位（SEP）:因敏感度高,重复性好,可对损伤定量和定位。

（二）日常生活活动能力评定

日常生活活动能力（activity of daily living,ADL）可以最基本地反映个体的综合运动能力,通过日常生活完成情况,客观地评价患者精细、协调、控制能力和感知、认知能力,作为了解残疾状态的基本指标之一。ADL 评定包括躯体日常生活活动能力（physical activity of daily living,PADL）评定和工具性日常生活活动能力（instrumental activity of daily living,IADL）评定。常用躯体日常生活活动能力改良 Barthel 指数、修订 Kenney 自理评定、Katz 指数等,常用工具性日常生活活动能力评定功能活动问卷（functional activited questionnaire,FAQ）、快速残疾评定量表（rapid disability rating scale,RDRS）等。

（三）心理功能评定

心理功能评定有抑郁和焦虑自评量表。

（四）社会参与能力评定

社会参与能力评定可采用社会生活能力概括评定问卷、社会功能缺陷筛选量表、就业能力评定专用的功能评估调查表。

三、功能障碍

（一）生理功能障碍

1. 感觉障碍 减退或消失、感觉过敏;主观有麻木感、感觉异常及自发疼痛等。

2. 运动障碍 受损神经支配的肌肉和肌群呈弛缓性瘫痪、肌张力低下、肌肉萎缩及肢体姿势异常等。

3. 反射障碍 表现为腱反射减弱或消失。

4. 自主神经功能障碍 早期表现为皮肤潮红或发绀、皮温升高、干燥无汗;后期皮肤苍白、皮温降低、指（趾）甲粗糙变脆。

（二）心理功能障碍

心理功能障碍可有不同程度的周围神经损伤,可出现相应的活动能力下降。

（三）日常生活活动能力受限

不同部位的周围神经损伤及损伤程度不同,可出现相应的活动能力下降。

（四）社会参与能力受限

患者融入社会环境有一定困难,参与集体活动受限,对学习及工作运动功能产生一定程度的影响。

四、康复治疗

周围神经损伤后，早期出现水肿、无菌性炎症，影响神经的修复和再生，而神经损伤本身即损伤周围均可产生瘢痕组织，导致神经粘连和瘢痕压迫，从而形成卡压，严重影响神经再生。康复治疗应早期介入，介入越早疗效越佳。

（一）目标

1. 短期目标　损伤早期，尽早消除炎症、水肿，促进神经再生，防止肢体发生挛缩畸形。恢复期是促进神经再生，修复神经的正常功能，矫正畸形。

2. 长期目标　使患者最大限度地恢复功能，提高生活能力。

（二）原则

尽早消除病因，减轻神经损伤，必要时配合手术治疗，采取综合措施，改善周围神经损伤所致的功能障碍。

（三）治疗方法

1. 损伤早期　损伤后5～10日，应针对病因尽快消除炎症、水肿以减轻对神经的损害，预防关节挛缩，为神经再生做准备。

（1）病因治疗：尽早消除病因，减轻对神经的损伤，如神经压迫可用手术减压，营养代谢障碍应补充营养，纠正障碍等。

（2）受累关节保持功能位：周围神经损伤后由于肿胀、疼痛、制动和不良的肢体体位等因素的影响，常易出现肌腱挛缩，应加强对受累部位的保护，如以矫形器、石膏托、三角巾、夹板等将受累关节保持在功能位，防止挛缩等畸形的发生。如腓总神经损伤后足下垂，用足托或矫形鞋将踝关节保持在90°功能位上可预防跟腱挛缩。

（3）运动治疗：运动治疗可以保持和增加关节活动度，防止肌肉挛缩和关节僵硬，保持肌肉的生理长度和肌张力、改善局部循环。故受累肢体应在无痛范围内尽早做关节全范围的被动运动，运动速度要慢，每天至少活动3～5次，每个关节各轴向的活动由每次5～10下逐渐增至每次10～20下。功能部分恢复后尽早主动运动以促进神经轴突再生。行吻合术者应充分固定后进行。

（4）肢体按摩：具有改善循环及关节活动度、减轻肢体肿胀、防止粘连、预防下肢深静脉栓塞、延缓肌肉萎缩等作用。

（5）物理因子治疗：物理因子治疗通过扩张血管、改善血液循环和营养代谢、提高免疫细胞吞噬功能，既有利于消除炎症，促进水肿吸收，又有利于促进神经再生。如超短波疗法、激光疗法、水疗法等。

（6）受累部位的保护：由于受累肢体的感觉缺失，易激发外伤（如烫伤）等，故应加强对受累部位的保护，如戴手套、穿袜子、戴护带、穿软鞋等。

（7）药物治疗：早期以消炎、脱水为主，减少炎症、水肿对神经的损伤，同时配合神经生长因子（NCF）及B族维生素、复合辅酶等神经营养药促进神经再生。有感染者予以抗生素治疗。有其他症状者则给予相应的支持对症治疗。

2. 恢复期　本期的重点是促进神经再生，保持肌肉质量，增强肌力和促进感觉功能恢复，防止挛缩畸形，最大限度地恢复其功能，改善日常生活和工作能力，提高生活质量。

（1）促进神经再生：如神经营养药物、物理因子疗法（如超短波疗法、微波疗法、直流电离子导入疗法、蜡疗等）、高压氧疗法等均可促进神经再生。

（2）神经肌肉电刺激疗法：电刺激疗法可使病变的神经肌肉兴奋性和生物活性升高，利于损伤神经的修复再生，防止和延缓肌肉萎缩的发生和发展，保持和恢复肌肉质量，促进神经再支配。肌肉在失神经支配后的第一个月萎缩最快，应尽早实施电刺激疗法，并维持数月。通常选用三角波和调制中频治疗，选择最佳脉冲幅度、刺激频率、波长等参数每日1～3次，每次15～30 min。在应用电刺激疗法时应注意患者局部感觉已丧失，盲目地加大电压和固定时绑得过紧，导致金属电极与皮肤接触发生皮肤烧伤。

（3）运动治疗：目的是增强肌力和耐力，改善和维持关节活动范围，但以肌力训练为主，采用主动-助力运动、主动运动、抗阻运动等训练。肌电图显示多动作电位即可开始训练,以促进运动功能的恢复:受累神经支配肌肉肌力为 0～1 级者,采用电刺激、电针、针灸、中枢冲动传递训练、被动运动、肌电生物反馈、等长收缩等方法;受累神经支配肌肉肌力为 2～3 级者,进行主动-助力运动、主动运动及器械性运动,应注意运动量不宜过大,避免肌肉疲劳;受累神经支配肌肉肌力大于 3 级者,行抗阻运动(如渐进抗阻运动、等长收缩练习和等速练习),以争取肌力最大的恢复。同时进行速度、耐力、灵活性、协调性与平衡性专门训练,多用哑铃、沙袋、弹簧、橡皮条等。

(4)作业治疗:根据功能障碍的部位及程度、肌力及耐力的检测结果,进行有关的作业治疗。上肢作业治疗有做木工、编制、套圈、打字、修配仪器、刺绣等,下肢作业治疗可练习踏自行车、踢足球等。文艺和娱乐活动可改善心理状态。治疗中不断增加训练的难度与时间,以增加肌肉的灵活性和耐力。

(5)ADL 训练:在进行肌力训练时应注意结合功能性活动和日常生活活动性训练。上肢练习进食、梳头、穿衣、洗澡等活动,下肢进行踢球、踏自行车练习,以提高自理能力,为独立行走做准备。

(6)感觉训练:手感觉恢复的顺序是痛觉、温觉→30 Hz 振动觉→移动性触觉→恒定性触觉→256 Hz 振动觉→辨别觉。故先进行触觉训练,选用软物(如橡皮擦)摩擦手指掌侧皮肤,然后进行振动觉训练。后期涉及对多种物体大小、形状、质地和材料进行辨别。训练物体的选择是由大到小、简单到辅助、粗糙质地到纤细质地、单一类到混合物体。

(7)康复辅助器具应用:用以预防和矫正挛缩畸形,动力矫形器还可辅助完成功能性活动、承重及功能性代偿。注意矫形器重量宜轻,尺寸应合适,避免对感觉丧失部位的压迫。应根据患者的具体情况选择合适的矫形器进行代偿。如足内翻、外翻、下垂可用踝足矫形器,大腿肌群物理致膝关节支撑不稳、小腿外翻、屈曲挛缩可用膝踝足矫形器。

(8)心理治疗:通过医学宣教、心理疏导等使患者了解疾病的性质、程度和康复方案以消除或减轻抑郁、焦虑等心理问题,使其发挥主观能动性,积极地进行康复治疗。

(9)手术治疗:对保守治疗无效而又有手术指征的神经损伤者应及时进行手术治疗。常见治疗方法有神经松解减压术、神经缝合术、神经和肌腱移位术等。

(10)中医传统康复治疗:

①针灸治疗:针灸治疗是一种较为广泛的有效治疗方法之一,其具有镇痛、改善周围神经功能损伤、促进周围神经损伤后修复等功效。每天 1 次,10 次为 1 个疗程,一般治疗 1～3 个疗程,症状均有不同程度的改善。

②中药:用中药内服具有促进周围神经损伤再生、改善循环等作用,运用的方剂较多,如补阳还五汤、黄芪桂枝五物汤等。中药外敷多采用活血化瘀类方药。可采用熏洗、浸泡等方式。

(四)常见周围神经损伤的康复

1. 臂丛神经损伤

1)损伤早期:去除病因,消除水肿,减轻对神经的损伤,预防关节发生痉挛。

(1)针对病因进行治疗,应用神经药物促进神经再生:可采用抬高患肢、弹力绷带包扎、固定的肢体肌肉做等长收缩运动、患侧肢体向心性按摩、受累肢体被动活动等方法防止肢体水肿。

(2)保持关节功能位:上臂丛神经损伤,以外展支架及腋下垫一棉纱卷支撑;手拇指外展支具可预防肩关节内收、内旋和拇指内收挛缩,三角巾悬吊,肘关节屈曲 90°;下臂丛神经损伤,采用支具保持腕关节处于功能位(背伸 20°～25°),手呈半握拳状。

(3)按摩和被动、主动训练:可促进循环,维持肌张力和关节活动度。早期以被动运动为主,当患者出现主动运动时,应及早进行主动运动。

(4)物理因子治疗:根据具体情况选择 2～3 种。常用的物理因子治疗方法有:①电疗法:超短波疗法、直流电碘离子导入法。②光疗法:紫外线疗法及氦、氖激光或半导体激光照射法。③超声波疗法。

2)恢复期:

(1)运动治疗:①上臂丛神经损伤:进行肩关节和肩胛带肌肉的被动运动、主动-助力运动和主动运动、渐进抗阻运动、等长收缩训练等。②下臂丛神经损伤:以拇指、示指屈伸,拇指、小指对掌,分指,肩胛带运动为主。③全臂丛神经损伤:进行患肢各个关节的被动运动,若有神经断裂者则需要外科手术治疗。

（2）作业疗法：可编排一些有目的、有选择的操作如木工、编织、泥塑、雕刻、刺绣等，以此增强患肢的肌力、耐力和协调性，同时进行洗脸、梳头、穿衣等 ADL 训练。改善心理活动可以选择下围棋、掷飞盘等娱乐活动。

（3）促进感觉功能的恢复：①局部麻木、疼痛：a. 镇静、镇痛剂，可选用非皮质类固醇类消炎镇痛药；b. 物理因子疗法，如冷疗、热疗、超短波疗法、激光疗法、经皮神经电刺激疗法（TENS）、干扰电疗法、直流电药物离子导入疗法等；c. 交感神经节封闭治疗。②感觉过敏，予以脱敏疗法；感觉丧失，予以感觉重建的方法，进行感觉训练。

（4）物理因子治疗：根据具体情况选择 2～3 种。①电疗法：可使用神经肌肉电刺激疗法，以曲线波或三角波低频脉冲法为首选，以阴极为刺激电极，患肌或患肌的运动点上置于点状刺激电极，另一辅极置于肢体近端或躯干，强度以肌肉明显收缩而无疼痛为度，尽量避免波及邻近肌肉或引起过强收缩，每天 1 次，肌肉收缩次数以不引起过度疲劳为佳。还可选用超短波疗法、音频电疗法、直流电碘离子导入法、调制中频电疗法等。②光疗法：如激光、红外线等。③其他疗法：如超声波药物透入疗法、磁疗法、石蜡疗法、水疗法等。

（5）心理治疗：神经损伤者常常伴有急躁、焦虑和抑郁等情绪，让患者了解神经损伤的性质、程度和康复的治疗方案，从而消除患者的恐惧心理，增强患者的信心，积极主动地配合治疗。

2. 正中神经损伤　以夹板固定掌指关节和指关节呈半屈状位置，应用拇外展夹板。同时进行屈腕运动、屈手指运动、拇指对掌运动及手臂的被动运动和主动运动。其余治疗参照"臂丛神经损伤"。

3. 桡神经损伤　以伸腕关节夹板固定或动力型伸腕伸指夹板，维持腕关节背屈、掌指关节伸直、拇指外展位。同时行腕关节背伸、前臂伸直旋后和手指被动运动、主动-助力运动和主动运动，重点训练伸腕、伸指功能。其余治疗参照"臂丛神经损伤"。

4. 尺神经损伤　可用阻挡夹板维持掌指关节屈曲至半握拳状，以预防小指、环指掌指关节的过伸畸形。行手指分合运动、伸直运动，第 5 指对掌的被动运动和主动运动。其余治疗参照"臂丛神经损伤"。

5. 坐骨神经损伤　对于运动障碍、感觉障碍者，应佩戴支具或穿矫形鞋以维持踝足稳定，防止膝、踝关节挛缩和足内、外翻畸形。每日需行跟腱牵伸，足背屈和跖屈的被动运动、主动-被动运动和主动运动，足趾伸展运动，足跟着地、足尖提起练习或足尖着地、足跟提起练习，穿矫形鞋行步态训练。作业治疗可采用踏自行车、缝纫机等。其余治疗参照"臂丛神经损伤"。

6. 腓总神经损伤　可穿戴足托或矫形鞋使踝关节保持 90°位，每日进行跟腱牵伸、踝背屈的被动运动、足趾伸展运动，当患者出现踝背屈后，可进行主动-助力运动和主动运动及穿矫形鞋的步态训练。其余治疗参照"臂丛神经损伤"。

五、功能结局

周围神经损伤应为急性疾病，创伤居多，积极治疗局部病灶，尽早康复介入可以取得比较好的功能恢复，尽可能减少残疾。

六、健康教育

有针对性地告知患者治疗的相关知识，教育并鼓励患者保持良好的心理状态，增强其战胜疾病的信心，树立正确的康复理念，积极主动地参与康复治疗。对不同人群还应该加强骨折预防知识的宣教，如教育中老年人及儿童注意交通安全、行动安全，避免跌倒等意外情况；注意防寒、避风、保暖；科学合理地补充营养。

出院后，给予患者健康教育，让患者必须意识到和学会在日常生活中、工作中保护感觉障碍区，必须经常考虑到感觉障碍区。每天检查是否受伤、皮肤有无发红、水疱等；注意手脚的保护，劳动或工作时戴手套，在拿热的杯、壶、勺子时，用手套、厚棉布包着；注意脚的保护，选购合适的鞋，内层垫一层厚而软的鞋垫；让患者积极参与家务劳动，进行有效的功能锻炼，如打扫卫生、种花等。

小　结

　　周围神经损伤是指由于周围神经丛、神经干或其分支因受外力作用而发生的损伤,如挤压伤、牵拉伤、挫伤、撕裂伤、切割伤、火器伤、医源性损伤等。其主要病理变化是损伤使轴突断裂导致轴突营养缺失,由近端向远端发生变性、解体,而发生沃勒(Wallerian)变性。周围神经为包括运动神经、感觉神经和自主神经的混合神经,损伤后典型表现为运动障碍、感觉障碍和自主神经功能障碍。周围神经损伤的准确定位较为重要,功能位早期的保持是关键,恢复期结合传统康复手段,采用促进神经再生、神经肌肉电刺激疗法、运动治疗、作业治疗、ADL训练等系统全面的康复治疗可以较为有限地改善。在治疗时尽早康复介入可以取得比较好的功能恢复,尽可能减少残疾。

案例解析

　　1. 初步诊断为左侧尺神经损伤。
　　2. 患者自述左手小指关节、掌关节疼痛,活动受限。经评定患者主要存在左手小指关节、掌指关节有明显压痛点,关节肿胀;左手小指关节屈曲活动障碍;左手部浅感觉障碍。
　　3. 康复治疗方案
　　(1) 物理因子疗法:①电疗法:如超短波疗法;②光疗法:如紫外线疗法;③超声波疗法。
　　(2) 可用阻挡夹板维持掌指关节屈曲至半握拳状,以预防小指、环指掌指关节的过伸畸形。
　　(3) 进行手指分合运动、伸直运动。
　　(4) 被动运动和按摩。当患者出现主动运动时,应积极进行主动运动。

能 力 检 测

选择题

A₁ 型题

1. 周围神经损伤的原因不包括(　　　)。

A. 牵拉损伤　　　　　　B. 压迫性损伤　　　　　C. 火器伤　　　　　　D. 按摩伤

2. 正中神经损伤的临床表现为(　　　)。

A. 第一、二、三指屈曲功能丧失,拇指对掌运动丧失;大鱼际肌萎缩,出现猿掌畸形;示指、中指末节感觉消失

B. 第二、三指屈曲功能丧失,拇指对掌运动丧失;大鱼际肌萎缩,出现猿掌畸形;示指、中指末节感觉消失

C. 第一、二、三指屈曲功能丧失,拇指对掌运动丧失;大鱼际肌萎缩,出现猿掌畸形

D. 第二、三指屈曲功能丧失,拇指对掌运动丧失;大鱼际肌萎缩,出现猿掌畸形

3. 桡神经损伤为全身诸神经中最易受损者,常发生于(　　　)。

A. 肱骨前段骨折　　　B. 肱骨中段骨折　　　C. 肱骨后段骨折　　　D. 肱骨 1/5 段骨折

4. 下臂丛神经损伤时功能位维持是指(　　　)。

A. 肩关节外展、肘关节伸展、腕关节伸展 20°～25°、手呈半握拳状

B. 肩关节外展、肘关节屈曲 90°、腕关节伸展 20°～25°、手呈半握拳状

C. 肩关节外展、肘关节屈曲 90°、腕关节背伸 20°～25°、手呈半握拳状

D. 肩关节外展、肘关节伸展、腕关节背伸 20°～25°、手呈半握拳状

5. 尺神经损伤的功能障碍为(　　　)。

A. 第四指和第五指的末节不能屈曲

B. 骨间肌瘫痪,手指内收外展功能丧失

C. 小鱼际肌萎缩变平,呈"爪形手"畸形;小指、环指感觉完全消失

D. 以上都是

6. 第四指和第五指的末节不能屈曲;骨间肌瘫痪,手指内收外展功能丧失;小鱼际肌萎缩变平,呈"爪形手"畸形;小指、环指感觉完全消失。这些是哪种损伤的临床表现?(　　)

A. 尺神经损伤　　　　B. 正中神经损伤　　　　C. 桡神经损伤　　　　D. 腕管综合征

7. 伸腕力消失,呈垂腕典型病症;拇外展及伸指肌肌力消失,手背第一、二掌骨间感觉完全消失,是哪种损伤的临床表现?(　　)

A. 尺神经损伤　　　　B. 正中神经损伤　　　　C. 桡神经损伤　　　　D. 腕管综合征

8. 在感觉功能恢复评定中,1 级(S_1)为(　　)。

A. 痛觉和触觉部分恢复　　　　　　　　B. 深感觉恢复

C. 浅感觉恢复　　　　　　　　　　　　D. 痛觉恢复

9. 近端肌肉可见收缩属于(　　)。

A. 0 级(M_0)　　　　B. 1 级(M_1)　　　　C. 2 级(M_2)　　　　D. 3 级(M_3)

10. 因近侧断端再生时暂无髓鞘,予以体表的叩击或加压会引起其分布区疼痛、反射痛和过电感等过敏现象,属于(　　)。

A. Tinel 征　　　　B. Babinski 征　　　　C. Oppenheim 征　　　　D. 墨菲氏征

参考答案

（郑　苏）

第七节　睡眠障碍患者的康复

 案 例 导 入

李某,女,44 岁,失眠 7 天(整天没有睡),病情有 5 年了。形体较瘦,精神可,夜里完全不寐,性格急躁好怒,脾气暴躁,口腥臊臭,稍出虚汗,汗腻,白天精神也很旺。请对该患者存在的障碍进行康复评定,并提出合适的康复治疗方案,给予适当的康复治疗。

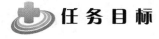 **任 务 目 标**

【知识目标】

1. 了解　睡眠障碍的病因和临床表现。

2. 熟悉　睡眠障碍的分类。

3. 掌握　睡眠障碍的概念、康复评定和康复治疗。

【能力目标】

1. 能判断睡眠障碍的临床分型。

2. 能对睡眠障碍患者进行康复评定。

3. 能制订睡眠障碍患者的初步康复治疗方案。

4. 能对睡眠障碍患者进行康复治疗和康复指导。

一、概述

睡眠是指生理节律中大约 1/3 的行为静止的阶段,近年来对睡眠生物学基本过程的研究有了重要突破,人们对睡眠了解最多的是脑部的电活动,世界上已建立了多个睡眠中心,并可通过对睡眠电波的观察探索不同精神疾病及药物反应的特点。

正常睡眠分为两个阶段:非快眼动(non-rapid eye movement,NREM)睡眠相和快眼动(rapid eye movement,REM)睡眠相,两者交替进行,每个周期 90~110 min。NREM 睡眠在生理学上叫做慢波睡眠。该阶段的特点是脑电波呈睡眠表现,肌肉活动较清醒时减弱,不伴剧烈的眼球运动。NREM 睡眠可分为 Ⅰ、Ⅱ、Ⅲ、Ⅳ四期,当机体刚入睡时,脑电波中的波逐渐消失,出现一些不规则波形并混有小振幅波,此时期为Ⅰ期非快眼动睡眠,相当于平常的瞌睡期或朦胧期;随着睡眠时间的延长,脑电图不时地出现一种特殊的纺锤波,波幅先由小到大,再由大到小,形似纺锤,频率为每秒 12~14 次,此时期为Ⅱ期非快眼动睡眠,此期睡眠最长,占总睡眠时间的 50% 左右;当脑电波频率明显变慢,每秒 4~7 次,波幅增高,呈每秒 0.5~3 次的极慢波即 γ 波时进入Ⅲ期非快眼动睡眠,此期占总睡眠时间的 10%~15%;Ⅳ期非快眼动睡眠是睡眠最深的阶段,故临床上将Ⅰ、Ⅱ期称为浅睡眠,Ⅲ、Ⅳ期称为深睡眠(慢波睡眠)。REM 睡眠 EEG 有锯齿波,α 波增多,伴有快速眼球运动,张力性肌电最低。

睡眠障碍(somnipathy)是指睡眠-觉醒过程中表现出来的各种功能障碍。广义的睡眠障碍包括各种原因导致的失眠、中枢性嗜睡障碍、睡眠相关呼吸障碍、睡眠-觉醒节律障碍以及睡眠行为异常,后者包括睡眠行走、睡眠惊恐、不宁腿综合征等。

(一)病因

1. 失眠　失眠由多种原因引起,常见的包括以下 5 种:①心理因素,生活和工作中的各种不愉快事件造成焦虑、抑郁、紧张时出现失眠;②环境因素,环境嘈杂、空气污浊、居住空间狭小或突然改变睡眠环境等;③生理因素,疲劳、兴奋及饥饿等;④睡眠节律改变,黑白颠倒,旅行导致的时间差等;⑤药物因素,酒精、咖啡因、茶叶及药物依赖等。

2. 中枢性嗜睡障碍　由某些状况下的中枢神经系统的功能紊乱引起,这些功能紊乱并非是由与睡眠相关的呼吸疾病、昼夜节律的睡眠疾病或其他的夜间睡眠干扰引起的。

3. 睡眠相关呼吸障碍　睡眠期间由于呼吸障碍导致患者缺氧而影响睡眠,家庭集聚性和遗传因素是常见发病原因。

4. 睡眠-觉醒节律障碍　病因和发病机制不明,多种器质性或心理因素可引起睡眠-觉醒节律障碍,这种障碍常与起居无常、频繁调换工作、跨时区旅行有关。

(二)临床表现

1. 失眠　在失眠者中,难以入睡最多见,其次是睡眠表浅和早醒,有些表现为睡眠感觉缺乏。就寝时紧张、焦虑、担心或忧郁更加明显,清晨感到身心憔悴,疲乏无力,患者经常进入一种恶性循环的状态。

2. 中枢性嗜睡障碍　原发性睡眠过多患者有较长的夜间沉睡,起床后要隔数小时才能完全清醒,在此期间觉得迷糊,可能会难以定向,且几乎有一半患者白天会出现自动行为。发作性睡病患者白天时有睡眠发作,睡眠持续较长时间。

3. 睡眠相关呼吸障碍　其症状主要来自呼吸道狭窄、阻塞和由此造成的血氧饱和度下降。主要临床表现有打鼾、日间极度嗜睡、睡眠中呼吸暂停、发生异常行为和症状。患者常梦中惊醒、甚至突然坐起,大汗淋漓,严重者会出现人格改变等症状。

4. 睡眠-觉醒节律障碍　主要表现为在睡眠时段失眠而在应该清醒的时段出现嗜睡,常见表现是白天过分嗜睡,上述情况几乎每天发生,并持续至少 1 个月。

二、睡眠障碍的分类

(一)常用分类

国际上关于睡眠障碍的分类并不规范,各国诊断标准亦不统一,主要的分类包括睡眠障碍和深眠状态两大类。

1. 睡眠障碍

（1）内源性睡眠障碍：包括睡眠过度、失眠、睡眠呼吸暂停综合征、不宁腿综合征、周期性腿动。

（2）外源性睡眠障碍：包括不良睡眠卫生和睡眠节律紊乱（跨时区睡眠节律紊乱、工作变动综合征）。

2. 深眠状态　深眠状态包括非快眼动睡眠相、睡眠相关梦行症和快眼动睡眠相。

（二）美国睡眠障碍联合会的分类

美国睡眠障碍联合会出版的《睡眠障碍国际分类》第 2 版（ICSD-2）（2005）把睡眠障碍分为八大类，即失眠症、中枢性过度睡眠、睡眠相关的呼吸障碍、昼夜节律睡眠障碍、异态睡眠、睡眠相关的运动障碍、独立综合征，正常变异和尚未定义的项目、其他睡眠障碍。

1. 失眠症　失眠是一种持续相当长时间、睡眠质量令人不满意的状况，是最为普遍的睡眠障碍，又名入睡障碍和保持睡眠的障碍。失眠症有三种不同的类型，主诉均有慢性睡眠障碍和白天倦怠症状。

（1）入睡障碍性失眠指入睡困难。

（2）保持睡眠障碍性失眠以频繁的夜间易醒为特征。

（3）终末性失眠指清晨早醒，而且不能再度入睡。这些类型可单独发生，亦可合并出现，但在环境允许睡眠的情况下出现通宵失眠者比较少见。

2. 中枢性过度睡眠　中枢性过度睡眠是一种慢性疾病，主要特点是白天睡意过多或不正常的睡眠规律。最常见的是发作性睡病，包括伴有猝倒的发作睡病、不伴有猝倒的发作性睡病、躯体状况导致的发作性睡病、反复性睡眠过度、特发性睡眠过度伴有睡眠时间延长等。

3. 睡眠相关的呼吸障碍　睡眠相关的呼吸障碍是一组发生在睡眠期间的呼吸障碍，患者在熟睡中反复出现呼吸停顿，并突然惊醒以恢复呼吸。此类睡眠障碍的主要特点是患者早晨醒来感到精神不振和昏昏欲睡。亦可视其为入睡或保持睡眠的障碍。主诉失眠以及白天明显嗜睡的患者，均有睡眠呼吸暂停存在的可能。

4. 睡眠-觉醒节律障碍　该障碍与患者所在环境的社会要求和大多数人所遵循的节律不符，包括高速飞行时引起的暂时性生理节律紊乱和上班时间更改引起的暂时性睡眠障碍。其较为持久的症状是睡眠相延迟综合征，即长期不能在期望的时间入睡。

5. 深眠状态　深眠状态指一些出现在慢波睡眠即大多在睡眠Ⅲ、Ⅳ期间的临床表现，其睡眠过程本身并无异常。临床以梦游症为主要表现，多见于儿童及成人的癔症患者。梦游常发生于睡眠Ⅲ、Ⅳ期中。即患者在夜间睡过一段时间后，会从床上坐起，甚或离床而四处走动，行为较呆板，意识恍惚，问之不答或呼之不应，走动一阵后又睡，次日不能回忆。儿童的梦游症一般会随着年龄的增长而自然消失。此类睡眠障碍还包括睡中惊恐、遗尿和夜间磨牙。

三、康复评定

（一）临床检查

了解睡眠障碍的最重要方法是应用脑电图多导联描记装置进行全夜睡眠过程的监测。因为睡眠不安和白天嗜睡的主诉有各种不同的原因，而脑电图多导联描记对于准确诊断是必不可少的。

1. 夜间多相睡眠图（nocturnal polysomnographic recording，NPSG）　NPSG 适用于评价内源性睡眠障碍（如阻塞性睡眠呼吸暂停综合征）和睡眠中周期性腿动或经常性深睡状态（如 REM 行为紊乱或夜间头动）。对于失眠尤其是入睡困难为主的失眠的评价则无裨益。

2. 多相睡眠潜伏期测定（multiple sleep latency test，MSLT）　MSLT 常在 NPSG 后进行，用于评价睡眠过度。该法常可发现发作性睡病中的日间过度睡眠和入睡初期的 REM 期。MSLT 应该在患者正常的清醒周期中进行，并随后观察一个正常的夜间睡眠。

3. 辅助检查项目　如进行 CT 或 MRI、血常规、血电解质、血糖、尿素氮、心电图、腹部 B 超、胸透等检查。

（二）康复评定

1. Epworth 睡眠量表（ESS）　ESS 又称 Epworth 日间嗜睡量表，用来评定白天过度瞌睡状态。该量表满分为 24 分,共 8 项内容。临床意义:评分＞6 分提示瞌睡;评分＞11 分则表示过度瞌睡;评分＞16 分提示有危险性的瞌睡(表 2-7-1)。

表 2-7-1　Epworth 嗜睡量表

打瞌睡的可能情况	得分			
坐着阅读书刊	0	1	2	3
看电视	0	1	2	3
在公共场所坐着不动(例如在剧场或开会)	0	1	2	3
作为乘客在汽车中坐 1 h,中间不休息	0	1	2	3
在环境许可时,下午躺下休息	0	1	2	3
坐下与人谈话	0	1	2	3
午餐不喝酒,餐后安静地坐着	0	1	2	3
遇堵车时停车数分钟	0	1	2	3

注:0＝从不打瞌睡;1＝轻度可能打瞌睡;2＝中度可能打瞌睡;3＝很可能打瞌睡。

2. 睡眠障碍自评量表(self-rating scale of sleep,SRSS)　SRSS 为临床常用的睡眠自我评定量表,项目较全面,内容具体,方法简便易行,能在一定程度上了解被调查者近 1 个月内的睡眠状况,分数越高提示睡眠状况越差。

3. 匹兹堡睡眠质量指数(PSQI)　PSQI 是 Bussy 等于 1989 年编制的睡眠质量自评表。该表简单易行,信度和敏度较高,与多导睡眠脑电图测试结果有较高的相关性,已成为国内外研究睡眠障碍和临床评定的常用量表。

四、功能障碍

1. 精神分裂症的睡眠障碍　初发未服药的精神分裂症患者睡眠潜伏期延长、觉醒时间延长、非快眼动睡眠 Ⅱ 期减少。孙学礼的多导睡眠图研究中精神分裂症患者的 REM 各项指标与抑郁症患者无显著差别。病因学研究显示,多巴胺(DA)活动过度导致精神异常,进一步有学者认为精神分裂症患者 REM 插入觉醒阶段现象与中枢神经系统 DA 活动过度有关。

2. 抑郁症的睡眠障碍　睡眠障碍是抑郁症发病早期最常见的临床症状之一,具有生物节律性改变,早醒、入睡困难、夜间醒起次数增多,有 61.8% 的抑郁症患者首发症状是睡眠障碍,也是抑郁症状群的重要组成部分,主要包括睡眠维持障碍、早醒、睡眠过度及晨醒时心境恶劣。

3. 焦虑症的睡眠障碍　焦虑症主要表现为不安、烦躁多虑、恐惧、抑郁伴自主神经系统紊乱。焦虑症的睡眠障碍主要表现为入睡困难、夜间醒起次数增多、多梦、睡眠时间缩短。多导睡眠图研究深睡眠减少,早醒、REM 睡眠密度明显下降。

4. 强迫症的睡眠障碍　强迫症主要以反复出现的强迫性思维和(或)强迫性动作为临床特征。强迫症的多导睡眠图研究快眼动睡眠潜伏期缩短,快眼动睡眠强度增加,似与抑郁症有相同趋势。且快眼动睡眠潜伏期与 Yale-Brown 强迫量表总分负相关。

5. 躁狂症的睡眠障碍　躁狂症的睡眠障碍,除入睡困难、熟睡障碍、中途觉醒外,早醒和实际睡眠时间减少尤为突出。临床试验中躁狂组比抑郁组实际睡眠时间更短。但躁狂症患者自认为睡眠充足,醒后精力充沛,与抑郁症形成鲜明对比。

6. 创伤后应激障碍　创伤后应激障碍(PTSD)患者一般都有长期睡眠紊乱,多表现为总睡眠时间减少,SL 延长,觉醒增多,REMS 减少,夜间肢体活动增多,及出现在睡眠周期任一阶段的创伤性噩梦。

7. 慢性疲劳综合征的睡眠障碍　虽然睡眠障碍常常是慢性疲劳综合征(CFS)患者的主要症状,但多数研究支持 CFS 并没有本质的睡眠改变。CFS 患者白天打盹。夜间睡眠脑电图并未见异常,只是床上时间较正常人增加,睡眠效率下降。

8. 神经性厌食的睡眠障碍　有关神经性厌食的 PSG 特征颇具争议。不少报道认为其睡眠时间明显减少,睡眠质量差,SWS 减少,RL 缩短,觉醒次数、觉醒时间增加。但有研究认为并无独特性。另一争论的问题是神经性厌食的睡眠改变与饮食障碍是否有关。

五、康复治疗

（一）失眠症康复治疗

1. 森田疗法　20 世纪 20 年代,日本的森田正马经过 20 多年的探索和实践,把当时的一些主要治疗方法如安静及隔离疗法、作业疗法、说理疗法、生活疗法加以取舍,择优组合而创立了一种治疗神经症的心理疗法,即森田疗法。其主要用于治疗神经症,它能客观地看待人们原有的欲望与不安,科学地分析人的情感心理结构。

2. 光照疗法（bright light therapy）　定时暴露于强光（7000～12000 lx）下 2～3 天,有助于患者睡眠节律的转换,早晨或夜间强光治疗可使睡眠时相前移或后移。

3. 时相疗法　让患者将睡眠时间每天提前数小时,直至睡眠-觉醒周期符合社会习惯。

4. 苹果疗法　每晚睡前在床头放几个新鲜苹果,让失眠者闻着苹果的香气入眠,一般 15～30 min 可以产生作用。苹果含有的芳香气质,能增加人类的 α 脑波,此脑波与松弛身心和镇静神经有关。

5. 刺激控制疗法　刺激控制疗法主要适用于严重入睡困难的慢性失眠者。具体操作:不要早上床,只有在困意来临时才上床,如果上床后 15～20 min 内不能入睡,则要起床到其他房间去活动活动,看书、看电视、织毛衣、做家务等,但要避免进行使人高度兴奋的活动,如下棋、打扑克等,当再次感到困倦时再上床,如 15～20 min 内仍不能入睡,则再起床活动,如此反复,直至入睡。进行刺激控制疗法时,严禁患者在床上从事各项活动,但性活动不受限制。

6. 睡眠限制疗法（sleep restriction therapy）　睡眠限制疗法主要适用于那些夜间常常醒来或睡眠断断续续的严重慢性失眠者。具体操作:首先对自己平时的睡眠进行评估,获得每晚睡眠的平均小时数,然后把自己在床上的时间限制在这个数值。

7. 放松疗法（relaxation therapy）　放松疗法适合那些因过度警醒而失眠的患者。常用的放松方法有肌肉放松训练、沉思、瑜伽、太极拳等。具体操作:首先紧握右手拳头,并持续 5～7 s,接着很快将手放松,持续 15～20 s,晚间上床或夜间醒来难以入睡时,放松精神,排除一切杂念,把全部的感觉集中在此肌肉放松过程上。

8. 电睡眠疗法　电睡眠疗法是利用微弱的低频脉冲电流通过置于眼-乳突或眼-枕部电极,将电流输入脑内,刺激睡眠的方法。该方法可以导致或深化生理睡眠,加强中枢的抑制作用。

9. 其他物理治疗　如磁疗、生物反馈疗法直流电离子导入、水疗、负离子等。

（二）中枢性嗜睡障碍

（1）严格按照作息时间表,每天几乎在同一时间上床睡觉和起床。

（2）必要时每天 1～2 次小睡。

（3）增加体育活动,避免烦恼或重复性任务。

（4）认真执行医生的药物治疗方案,在药物治疗过程中出现什么变化或问题时应立即报告医生。

（三）睡眠相关呼吸障碍

（1）改变患者睡眠的体位,以减轻呼吸道的压迫。

（2）避免使用安眠药,因为安眠药可抑制呼吸,有使呼吸暂停加重的可能。

（3）使用有助于减轻鼻部和咽部充血的药物疗法。

（4）持续性呼吸道正压（CPAP）治疗:经以上措施,仍有呼吸暂停发作者,可给予该方法进行治疗。

（5）消除上气道阻塞的治疗,如纠正鼻咽腔阻塞性病变、口咽腔手术、颌面部手术等。

六、健康教育

（1）精神方面的调理,多与他人交谈,培养乐观开朗的健康心理,避免不良的精神刺激。

（2）养成良好的睡眠习惯,制订适宜的作息时间,白天起床活动,参加力所能及的体力劳动或体育锻练,防止白天贪睡而夜间不眠。

（3）保持卧室安静:避免或消除周围环境中的不安静因素,晚间睡眠时他人的一切活动要轻柔,避免响声,避免大声说话。

（4）其他:消除躯体不适,保持床铺平整、舒适、温暖,保持适宜的温度、湿度,保持空气流通。做好睡前的准备工作,如洗脚、沐浴,对夜游者采取必要的医疗措施,以防发生意外。

（5）具体饮食建议:需要根据症状咨询医生,合理膳食,保证营养全面而均衡。饮食宜清淡,戒除烟酒、咖啡,忌辛辣刺激性食物,可以每天睡前喝一杯温热的牛奶。

小 结

本节主要介绍睡眠障碍的定义、病因、临床表现及相应的康复评定、康复治疗的原则和方法,主要侧重于睡眠障碍的临床分类、康复评定及康复治疗,重点针对功能障碍、治疗方法及健康教育进行详细阐述。通过学习本章节可以使学生掌握睡眠障碍相关的评定方法和治疗方法。

案例解析

根据该患者的病史、症状、体征及表现一般不难做出诊断,该患者为失眠症患者。目前主要的功能障碍为失眠。针对上述功能障碍,应该进行睡眠质量的评估,主要看患者的睡眠时间和深睡眠时间及睡眠后精神状态和体力情况,综合各种评定结果,制订合理的康复治疗方案。康复治疗的方法包括以下 6 种。①放松疗法:患者睡前听听音乐,或者练习瑜伽,进行全身按摩。②电睡眠疗法:经颅磁电刺激疗法,每次通电 15~20 min,每日 1 次,12~30 次为 1 个疗程。③认知疗法:纠正患者对睡眠的错误认识,建立正确的睡眠理念,重新树立睡眠信心。④光照疗法:定时在强光下晒一晒。⑤传统疗法:经穴按摩,选取百会、头维、印堂、神庭、率谷、四神聪、肩井、神门、三阴交为主穴,用一指禅、分法,每日 1 次,10 次为 1 个疗程。⑥药物治疗:遵医嘱选用,如安定(地西泮)、利眠宁、硝基安定、艾司唑仑等,主要是抑制大脑边缘系统,能消除忧虑和紧张。

能 力 检 测

一、选择题

A₁ 型题

关于失眠的说法,错误的是(　　)。

A. 偶尔失眠关系不大,长期失眠必须及时治疗

B. 失眠是正常的事情,无须理会

C. 长期失眠会影响身体健康

D. 失眠不可怕,只要采用科学的方法治疗,一般都能改善或痊愈

二、名词解释

1. 睡眠障碍

2. 失眠

三、简答题

试述失眠症常见的康复治疗方法。

参考答案

（刘　尊）

第三章　骨关节系统疾病患者的康复

第一节　骨折后患者的康复

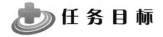

　　王某,女,50岁,因"摔伤致左下肢疼痛活动受限1 h"急诊平车入病房,入院时神志清醒,痛苦貌。体格检查:T 36.5 ℃,P 80次/分,BP 125/70 mmHg,左下肢肿胀明显,成缩短、成角畸形,触之有骨擦感,左足背动脉搏动可触及,左足趾活动好,末梢血循环好,诉感觉无麻木。X线片示:左胫腓骨粉碎性骨折。入院后予以左下肢石膏固定,完善术前检查,在腰硬联合麻醉下行骨折切开复位髓内钉内固定术,术后安返病房。请对该患者存在的障碍进行康复评定,并提出合适的康复治疗方案,给予适当的康复治疗。

任务目标

【知识目标】
1. 了解　骨折的概念;骨折的一般临床表现。
2. 熟悉　骨折的康复功能评定方法;骨折的愈合;骨折的康复问题。
3. 掌握　骨折的康复治疗;常见骨折的康复。

【能力目标】
1. 能判断骨折的临床分型。
2. 能对骨折患者进行康复评定。
3. 能制订骨折患者的康复治疗方案。
4. 能对骨折患者进行康复治疗和康复指导。

一、概述

　　骨折是指骨的完整性和连续性被部分或完全中断,既包括骨块的完全断裂,也包括骨折线很小的裂纹骨折,有的骨折线在X线片上需用放大镜才能发现。骨折常为直接或间接暴力、肌肉强力收缩或过度疲劳所导致。此外,在患有某些骨骼疾病(如骨髓炎、骨肿瘤、骨质疏松症等)时,轻微外力也可发生骨折。老年人、绝经后女性、骨质疏松患者、儿童都是发生骨折的高危人群。

（一）一般临床表现

骨折的临床表现因其发生的部位、损伤程度和是否合并重要器官损伤而有较大差别，如颅骨凹陷骨折，虽然范围不大但可以导致颅脑损伤。骨盆骨折、股骨骨折及多发性骨折可因大量出血、剧烈疼痛导致休克。严重的开放性骨折或并发胸部、腹部或骨盆内重要脏器损伤时也会引起休克。四肢骨折局部的主要表现为肿胀、疼痛、压痛和轴向叩痛、摩擦音，严重时有畸形和功能障碍。

1. 骨折的专有体征

（1）畸形：骨折段移位，使患肢外形发生改变。

（2）异常活动：骨折后，在肢体非关节部位出现不正常的活动。

（3）骨擦音或骨擦感：骨折后，骨折端相互摩擦时可产生摩擦音或摩擦感。

具有以上三种体征之一者，即可诊断为骨折。X线片检查是临床诊断骨折的重要依据。

2. 骨折早期可能会出现的并发症

（1）休克：休克是严重创伤、大出血或重要脏器损伤所致。

（2）脂肪栓塞综合征：脂肪栓塞综合征发生于成人，若骨折处骨髓腔内张力过大，骨髓被破坏，脂肪滴进入破坏的静脉窦内，可引起肺、脑脂肪栓塞。

（3）内脏器官损伤：肋骨骨折可能合并肋间血管或肺组织损伤，导致气胸、血胸或血气胸，引起严重的呼吸困难；骶尾骨骨折可刺破直肠，出现下腹部疼痛和直肠内出血。

（4）重要血管损伤：重要血管损伤多见于肱动脉、腘动脉、胫前或胫后动脉。

（5）周围神经损伤：周围神经损伤如肱骨中、下 1/3 交界处骨折极易损伤桡神经，腓骨颈骨折易损伤腓总神经。

（6）脊髓损伤：脊髓损伤多见于脊柱颈段和胸腰段的骨折和（或）脱位，出现损伤平面以下的截瘫。

（7）骨筋膜室综合征：骨筋膜室综合征是由骨、骨间膜、肌间隔和深筋膜形成的骨筋膜室内的压力增高所致。若不及时处理，增高的压力会使小动脉关闭，形成肢体缺血-水肿-缺血的恶性循环，导致缺血性肌痉挛甚至坏疽。

3. 骨折晚期可能会出现的并发症

（1）压疮：严重创伤骨折患者，因长期卧床导致身体骨突部位受压，局部血液循环障碍易形成压疮，多见于骶部、髋部及足跟等部位。

（2）下肢深静脉血栓形成：下肢深静脉血栓多见于骨盆骨折或下肢骨折。因长时间制动，下肢静脉血回流缓慢，加上创伤所致血液高凝状态，易形成血栓。

（3）坠积性肺炎：坠积性肺炎主要发生于骨折后长期卧床不起的患者，特别是老年人、体弱者或伴有慢性病的患者，有时可危及患者生命。

（4）感染：开放性骨折，当污染较重或伴有皮肤及软组织严重损伤者，可能发生感染。处理不当可导致化脓性骨髓炎。

（5）损伤性骨化：损伤性骨化又称为骨化性肌炎，是因关节周围发生骨折、脱位或扭伤，形成骨膜下血肿。若处理不当，血肿扩大、机化，在关节周围组织内广泛骨化，造成严重的关节功能障碍。多见于肘关节。

（6）关节僵硬：关节僵硬是骨折后和关节损伤制动后最常见的并发症。

（7）急性骨萎缩：急性骨萎缩好发于手足骨折后，是一种因损伤导致关节附近的疼痛性骨质疏松症，又称为反射性交感神经性骨营养不良。其典型症状是疼痛和血管舒张功能紊乱，疼痛与损伤程度不一致，且局部可有烧灼感。

（8）缺血性骨坏死：缺血性骨坏死常见于手肘骨折后，近端骨折缺血性坏死，股骨颈骨折后股骨头缺血性坏死。

（9）缺血性肌痉挛：缺血性肌痉挛是骨筋膜室综合征处理不当的严重后果。一旦发生，常致严重的功能丧失。典型的畸形是"爪形手"。

（10）创伤性关节炎：关节内骨折及关节面未能准确复位时，导致骨愈合后关节面不平滑，容易导致关节磨损而引起骨关节炎。

（二）骨折的愈合

1. 骨折的愈合过程　骨折愈合是一个复杂的过程，为了叙述方便将骨折愈合分为四个时期，实际上各阶段之间紧密联系，互相交错，是不能截然分开的。

（1）血肿机化期：又称肉芽组织修复期（骨折后 2～3 周内完成）：骨折局部出现的创伤性反应，形成血肿，来自骨外膜、髓腔和周围软组织的新生血管伸入血肿，大量间质细胞增生分化，血肿被吸收、机化而演变为肉芽组织。

（2）原始骨痂形成期（大约在骨折后 6～10 周内完成）：骨折后的新骨形成，大约开始于骨折后 1 周或 10 天，至少要延续到骨愈合完成之后。骨折区损伤组织刺激细胞增生形成骨痂。骨折断端附近的外骨膜增生，新生血管长入其深层，开始膜内骨化，髓腔内的内骨膜也同时产生新骨，但较慢；而填充于骨折断端间和剥离的骨膜下，由血肿机化而形成的纤维组织大部分转变为软骨，经增生、变性成骨，即软骨内骨化。

（3）骨痂成熟期（这一阶段在骨折后 8～12 周内完成）：新生的骨小梁渐增，排列渐趋规则，骨折端的坏死骨部分经过血管、成骨细胞和破骨细胞的侵入，完成清除死骨和替代过程。由膜内和软骨内骨化形成的骨痂逐渐被破骨细胞清除，被板状骨替代，即由原始的骨痂改建为有力的板状骨。此期又称为临床愈合期。

（4）塑形期（这一过程在骨折后 2～4 年内完成）：骨的塑形主要受应力的影响，使骨折愈合处塑造结实，髓腔再通，骨髓组织恢复，骨折线消失，恢复以前的正常结构，是成骨细胞和破骨细胞共同活动的结果。

2. 不同部位的骨折一般愈合时间　骨折的部位和类型不同，其愈合所需的时间也不同，成人常见骨折平均临床愈合时间表如表 3-1-1 所示。

表 3-1-1　成人常见骨折平均临床愈合时间表

部　　位	平均愈合时间/周
掌骨	2
肋骨	3
锁骨	4～8
尺、桡骨	5
肱骨干	6
肱骨颈	7
胫骨	7
胫腓骨干	8
股骨干	8
股骨颈	12

此外，脊柱骨折常见临床愈合时间如下：颈椎 4～6 周，胸椎 6～8 周，腰椎 10～12 周。

3. 影响骨折愈合的因素

（1）全身因素：影响骨折愈合的因素包括：年龄；活动状况；营养状态；内分泌因素；疾病（如糖尿病、贫血、神经系统疾病等）；维生素 A、维生素 C、维生素 D、维生素 K 缺乏；药物（如非甾体抗炎药（NSAIDs））、抗凝剂、第八因子、钙通道阻滞剂等；其他物质（如尼古丁、酒精等）；环境温度等。

（2）局部因素：

①与损伤、治疗或并发症无关的因素：骨的类型；骨的异常（如坏死、感染、肿瘤和其他病变等）；失神经支配。

②与损伤有关的因素：局部损坏程度；骨、骨折段或软组织的血液供应破坏范围及损伤的严重程度；骨折类型及部位；骨缺损；软组织嵌入；局部生长因子。

③与治疗有关的因素：手术、固定的种类、治疗的时机等。

④与并发症有关的因素：感染、静脉淤血、金属过敏反应等。

4. 骨折临床愈合标准

（1）局部无压痛及纵向叩击痛。

（2）局部无异常活动：如在下肢膝关节正常屈伸活动，这属于正常活动，在小腿如果发生屈伸的活动了，就说明它是一种反常的活动，局部形成了假关节，或者有骨折现象，这种就叫反常活动。

（3）X线片显示骨折线模糊，有连续性骨痂通过骨折线。

（4）拆除外固定器材后，伤肢能满足以下要求：上肢能向前平举 1 kg 重物持续 1 min，下肢不扶拐能在平地连续步行 3 min，并不少于 30 步。

（5）最后一次复位后，连续观察骨折处 2 周，骨折处不变形。

二、康复评定

1. 骨折情况　注意骨折对位对线、骨痂形成情况，是否存在延迟愈合或未愈合、假关节形成、畸形愈合等愈合不良情况，注意有无感染、血管神经损伤、骨化肌炎等并发症。

2. 肌力评定　肌肉对废用十分敏感，肢体制动后肌肉的废用性萎缩很快发生，肌肉力量下降。肌力检查是判断肌肉功能状态的重要指标。多用徒手肌力检查法（manual muscle testing，MMT）评定。

3. 关节活动度测定　当骨折累及关节面时需要重点了解关节活动有无受限和受限程度，可以使用量角器测量关节活动范围。一是检查患者主动活动时的主动关节活动范围，让患者完成指定方向的活动，患肢、健肢对比。二是检查患者完全放松时，由外力作用完成的被动关节活动范围。

4. 肢体长度及周径的测定　进行肢体长度及周径的测量，以判断骨折后是否存在肢短及肢体肿胀的情况。

5. 下肢功能评定　下肢功能评估的重点是评估步行、负重等功能。常见骨折后步行方式包括助行架步行、双腋拐步行、单腋拐步行、手拐步行等。步行能力还包括步行速度及步行距离。可以测量 10 m 步行所需的时间，做好记录方便以后进行疗效对比。负重能力可以使用地秤直接测量。

6. 步态分析　下肢骨折后由于疼痛、患肢负重能力减退等原因，易影响下肢的步态，可通过步态分析了解。

7. 日常生活活动能力（ADL）评定　局部制动、卧床休息、关节活动度受限及肌力下降可使骨折患者日常生活和工作受到明显影响。应对其进行 ADL 评定，可通过回答问卷、观察患者日常生活动作及量表（如 Barthel 指数）评定。

8. 心肺功能评定　对于长期卧床者，尤其是老年患者还要注意了解其心、肺功能。

三、功能障碍

骨折后常见的功能障碍如下。

（1）患肢运动功能障碍：肌肉、肌腱、韧带和关节囊等软组织损伤，导致瘢痕粘连和关节、肌肉挛缩。肌肉萎缩、关节僵硬和骨质疏松。

（2）长期卧床引起的心、肺功能水平下降。

（3）畸形。骨折断端未能保持良好复位，骨折畸形愈合。如周围神经损伤可导致的垂腕、足下垂等。

（4）若为关节内骨折可继发创伤性关节炎。

四、康复治疗

（一）康复治疗的作用

1. 促进肿胀消退　在骨折复位、固定的基础上，早期指导患者进行肌肉等长收缩训练，有助于血液循环，促进肿胀消退。

2. 预防肌肉萎缩　骨折后肢体长时间制动，会引起肌肉的废用性萎缩和肌力下降。通过肌肉收缩训练能改善血液循环和肌肉营养，促进肌肉的生理作用，可预防或减轻废用性肌萎缩。

3. 防止关节挛缩　康复治疗能促进血肿及炎症渗出物的吸收，减轻关节内外组织的粘连。适当的关节运动能牵伸关节囊及韧带、改善关节的血液循环、促进滑液分泌，从而防止废用性关节挛缩。

4. 促进骨折愈合　康复治疗可促进局部血液循环，加速新生血管的成长，正确的功能锻炼可保持骨折端的良好接触，产生轴向应力刺激，促进骨折愈合。

（二）康复治疗的原则

1. 早期康复　康复治疗在骨折复位、固定后即应开始。早期功能训练有助于防止或减少并发症、后遗症，加速骨折愈合，缩短疗程，促进功能恢复。关节内骨折，通过早期有保护的关节运动训练，有助于关节面的塑形，减少创伤性关节炎的发生。

2. 整体恢复　骨折后的康复治疗不应仅注重局部骨折的愈合和功能恢复，更重要的是促进患者整体功能的恢复。如肘关节、前臂或腕部骨折的患者，由于长时间不做肩关节功能训练，在原骨折部位完全治愈后，肩关节反而遗留功能障碍。制订康复治疗方案时必须局部和整体兼顾。

3. 循序渐进　骨折愈合是一个较长的过程，康复治疗应随着骨折愈合、修复的进程，采取重点不同的措施，具有明确的针对性，从而使康复治疗更加安全、有效。

（三）康复治疗的目标

1. 早期康复治疗的目标　骨折后的炎性阶段为骨折的早期，以炎症及移位为其主要特征。早期在复位、固定的前提下应用综合性康复治疗措施，消除肿胀，加强血液循环，促进骨折愈合，防止并发症。

2. 恢复期康复治疗的目标　在骨折的8～12周内，骨折已经临床愈合，固定已经解除，但肢体功能未完全恢复。此期，应强调运动功能的最大限度恢复。尽量恢复其各项日常生活动作，使其早日重返社会。此期应该以日常生活活动能力训练及运动训练、作业训练为主，促进关节活动和肌力的充分恢复。

（四）康复治疗的方法

骨折患者的康复治疗一般分为两个阶段：愈合期康复和恢复期康复。

1. 愈合期康复　此期包括了骨折愈合的前两个时期（指从受伤制动到解除制动达到临床愈合时间一般需约1个月以上），康复尤为重要，可以明显减轻骨折后的不良影响，也为恢复期的康复创造良好的基础。在骨折复位并进行固定或牵引2～3天后，局部损伤反应开始减退，即可开始康复治疗。

（1）未制动关节的训练：患肢未被固定的关节，应做各方向、全关节活动范围的主动运动锻炼，必要时可给予辅助。上肢应特别注意肩关节外展、外旋，掌指关节屈曲和拇指外展的训练；下肢应注意踝关节背屈训练，防止跟腱挛缩。

（2）肌肉训练：在骨折复位、固定后，即可开始有节奏、缓慢地进行肌肉等长练习，这样既可以防止废用性肌萎缩，又可以使两骨折端保持良好的接触，有利于骨折愈合。

（3）骨折累及关节面的处理：为减轻关节功能受损，伤后2～3周，在谨慎保护下每天可短时间取下外固定，对关节进行不负重主动活动训练，渐增活动范围。有坚固内固定者，可早期应用持续被动活动（CMP）装置，进行关节持续被动活动练习。

（4）对卧床患者的处理：做维持健侧肢体和躯干正常活动的练习。尽早使患者离床活动，避免长期卧床并发症。

（5）应用物理治疗：改善局部血液循环，促进血肿及渗出液的吸收，起到减少瘢痕粘连、减轻疼痛、促进骨折愈合等。如：①光疗法，包括红外线、白炽灯、紫外线治疗等；②直流电钙、磷离子导入法；③超短波疗法；④低频率磁场疗法；⑤超声波疗法等。

2. 恢复期康复　此期（伤后 7 周后骨折愈合的第二个时期）在固定去除后，存在着程度不同的关节活动受限和肌肉萎缩，康复治疗的目的主要是争取关节活动度及肌力的最充分和最迅速的恢复，恢复日常生活、工作和运动能力。

（1）ROM 练习：运动疗法是基本治疗方法，以主动运动为主，辅以助力运动、被动运动和物理治疗等。

①主动运动和助力运动：对受累关节做各方向的运动，尽量牵伸挛缩、粘连的组织，以不引起明显疼痛为度，逐步扩大运动幅度。每一动作应多次重复，每日进行多次训练。刚去除外固定时，关节难以自主活动，可先采用助力运动，随关节活动改善而减少助力。

②被动运动：组织挛缩或粘连严重主动运动和助力运动困难者，可采用被动运动牵拉挛缩关节，但动作应平稳、柔和，不应引起明显疼痛。

③关节功能牵引：僵硬关节可行功能牵引。固定近端，远端施加适当力量进行牵引。以引起可耐受的酸痛感觉，又不产生肌肉痉挛为宜。

④间歇性固定：关节挛缩严重时，为减少纤维组织回缩，在两次功能锻炼的间歇期间，可采用夹板、石膏托或矫形器等固定患肢，随着关节活动范围的增大，固定器具应做相应的调整或更换。

⑤物理治疗：进行功能锻炼之前，应用物理治疗使关节、肌肉放松，有助于锻炼的进行。行关节功能牵引的同时，辅以热疗，如蜡疗、水疗和电疗法，可明显提高牵引功效。

（2）肌力练习：通过逐步增加肌肉的工作量，引起肌肉适度疲劳，是恢复肌力的有效方法。根据肌力评定的结果，针对不同的肌力水平，选择适宜的肌力练习方法。例如，无周围神经损伤或特别严重的肌肉损伤，肌力多在 3 级以上，应进行抗阻练习。肌力练习应和关节活动度练习同时进行。

（3）作业治疗：随着关节活动度和肌力的恢复，应逐渐增加肢体动作的复杂性和精确性练习，以恢复其实用功能。上肢着重于完成各种精细动作的各种练习，下肢着重于正常负重和行走的各种练习，提高日常生活活动能力，使患者尽早回归家庭和社会。

（五）注意事项

（1）熟知患者全部病情，定期进行关节活动范围和肌力评定。

（2）掌握骨折的愈合进程，开始康复时及改变康复方法时必须明确患者最近的愈合状况，以评估断端的牢固程度。简单方法是及时拍摄 X 线片检查，了解骨痂的生长情况。

（3）康复治疗必须循序渐进，逐渐加量。由于患者可承受的运动负荷无法精确定量，加之患者对功能恢复的迫切要求，为避免因过量训练而造成的不良影响，运动负荷应渐进增加。

（4）密切观察骨折局部的情况：运动负荷过量可造成局部损伤，轻者局部胀、疼痛，多因局部反复、微小的损伤积累所致，可暂停数天或减少训练天数，局部冷敷，用消炎镇痛类擦剂或软膏即可；严重者可产生骨痂断裂，骨折断端重新分离，通常在这一过程中，局部反复出现疼痛、肿胀和压痛，必须予以高度重视。此点也需特别向患者本人和家属交代。

（5）禁忌暴力：任何时候都不应企图通过暴力来改善患者功能。

（6）关节活动范围练习应和肌力练习同步进行，以避免关节软弱不稳定导致关节损伤。

（7）做好宣教工作：整个康复治疗过程中要求患者积极参与、密切配合，应清晰讲解各项练习的目的、方法和要求，对因各种原因不能来医院治疗者的情况更需详细说明。

五、常见骨折的康复治疗

（一）上肢骨折

1. 锁骨骨折　锁骨骨折相当多见,多为间接暴力所致,如跌倒时手或肘或肩部先着地,暴力沿上肢冲击锁骨外端造成骨折。好发于青少年,多见于中段。幼儿青枝骨折或成人无移位骨折常用三角巾或颈腕吊带悬吊。有移位的骨折常需手法复位后再用"8"字形绷带、石膏绷带等固定。经骨科处理后可即日开始功能锻炼。

（1）愈合期:

①姿势治疗:睡眠时宜在木板床上仰卧,两肩之间垫高,保持肩外展后伸位。

②保健体操:包括深呼吸、躯干和下肢主动运动。

③握拳、伸指、分指、腕屈伸、腕绕环、肘屈伸、前臂内外旋等主动练习,幅度尽量大,逐渐增加用力程度。骨折后第 2 周增加捏小球、抗阻腕屈伸运动及被动或助力的肩外展、旋转运动。骨折后第 3 周增加抗阻的肘屈伸与前臂内外旋的抗阻练习,仰卧位时,做头与双肘支撑挺胸练习。

（2）恢复期:骨质愈合,去除外固定后进入恢复期。

第 1～2 天,患肢用颈腕悬吊带挂胸前,除上述练习外增加以下练习:站立位上体向患侧侧屈,做肩前后摆动;上体向患侧侧屈并略前倾,做肩内外摆动。努力增大外展与后伸的运动幅度。

第 3～4 天,开始做肩关节各方向和各轴位的主动运动,协助运动和肩带肌的抗阻练习。

第 2 周,增加肩外展和后伸主动牵伸,2 周内避免做大幅度和用大力的肩内收与前屈练习。

第 3 周,增加肩前屈主动牵伸,肩内外旋牵引。

肩关节周围
骨折视频

2. 肱骨外科颈骨折　肱骨外科颈位于解剖颈下 2～3 cm,相当于大小结节移行于肱骨干处,因是松质骨和皮质骨的交界部位,最易发生骨折。肱骨外科颈骨折以中、老年人居多,为避免关节囊粘连、关节挛缩和肩关节周围肌肉萎缩,应尽早进行功能锻炼。

（1）对无移位或嵌插骨折,可用三角巾或悬吊石膏绷带固定 2～3 周,固定后即可做腕手部的功能活动。1 周左右,开始做肩关节屈伸及内收外展的摆动运动练习,如头上滑轮、棒操运动、指梯运动和膝手位臀部后移运动等。

（2）外展型和内收型骨折需经手法复位、小夹板外固定。康复治疗一般于复位固定后 2～3 天开始,内容同"无移位骨折"。但是,外展型骨折应限制肩关节外展活动,内收型骨折限制肩关节内收活动。

（3）4 周以后,根据骨折愈合情况,可去除外固定开始做肩关节主动活动,逐渐扩大肩关节各方向活动的范围,增加肩胛带肌肉的负荷,增强斜方肌、背阔肌和胸大肌等的力量练习。

3. 肱骨干骨折　发生在肱骨外科颈以下 1～2 cm 至肱骨髁上 2 cm 之间的骨折,称为肱骨干骨折,多见于成年人。可由直接暴力或间接暴力引起,中下 1/3 处骨折容易发生桡神经损伤。

（1）早期宜抬高患肢,多做握拳、屈伸手指及耸肩活动,重复 4～8 次,一天数次。2～3 周后,患肢可在三角巾或悬吊带支持下做摆动练习,肘关节屈或伸的等长肌肉收缩练习及前臂旋转活动。在锻炼过程中要随时注意检查骨折对位、对线情况,若断端出现分离现象,应及时矫正。

（2）去除外固定后,逐渐增加主动活动的幅度,增加肩、肘关节各个方向的活动,加强恢复肩胛带肌力的练习。①肩摆动练习,站立位上体向患侧侧屈并略前倾,患肢做前后、左右摆动,绕垂直轴做绕环运动。②高滑轮运动。③用体操棒助力肩屈、伸、内收、外展练习。④肩梯或抹墙练习。⑤肩肘活动器练习。⑥持双火棒做肩前后、左右摆动和绕垂直轴做绕环运动。

4. 肱骨髁上骨折　多发生在 10 岁以下儿童,根据暴力的不同和移位的方向,可分为伸直型和屈曲型,其中 90％以上属伸直型。伸直型肱骨髁上骨折的近骨折端向前下移位可能损伤正中神经和肱动脉。

（1）复位及固定后应严密观察肢体血液循环及手部的感觉、运动功能。应抬高患肢,早期进行手指及腕关节屈伸活动。1周后增加肩部主动练习并逐渐增大运动幅度,对腕、手部肌肉进行抗阻练习。

(2)外固定去除后,开始恢复肘关节屈伸及前臂旋转活动范围的主动练习,注意禁止被动强力屈、伸肘关节,以避免发生骨化性肌炎。

5. 前臂双骨折 多发生于青少年,可由直接、间接及扭转等暴力引起,因治疗复杂、固定时间长,容易后遗前臂旋转等功能障碍。

(1)手法复位外固定或切开内固定术后,应抬高患肢严密观察肢体肿胀程度、感觉、运动功能及血液循环情况,警惕骨筋膜室综合征的发生。

术后1周内主要进行手指及腕关节屈伸活动,在健肢帮助下活动肩关节。

从第2周开始,患肢可做肩关节主动活动练习及手指抗阻练习。

术后3周后进行肱二头肌、肱三头肌等长收缩练习,做肩关节各方向运动练习。

术后4周后可做肘关节主动运动练习。

(2)约8周后,拍片证实骨折已愈合,可去除外固定,进行前臂旋转主动练习、助力练习,逐渐恢复前臂旋转功能。有旋转功能障碍时,可采用前臂内旋与外旋牵引,促进前臂旋转功能的恢复。

6. 桡骨下端骨折 多为间接暴力引起,跌倒时手部着地,暴力向上传导,导致桡骨下端骨折。可分为伸直型骨折,或称 Colles 骨折;以及屈曲型骨折,或称 Smith 骨折。二者的康复治疗原则基本相同。

(1)复位固定后即可进行手部主动活动练习,肩部悬吊位摆动练习。肿胀减轻后,开始做肩、肘关节主动运动。

(2)一般4周后可去除外固定,进行腕关节及前臂旋转活动练习。

(二)下肢骨折

1. 股骨颈骨折 多发生在老年人,与骨质疏松有关。当遭受轻微扭转暴力就可发生骨折。非手术治疗患者,由于长期卧床,常引发全身性并发症,如肺部感染、泌尿系统感染、压疮等,以及严重的并发症甚至危及患者生命。因此,近些年来多主张对股骨颈骨折采用手术治疗,特别是人工关节置换术,术后可早期离床活动,为老年股骨颈骨折患者的早期康复创造了条件。

(1)愈合期:术后3~5天开始做卧位保健体操练习,每日1~2次,做趾与踝的主动练习,股四头肌和臀大肌的静力性收缩;第2周要开始在医护人员扶持下不使股骨旋转与内收,做髋与膝的主动屈伸运动,动作应轻柔、幅度小、重复次数少,不引起明显疼痛。做上肢支撑肌肉的抗阻练习,包括胸大肌、背阔肌、肱三头肌等。

髋部骨折视频

术后第2个月,做主动屈伸患肢的练习,可以坐在床沿使双小腿下垂,2周后可做主动屈髋、伸膝练习。不宜在床上盘坐,以免髋关节外展、外旋。坐在床沿时双小腿踩踏脚凳上,练习用双臂撑起上身和双臂支撑并向后上方抬起臀部。

术后第3个月,可增加下列练习:①取仰卧位,患肢伸直做主动下肢内收、外展运动,以及俯卧位,患肢伸直抬高做伸髋肌力练习。②取坐位,患者做抗阻股四头肌练习。必要时做恢复膝关节屈伸活动范围的练习。年纪较轻、体质较强的患者可做双腋杖三点步行,患肢不负重。

(2)恢复期:骨折愈合后进入恢复期,此期要加强髋、膝、踝部的肌力练习,以恢复行动能力,加强下肢的稳定性。此期要恢复髋与膝的关节活动范围,让患肢逐步恢复负重。

第1个月增加练习:①髋关节各组肌群的主动与抗阻练习;②斜板站立练习和坐位与站位转换的练习。1周后增加髋关节屈伸的关节活动范围牵伸,扶杆双足站立做踝主动的屈、伸、内翻、外翻运动及下蹲起立动作。再1周后增加扶杆站立做双下肢交替踏步运动,平行杆内步行和用双腋杖做四点步行。第2个月可练习用健侧上肢拄单拐步行。2周后可改由患侧上肢持拐。第3个月可改为由健侧上肢持手杖步行。增加髋关节内收、外展和旋转练习,2周后改由患侧上肢持手杖步行。

以后再逐步提高下肢负重能力、耐力和行动能力及 ADL 功能,包括变速行走、跨越障碍、拾取落地物件、上下楼梯、上厕所、洗浴等。这一过程可长达1~1.5年,期间应定期复查,包括 X 线片复查,查看功能恢复状况,观察有无股骨头无菌性坏死的倾向。

2. 股骨干骨折

(1)由于髋外展肌附着点高,而内收肌附着于股骨近乎全长部位,故而股骨干骨折往往向前外侧成角。股骨干上 1/3 部骨折时,因其近段有屈髋肌附着而使骨折近段呈前屈位。所以股骨干骨折的治疗常用牵引法来达到复位的目的与维持复位。以股骨干骨折做牵引治疗为例,做牵引后 3~4 天开始做卧位保健操,做踝与趾主动运动和髌骨被动运动。术后第 3~4 周,开始在医护人员扶助下在牵引架上做有助力的膝屈伸运动,可以让患者通过牵引支架上的滑轮拉动患腿做自助的膝屈伸练习,逐渐增大运动幅度。术后第 3 个月,开始做股四头肌静力性抗阻练习。恢复期骨折已有连接,停止牵引后患者已去除支架,可以练习在床沿上坐,并于坐位做躯干运动及髋、膝、踝的主动运动,积极进行双上肢支撑练习。1 周后增加床沿坐,做踏脚凳上的踏步动作练习。再 1 周增加斜板上站立练习。体力较好时,可以开始扶双腋杖站立;做坐下与站起的练习。第 4 周开始患肢不负重扶双腋杖或在平行杆中步行。第 6 周开始进行双腋杖四点步行。第 8 周开始用单拐步行。第 10 周开始用单手杖步行。

(2)股骨干骨折治疗期间预防膝关节挛缩非常重要。无论是内固定患者还是牵引治疗患者,均应尽早进行股四头肌肌力练习及膝关节 ROM 练习。

①牵引治疗的患者:牵引后即可行踝与足部主动活动。3~4 周后,可做髌骨被动活动,在牵引架上做膝关节主动屈伸运动。②内固定患者:在稳定的内固定条件下,可以通过平衡悬吊牵引尽早进行膝关节屈伸功能训练。③应用石膏绷带固定者:在早期进行股四头肌等长收缩练习的同时,还应在髌骨处开窗,观察髌骨的运动状况,对髌骨施以被动运动练习。

去除牵引或外固定后,可于坐位做躯干及髋、膝、踝关节主动运动,然后开始用双拐练习患肢不负重行走,并逐步过渡到正常行走。

3. 髌骨骨折　髌骨骨折在复位、石膏托固定、疼痛减轻后,即可做髋、踝关节及足部主动活动。

(1)经骨科处理后 2~3 天开始做卧位保健操,做髋、踝、趾主动练习。第 2 周开始做屈膝肌静力性收缩练习。术后第 3~4 周,仍用石膏托固定时,每日定时取下石膏托,由医护人员辅助做髌骨侧向被动运动,做主动屈膝和被动伸膝练习,练习后再将石膏托安装上。可做患肢不着地的双腋杖三点式步行练习。

(2)恢复期,去除外固定后,开始做主动伸膝练习和屈膝肌抗阻练习,2 周后增加股四头肌静力性抗阻练习和恢复膝关节活动范围的牵引,练习用双拐步行。再 2 周后可改用单拐步行。再 2 周后用手杖步行约 2 周,然后徒手行走。

髌骨部分或全部切除术后的患者不存在骨质愈合的问题,锻炼程序同前,但恢复期的进程可明显提前。

4. 胫腓骨骨折　胫腓骨骨干骨折在临床上发生率为各部位骨折之首,占 8%~10%,其中约半数为胫腓骨双骨折,因其表浅,开放性骨折也最多见。另外,胫骨中下 1/3 骨折,由于血液供应不充足,很容易发生骨折延迟愈合,甚至不愈合。小腿严重挤压伤,会引起小腿的骨筋膜室综合征。腓骨上端骨折可能伤及腓总神经。

(1)对于稳定性骨折患者,在复位、固定、疼痛减轻后,可开始足趾屈伸活动及股四头肌等长收缩活动。

①1 周后做踝关节屈伸活动。②2 周后开始做屈膝、屈髋活动。③6~8 周后开始扶拐不负重行走。④10~12 周后可部分负重行走,逐步恢复正常行走。

(2)对于不稳定性骨折应用持续牵引和外固定的患者,在术后 3~5 天开始康复训练。去除牵引后,逐渐练习不负重行走、部分负重行走至正常行走。

5. 踝部骨折

(1)内踝或外踝骨折经骨科处理后 3~5 天开始坐位做保健体操,未被固定关节的主动运动和股四头肌静力性练习。第 2 周,增加踝屈伸和趾屈伸静力性肌收缩练习,持双拐的三点式步行,患足不着地。第 3 周,内踝骨折患者做踝内翻肌静力性收缩练习;外踝骨折患者做踝外翻肌静力性收缩练习。

踝关节骨折
视频

（2）去除固定后开始做踝屈伸主动练习。内踝骨折患者开始做踝内翻主动练习；外踝骨折患者开始做踝外翻主动练习。第2周，增加踝屈伸、趾屈伸的抗阻练习。内踝骨折患者可做踝外翻主动练习和踝内翻抗阻练习；外踝骨折患者可增加踝内翻主动练习和踝外翻抗阻练习。开始做踝屈伸的关节牵引。第3周，可做踝内、外翻抗阻练习和关节活动范围牵引治疗。

在关节面整复欠佳时，易产生损伤性关节炎，关节恢复负重时应减慢进度，同时及时进行理疗以尽量加以预防。小腿肌力软弱使踝关节稳定性减弱容易反复扭伤，须充分恢复小腿肌力，并做平衡功能训练作为预防。小腿肌肉和足内部肌软弱时易发生平足症，须加强足内翻肌肉及屈趾肌肉练习作为预防。

（三）脊柱骨折

脊柱骨折多发生于脊柱活动度较大的部位，如第5、6颈椎和胸腰段等。脊柱骨折可分为稳定骨折和不稳定骨折。以胸腰椎骨折后康复为例，康复治疗的目的是防止躯干肌萎缩促进骨折愈合，恢复脊柱的稳定性和柔韧性，防止下腰痛及消除长期卧床对机体的不利影响。

1. 稳定骨折

（1）愈合期康复：不做复位及固定时，卧床第1周可给予止痛、协助翻身等。第2周开始进行腰背肌训练，训练强度及时间应逐渐增加，并避免局部明显疼痛，可行五点式腰背肌锻炼，即头枕部、双肘、双足用力使腰背呈桥式。第3周可行三点式腰背肌锻炼，即去双肘，以头枕部、双足用力使腰背呈桥式。第4周可行飞燕式腰背肌锻炼，即患者俯卧，将头胸后仰，双下肢同时背伸。通常在1个月后，可以戴护腰下床。在床上翻身时，应避免脊柱前屈和旋转。4～5周后，如果做卧位练习时无痛，可起床站立行走，时间逐渐延长。应采用俯卧位下床方法，由卧位起立时，先在床沿上俯卧，一腿先下地，然后撑起上身，再放下另一腿成站立位，中间不经过坐位，以免腰部屈曲。由站立位卧下时按相反顺序进行。骨折基本愈合后才可取坐位，但应避免屈腰坐。站立和坐位时可戴护腰。做石膏固定时，石膏干燥后即可开始做卧床背肌等长收缩训练，1～2周后，增加适度的腹肌练习。局部无疼痛时，可起床站立行走，做上下肢活动。

（2）恢复期康复：约在受伤3个月以后，骨折愈合，做进一步的腰背肌及腹肌训练以及腰椎柔软性练习。

2. 不稳定骨折　多需手术治疗术后卧床1个月左右，继以石膏背心或支具固定3～4个月。康复训练应适当延缓，术后2～3周开始做轻度背肌训练，石膏干燥后做背肌等长收缩训练及轻度腹肌训练，2个月后开始站立行走。

伴有脊髓损伤的脊柱骨折脱位，首先应将有利于脊髓功能的恢复与重建作为基本点进行处理，如减压手术、脱水疗法及积极预防各种并发症等。

六、功能结局

正确认识本病，骨折患者应尽早进行康复治疗，治疗以主动活动为主，被动活动为辅，再配合适当的理疗等措施可有效防止肌肉萎缩，恢复肌肉的张力，使各肌肉协同工作。但也有少数患者对本病的康复治疗认识不足，忽略了康复训练，或是康复介入较晚，以至于患者因长期卧床、不敢活动而出现压疮、坠积性肺炎、胃肠功能紊乱、深静脉血栓、骨质疏松、关节僵化等一系列问题。因为患者错过了康复的黄金期，这时再康复需花费更多的时间和精力，也需要更复杂的手段。如果患者术后半年才要进行康复，由于此时其关节挛缩已经定型，保守治疗几乎收效甚微，通常会建议患者先去骨科接受微创或开放式的松解手术，术后再接受康复治疗。

七、健康教育

很多骨折患者由于术后得不到及时、有效、正确的功能锻炼和康复指导，临近骨折部位的关节往往出现粘连、僵硬，同侧肢体肌肉废用性萎缩，遗留不同程度的后遗症，导致生活不便及痛苦。因此，骨折术后康复训练尤为重要，值得骨科、康复科医师和患者的足够重视。术前给予患者恰当的健康教育，使患者能够获得自己需要的相关知识,能够降低其焦虑程度,减轻术后疼痛,进而降低患者的心理负担,提高对康复锻炼的认识及信心。术后早期康复训练在不影响固定的前提下,尽快恢复患肢肌肉、肌腱、韧带、关节囊等软组织的舒缩活动,防止发生肌肉萎缩、骨质疏松、肌腱挛缩、关节僵硬等并发症,使患者理解并积极配合。中期逐步增加肌力锻炼,在肌力的控制下,增加关节活动范围。由于骨折初步愈合,用力屈曲关节或被动屈伸关节应慎重,切记不可使用暴力。晚期主要是增强肌力、克服挛缩、增加关节活动度的训练。同时,还应辅以心理指导和生活护理。根据患者的各种心理变化,综合考虑各种因素,予以心理调护,引导和鼓励患者树立战胜疾病的信心,从而能以良好的心态来协助治疗。指导患者在治疗期间多进食高蛋白、高钙、高维生素的食物,这是促进骨折愈合的一个重要环节。说明便秘、泌尿系统结石、压疮发生的相关因素及预防措施,指导其多吃蔬菜、水果,多饮水,饮水量为每日 500 mL 以上,同时指导其定时翻身或轴线翻身。指导其正确使用拐杖,嘱定期到医院复查。

小　结

　　骨折可由创伤所致,称为创伤性骨折,也可由骨骼疾病所致,如骨髓炎、骨肿瘤所致骨质破坏,受轻微外力即发生骨折,称为病理性骨折。骨折的一般临床表现和功能障碍有畸形、异常活动、骨擦音或骨擦感、患肢功能丧失、肌肉萎缩、关节僵硬、骨质疏松、心肺功能减弱等。针对患者具体的功能障碍,临床常用的康复功能评定有关节活动度评定、肌力评定、肢体周径和长度测定、肢体功能评定、步态评定、日常生活活动能力评定、生活质量评定、心肺功能评定等。骨折的治疗原则是早期康复、整体康复、循序渐进。骨折的康复治疗目标分为早期目标和恢复期目标:早期目标是消除肿胀,加强血液循环,促进骨折愈合,防止并发症;恢复期目标是应强调运动及功能的最大限度恢复,在不影响骨折的前提下,应尽量恢复患者的各项日常生活动作,使其早日重返社会。骨折的常用康复治疗方法有运动疗法、作业疗法、物理疗法、日常生活活动能力训练、辅助器具的使用、传统治疗、药物治疗、心理治疗和健康教育,临床治疗中应根据患者的康复治疗方案合理选用,提高治疗效果。正确认识本病,早期介入康复,可使大多数骨折后患者的运动功能显著得到改善。对于错过康复黄金期的患者,其关节挛缩已经定型,保守治疗几乎收效甚微,通常会建议患者先去骨科接受微创或开放式的松解手术,术后再接受康复治疗。

案例解析

　　根据该患者的症状、体征及 X 线表现,1 个月后局部骨痂已形成,骨折愈合良好。这时可以拆除石膏,肘关节运动常受限,如不及时活动,易造成功能障碍。

　　康复方法如下:①先由康复师帮助患者行肘关节的被动屈伸,渐由患者自己训练,5～10 次/日,20～30 下/次,前 3 日做空手锻炼,之后渐负重锻炼。②伤后 6～8 周,此时骨折已愈合,除继续做肘关节屈伸练习外,帮助患者进行肩关节的外展、内收和小范围的旋转运动,做腕关节的各种运动,由被动运动逐渐过渡到主动运动。对关节僵硬的患者可行关节松动术。此法可缓解疼痛,增加关节活动度。③进行蜡疗,盘蜡或浸蜡每日 2 次,每次 30 min。音频电疗,耐受量,对置,2 次/日,20 下/次,对关节周围软组织硬韧的患者可进行超声波治疗,采用移动法,3～5 W,1 次/日,促进组织软化、血肿吸收,缓解粘连。④进行肌力的训练,可采用渐进抗阻法及耐力练习。⑤此阶段要注意加强前臂旋转的练习。还要及时加入日常生活训练(ADL),如拧门把手、拧手巾等。⑥药物治疗:遵医嘱选用布洛芬、萘普生、双氯芬酸、美洛昔康等非甾体抗炎药(NSAIDs)进行治疗。

能 力 检 测

一、选择题

A_1 型题

1. 属于骨折早期并发症的是（　　）。

A. 急性骨萎缩　　　　　　　　B. 骨筋膜室综合征　　　　　C. 缺血性骨坏死

D. 缺血性肌挛缩　　　　　　　E. 下肢深静脉血栓形成

2. 骨折愈合的第三期是（　　）。

A. 血肿机化演进期　　　　　　B. 原始骨痂形成期　　　　　C. 骨痂改造塑形期

D. 膜内化骨吸收期　　　　　　E. 软骨化骨吸收期

3. 最常造成肱动脉损伤的骨折是（　　）。

A. 肱骨干骨折　　　　　　　　B. 伸直型肱骨髁上骨折　　　C. 屈曲型肱骨髁上骨折

D. 肱骨外科颈骨折　　　　　　E. 肱骨内上髁骨折

4. 关于骨折的临床表现，下列哪项描述是错误的？（　　　）

A. 骨折的专有体征包括畸形、反常活动及骨摩擦音或骨摩擦感

B. 只要发现骨折专有体征的其中一项，即可做出骨折的明确诊断

C. 骨折时可以没有骨摩擦音或骨摩擦感

D. 临床未见有专有体征时，也可能有骨折

E. 检查疑似骨折患者时，应尽量诱发骨摩擦音或骨摩擦感的出现，以明确诊断

5. 股骨干骨折的患者切开复位加压钢板螺钉内固定术后 1 周，进行功能锻炼的指导原则是（　　）。

A. 患侧可做股四头肌等长收缩活动　　　　　　　B. 患侧髋关节应加大活动幅度

C. 应加大患侧膝关节活动以防止粘连　　　　　　D. 扶双拐下地锻炼

E. 此时患肢避免做任何主动、被动活动

6. 患者，男，40 岁，外伤致胫骨平台骨折（Ⅱ型），手术切开复位，螺钉内固定，石膏托外固定，术后第 2 周，为防止肌肉废用性萎缩，训练股四头肌时选用（　　）。

A. 等速向心性运动练习　　　　B. 等速离心性运动练习　　　C. 等张运动练习

D. 等长运动练习　　　　　　　E. 等动运动练习

7. 关于股骨颈骨折的描述不正确的是（　　）。

A. 好发于老年女性

B. 囊内的头下型骨折固定不好极易形成股骨头缺血坏死

C. 患肢多呈短缩、外旋、内收畸形，大转子上移

D. 内收型骨折，剪力小、较稳定，愈合率高

E. 一般需要手术切开复位内固定

二、名词解释

1. 骨折

2. Colles 骨折

三、简答题

1. 简述骨折的并发症。

2. 简述影响骨折愈合的因素。

3. 简述骨折后期的康复治疗目标及治疗方法。

参考答案

（王　维）

知识链接

第二节 颈椎病患者的康复

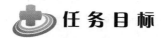

案 例 导 入

吴某,男,30岁,以"反复颈项酸痛2年,加剧伴左上肢放射痛3天"为主诉。该患者从事IT工作,经常出现颈部酸痛症状,劳累加剧,休息缓解。连续加班五天后出现以上症状,无头痛、头晕。体征:颈椎生理曲度变直,双侧肩颈部肌肉紧张,颈椎活动度前屈35°,后仰20°,左侧屈30°,右侧屈30°,左旋40°,右旋45°。$C_4\sim C_6$棘突左侧压痛明显,旋颈试验(一),压颈试验(十),左侧椎间孔挤压试验及臂丛牵拉试验(十),双上肢腱反射对称存在。辅助检查:X片示生理曲度变直,$C_4\sim C_5$、$C_5\sim C_6$椎间隙变窄。

请对该患者进行康复评定,并提出合适的康复治疗方案,给予适当的康复治疗。

任 务 目 标

【知识目标】

1. 了解 颈椎病的概念和病因。

2. 熟悉 颈椎病的临床表现和临床诊断。

3. 掌握 颈椎病的康复评定、康复治疗目标和康复治疗。

【能力目标】

1. 能判断颈椎病的临床分型。

2. 能对颈椎病患者进行康复评定。

3. 能制订颈椎病患者的初步康复治疗方案。

4. 能对颈椎病患者进行康复治疗和康复指导。

一、概述

颈椎病(cervical spondylosis)是颈椎椎间盘退行性改变及其继发病理改变累及其周围组织结构(神经根、脊髓、椎动脉、交感神经等)出现相应的临床表现。仅有颈椎的退行性改变而无临床表现者则称为颈椎退行性改变。

随着科技的发展,现代工作方式及生活方式发生了巨大的改变,平板电脑、手机等设备导致低头族人群增加,造成颈椎病的患病率不断上升,且发病年龄年轻化。

(一)病因

颈椎病的常见病因如下。

1. 颈椎退行性改变 随着年龄的增长,颈椎会产生各种退行性变化,如骨质增生、小关节紊乱硬化、椎间孔变窄、韧带钙化等,而椎间盘退行性改变是颈椎病发生发展的最根本原因。

2. 慢性劳损 长时间伏案工作,不良的坐姿、睡姿,枕头过高,以及体质弱、背负过重均会造成颈部肌肉及韧带疲劳性损伤。

3. 急性损伤 在颈椎退变、失稳的基础上，头颈部的外伤更容易诱发颈椎病的产生与复发。非专业人士在治疗落枕时不恰当的旋扳，以及在锻炼时反复的旋转和过度屈伸颈部，都可以致关节囊松弛，使韧带、肌肉拉伤，甚至造成椎关节脱位及脊髓损伤。

其他的原因还包括椎体发育畸形、咽部发炎、代谢因素、精神因素等多个方面。

（二）分型及临床表现

根据受累组织和结构的不同，颈椎病分为颈型（又称软组织型）、神经根型、脊髓型、交感型、椎动脉型、其他型（目前主要指食管压迫型）以及混合型。

1. 颈型颈椎病

（1）多在夜间或晨起时发病，有自然缓解和反复发作的倾向。本病30～40岁女性多见，表现为颈项强直、疼痛，可有整个肩背疼痛、发僵，不能做点头、仰头及转头活动，呈斜颈姿势。需要转颈时，躯干必须同时转动，也可出现头晕的症状。

（2）少数患者可出现反射性肩臂手疼痛、胀麻，咳嗽或打喷嚏时症状不加重。

2. 神经根型颈椎病

（1）在各型中发病率最高，占60%～70%，是临床上最常见的类型。多为单侧、单根发病，但是也有双侧、多根发病者。本病多见于30～50岁者，男性是女性的1倍。一般起病缓慢，但是也有急性发病者。颈痛和颈部发僵常常是最早出现的症状。有些患者还有肩部及肩胛骨内侧缘疼痛。

（2）上肢放射性疼痛或麻木。这种疼痛和麻木沿着受累神经根的走行和支配区放射，具有特征性，因此称为根型疼痛。疼痛或麻木可以呈发作性，也可以呈持续性。有时症状的出现与缓解和患者颈部的位置和姿势有明显关系。颈部活动、咳嗽、打喷嚏、用力及深呼吸等可以造成症状的加重。

（3）患侧上肢感觉沉重、握力减退，有时出现持物坠落。可有血管运动神经的症状，如手部肿胀等。晚期可以出现肌肉萎缩。

3. 脊髓型颈椎病

（1）由于可造成肢体瘫痪，因而致残率高。本病通常起病缓慢，以40～60岁的中老年人居多。多数患者首先出现一侧或双侧下肢麻木、沉重感，随后逐渐出现行走困难。继而出现上下楼梯时需要借助上肢扶着拉手才能登上台阶，严重者步态不稳、行走困难，双脚有踩棉感。一侧或双侧上肢麻木、疼痛，双手无力、不灵活，写字、系扣、持筷等精细动作难以完成，持物易落，严重者甚至不能自己进食。

（2）躯干部出现感觉异常，患者常感觉在胸部、腹部或双下肢有如皮带样的捆绑感，称为"束带感"，同时下肢可有烧灼感、冰凉感。

（3）部分患者出现膀胱和直肠功能障碍。如排尿无力、尿频、尿急、尿不尽、尿失禁或尿潴留等排尿障碍，大便秘结；性功能减退。病情进一步发展，患者须拄拐或借助他人搀扶才能行走，直至出现双下肢呈痉挛性瘫痪，卧床不起，生活不能自理。

4. 交感型颈椎病 由于椎间盘退变和节段性不稳定等因素，从而对颈椎周围的交感神经末梢造成刺激，产生交感神经功能紊乱。

（1）头部症状：如头晕或眩晕、头痛或偏头痛、头沉、枕部痛，睡眠欠佳、记忆力减退、注意力不易集中等。偶有因头晕而跌倒者。

（2）眼耳鼻喉部症状：眼胀、干涩或多泪，视力变化、视物不清、眼前好像有雾等；耳鸣、耳堵、听力下降等；鼻塞、过敏性鼻炎等；咽部异物感、口干、声带疲劳等。

（3）胃肠道症状：恶心甚至呕吐、腹胀、腹泻、消化不良、嗳气以及咽部异物感等。

（4）心血管症状：心悸、胸闷、心率变化、心律失常、血压变化等。

（5）面部或某一肢体多汗、无汗、畏寒或发热，有时感觉疼痛、麻木但是又不按神经节段或走行分布。以上症状往往与颈部活动有明显关系，坐位或站立时加重，卧位时减轻或消失。颈部活动多、长时间低头、在电脑前工作时间过长或劳累时明显,休息后好转。

5. 椎动脉型颈椎病

(1)发作性眩晕,复视伴有眼震。有时伴随恶心、呕吐、耳鸣或听力下降。这些症状与颈部位置改变有关。

(2)下肢突然无力猝倒,但是意识清醒,多在头颈处于某一位置时发生。

(3)偶有肢体麻木、感觉异常。可出现一过性瘫痪,发作性昏迷。

6. 混合型颈椎病　临床表现同时含有两种以上类型的,称为混合型。

(三)诊断

1. 病史与临床表现特点　根据病史与不同类型的颈椎病的典型临床表现可初步判断不同类型颈椎病。

2. 影像学检查及其他辅助检查

(1)X线检查:X线平片对于判断损伤的严重程度、治疗方法选择、治疗评价等提供影像学基础。正位片可见钩椎关节变尖或横向增生、椎间隙狭窄;侧位片见颈椎顺列不佳、反曲、椎间隙狭窄、椎体前后缘骨赘形成、椎体上下缘(运动终板)骨质硬化、发育性颈椎管狭窄、节段性不稳定。

(2)CT检查:颈部CT检查可以显示椎管的形状及后纵韧带骨化的范围和对椎管的侵占程度;脊髓造影配合CT检查可显示硬膜囊、脊髓和神经根受压的情况。

(3)MRI检查:颈部MRI检查则可以清晰地显示椎管内、脊髓内部的改变及脊髓受压部位及形态改变,对于颈椎损伤、颈椎病及肿瘤的诊断具有重要价值。当颈椎间盘退变后,其信号强度亦随之降低,无论在矢状面或横断面,都能准确诊断椎间盘突出。磁共振成像在颈椎疾病诊断中,不仅能显示颈椎骨折与椎间盘突出向后压迫硬脊膜囊的范围和程度,而且尚可反映脊髓损伤后的病理变化。

(4)经颅彩色多普勒(TCD):经颅彩色多普勒(TCD)、DSA、MRA可探查基底动脉血流、椎动脉颅内血流,推测椎动脉缺血情况,是检查椎动脉供血不足的有效手段,也是临床诊断颈椎病,尤其是椎动脉型颈椎病的常用检查手段。

(5)其他:椎动脉造影和椎动脉B超对诊断有一定帮助。

二、康复评定

1. 脊髓功能评定　颈椎退行性疾病在中老年人群中普遍存在。研究发现,50岁以上症状轻微的颈椎病患者,部分MRI检查可无异常发现,但却存在严重的脊髓压迫。因此,对颈椎病患者进行脊髓功能评价是十分必要的。

(1)Nurick分级方法:该方法目前仍然在应用。1972年Nurick提出了Nurick分级方法。该方法比较实用,但对于脊髓病的一些个例,如中央脊髓综合征等并不适用,其分级主要着眼于行走困难的程度,共分为6级。

0级:有神经根症状或体征,无脊髓压迫症状。

1级:有脊髓压迫症状,但是行走无困难。

2级:轻微的行走困难,但是不妨碍日常的工作。

3级:行走困难,妨碍工作和家务,但不需要别人帮助。

4级:能够在别人帮助或助行器帮助下行走。

5级:限于轮椅活动或卧床不起。

(2)JOA脊髓功能评定:日本骨科学会(JOA)经过多次修订,提出17分法,即JOA评分法(表3-2-1),已经被广泛使用。这种方法综合性较强,包括上肢运动功能、下肢运动功能、感觉水平及膀胱功能,比较客观地反映脊髓功能状态,可以进行计分,便于术前与术后的比较,进行疗效评价,利于交流和研究。

表 3-2-1　JOA 评分法

项目	功能状态
Ⅰ.上肢运动功能(4 分)	自己不能持筷或勺进餐(0 分)
	能持勺,但是不能持筷(1 分)
	虽然手不灵活,但是能持筷(2 分)
	能持筷及做一般家务劳动,但手笨(3 分)
	正常(4 分)
Ⅱ.下肢运动功能(4 分)	不能行走(0 分)
	即使在平地行走也需用支持物(1 分)
	在平地行走可不用支持物,但上楼时须用(2 分)
	平地或上楼行走不用支持物,但下肢不灵活(3 分)
	正常(4 分)
Ⅲ.感觉水平(上下肢感觉,躯干感觉各 2 分,共 6 分)	明显感觉障碍(0 分)
	有轻度感觉障碍(1 分)
	正常(2 分)
Ⅵ.膀胱功能(3 分)	尿潴留(0 分)
	高度排尿困难,排尿费力,尿失禁或淋漓(1 分)
	轻度排尿困难,尿频,尿潴留(2 分)
	正常(3 分)

JOA 评分法的缺点是不区分左右侧,以使用筷子的能力来评价手的功能,不适宜西方人群,因而出现了改良 JOA 评分法,把使用筷子改为写字的能力,可适用于非亚洲人群。由于 JOA 评分法简便、有效,能较为全面地反映脊髓功能的改变,已经被骨科医师广泛采用。

2. 特征性检查　颈部的特征性试验包括旋颈试验、臂丛牵拉试验、椎间孔挤压试验、椎间孔分离试验、转身看物试验等。

(1)旋颈试验:旋颈试验又称椎动脉扭曲试验。患者取坐位,头略后仰,并自动向左、右做旋颈动作。如果患者出现头昏、头痛、视物模糊等症状,提示为椎动脉型颈椎病。因为转动头部时椎动脉受到扭曲,加重了椎-基底动脉供血不足,头部停止转动,症状亦随即消失。

椎动脉扭曲试验视频

前屈旋颈试验:令患者颈部前屈,嘱其向左右旋转活动。如颈椎处出现疼痛,表明颈椎小关节有退行性变。

(2)臂丛牵拉试验:患者颈部前屈,医生以一手抵住患侧头部,一手握患肢腕部,反方向牵拉,患肢有疼痛或麻木感为阳性,臂丛神经受压,提示神经根型颈椎病。

臂丛牵拉试验视频

(3)椎间孔挤压分离试验:

①椎间孔挤压试验:患者正坐位,医生用双手重叠按压患者头顶,并控制颈椎在不同角度下进行按压,如果引起颈痛和放射痛者为阳性,提示颈神经根受压。

②椎间孔分离试验:患者正坐位,医生双手分别托住患者下颌和枕部,逐步向上牵拉,如果患者能感到颈部和上肢麻木、疼痛减轻或消失即为阳性,提示颈神经根受压。

(4)转身看物试验:让患者观看自己肩部或身旁某物,若患者不能或不敢贸然转头或转动全身观看,说明颈椎或颈肌有疾病,如颈椎结核、颈椎强直、落枕等。

椎间孔挤压试验视频

3. 肌力评定及握力测定　对易受累肌肉进行徒手肌力评定,常被评定的肌肉有三角肌(腋神经 C_5、C_6)、肱二头肌(肌皮神经 C_5、C_6)、肱三头肌(桡神经 C_5、C_6)、伸腕肌(桡神经 C_6、C_7)、骨间肌(尺神经 C_8~

T_1)等。握力测定反映屈指肌肌力。

一般将肌力分为以下 0～5 级，共六个级别。

0 级：完全瘫痪，测不到肌肉收缩。

1 级：仅测到肌肉收缩，但不能产生动作。

2 级：肢体能在床上平行移动，但不能抵抗自身重力，即不能抬离床面。

3 级：肢体可以克服地心引力，能抬离床面，但不能抵抗阻力。

4 级：肢体能做对抗外界阻力的运动，但不完全。

5 级：肌力正常。

4. 颈椎关节活动度检查　一般情况下，颈椎病患者常伴随着颈椎活动受限。颈椎的前屈、后伸（低头、仰头）主要是靠上下椎体的椎间关节前后滑动；左右侧屈，主要由中段颈椎完成；左右旋转，主要由寰枢关节来完成。

（1）颈屈曲和伸展：患者取坐位，胸、腰椎正直，评定者将角度尺中心置于外耳道中点，固定臂与地面相垂直，移动臂为外耳道和鼻尖连线，颈椎屈曲或伸展至最大范围。参考值：屈曲 0°～45°，伸展 0°～45°。

（2）颈侧屈：患者取坐位，胸腰椎正直，固定肩胛骨。评定者将角度尺中心置于第 7 颈椎棘突，固定臂沿胸椎棘突与地面垂直，移动臂为头顶中点和第 7 颈椎棘突连线，颈侧屈最大范围。参考值为 0°～45°。

（3）颈旋转：患者取坐位，胸腰椎正直，固定肩胛骨。评定者将角度尺中心置于头顶中央，固定臂与两肩峰连线平行，移动臂为头顶中点和鼻尖连线，左右旋转至最大范围。参考值为 0°～75°。

5. 感觉评定　是否存在手部感觉减退及感觉异常（麻木）。

6. 生活能力 40 分评分　主要依据患者的生活自理能力，以及疾病痛苦程度等 5 个方面进行评估，依据能否实现日常活动、肢体残疾等级，分为 4 个等级（表 3-2-2）。此法的特点是功能越好、评分越高，但也有不足之处，如评定上肢功能应区分左右侧，即利侧手和非利侧手。

表 3-2-2　生活能力 4 级 40 分评分表

项目	功能状态
Ⅰ.上肢功能（左右分查，共 16 分）	无使用功能（0 分）
	勉强握食品进餐，不能系扣、写字（2 分）
	能持勺子进餐，勉强系扣，写字扭曲（4 分）
	能持筷子进餐，能系扣，但不灵活（6 分）
	基本正常（8 分）
Ⅱ.下肢功能（左右不分，共 12 分）	不能端坐，站立（0 分）
	能端坐，但不能站立（2 分）
	能站立，但不能行走（4 分）
	扶双拐或需人费力搀扶勉强行走（6 分）
	扶单拐或扶梯上下楼行走（8 分）
	能独立行走，跛行步态（10 分）
	基本正常（12 分）
Ⅲ.括约肌功能（共 6 分）	尿潴留，或大小便失禁（0 分）
	大小便困难或其他障碍（3 分）
	基本正常（6 分）
Ⅵ.四肢感觉（上下肢分查，共 4 分）	麻、痛、紧、沉或痛觉减退（0 分）
	基本正常（2 分）

续表

项目	功能状态
V.束带感觉(躯干部,共2分)	有紧束感(0分)
	基本正常(2分)

功能分级:①一级(0~10分):完全不能实现日常生活活动;②二级(11~20分):基本不能实现日常生活活动;③三级(21~30分):部分实现日常生活活动;④四级(31~40分):基本实现日常生活活动。

由于颈椎病临床症状及体征变化多样,所以目前的评定方法主要依据患者的主观症状评定,应该更加偏重客观的临床表现及影像学检查结果制定标准,目前尚无这类方法。

三、功能障碍

(一)疼痛

颈椎病引发的疼痛一般在肩部和后颈部。神经根型颈椎病可根据受压神经根节段放射至患侧上肢及手部。头半棘肌紧张,可刺激枕大神经,引起头痛或偏头痛。缓解疼痛对于颈椎病的康复至关重要。

(二)日常生活活动能力障碍

神经根型颈椎病可出现肌力障碍,早期可出现肌张力增高,但很快减弱,并出现肌无力和肌萎缩。

脊髓型颈椎病可出现下肢单侧或双侧发沉,随之出现行走困难,下肢肌肉发紧,抬步慢,不能快走,重者明显步履蹒跚。

椎动脉行颈椎病可出现眩晕、头痛、猝倒、视力障碍等症状。

颈椎病伴随有颈椎间盘突出,可因突出继发颈椎椎管狭窄,除了上述症状之外,可能会出现感觉障碍、运动障碍、大小便障碍等。

四、康复治疗

颈椎病的治疗有非手术治疗和手术治疗。大部分颈椎病患者经非手术治疗效果优良,仅一小部分患者经非手术治疗无效或病情严重而需要手术治疗。目前有报道称90%~95%的颈椎病患者经过非手术治疗获得痊愈或缓解。

(一)非手术治疗

(1)中医药辩证治疗:应以分型辩证用药为基本方法。

(2)中药外治疗法:由行气散瘀、温经散寒、舒筋活络或清热解毒等不同作用的中药制成不同的剂型,应用在颈椎病患者的有关部位。颈椎病中药外治的常用方法有敷贴药、喷药等。

(3)针灸疗法:包括针法与灸法。对颈椎病治疗疗效显著。针法常取列缺、后溪,再配以大椎、风池、天柱、风府、阿是穴等局部穴位,一般隔日一次,每次留针20~30 min,2周为1个疗程。

(4)手法治疗:手法治疗是颈椎病治疗的重要手段之一,是以颈椎骨关节及生物力学的原理为治疗基础,针对其病理改变,对颈椎及其小关节施以推动、牵拉、旋转等手法进行被动活动治疗,以调整颈椎的解剖及生物力学关系,同时对颈椎相关肌肉、软组织进行松解、理顺,达到改善关节功能、缓解痉挛、减轻疼痛的目的。基本手法有摩法、揉法、点法、按法与扳法,特别强调的是,推拿必须由专业医务人员进行。

治疗前对患者的病情应有全面的了解。在颈、肩及背部施用揉、拿、捏、推等手法,对神经根型颈椎病施行推拿手法时还应包括患侧上肢,椎动脉型和交感型颈椎病施行推拿手法时应包括头部。常取穴位有风池、太阳、印堂、肩井、内关、合谷等,每次推拿15~20 min,每日1次。推拿治疗颈椎病对手法的要求高,不同类型的颈椎病,其方法、手法差异较大。

(5)物理因子治疗:物理因子治疗的主要作用是扩张血管、改善局部血液循环,解除肌肉和血管的痉挛,消除神经根、脊髓及其周围软组织的炎症、水肿,减轻粘连,调节自主神经功能,促进神经和肌肉功能恢复。

①直流电离子导入疗法。

②低频调制的中频电疗法：使用时根据不同病情选择处方，每次治疗一般 20～30 min，适用于各型颈椎病。

③超短波疗法：一般用中号电极板两块，分别置于颈后与患肢前臂伸侧，或颈后单极放置。急性期无热量，慢性期用微热量，适用于神经根型（急性期）颈椎病和脊髓型（脊髓水肿期）颈椎病。

④超声波疗法：频率为 800 kHz 或 1000 kHz 的超声波治疗机，声头与颈部皮肤密切接触，沿椎间隙与椎旁移动，用于治疗脊髓型颈椎病和神经根型颈椎病。

⑤超声电导靶向透皮给药治疗：治疗时间为 30 min，每天 1 次，10 天为 1 个疗程。用于治疗椎动脉型和交感神经型颈椎病。

⑥高电位疗法：每日 1 次，每 12～15 天为 1 个疗程，可用于各型颈椎病，其中以交感神经型颈椎病效果为佳。

⑦光疗：紫外线疗法配合超短波治疗神经根型（急性期）颈椎病。红外线疗法：各种红外线仪器均可，颈后照射，20～30 分/次。用于软组织型颈椎病，或配合颈椎牵引治疗（颈牵前先做红外线治疗）。

⑧其他疗法：如磁疗、电兴奋疗法、音频电疗、干扰电疗、蜡疗、激光照射等治疗也是颈椎病物理治疗经常选用的方法，选择得当均能取得一定效果。

（6）牵引治疗：颈椎牵引治疗时必须掌握牵引时间牵引力的方向（角度）和重量三大要素，才能取得牵引的最佳治疗效果。

颈椎牵引视频

①牵引时间：以连续牵引 20 min、间歇牵引 20～30 min 为宜，每天 1 次，10～15 天为 1 个疗程。

②牵引角度：牵引角度一般以病变部位而定。如病变主要在上颈段，牵引角度宜采用 0°～10°，如病变主要在下颈段（C_5～C_7），牵引角度应稍前倾，可在 15°～30°之间，同时注意结合患者舒适度来调整角度。

③牵引重量：牵引重量与患者的年龄、身体状况、牵引时间、牵引方式等有很大的关系。

（7）运动疗法：颈椎运动疗法常用的方式有徒手操、棍操、哑铃操等，有条件也可用机械训练，通常包括颈椎柔韧性练习、颈肌肌力训练、颈椎矫正训练等。此外，还有全身性的运动，如跑步、游泳、球类等，也是颈椎病患者常用的治疗性运动方式。运动疗法适用于各型颈椎病症状缓解期及术后恢复期的患者。具体的方式因不同类型的颈椎病及不同个体体质而异，应在专科医师指导下进行。

（二）手术治疗

手术治疗主要是解除由于椎间盘突出、骨赘形成或韧带钙化所致的对脊髓或血管的严重压迫，以及重建颈椎的稳定性。脊髓型颈椎病一旦确诊，经非手术治疗无效且病情日益加重者应当积极进行手术治疗；神经根型颈椎病症状重，容易影响生活和工作，或者出现了肌肉运动障碍者应当行手术治疗；保守治疗无效或疗效不巩固、反复发作的其他各型颈椎病患者应考虑行手术治疗。

五、功能结局

本病主要病因是颈椎退行性病变，需要从防、治两方面入手。尽早进行康复治疗或者康复训练有助于稳定颈椎，缓解症状，改善功能，延缓颈椎退化的进程。但仍有部分人群对本病疏忽大意，以至于出现上肢感觉异常、肌肉萎缩等症状才就医。此时如果保守治疗无效，可考虑手术治疗。

六、健康教育

随着年龄的增长，颈椎椎间盘发生退行性病变几乎是不可避免的。但是如果在生活和工作中注意避免促进椎间盘退行性病变的一些因素，则有助于防止颈椎退行性病变的发生与发展。

（一）正确认识颈椎病，树立战胜疾病的信心

颈椎病病程比较长，椎间盘的退行性病变、骨赘的生长、韧带钙化等与年龄增长、机体退行性病变有

关。病情常有反复，发作时症状可能比较重，易影响日常生活和休息。

（二）休息

颈椎病急性发作期或初次发作的患者，要注意适当休息，病情严重者更要卧床休息2～3周。从颈椎病的预防角度说，应该选择有利于病情稳定、有利于保持脊柱平衡的床铺为佳。枕头的位置、形状与材料要有所选择，也需要一个良好的睡眠体位，做到既要维持整个脊柱的生理曲度，又应使患者感到舒适，达到使全身肌肉松弛、调整关节生理状态的作用。

（三）保健

1. 医疗体操　无症状的颈椎病患者，可以每日早、晚各进行数次缓慢前屈、后伸、左右侧屈及旋转颈部的运动，还可加强颈背肌肉等长抗阻收缩锻炼。

2. 避免长期低头姿势　要避免长时间低头工作。长时间处于伏案工作、电脑操作的体位，可使颈部肌肉、韧带长时间受到牵拉而劳损，促使颈椎椎间盘发生退行性病变。因此，此类工作人员工作1 h左右后，应该改变一下体位，同时也改变其他不良的工作和生活习惯，如躺在床上阅读、看电视等。

3. 将颈部放置在生理状态下休息　一般成年人颈部垫高约10 cm较好，高枕使颈部处于屈曲状态，其结果与低头姿势相同。侧卧时枕头要加高至头部不出现侧屈的高度。

4. 避免颈部外伤　乘车外出应系好安全带并避免在车上睡觉，以免急刹车时因颈部肌肉松弛而损伤颈椎。出现颈肩臂痛时，在明确诊断并排除颈椎管狭窄后，可行轻柔按摩，避免过重的旋转手法，以免损伤椎间盘。

5. 避免风寒、潮湿　夏天注意避免风扇、空调直接吹向颈部，出汗后不要直接吹冷风，不要用冷水冲洗头颈部，不要在凉枕上睡觉。

6. 重视青少年颈椎健康　随着青少年学业竞争压力的加剧，长时间看书、做作业对广大青少年的颈椎健康造成了极大危害，从而出现颈椎病发病低龄化的趋势。建议在中小学乃至大学中，大力宣传有关颈椎的保健知识，使学生们形成颈椎保健的意识，重视颈椎健康，树立科学学习、健康学习的理念。

🏥 小　结

　　颈椎病是颈椎椎间盘退行性病变及其继发病理改变累及其周围组织（神经根、脊髓、椎动脉、交感神经等），出现相应的临床表现。仅有颈椎的退行性改变而无临床表现者则称为颈椎退行性改变。颈椎病分为颈型（又称软组织型）、神经根型、脊髓型、交感型、椎动脉型、其他型以及混合型。常用的康复评定有脊髓功能评定、特征性检查、肌力评定与握力测定、颈椎关节活动度评定、感觉评定、生活能力40分评分等。颈椎病的常见康复治疗方法有中医中药治疗：针灸治疗、手法治疗、物理因子治疗、牵引治疗、运动疗法等。对于保守治疗无效或疗效不巩固、反复发作的其他各型颈椎病，可考虑行手术治疗。

案例解析

　　该患者是年轻患者，长期面对计算机工作，主要表现为颈项疼痛伴左上肢反射痛，应结合神经系统检查及辅助检查。

　　1. 对患者目前的功能情况进行以下康复评定。

　　①疼痛评定；②颈椎功能评定：肌力、活动度评定；③颈椎生活功能综合评定。

　　2. 颈椎病发作期的具体康复治疗方法。

　　①手法治疗：传统推拿手法或者关节松动术；②针灸治疗；③中医中药治疗：桂枝加葛根汤加减；④前屈位牵引，前屈右侧卧位。

能力检测

选择题

A_1 型题

1. 颈椎病发生的基本原因是( )。

A. 颈椎间盘退行性病变　　　　　　　　　　　B. 发育性颈椎管狭窄

C. 急性颈部损伤　　　　　　　　　　　　　　D. 颈部肌肉痉挛

2. 关于颈椎病分型错误的是( )。

A. 神经根型颈椎病　　　　　B. 脊髓型颈椎病　　　　　C. 副交感神经型颈椎病

D. 颈项颈椎病　　　　　　　E. 椎动脉型颈椎病

3. 交感型颈椎病的临床表现为( )。

A. 恶心呕吐　　　　　　　　B. 视物模糊　　　　　　　C. 肌张力升高

D. 共济失调　　　　　　　　E. 肢体麻木

4. 神经根型颈椎病的最重要临床表现为( )。

A. 颈肩活动受限　　　　　　B. 闪电样疼痛和手指麻木　C. 头晕、头痛

D. 持物不稳　　　　　　　　E. 肱二头肌肌腱放射消失

5. 椎动脉型颈椎病最突出的临床表现为( )。

A. 眩晕　　　　　　　　　　B. 闪电样疼痛　　　　　　C. 猝倒

D. 持物不稳　　　　　　　　E. 耳鸣、耳聋

参考答案

（黄远鹏）

第三节　腰椎间盘突出症患者的康复

案例导入

李某,男,45 岁,以"反复腰痛 8 年,加剧伴左下肢放射痛 3 天"为主诉入院。8 年前因搬重物不慎扭伤后,出现腰部疼痛,经卧床休息后疼痛缓解。期间反复发作,3 天前,受寒后出现腰部疼痛加剧,伴左下肢放射性疼痛。下腰痛,翻转不利。

查体:生理曲度变直,双侧腰肌紧张,左侧 $L_4 \sim L_5$ 棘突旁压痛明显,并向左下肢放射,直腿抬高试验右侧 $80°$（一）,左侧 $40°$,加强试验（＋）,挺腹试验（＋）。

辅助检查:腰椎 MRI 示腰椎退行性改变, $L_4 \sim L_5$ 椎间盘突出伴椎管狭窄。

请对该患者进行康复评定,并提出合适的康复治疗方案,给予适当的康复治疗。

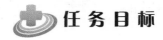

任务目标

【知识目标】

1. 了解　腰椎间盘突出症的概念和病因。

2. 熟悉　腰椎间盘突出症的临床表现和临床诊断。

3. 掌握　腰椎间盘突出症的康复评定、康复治疗目标和康复治疗。

【能力目标】

1. 能判断腰椎间盘突出症的临床分型。

2. 能对腰椎间盘突出症患者进行康复评定。

3. 能制订腰椎间盘突出症患者的初步康复治疗方案。

4. 能对腰椎间盘突出症患者进行康复治疗和康复指导。

一、概述

腰椎间盘突出症是引起下腰痛和腰腿痛的常见原因,是以腰痛、腿痛、腰椎活动功能受限等为主要临床表现的疾病。多数本病患者经正规保守治疗后症状可以得到缓解,有 10%～20% 的患者最终需要手术治疗。

(一) 流行病学调查及病因

腰椎间盘突出症多见于 20～40 岁青壮年,约占患病人数的 80%,男性多于女性,这与劳动强度大及外伤有关。90% 以上腰椎间盘突出症发生在 L_4～L_5 和 L_5～S_1 节段。

青少年也可偶发腰椎间盘突出症,多因明显外伤使软骨板破裂所致。老年人腰椎间盘突出症多合并骨质疏松或退变性不稳导致椎间盘脱出、多节段腰椎管狭窄及腰椎畸形,病情较为复杂。

(二) 发病机制

腰椎间盘突出症的发病机制是腰椎间盘髓核突出或退变同时纤维环变性破裂髓核脱出压迫和刺激神经根及马尾神经所引起的一种综合征。

一般认为,在腰椎三关节复合体中腰椎间盘的退行性病变最早,在腰椎退行性病变中起主导作用。椎间盘的生理退行性病变从 20 岁即开始,退行性病变最早始于软骨终板,表现为软骨终板变薄且不完整,纤维环失去附着点而变薄,促进了纤维环与髓核的变性及退行性病变。纤维环虽坚固,但过度承载可引起邻层纤维环交叉处相互摩擦,导致纤维环变性和透明变性,纤维环由内向外发生环状和放射状裂隙,纤维环松弛,弹性降低。当椎体受外力冲击时,变性的纤维环可部分地呈环形或放射形断裂,髓核内容物可由裂缝突出。如果表浅纤维仍保持完整,髓核由裂缝中突出,顶着未断裂的纤维板层而呈一丘状突起;如果后侧纤维环板层完全断裂,髓核可突入椎管;如果纤维环部分撕裂,脱落的碎片也可进入椎管,这都可挤压或刺激脊神经产生症状。

(三) 分型

根据腰椎间盘突出症髓核突出的位置、程度、方向、退行性病变程度与神经根的关系及不同的影像学检查,有多种分型方法。

1. 根据突出的位置划分

(1) 中央型:髓核突出位于后方正中央,较大是压迫两侧神经根和马尾神经,引起双下肢及大小便功能障碍。突出较局限者仅压迫马尾神经引起大小便功能障碍和马鞍区感觉功能障碍。

(2) 旁中央型:髓核突出位于椎间盘后方中央偏一侧,压迫一侧神经根及马尾神经。

(3) 外侧型:髓核突出位于椎间盘后外侧,仅压迫该侧神经根引起神经根放射性疼痛。多数为单侧突出,也有少数为双侧突出。

(4) 极外侧型:少数(约占 3%)髓核突出位于椎间孔内或位于椎间孔外侧,压迫椎间孔内的神经根或已出椎间孔的脊神经根引起的一侧腿部症状。受累神经根或者脊神经比上述各型突出所压迫的神经根高一节段。

2. 根据椎间盘突出程度划分

(1) 膨隆型:纤维环部分破裂,而表层尚完整,此时髓核因压力而向椎管内局限性隆起,但表面光滑。

(2) 突出型:纤维环完全破裂,髓核突向椎管,仅有后纵韧带或一层纤维膜覆盖,表面高低不平或呈菜花状。

（3）脱垂游离型：破裂突出的椎间盘组织或碎块脱入椎管内或完全游离。此型不单可引起神经根症状，还容易导致马尾神经症状。

（4）Schmorl 结节：髓核经上下终板软骨的裂隙进入椎体松质骨内，一般仅有腰痛，无神经根症状。

（四）临床表现

因腰椎间盘突出的部位、程度、病理变化、椎管管径以及个体敏感性等不同，其临床表现有一定差异。

1. 主要症状　腰椎间盘突出症患者常见症状主要有腰痛，伴一侧或两侧下肢放射性疼痛。此外，腰椎间盘突出症患者常可并见腰椎活动障碍、下肢皮肤感觉异常、肌力改变及马尾综合征等症状。

2. 体征　腰椎间盘突出症患者所表现出来的体征有步态、脊柱外形（生理前凸变小、消失，甚至变为后凸，有不同程度侧弯）、压痛点可引发下肢放射痛或麻木感、腰部的活动度受限、肌肉神经反射改变等。

通过认真细致的查体可发现很多体征，对影像学检查部位的确定、诊断和鉴别诊断十分重要。为便于临床掌握，减少患者痛苦应先立位检查，再行仰卧位和俯卧位检查。先行无痛检查，最后行诱发疼痛的检查。

（1）立位检查：

①步态：病情较重的患者常有跛行，严重者扶拐或不能站立和行走。伴有腰椎管狭窄者有间歇跛行。

②腰部畸形和活动范围受限：腰部畸形包括生理前凸变小、消失、后凸或侧弯。活动受限程度不同，随不同方向而异，腰部活动有时可使腿痛加重。

③腰部压痛点检查：立位时更易查出腰部的压痛点，较卧位准确。

（2）仰卧位检查：

①下肢神经功能（肌力、感觉、反射）检查：应先进行神经功能检查，后进行诱发疼痛的检查项目，以免影响其准确性和延长检查时间。受累神经根所支配的肌肉力量减弱、肌肉萎缩，感觉过敏、减弱或消失，反射减弱或消失。L_5 神经根受累，常有胫前肌、姆伸肌及第 2 趾伸肌肌力减弱，严重者有足下垂，疼痛放射区感觉减弱，膝反射和踝反射改变不明显。S_1 神经根受累，可有第 3、4、5 趾伸肌力减弱或足跖屈肌力减弱，疼痛放射区感觉减退和踝反射减弱或消失。L_4 神经根受损害，可发现股四头肌萎缩和肌力减弱，疼痛放散区域感觉减退，膝反射减弱或消失。马尾神经受累可有会阴部感觉减退或消失。

②坐骨神经牵拉试验：坐骨神经由 $L_4 \sim S_3$ 脊神经组成。当腿伸直并抬高时，神经根受到牵拉向下移动，正常情况下无不适。当椎间盘突出时，牵拉加重神经根的刺激和压迫，产生根性放射痛。具体检查方法如下：a. 直腿抬高试验（Laseg-ue 征）：直腿抬高受限并出现小腿以下的放射痛为阳性，该项检查阳性率高，对诊断意义大；b. 直腿抬高加强试验（Bragard 征）：在直腿抬高的基础上将踝关节用力被动背伸，诱发或加重根性放射痛为阳性；c. 屈髋伸膝试验（Kernig 征）：屈髋屈膝 90°，将膝逐渐伸直，出现根性放射痛为阳性；d. 健腿抬高试验：有时健腿直腿抬高时患侧神经根也可受到向下和向健侧牵拉产生根性放射痛；e. 具有鉴别意义的体征，检查上述体征时应同时检查患侧下肢的屈髋屈膝试验和"4"字试验，与髋关节和骶髂关节疾病相鉴别。

③增加腰椎管内压力的试验：a. 颈静脉压迫试验，用手压迫一侧或两侧颈静脉 1～3 min，使静脉回流受阻，腰椎管内脑脊液压力升高，出现腰痛和根性放射痛为阳性；b. 挺腹试验，以枕部、双肘和双足跟为着力点，用力挺腹抬臀，使腹压和椎管内压力升高，出现根性放射痛为阳性。

（3）俯卧位检查：

①腰部压痛点检查：腰椎间盘突出时，相对应的棘突间旁侧有局限性压痛点，并伴有根性放射痛。此体征对诊断、定位诊断和鉴别诊断均有重要意义。

②股神经牵拉试验：在髋和膝关节伸直位被动抬腿过伸髋关节，牵拉股神经，出现股前部放射痛为阳性。$L_2 \sim L_3$ 和 $L_3 \sim L_4$ 椎间盘突出时多呈阳性。

（五）诊断

除了具有典型的上述腰腿部症状体征，辅助检查（X 线摄片检查及 CT、MRI 检查等）报告对诊断腰椎间盘突出症有重要的价值。

1. 腰椎正侧位 X 线摄片检查 可提供一些间接征象,对腰椎间盘突出症进行大致定位及初步诊断。同时为鉴别诊断腰椎其他疾病提供依据。

2. CT、MRI 检查 可清晰显示椎间盘突出的部位、大小、形态和神经根、硬膜囊受压移位情况,是明确诊断腰椎间盘突出症最重要的方法。

二、康复评定

腰椎间盘突出症康复评定方法包括一些综合性的评定量表及针对某一个症状或体征的评定方法,在进行腰椎间盘突出症的临床治疗时应对患者进行系统的康复评定。

1. Quebee 分类评定 Quebee 分类评定简单易行,是下背痛患者进行分类的常用方法。该方法是按照患者症状出现的部位、放射痛症状、神经检查的阳性体征、神经根受压、椎管狭窄、手术等情况将下背痛分为 11 个级别,已经被证实有良好的信度和效度(表 3-3-1)。

表 3-3-1　Quebee 分类评定

级别	症状
1	背痛,无放射症状
2	背痛,并放射到肢体近端
3	背痛,并放射到肢体远端
4	背痛,并放射到肢体远端,且伴有神经检查阳性体征
5	影像学检查可能有神经根受压(不稳定或骨折)
6	通过特殊影像技术肯定神经根受压的论断
7	椎管狭窄
8	手术后 6 个月以内
9	手术后 6 个月以上
10	慢性疼痛综合征
11	其他诊断(恶性肿瘤转移、血管疾病、骨折等)

2. 腰椎活动度评定 腰椎间盘突出症患者往往伴有腰部僵直或活动受限。了解腰椎的活动范围对手法治疗、牵引治疗等治疗方法的选择也非常重要。腰椎的活动度评定参照躯干的评定方法。

(1)躯干屈曲和伸展:患者坐位,固定骨盆。评定者将角度尺中心置于第 5 腰椎棘突,固定臂为通过第 5 腰椎棘突的垂直线,移动臂平行于第 7 颈椎棘突和第 5 腰椎棘突的连线,胸、腰椎屈曲和伸展至最大范围。参考范围:屈曲 0°～80°,伸展 0°～30°。

(2)躯干侧屈:患者立位,固定骨盆。评定者将角度尺中心置于第 5 腰椎棘突,固定臂为通过第 5 腰椎棘突的垂直线,移动臂平行于第 7 颈椎棘突和第 5 腰椎棘突的连线,躯干侧屈至最大范围。参考范围:0°～35°。

(3)躯干旋转:患者坐位,固定骨盆。评定者将角度尺中心置于头顶中央,固定臂平行于两髂棘上缘的连线,移动臂与两肩峰连线相平行,躯干左右旋转至最大范围,参考范围:0°～45°。

3. 肌力和耐力评定 腰椎间盘突出症患者往往存在下背部肌力和耐力的减弱,针对增强下背部肌力及耐力的康复治疗,也需要对患者进行肌力和耐力评定。

4. 腰椎间盘突出症生存质量评定 生存质量(quality of life,QOL)是个人对幸福度或满意度的判定,是一个非常主观化的评测结果。在下背痛患者中,20% 的患者日常生活活动明显受限,其中 5% 的患者日常生活活动严重受限。下背痛已经成为引起功能障碍、影响生存质量的重要原因。

可以选用改良的 Oswestry 下背痛调查表(表 3-3-2)来进行评定。每个部分都有 6 个陈述句,按轻重顺序排列,由患者选择与他的情况最吻合的 1 个陈述句。每个部分的得分是 0～5 分,最轻为 0 分,最重为 5 分。最高分为 50 分,用患者实际得分除以 50,乘以 100% 得到最后结果。

表 3-3-2　改良的 Oswestry 下背痛调查表

本调查表用于了解下背痛对您日常生活的影响,请回答每个问题,并选择一个最恰当的答案(打"√")

1.疼痛强度	6.站立
能忍受疼痛,没用治疗疼痛的药物;	我想站多久就多久,不会加重疼痛;
疼痛是严重的,但能自己处理,没用疼痛药;	我想站多久就多久,但会加重疼痛;
用疼痛药物能解除疼痛;	站立不超过 1 h;
用疼痛药物能缓解疼痛;	站立不超过 1/2 h;
用疼痛药物极少缓解疼痛;	站立不超过 10 min;
用疼痛药物没有疗效	疼痛妨碍我站立
2.个人护理(如梳洗、穿衣)	**7.睡眠**
能正常自我照料,不会加重疼痛;	疼痛不妨碍我睡眠;
能正常自我照料,但疼痛加重;	只有用了疼痛药物后,才睡得好;
自我护理时疼痛加重,且动作慢而小心;	尽管用了疼痛药物,但睡眠少于 6 h;
我需要帮助,但能处理大部分的个人护理;	尽管用了疼痛药物,但睡眠少于 4 h;
在大部分个人护理中,我每天都需要帮助;	尽管用了疼痛药物,但睡眠少于 2 h;
不能自己穿衣、梳洗,且一直待在床上	疼痛妨碍我睡眠
3.提物品	**8.社交生活**
能提起重物,不会加重疼痛;	我有正常的社交生活并不会加重疼痛;
能提起重物,但加重疼痛;	我有正常的社交生活,但会加重疼痛;
疼痛妨碍我从地上提起重物,但如果重物在适当的位置上(如在桌上)则能提起;	疼痛妨碍我参加需精力充沛的活动(如体育运动、跳舞等);
疼痛妨碍我提起重物,但能提起轻至中等重量的且在适当位置上的物品;	疼痛经常妨碍我外出参加社交活动;
我仅能提起非常轻的物品;	疼痛限制了我在家的社交活动;
我不能提起或搬运任何东西	由于疼痛我几乎没有任何社交活动
4.行走	**9.旅行**
疼痛不妨碍我走到任何地方;	我能旅行至任何地方,不会加重疼痛;
行走超过 1 英里,疼痛将妨碍我;	我能旅行至任何地方,但会加重疼痛;
行走超过 1/2 英里,疼痛将妨碍我;	疼痛限制我旅行超过 2 h;
行走超过 1/4 英里,疼痛将妨碍我;	疼痛限制我旅行超过 1 h;
我仅能借助拐杖行走;	少于 1/2 h 的旅行,疼痛也会限制;
我大部分时间在床上,能缓慢移动到厕所	疼痛妨碍我所有的旅行,除了门诊就医
5.坐位	**10.职业/家务**
我能坐任何椅子,想坐多久就多久;	正常的家务/工作活动不会导致疼痛;
我仅坐我喜欢的椅子,想坐多久就多久;	正常的家务/工作活动会导致疼痛,但还能执行所需的活动;
坐不超过 1 h;	我能执行大部分的家务/工作,但疼痛会妨碍我做体力活(如提搬物品、吸尘打扫);
坐不超过 1/2 h;	除了轻活外,我不能做任何事;
坐不超过 10 min;	就算轻活,疼痛也会妨碍我做;
疼痛妨碍我坐	疼痛妨碍我执行任何工作或家务

注:1 英里＝1.6 公里,记分用百分比,0～100%,百分比越高,功能越差。

5. 心理评定 腰椎间盘突出症的发生、发展以及对各种治疗的反应与患者心理状态密切相关,因此对这类患者进行心理评定是很必要的。世界卫生组织建议对慢性下背痛患者采用 Zung 抑郁自评量表(self-rating depression scale,SDS)(具体见本套教材康复评定技术)。

三、康复治疗

腰椎间盘突出症发生率较高,但真正需要住院治疗者甚少,一般早期仅卧床休息加服药物均可缓解或治愈。对需进行特殊治疗的一定要明确诊断,影像学检查有突出者并非一定患腰椎间盘突出症,只有出现与影像学相一致的典型临床症状和体征时才为腰椎间盘突出症。对非手术治疗无效且反复发作加重者可采用手术治疗。

直腿抬高及
加强实验视频

(一) 非手术治疗

非手术治疗是治疗腰椎间盘突出症的重要方法,能镇痛,消除神经根的炎症、水肿,是本病首选的治疗方法。约有 80% 以上的患者,都可通过非手术治疗而使症状缓解或治愈。

腰椎间盘突出症的临床治疗可分为急性期、缓解期、康复期。

1. 急性期 此期主要出现严重的腰部或下肢疼痛、腰椎功能严重受限。此期治疗目的是迅速缓解疼痛,消除感染。此期的康复目标主要是处理急性疼痛、并发症及为后期康复打下基础,为了防止对神经根的继续刺激应以制动为原则。

(1) 卧床休息:此期应绝对卧硬板床休息,限制活动,下床时腰围保护制动腰部。急性期患者疼痛较为剧烈,可指导患者卧床休息,一般 2~3 天为宜,不主张长期卧床。患者卧床休息一个阶段后,随着症状的改善,应尽可能下床做简单的日常生活活动。

(2) 床边牵引:床边持续牵引,重量 20~40 kg,根据患者体重及耐受情况调整,持续牵引,每次 0.5~1 h,1~2 次/日,宜逐渐增加,注意调整好牵引角度,以腰痛及下肢放射痛减轻为最佳。

(3) 药物治疗:病情较重时静脉滴注脱水消肿药物,肌内注射或口服非甾体抗感染镇痛药或镇静剂,以减轻患者痛苦,缓解肌痉挛,为手法治疗和牵引治疗创造条件。

(4) 物理因子治疗:物理因子治疗可促进局部血液循环,缓解局部无菌性炎症,减轻水肿和充血,缓解疼痛,兴奋神经肌肉等作用。根据患者的症状、体征、病程等特点,此期的物理因子治疗主要包括高频电疗、红外线疗法、石蜡疗法等。

(5) 传统康复治疗:

①中药治疗:寒湿阻络者用甘草干姜茯苓白术汤(肾着汤)加减;瘀血阻络者用身痛逐瘀汤加减;湿热阻络者选用四妙散加减。

②手法治疗:可采用腰椎复式间歇拔伸法、疏通肝脾肾三经法等。

③针灸治疗:a. 取夹脊、肾俞、环跳、悬钟、阿是穴,采用泻法;b. 腕踝针取下 5、患侧下 6,留针 1 h,通络镇痛;c. 耳针取坐骨神经点;d. 痛势较剧者亦可取委中刺络放血。

2. 缓解期 缓解期患者常表现为间断性、可忍受性的局部疼痛和麻木,腰椎活动依然受限。此期的康复目标主要是改善患者腰椎的活动度及腰椎的稳定性,提高患者生活活动能力。缓解期康复治疗应主要恢复脊柱的柔韧性,改善腰部功能,增强腰肌抗病能力,加强脊柱稳定性,巩固疗效,减少复发。

(1) 物理因子治疗:

①腰椎电动牵引:牵引时间约 20 min。牵引重量可从患者自身体重的 1/2 开始,按患者适应情况逐渐增加至患者能耐受为止,一般不超过体重的 2/3。每天 1 次,10 次为 1 个疗程。禁忌证:身体虚弱无法耐受牵引者,恶性疾病、先天性脊柱畸形、严重骨质疏松症患者,孕妇,妇女月经期等。

腰椎牵引
操作视频

②超声波:在腰椎间盘突出症的治疗中,超声波能起到松解神经根粘连、延缓韧带退变钙化和局部止痛等效果。将超声波治疗仪置于腰背部旁进行超声波治疗,每次 8~10 min,每日 1 次,10~15 次为 1 个疗程。

③其他辅助治疗:常用方法有中药熏蒸、中药配方湿热敷、中频脉冲电刺激、微波、远红外线治疗、磁热疗法等,可根据不同情况选择性应用。

（2）传统康复治疗:

①手法治疗:可采用疏通腰背部经络法。

②中药治疗:寒湿阻络者选用甘草干姜茯苓白术汤(肾着汤)加减;瘀血阻络者选用身痛逐瘀汤加减;湿热阻络者选用四妙散加减;气虚血瘀者选用补阳还五汤加减;肝肾不足型偏阴虚者选用左归饮加减,偏阳虚者选用右归饮加减;痰瘀阻络者选用桃红四物汤加减。

③针刺疗法。

④穴位注射。

⑤拔罐疗法。

⑥刮痧疗法:主要取腰腿部的督脉、膀胱经及胆经路线操作,隔日 1 次。

3. 康复期　康复期的康复目标是提高腰椎的功能,防止复发,改善患者日常社会生活活动能力,有腰椎疾病防范意识。此期治疗以手法治疗和患者主动功能锻炼为主,强调患者腰椎主动功能锻炼,加强腰椎周围肌肉力量,加强腰椎稳定性,从而增强腰椎的功能,巩固疗效,防止复发。

（1）传统康复治疗:

①手法治疗:a. 调理肝脾肾三脏法;b. 通调督脉法。

②针刺疗法:取大肠俞、肾俞、秩边、委中、环跳、阳陵泉、悬钟、殷门、承山等,根据病情轻重选择针刺穴位及补泻手法,留针 20～30 min,每日 1 次。

（2）悬吊训练治疗:悬吊运动治疗(sling exercise therapy,S-E-T)是以骨骼肌疾病得到持久改善为目的的主动治疗和运动的一个总的概念。通过以不稳定面为支点的主动运动,重新激活神经系统对稳定脊柱的深层小肌肉的控制能力,从而有效增加脊柱稳定性。

（3）功能锻炼:

①麦肯基(McKenzie)法治疗技术:是一种比较安全有效的治疗腰腿痛的疗法,其作用在于能通过自我主动改变体位运动,逐渐拉长腰背肌肉的适应性,使缩短的肌肉组织重建丧失的功能和增强运动能力。

②脊柱核心稳定性训练:训练的目的是增强脊柱局部稳定肌肌力,改善腰椎稳定性。

a. 骨盆倾斜运动:患者取仰卧位,背部垫枕,腰椎平放于床面,治疗师协助患者逐渐前倾骨盆;或呈俯卧位,协助患者骨盆前后倾。

b. 腰椎中立位控制:患者取仰卧位,一手触摸髂前上棘内侧的下腹部,另一手置于腰骶部,维持脊柱中立位。此时腹横肌与多裂肌联合收缩,并维持此姿势。

c. 多裂肌训练:患者取膝手跪位,同时抬高一侧下肢和对侧上肢与躯干呈同一水平,并维持;放松并在对侧重复此动作;也可俯卧于训练球上,缓慢抬高一侧上肢或下肢与躯干呈同一水平,并维持。

d. 桥式运动:患者取仰卧位,以肩和双足为支撑点,抬起背部、臀部和下肢,使髋、膝、肩呈一直线,垂直抬起上肢,并维持;可逐渐屈膝以增加难度;也可取俯卧位,屈膝,以双肘和膝为支撑点,将髋抬离床面,保持腹横肌收缩,使膝、髋、肩呈一直线,并维持。可重复动作。

e. 侧桥运动:患者取侧卧位,单侧肘部支撑,髋部伸直位,双膝并拢屈曲,对侧上肢放于髋上方,保持腹横肌收缩,将髋部抬离床面,使髋、膝、肩、颈呈一直线,并维持。缓慢放松。对侧重复。在此基础上,可以足、肘支撑抬起髋部以增加难度。

（二）手术治疗

经过非手术治疗的腰椎间盘突出症患者,症状无明显改善,严重影响生活和工作,可考虑手术治疗,但应严格掌握手术的适应证及禁忌证。手术指征如下:

（1）病史超过 3 个月,经正规保守治疗无效或保守治疗有效但经常复发且相应根性疼痛较重影响生活和工作的；

（2）首次发作，但疼痛剧烈，尤以下肢症状明显，患者难以行动和入眠，处于强迫体位者；

（3）特殊类型椎间盘突出症：诸如脱垂游离型、极外侧裂型；

（4）合并马尾神经严重受压同时伴有相应临床表现，大小便功能障碍者；

（5）出现单根神经根麻痹，出现足下垂伴有肌肉萎缩、肌力下降者；

（6）合并腰椎管狭窄者；

（7）合并腰椎滑脱或腰椎不稳者；

（8）复发性腰椎间盘突出症状明显、保守治疗无效者；

（9）高位及巨大椎间盘突出者。

四、功能结局

腰椎间盘突出症以青壮年发病多见，早期症状较轻，只要平时注意改正日常生活工作中的不良习惯，都能达到良好的预防效果。但是由于症状轻，往往容易被忽视。很多患者都是在出现神经根或者马尾神经压迫，出现下肢感觉异常或者马鞍区感觉异常之后，才引起重视。在保守治疗无效时，可以考虑进行手术治疗。

五、健康教育

（一）日常注意事项

减少腰椎间盘突出症的发生，应预防重于治疗。包括良好的姿势、减少背负重物，不让腰椎及附近承受过多重力及压迫，可预防肌肉、韧带、肌腱等软组织受伤。预防腰椎间盘突出症要注意以下两点。

（1）保持正确的体态和姿势，避免久坐，若需久坐时应以靠垫支撑下背，并使用高背座椅，且坐时姿势要端正。站立时应维持适当的腰椎前弯角度，久站应该经常换脚，或者利用踏脚凳调整重心。平躺时脊椎所受的压力最小。卧床休息时应选用木板床，使腰部自然伸直，可于膝下垫一个枕头。另外不要长时间维持同一姿势。

（2）日常生活中注意保护背部，取物品时应将两脚分开约 45 cm，一脚在前，另一脚稍微在后，膝盖弯曲蹲下，保持背部平直，物品尽量靠近身体，两腿用力站直，将物品举起；弯腰提重物是腰部最吃力的动作，腰背不适时应尽量避免；取拿高处的物品时，用梯子或凳子垫高；穿鞋子时应坐下来，挺直腰去穿；避免急速前弯及旋转、身体过度向后仰等可能会伤害背部的动作；转身时，不要只扭转上半身，应尽量整个身体旋转；热疗可以改善背痛，例如洗热水澡（可用热水冲腰背痛的部位）、热敷等，但温度不可过高，时间不可过久，以免烫伤皮肤；适当的运动可以改善及预防下背痛的症状，如游泳、举哑铃、步行、慢跑等。

（二）康复宣教

大多数患者缺乏一些基本的保健常识，加上现代工作节奏快、压力大、缺乏运动，导致疾病发作，故应加强健康宣教，提醒人们改正日常生活工作中的不良习惯，加强锻炼，以预防为主。一旦发病，症状缓解后应积极进行功能训练，缩短疗程，并预防再次发作。

（1）外伤和体位不正是导致腰椎间盘突出症的主要原因，提醒患者注意日常生活、工作、学习、劳动时腰部的姿势和体位，避免长时间坐位工作、学习，也应避免腰部长时间处于某一固定的姿势，加强预防腰椎间盘突出症知识的教育。

（2）腰椎间盘突出症患者的饮食应规律合理，忌酒戒烟，作息有度，防止过度劳累，防止突然的暴力损伤，加强背腰部肌肉的锻炼，参加适度的运动，如打太极拳、爬山、散步、游泳等，加强对关节、肌肉的锻炼，提高关节的运动功能。

（3）改善工作与居住环境，做好防寒、防潮工作，注意腰部疲劳后的恢复，如按摩、洗澡、保暖等，做到有病早诊断、早治疗，避免延误病情。

（4）在发生腰椎间盘突出症后应积极治疗，尽量到正规医院采用正规的推拿、理疗治疗，不要随意口服镇痛药。对社会上流行的一些健身方法,不能盲目模仿,以免加重腰痛。

总之,患者除了尽量避免腰椎间盘突出症的诱发因素,还应加强腰椎周围肌肉韧带的功能,提高腰椎的稳定性,减少复发,改善患者生活自理能力,减轻焦虑、抑郁等精神情志症状,提高生活质量。

(三)倡导功能锻炼

中青年人在锻炼过程中应注意避免突然用力、用力过大,要有耐心,避免急躁,在锻炼期间应注意防止过度劳累,老年人应注意不做强度大的动作。

功能锻炼的目的是增加腰椎关节活动度,增强腰部相关肌肉力量,提高腰椎稳定性。除医疗体操外,可选择打太极拳、游泳、快步走作为日常锻炼方法以提高心肺功能与腰背肌力量。

小　结

腰椎间盘突出症主要是指腰椎,尤其是 $L_4 \sim L_5$、$L_5 \sim S_1$、$L_3 \sim L_4$ 的纤维环破裂、髓核组织突出压迫和刺激相应水平的一侧和双侧坐骨神经所引起的一系列症状与体征。在腰椎间盘突出症的患者中,$L_4 \sim L_5$、$L_5 \sim S_1$ 突出占90%以上,以20~40岁多发。绝大多数腰椎间盘突出症患者通过非手术治疗可达到临床症状减轻或消除;仅有10%~20%的患者需手术治疗。康复评定包括 Quebee 分类评定、腰椎活动度评定、肌力和耐力评定、腰椎间盘突出症生存质量评定、心理评定。康复治疗措施根据不同时期,可选择卧床、床边牵引、物理因子治疗、手法治疗、运动疗法等治疗方法。

案例解析

中年患者,病程长,主要表现为反复腰痛,并已经出现生理症状。应结合神经系统检查及辅助检查分析。

1. 对患者目前的功能情况进行以下康复评定。

①疼痛评定;②腰椎功能评定:肌力、活动度、关节活动度评定;③腰椎生活功能综合评定。

2. 腰椎间盘突出发作期的具体康复治疗方法。

①手法治疗:传统推拿手法或者关节松动术;②针灸治疗;③中医中药治疗;④物理因子治疗;⑤运动疗法。

能力检测

选择题

A_1 型题

1. 患者,男,40岁,腰痛伴右下肢放射痛2个月,反复发作,与劳累有关,咳嗽、用力排便时可加重疼痛。查体右直腿抬高试验40°阳性,加强试验阳性,X线片示 $L_4 \sim L_5$ 椎间隙变窄。其最可能的诊断为(　　　)。

  A.急性腰扭伤　　　　　　　B. L_3 横突综合征　　　　　　C.腰椎管狭窄症

  D.腰椎间盘突出症　　　　　E.梨状肌综合征

2. 直腿抬高试验阳性表明(　　　)。

  A.Schmorl 结节　　　　　　B. 马尾神经损伤　　　　　　　C.慢性腰肌劳损

  D. $L_3 \sim L_4$ 椎间盘膨出　　　E. $L_4 \sim L_5$ 或 $L_5 \sim S_1$ 椎间盘突出症

3. 腰椎间盘突出症的典型症状是(　　　)。

  A.腰背痛　　　　　　　　　B. 下肢无力　　　　　　　　　C.腰痛伴坐骨神经痛

  D. 坐骨神经痛　　　　　　　E.腰部活动受限

4.为明确腰椎间盘突出症的诊断,最有意义的检查是(　　)。

A.X 线检查　　　　　　　B.CT 检查　　　　　　　C.超声检查

D.腰椎穿刺检查　　　　　E.肌电图检查

5.某患者病史 2 年,并逐年加重,已严重影响生活及工作,且出现尿便障碍。其治疗方法是(　　)。

A.理疗　　　　　　　　　B.按摩　　　　　　　　　C.牵引

D.用药　　　　　　　　　E.手术

参考答案

（黄远鹏）

第四节　肩周炎患者的康复

案 例 导 入

李某,女,50 岁,以"左肩疼痛伴活动受限半年"为主诉入院。半年前,无诱因出现左肩疼痛,遇寒疼痛加剧,夜不能寐。查体:左肩周广泛压痛明显,关节活动度明显受限,三角肌相对右侧稍微萎缩。

辅助检查:X 片示左肩部轻度骨质疏松,冈上肌腱、肩峰下滑囊钙化。

请对该患者进行康复评定,并提出合适的康复治疗方案,给予适当的康复治疗。

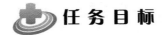任务目标

【知识目标】

1.了解　肩周炎的概念和病因。

2.熟悉　肩周炎的临床表现和临床诊断。

3.掌握　肩周炎的康复评定、康复治疗目标和康复治疗。

【能力目标】

1.能判断肩周炎的临床分型。

2.能对肩周炎患者进行康复评定。

3.能制订肩周炎患者的初步康复治疗方案。

4.能对肩周炎患者进行康复治疗和康复指导。

一、概述

（一）定义

肩周炎是指因肩关节周围肌腱、腱鞘、滑囊和关节囊等软组织慢性炎症粘连,限制肩关节活动,引起肩部疼痛、活动障碍的病症。目前国内肩周炎有广义和狭义两种理解,广义指肩周四大类疾病:①肩周滑囊病变(粘连性滑囊炎、钙化性滑囊炎、闭塞性滑囊炎等);②盂肱关节腔病变(粘连性关节炎、冻结肩、疼痛性

肩挛缩症、疼痛肩、肩关节僵硬疼痛等);③肌腱、腱鞘的退化性病变(肱二头肌长头腱炎、粘连性腱鞘炎、冈上肌腱炎、钙化性肌腱炎、退行性肌腱炎、肩周炎、疼痛弧综合征等);④其他肩周围病变(喙突炎、肩关节骨关节炎、类风湿关节炎等),而狭义仅指盂肱关节粘连(冻结肩)。

（二）流行病学调查

40～70 岁的中老年人发病率为 2％～5％,女性高于男性(比例约为 3∶1),右肩多于左肩,也偶有双侧同病者,肩部疼痛范围比较广泛,常波及三角肌、肱二头肌、冈上肌、冈下肌、肩胛下肌、小圆肌乃至胸小肌、胸大肌等肩关节周围的肌肉、肌腱和韧带。其特征是肩部疼痛和肩关节活动障碍逐渐加剧,经数月甚至更长时间,疼痛逐渐消退,功能慢慢恢复,最后自愈。

（三）病因

肩周炎病因至今不清,一般认为与下列因素有关。

1. 退行性病变　肩周炎多见于 40～50 岁的中老年人,显然与老年性退变有关。中老年人机体衰退,肌肉韧带松弛,新陈代谢逐渐衰减,肩部肌肉、肌腱、韧带发生老化,关节软骨、滑囊、腱鞘及肱二头肌长头腱均可出现不同程度的退行性病变,从而导致肩关节疼痛。

2. 气候因素　相当一部分患者发病前有明显风湿寒邪侵袭史,如淋雨、肩部受凉等。肩周炎在冬、春两季发病率明显高于夏、秋两季,这可能是天气寒冷时,肩部受凉使肩关节周围血流缓慢,肌肉紧张痉挛,长期的肌肉痉挛导致代谢产物蓄积,关节营养差而产生无菌性炎症,久之则出现炎性粘连、肩关节疼痛、活动受限等。

3. 慢性劳损　由于肩关节长年累月的积劳损伤或姿势不良等超过肩部肌肉、肌腱等软组织的耐受范围,产生肌肉、肌腱、韧带纤维微量多次断裂和出血,从而逐渐形成肩关节周围组织的无菌性炎症、粘连和挛缩。

4. 内分泌紊乱　肩周炎多发生于 50 岁左右的患者,女性多见,且多数患者伴有内分泌紊乱症状,有些还有围绝经期综合征的表现,当超过这个年龄段发病率反而减少,而且患者不治疗经过 2 年左右多可自愈。

5. 外伤　肩部的各种压伤、拉伤、扭伤、挫伤等外伤,使肩部肌肉、韧带等产生部分断裂,组织间出血,局部出现炎性渗出、疼痛及肌肉痉挛,在修复过程中可产生瘢痕,使组织间机化将会导致肩关节囊和周围软组织粘连,从而导致肩关节运动功能障碍。

6. 肩部活动减少　因某些原因如上肢骨折内外固定术后、久病卧床、颈椎病等使患者肩部活动减少或受限,造成局部血液循环不良,淋巴液回流受阻,炎性渗出淤积,日久纤维素沉着,导致关节囊挛缩和周围软组织粘连而继发肩周炎。

7. 其他　肱二头肌长头腱鞘炎、肩袖损伤、冈上肌腱炎,这些慢性炎症和损伤,均可波及关节囊和周围的软组织,引起关节囊的慢性炎症和粘连而发生肩周炎。还有颈椎病、冠心病、姿势失调的患者也容易患肩周炎。

（四）病理生理与生物力学变化

1. 急性期或凝结期　早期病变主要位于肩关节囊。早期组织充血、水肿、炎性渗出及炎性细胞浸润,继之出现组织纤维化,进而出现组织粘连,肩关节造影显示关节囊紧缩,因此导致关节囊粘连,其下部皱襞因互相粘连而消失,使肩外展受限;肱二头肌长头腱除了有肩关节屈曲的作用外,它也发挥着稳定肩关节的作用,当肱二头肌腱鞘粘连而滑动困难,则肩关节功能障碍,肩痛渐重。

2. 冻结期或粘连期　凝结期以后随着病变程度加剧,进入冻结期。此期除关节囊严重挛缩外,关节周围软组织均受累,滑膜充血、肿胀,失去弹性,使关节各个方向运动受限,几乎冻结。喙肱韧带挛缩限制了肱骨头外旋,冈上肌、冈下肌、肩胛下肌挛缩,肱二头肌长头腱鞘炎,使肩关节活动明显受限。

3. 缓解期或恢复期　经 6～15 个月,炎症逐渐被吸收,疼痛缓解,肩关节活动亦逐渐恢复,但往往活动范围不如病前。

（五）分类

根据南京鼓楼医院骨科统计的210例肩周炎中,肱二头肌腱鞘炎(包括喙突炎)占45.9%,冈上下肌腱炎占21.5%,肩峰下和三角肌下滑囊炎占23.7%,冻结肩占8.9%。根据临床上常见的类型,提出如下分类:①肩部撞击症;②冈上肌腱钙化;③肱二头肌长头腱鞘炎;④冻结肩;⑤喙突炎;⑥肩峰下滑囊炎或三角肌下滑囊炎。

（六）临床表现

本病多数无外伤史,少数仅有轻微外伤。其主要症状是逐渐加重的肩部疼痛及肩关节活动障碍。疼痛一般位于肩前外侧,有时可放射至肘、手及肩胛区,但无感觉障碍。夜间疼痛加重,影响睡眠,不敢患侧卧位。持续疼痛可引起肌肉痉挛与肌肉萎缩。肩前、后方,肩峰下、三角肌止点处有压痛,而以肱二头肌长头腱部压痛最为明显。当上臂外展、外旋、后伸时疼痛加剧。早期肩关节活动仅对内外旋有轻度影响,检查时应固定肩胛骨,并进行两侧比较。晚期上臂处于内旋位,各个方向活动均受限,但以外展、内外旋受限明显,前后方向的活动一般是存在的。此时肩部肌肉萎缩明显,有时因并发血管痉挛发生上肢血循环障碍,出现前臂及手部肿胀、发凉及手指活动疼痛等症状。患肢手放健侧肩,使喙肱挤压可出现疼痛。

（七）辅助检查

年龄较大或病程较长者,X线平片可见到肩部骨质疏松或冈上肌腱、肩峰下滑囊钙化征。MRI检查对软组织的分辨率高,对肩袖组成的肌肉、肌腱的变化可清晰显像,所以对肩关节盂唇撕裂,关节囊病变,肩关节不稳、肩袖撕裂等病变能做出诊断。

（八）诊断

结合临床表现及辅助检查,可明确诊断肩周炎的病理分型。

二、康复评定

1. 人体形态　检查如外观形态是否有强迫体位、肩周肌萎缩。

2. 疼痛评定　疼痛是肩周炎患者的主要症状,对疼痛程度进行评定是一项基本的工作。然而,由于疼痛是主观感觉,由躯体的、精神的、环境的、认知的和行为的等多因素造成及影响,所以对疼痛的评定比较复杂,有必要从多方面进行评估和测量,包括疼痛的严重程度、疼痛的治疗效果、患者的精神痛苦、对疼痛的感受程度等。常用的疼痛评定方法有视觉模拟评分法(VAS评分法)或简化的McGill疼痛评分法。

3. 肌力和耐力评定　肩周炎患者往往有肩部肌肉力量和耐力的减弱,需要对患者进行肩部肌肉肌力和耐力评定。

4. 功能评定

（1）关节活动度(ROM):测量肩关节ROM时患者取坐位或立位,臂置于体侧,肘伸直,患者进行主动运动,然后应用量角器分别对肩关节各活动范围进行评估,包括前屈、伸展、内收、外展、内旋、外旋。肩关节的复合运动也应进行评估,包括手置背后(后伸、内旋、内收)、手置颈后(前屈、外展、外旋),以能触及的脊柱脊突水平为标准。

（2）常用功能评估表:肩关节疾病治疗成绩判定标准(JOA)(表3-4-1)、Constant-Murley肩关节功能评分法(表3-4-2)和Rowe肩关节功能评定法(表3-4-3)常用于肩关节功能的评定,三者都包含有对肩关节活动度的评定。日常生活活动能力(ADL),包括穿脱开口衣、翻衣服领、刷牙、梳头、手能触及对侧腋窝、系裤带、便后使用卫生纸共7项。肌力评定,肩关节周围肌肉力量徒手肌力评测法评测肩关节主要肌肉力量,特别是肩袖肌肉的力量。

表 3-4-1　肩关节疾病治疗成绩判定标准(JOA)

指标	分数	得分	指标	分数	得分
Ⅰ.疼痛(30 分)			Ⅲ.治疗(30 分)		
1.无	30		1.上举(15 分)		
2.压痛或仅在运动、重体力劳动时出现疼痛	25		150°以上	15	
3.日常生活轻微疼痛	20		120°以上	12	
4.中等程度可以忍受的疼痛(使用镇痛剂,有时夜间痛)	10		90°以上	9	
5.高度疼痛(活动受限,夜间经常痛)	5		60°以上	6	
6.疼痛且完全不能活动	0		30°以上	3	
Ⅱ.功能(20 分)			0°以上	0	
1.综合功能(10 分)			2.外旋(9 分)		
①展肌力的强度			60°以上	9	
正常	5		30°以上	6	
优	4		0°以上	3	
良	3		—20°以上	1	
可	2		—20°以下	0	
差	1		3.内旋(6 分)		
零	0		Th12 以上	6	
②耐久力(在肘伸展位内旋位,举起 1 kg 哑铃保持水平的时间)			L_5 以上	4	
10 s 以上	5		臀部	2	
3 s 以上	3		其余以下	0	
2 s 以上	1		Ⅳ.X 线评价(5 分)		
不能	0		1.正常	5	
2.日常生活动作(10 分)			2.中度变化或半脱位	3	
①梳头	1		3.重度变化或脱位	1	
②系带子	1		Ⅴ.关节稳定性(15 分)		
③手摸嘴	1		1.正常	15	
④睡眠时压着患处	1		2.轻度不稳定或有要脱臼的不稳定感	10	
⑤取上衣侧面口袋的东西	1		3.重度不稳定或既往有半脱位状态	5	
⑥用手摸对侧眼	1		4.既往有脱臼	0	
⑦能关或拉开门	1		总分:		
⑧用手取头上的东西	1				
⑨能大小便	1				
⑩穿上衣	1				
(如果有其他不能做的动作各减 1 分)					

表 3-4-2 Constant-Murley 肩关节功能评分表

项目	得分	项目	得分
Ⅰ.疼痛(最高分 15 分)		外展	
评分：		0°~30°(0 分)	
无疼痛(15 分)		31°~60°(2 分)	
轻度痛(10 分)		61°~90°(4 分)	
中度痛(5 分)		91°~120°(6 分)	
严重痛(0 分)		121°~150°(8 分)	
Ⅱ.ADL(最高分 20 分)		151°~180°(10 分)	
ⅰ.日常生活活动的水平		ⅱ.外旋(最高分 10 分)	
全日工作(4 分)		手放在头后肘部保持向前(2 分)	
正常的娱乐和体育活动(3 分)		手放在头后肘部保持向后(2 分)	
不影响睡眠(2 分)		手放在头顶肘部保持向前(2 分)	
ⅱ.手的位置： 上抬到腰部(2 分)		手放在头顶肘部保持向后(2 分)	
上抬到剑突(4 分)		手放在头顶再充分向上伸直上肢(2 分)	
上抬到颈部(6 分)		ⅲ.内旋(最高分 10 分)	
上抬到头顶部(8 分)		手背可达大腿外侧(0 分)	
举过头顶部(10 分)		手背可达臀部(2 分)	
		手背可达腰骶部(4 分)	
		手背可达腰部(L_3 水平)(6 分)	
Ⅲ.ROM		手背可达 T_{12} 椎体水平(8 分)	
ⅰ.前屈、后伸、外展、内收活动分别按下列标准评分(每种活动最高分 10 分,4 项最高 40 分)		手背可达肩胛下角水平(T_7 水平)(10 分)	
		Ⅳ.肌力:MMT	
前屈		0 级(0 分)	
0°~30°(0 分)		Ⅰ级(5 分)	
31°~60°(2 分)		Ⅱ级(10 分)	
61°~90°(4 分)		Ⅲ级(15 分)	
91°~120°(6 分)		Ⅳ级(20 分)	
121°~150°(8 分)		Ⅴ级(25 分)	
151°~180°(10 分)		总分	

表 3-4-3 Rowe 肩关节功能评分法

项目	得分
一、稳定性	
无复发性脱位、半脱位,恐惧试验阴性(50 分)	
恐惧试验阳性(30 分)	
半脱位(无须复位)(10 分)	
复发性脱位(0 分)	

续表

项目	得分
二、活动度	
内旋、外旋、抬高均达到正常(20分)	
内旋、外旋、抬高达到正常的75%(15分)	
外旋达到正常的50%,内旋及抬高达到正常的75%(5分)	
抬高及内旋达到正常的50%,无法外旋(0分)	
三、功能	
工作及运动时无明显受限,没有不适感(30分)	
工作及运动时轻微受限,并有少许不适感(25分)	
工作及运动时中等受限,有明显不适感(10分)	
工作及运动时明显受限,并有疼痛(0分)	
总分	

分数越高,稳定性越高,肩功能越好,总共100分,100～90分为优,89～75分为良,74～51分为合格,≤50分为差。

三、康复治疗

(一)物理因子治疗

物理因子治疗的目的是改善局部血液循环和组织营养,消炎镇痛,解除痉挛,提高肌张力,扩大关节活动范围,防止肌肉萎缩和粘连。

1.超短波疗法或短波疗法 波长7 m的超短波治疗仪或波长11 m的短波治疗仪,中号电极两个,患肩对置:无热量,每日1次,每次15 min,用于急性期;微热量,每次15 min,用于慢性期,10次为1个疗程,2～3个疗程。

2.微波疗法 用圆形或鞍形辐射器,50～100 W,每日1次,每次15 min,2～3个疗程。

3.调制中频电疗法 频率为2000～8000 Hz的中频为载波,用不同波型(方波、正弦波、三角波等),频率为10～200 Hz的低频为调制波。调节的方式用连调、断调、变调、间调,以不同频率、不同方式进行组合,编成不同处方。150～200 cm² 的电极两个,对置于患肩前后,耐受量,每日1次,每次20 min,2～3个疗程。

4.直流电碘离子导入疗法 将两个面积为200～250 cm² 的衬垫,对置于患肩前后,用10%碘化钾阴极导入,3～5 mA。

5.超声波疗法 用800～1000 kHz的超声波治疗机,每平方厘米的输出功率为0.6～1.5 W,声头在肩部接触移动,8～12 min,1～2个疗程。

6.红外线疗法 局部照射,每日1次,每次20 min,1～2个疗程,用于冻结期。

(二)镇痛药物治疗

有些患者因肩周炎疼痛致晚上不能入眠,可口服或外用非甾体镇痛药等。

(三)局部封闭疗法

将利多卡因、丁哌卡因、维生素 B₁、维生素 B₂、曲安奈德或泼尼松龙混合液用于喙突、肩峰下、冈上肌、肱二头肌长头腱、三角肌止点、结节间滑膜鞘等常见压痛点进行封闭,每周1～2次,一般需治疗3～5次。还可行肩关节腔封闭。

(四)运动疗法

为增加肩关节的活动度,可进行肩关节活动,如下垂摆动练习(Codman练习)、爬墙练习、爬肩梯练习、外旋练习、外展练习(滑车法)等。

正身双手爬墙训练视频

前后摆动练习视频

（五）传统疗法

1. 针灸、拔火罐　急性期以缓解疼痛为主,针灸治疗以循经选取远端腧穴为主,采用强刺激,并配合局部腧穴(推荐"条口穴透承山穴"和"局部邻近穴配合条口穴"两种方案)、阿是穴;冻结期及功能恢复期以纠正肩关节功能活动障碍为主,针灸治疗应结合病因辨证,取穴以局部邻近腧穴、阿是穴为主,并配合循经取穴。

2. 推拿按摩　传统手法治疗主要起到舒经活络、松解粘连的作用。

（六）关节松动术

关节松动术是西方现代康复治疗技术中的基本技能之一,是治疗关节障碍、活动受限或僵硬、疼痛等的一种非常实用、有效的手法操作技术。松动手法结束后应嘱患者立即进行主动的关节功能练习。

四、功能结局

肩周炎患者初期常因天气寒冷、肩部受凉出现疼痛,疼痛范围比较集中,关节活动度尚未受限,如此时能够进行治疗,并进行针对性的康复训练,肩周炎能够在短时间内治愈。如任其发展,逐渐出现肩部某一部位持续或间断性疼痛、夜间痛,疼痛加重可扩大至枕部、腕部。同时肩关节出现活动受限、肩周肌肉萎缩等症状。疼痛、关节粘连达到某种程度后逐渐缓解,直至最后自行完全复原,一般恢复时间在两年左右。

五、健康教育

根据肩周炎的发病特点与发展规律,制订相关的预防方案。防止受凉、劳累和外伤是预防肩周炎发生和复发的关键,肩周炎预后好坏关键在于功能锻炼(运动疗法)。

🏥 小　　结

肩周炎又称肩关节周围炎,俗称凝肩、五十肩。以肩部逐渐产生疼痛,夜间为甚,逐渐加重,肩关节活动功能受限而且日益加重,达到某种程度后逐渐缓解,直至最后完全复原为主要表现的肩关节囊及其周围韧带、肌腱和滑囊的慢性特异性炎症。肩周炎是以肩关节疼痛和活动受限为主要症状的常见病症。如得不到有效的治疗,有可能严重影响肩关节的功能活动。肩关节可有广泛压痛,并向颈部及肘部放射,还可出现不同程度的三角肌的萎缩。常用的康复治疗手段有物理因子治疗、传统疗法、运动疗法、关节松动术、局部封闭疗法,包括主动与被动外展、旋转、伸屈及环转运动。

案例解析

患者为中老年女性,主要表现为"左肩疼痛伴活动受限半年"。应结合关节活动度、肌力肌耐力及辅助检查进行分析。

1. 对患者目前的功能情况进行以下康复评定。

①疼痛评定;②关节活动度(ROM)、肌力、活动度评定;③生活功能综合评定。

2. 肩周炎冻结期的具体康复治疗方法。

①手法治疗:传统推拿手法或者关节松动术;②针灸治疗;③运动疗法;④物理因子治疗。

🏥 能 力 检 测

选择题

A₁型题

1. 肩关节周围炎的病名很多,不包括以下哪个?（　　　）

A. 漏肩风 　　　　　　　B. 五十肩 　　　　　　　C. 冷凝肩

D. 肩痹 　　　　　　　　E. 肩凝症

2. 不属于肩周炎典型症状、体征的是（　　　）。

A. 肩关节周围疼痛 　　　　　　　　　　　　B. 肩关节活动受限

C. 手指麻木、无力 　　　　　　　　　　　　D. 肩关节周围有压痛点

E. 受寒和劳累后疼痛加重，并可向颈项及上肢扩散

3. 重型肩周炎患者肩臂肌肉萎缩，尤以（　　　）为明显。

A. 冈上肌 　　　　　　　B. 胸大肌 　　　　　　　C. 背阔肌

D. 肱二头肌 　　　　　　E. 三角肌

4. 根据肩周炎的病理改变可以分为三期，以下不对的是（　　　）。

A. 冻结期 　　　　　　　　　　　　　　　　B. 疼痛期

C. 急性期 　　　　　　　　　　　　　　　　D. 缓解期

5. 患者，50 岁，女，右肩痛，右上肢上举、外展受限 8 个月，无肩周红、肿、热等表现，疼痛可向颈、耳、前臂及手放射。最可能的诊断是（　　　）。

A. 肩关节骨肿瘤 　　　　　　B. 肩周炎 　　　　　　　C. 肩关节结核

D. 颈椎病 　　　　　　　　　E. 类风湿关节炎

参考答案

（黄远鹏）

第五节　关节炎患者的康复

关节炎（arthritis）泛指发生在人体关节及其周围组织，由炎症、感染、退化、创伤或其他因素引起的炎性疾病，可分为风湿性关节炎、类风湿关节炎、强直性脊柱炎、骨关节炎、痛风性关节炎、反应性关节炎、感染性关节炎以及其他类型的关节炎等数十种疾病。目前我国的关节炎患者有 1 亿以上，且人数在不断增加。关节炎的病因复杂，主要与炎症、自身免疫反应、感染、代谢紊乱、创伤、退行性病变等因素有关。其临床表现为关节的红、肿、热、痛，关节畸形及功能障碍，严重者可导致残疾，影响生活质量。本节内容就临床常见的类风湿关节炎、强直性脊柱炎和骨关节炎分别进行介绍。

案 例 导 入

张某，男，36 岁，农民。患者 2004 年 10 月发现腰背部僵硬，转动不灵，未到医院检查。2010 年 4 月，上述症状逐渐加重，发展为腰骶部和髋部疼痛，有时双膝关节也伴有疼痛，行走困难，行动受限，微有跛行，遂到医院就诊。查体：患者腰椎生理曲度变直、双侧骶髂关节压痛、"4"字试验阳性、手地试验距离 65 cm，双髋关节跛行疼痛，有时疼痛严重不能行走，抬腿困难，髋关节活动受限，血检 HLA-B27 阳性，X 光片显示：骶髂关节模糊，两侧骨质硬化，双髋关节间隙狭窄，髋臼及股骨头软骨下多处囊状改变。临床诊断：强直性脊柱炎。

请对该患者目前存在的功能障碍进行康复评定，并且拟订合适的康复运动治疗处方，给予适当的康复治疗。

任务目标

【知识目标】

1. 了解　强直性脊柱炎、类风湿关节炎和骨关节炎的概念和病因。
2. 熟悉　强直性脊柱炎、类风湿关节炎和骨关节炎的病理、临床表现和临床诊断。
3. 掌握　强直性脊柱炎、类风湿关节炎和骨关节炎的康复评定、康复治疗目标和康复治疗。

【能力目标】

1. 能对强直性脊柱炎、类风湿关节炎和骨关节炎进行康复评定,能判断骨关节炎的临床分型。
2. 能制订强直性脊柱炎、类风湿关节炎和骨关节炎的初步康复治疗方案。
3. 能对强直性脊柱炎、类风湿关节炎和骨关节炎进行康复治疗和康复指导。

强直性脊柱炎患者的康复

知识链接

一、概述

强直性脊柱炎(ankylosing spondylitis,AS)是一种慢性炎症性自身免疫性疾病,主要侵犯骶髂关节、脊柱骨突、脊柱旁软组织及外周关节 ,并可伴发关节外表现,严重者可发生脊柱畸形和关节强直。其主要的病理特点为肌腱、韧带和关节囊等附着于骨骼部位的附着点炎。据初步调查,我国强直性脊柱炎患病率为 0.3% 左右。本病男女之比为(2～3)∶1,女性发病较缓慢且病情较轻。发病年龄通常在 13～31 岁,高峰为 20～30 岁,40 岁以后及 8 岁以前发病者少见。

（一）病因病机

本病目前病因未明。流行病学调查发现,本病的发生可能与遗传和环境因素有关。

1. 遗传因素　已经证实了 AS 的发病和人类白细胞抗原 HLA-B27 密切相关,并有明显家族聚集倾向。AS 患者的 HLA-B27 的阳性率在我国患者中高达 91%。但是,大约 80% 的 HLA-B27 阳性者并不发生 AS,以及大约 10% 的 AS 患者为 HLA-B27 阴性,提示可能还有其他因素参与了 AS 的发病。

2. 环境因素　一般认为 AS 可能和泌尿生殖道沙眼衣原体、志贺菌、沙门菌、结肠耶尔森菌和克雷白杆菌等某些肠道病原菌感染有关,推测这些病原体激发了机体的炎症应答和免疫应答,造成组织损伤而引起疾病。

（二）病理

强直性脊柱炎是典型的血清阴性脊柱关节炎。其主要的病理特点为发生在中轴关节肌腱、韧带、关节囊等附着于骨骼部位的附着点炎,发生在周围关节滑膜和血管内膜的滑膜炎也不少见。早期的关节病理表现主要为骶髂关节炎,随着病情的发展,病变从骶髂关节开始沿着脊柱向上蔓延,使多个脊柱关节受累;或同时向下蔓延,累及双侧髋关节和膝关节,而上肢关节少见。到了晚期,典型表现为韧带钙化、椎体方形变、脊柱呈"竹节样"变、脊柱畸形及胸廓活动受限,外周关节也可以出现相应的病理变化。关节以外的病理表现主要为葡萄膜炎和虹膜炎,主动脉根炎和心肌及传导系统病变较少见,骨折一般被认为是继发性病变。

（三）临床表现

本病起病隐匿,进展缓慢,从开始发病到能够明确诊断往往需要 5～10 年。强直性脊柱炎是一种系统性疾病,临床表现既有骨关节系统的表现,又有关节外的表现。

1. 症状和体征

(1) 骨关节系统表现:典型表现为腰背痛、晨僵、腰椎各方向活动受限以及胸廓活动度减少。本病早期表现为腰骶疼痛不适或伴晨僵,也可出现单侧或双侧臀部、腹股沟向下肢放射的酸痛症状,常在静止、休息时加重,活动后可以减轻。本病晚期表现为腰椎各方向活动受限和胸廓活动度减少。随着病情进展,整个脊柱常自下而上发生强直,先是腰椎前凸消失,进而呈驼背畸形、颈椎活动受限。胸肋连接融合,导致胸廓活动度显著减少,严重影响呼吸运动。

(2) 关节外表现:包括眼葡萄膜炎、结膜炎、肺上叶纤维化、升主动脉根和主动脉瓣病变以及心传导系统失常等。神经、肌肉症状如下肢麻木、感觉异常及肌肉萎缩等较为常见。晚期病例常伴严重骨质疏松,易发生骨折。

2. 实验室检查　实验室检查无特异性指标。RF 阴性,活动期可有血沉、C-反应蛋白、免疫球蛋白(尤其是 IgA)升高。90％左右的患者 HLA-B27 阳性。

3. 影像学检查

(1) X 线检查:①骶髂关节:最先发病,初期边缘模糊,继而出现软骨下虫噬样破坏;中期关节软骨和软骨下骨质破坏后,出现关节间隙假性增宽;后期破坏区边缘出现骨增生硬化,最后形成骨性强直。②脊柱:病变自骶髂关节逐渐向上发展。初期表现为椎体骨质疏松和方形变、椎小关节模糊、椎旁韧带钙化以及骨桥形成;晚期广泛而严重的骨化性骨桥表现称为"竹节样"脊柱,以致脊柱变直或呈驼背畸形;另外,耻骨联合、坐骨结节和肌腱附着点(如跟骨)的骨质糜烂,伴邻近骨质的反应性硬化及绒毛状改变,可出现新骨形成。③四肢关节:以髋关节受累多见,多为双侧发病,表现为髋关节间隙变窄,关节面侵蚀,关节外缘骨赘形成,晚期可形成骨性强直;肩关节受累仅次于髋关节,膝关节、手足小关节也可受累。

(2) CT 和 MRI 检查:CT 分辨率比 X 线高,能发现骶髂关节轻微的变化,对常规 X 线片难以确诊的病例进行诊断,有利于疾病的早期诊断。MRI 检查能显示软骨变化,能比 CT 更早期发现骶髂关节炎。

(四) 诊断

常用 1966 年 AS 纽约标准(表 3-5-1)和 1984 年 AS 修订的纽约标准(表 3-5-2)进行诊断。纽约标准要求比较严格,不利于早期诊断,修订的纽约标准有利于较为早期的病例诊断。

表 3-5-1　1966 年 AS 纽约标准

1.临床标准	3.诊断
①腰椎前屈、后伸、侧弯 3 个方向活动受限;	1)肯定 AS:(1)或(2)
②腰背痛病史或现在症;	(1)双侧Ⅲ～Ⅳ级骶髂关节炎伴 1 项及以上临床标准;
③第 4 肋间隙测量胸廓活动度<2.5 cm。	(2)单侧Ⅲ～Ⅳ级或双侧Ⅱ级骶髂关节炎伴第①项或②＋③
2.骶髂关节 X 线表现分级	项临床标准者。
0 级:正常;	2)可能 AS:
Ⅰ级:可疑;	双侧Ⅲ～Ⅳ级骶髂关节炎而不伴临床标准者。
Ⅱ级:轻度异常,可见局限性侵蚀、硬化,但关节间	
隙正常;	
Ⅲ级:明显异常,存在侵蚀、硬化、关节间隙增宽或	
狭窄、部分强直等 1 项或 1 项以上改变;	
Ⅳ级:严重异常,表现为完全性关节强直。	

表 3-5-2　1984 年 AS 修订的纽约标准

1.临床标准 ①腰痛、晨僵 3 个月以上,活动改善,休息无改善; ②腰椎额状面和矢状面活动受限; ③胸廓活动度低于相应年龄、性别正常人。 2.放射学标准 双侧≥Ⅱ级或单侧Ⅲ～Ⅳ级骶髂关节炎。 3.骶髂关节 X 线表现分级 0 级:正常; Ⅰ级:可疑; Ⅱ级:轻度异常,可见局限性侵蚀、硬化,但关节间隙正常; Ⅲ级:明显异常,存在侵蚀、硬化、关节间隙增宽或狭窄、部分强直等 1 项或 1 项以上改变; Ⅳ级:严重异常,表现为完全性关节强直。	4.诊断 1)肯定 AS: 符合放射学标准和 1 项及以上临床标准者。 2)可能 AS: 符合 3 项临床标准,或符合放射学标准而不伴任何临床标准者。

二、功能障碍

(一)疼痛

疼痛是伴随强直性脊柱炎整个病程的主要症状,早期的疼痛常有腰骶部的疼痛、不适,臀部、腹股沟的酸痛,晚期典型的疼痛为腰背疼痛和其他部位附着点炎所致的疼痛等。疼痛一方面影响患者的生活质量,另一方面也是影响康复治疗效果的重要因素。选择恰当的康复治疗方法是缓解疼痛、提高患者生活质量、提高治疗效果的关键。

(二)脊柱畸形、活动受限

脊柱畸形、活动受限是强直性脊柱炎的典型表现。患者早期可出现晨僵,脊柱活动开始受限。晨僵时间的长短与疾病的严重程度密切相关。晨僵时间越短,表明病变越轻;晨僵时间越长,表明病变越重。随着病情的发展,脊柱炎症不断侵袭、破坏,引起脊柱关节过度修复,形成"竹节样"脊柱、驼背畸形,使脊柱活动度严重受限。

(三)外周关节活动受限

病变向上发展累及胸廓,可使胸廓活动度受限,影响呼吸运动;周围关节受累,也可以使这些部位的关节活动度受限,临床常见的周围关节受累的有髋关节(40%)、肩关节(40%)、膝关节(15.5%)、踝关节(10%)、足关节(5%)、腕关节(5%),极少累及手。

(四)日常生活活动能力障碍

由于疼痛、脊柱活动障碍等原因影响患者的日常生活活动能力,在强直性脊柱炎的中后期尤为明显。

(五)心理障碍

由于强直性脊柱炎病因不清,病情进行性加重,没有特异性的治疗方法,让患者容易对治疗丧失信心,到了疾病晚期,关节畸形、活动受限,严重影响患者生活质量,从而产生焦虑、恐惧、忧郁等心理,影响疾病的治疗。

(六)残疾

严重的强直性脊柱炎后期可以导致残疾的发生。

三、康复功能评定

1. 疼痛的评定　临床常用视觉模拟评分指数（VAS）进行评定。

2. 关节活动度（ROM）评定

（1）脊柱活动度评定：

①颈椎：

a. 颈椎前屈、后伸：患者取端坐位或直立位，轴心位于肩关节肩峰处，量角器的固定臂在冠状面上与地面平行，移动臂沿外耳道与头顶连线，正常前屈 0°～45°，后伸 0°～45°。

b. 颈椎侧屈：患者取端坐位或直立位，轴心位于第七颈椎棘突，量角器的固定臂在矢状面上与地面平行，移动臂沿第七颈椎棘突与枕骨粗隆连线，正常左右各侧屈 0°～45°。

c. 颈椎旋转：患者取端坐位或直立位，轴心位于头顶正中，量角器的固定臂与两侧肩峰连线平行，移动臂平行于头顶正中与头鼻尖连线，正常左右各旋转 0°～60°。

②胸腰椎：

a. 测指尖地面距离：患者站立位，双足并拢，双膝直伸，用力向前弯腰，伸直上肢，尽量用中指指尖触地，测量中指指尖与地面的距离，用来评定脊柱前屈功能。

b. 第 7 颈椎棘突与第 5 腰椎棘突连线距离：用站立时测得数据与充分屈曲时测得数据之差的绝对值来表示，正常情况下此距离不应小于 10 cm，此法的优点是避免了关节参与的影响。

c. 改良的 Schober 试验：患者取直立位，以两髂嵴连线与后正中线交点向上取 10 cm，向下取 5 cm。当患者双膝伸直、脊柱前屈时，上下两点之间的直线距离变成曲线距离，因此能增加 4～8 cm，小于此区间值说明胸腰椎前屈活动受限。

d. 脊柱侧屈评定：患者取直立位，充分侧屈脊柱，同时测量侧屈侧中指尖与地面之间的距离，具体方法同测定前屈功能障碍时的指尖与地面的距离。

（2）胸廓活动度评定：患者取仰卧位，暴露胸部，检查者在患者剑突水平或第 4 肋间（相当于乳头水平）测量患者深吸气、深呼气时的胸围大小，正常两者之差大于 2.5 cm，如果小于此值，说明胸廓活动度减小。

（3）其他关节活动度评定：强直性脊柱炎晚期，病变累及髋、肩、膝、踝、足、腕等外周关节，使其活动度受限，也应做相应关节的活动度评定。

3. 肌力评定　常用 Lovett 六级肌力评定标准进行徒手肌力测定（MMT），或用测力仪器进行相关肌肉的肌力评定。

4. 脊椎畸形的测定　用脊椎尺描绘出脊椎的畸形。此法应用较烦琐但能准确显示出脊柱的畸形外形与严重程度。

5. Keitel 功能试验　Keitel 功能试验主要用来评定脊柱的功能，其内容主要包括 Schober-Wright 征、指尖地面距离、枕墙距、胸围呼吸差、单腿站立以及下蹲六项内容，具体评定见表 3-5-3。最高分 18 分，0 分正常，分值越高表明功能障碍越严重。

表 3-5-3　Keitel 功能试验

试验	评分		
	1 分	2 分	3 分
Schober-Wright 征	<2 cm	≥2 cm 且<4 cm	≥4 cm
指尖地面距离	>30 cm	>10 cm，≤30 cm	<10 cm
枕墙距	>3 cm	>0 cm，≤3 cm	0 cm
胸围呼吸差	<2 cm	≥2 cm 且<4 cm	≥4 cm
单腿站立	完全不能	单侧能	两侧均能
下蹲	1/4 下蹲	半蹲	全蹲

6. 日常生活活动(ADL)能力评定 强直性脊柱炎患者晚期因疼痛、脊柱畸形、肢体功能障碍等影响其生活自理能力时,可选用 Barthel 指数、Bath 强直性脊柱炎功能指数(BASFI)(表 3-5-4)等方法进行日常生活活动能力评定。

表 3-5-4 Bath 强直性脊柱炎功能指数(BASFI)

0 1 2 3 4 5 6 7 8 9 10

1.无须别人帮忙或借助工具而能穿上袜子或紧身衣;

2.无须借助工具能自己弯腰从地上拾起钢笔;

3.无须别人帮忙或借助工具而能触及较高的架子;

4.不用手支撑或借助其他帮助而能从一张无扶手的椅子上站起来;

5.躺在地板上,无须他人帮助而能站起来;

6.不扶物站立 10 min 未感不适;

7.不扶栏杆且不依靠助行工具而能上 12~15 级楼梯(一步一台阶);

8.向后看时不用转动身体;

9.能进行体能活动,如身体锻炼、散步或其他体育运动之类的活动;

10.无论是做家务活,还是在上班,都能完成一整天的活动。

说明:请在专用的 VAS 标尺(0~10)上指示出您在过去一星期的活动情况:0=轻易完成;10=不可能完成。BASFI 计分:BASFI=(A+B+C+D+E+F+G+H+I+G)/10

7. 专项评定量表 强直性脊柱炎常用的专项评定量表有 Bath 强直性脊柱炎疾病活动性指数(BASDAI)、Bath 强直性脊柱炎功能指数(BASFI)、Bath 强直性脊柱炎测量指数(BASMI)。

8. 心理评定 心理评定常采用焦虑症自评量表(self-rating anxiety scale,SAS)和抑郁症自评量表(self-rating depression scale,SDS)进行评定。

9. 残疾指数的评定 残疾指数的评定可采用 Fires 的斯坦福健康评估问卷(health assessment questionnaire,HAQ)进行评定。对表中各问题按 0、1、2、3 评出相应分值,将 Ⅰ~Ⅸ 称为组,将其中的问题称为题。将该组内评分最高的题的评分作为组的评分。然后求出残疾指数(disability index,DI)。DI=各组评分之和/患者有回答的组数。正常人 DI≈0,DI 越大表示残疾程度越严重,因此可以利用 HAQ 来判定患者最后的残疾程度。

四、康复治疗

(一)治疗原则

强直性脊柱炎的治疗原则如下:早诊断、早治疗;康复治疗与药物治疗相结合;个体化治疗;必要时进行手术治疗。

(二)治疗目标

强直性脊柱炎的治疗目标如下:控制炎症,缓解症状、体征;延缓病情进展,防止关节损伤;改善关节功能,提高患者生活质量;预防、矫正畸形,防止并发症的发生。

(三)治疗方法

1. 运动治疗 强直性脊柱炎运动治疗的目的如下:①维持脊柱生理曲度,预防畸形发生;②维持良好的胸廓活动度,避免影响呼吸功能;③预防或减轻肌肉的废用性萎缩;④维持骨密度,防止骨质疏松等。

运动治疗的方法包括以下三个方面。

(1)维持脊柱姿态和灵活性的运动:

①贴墙站立:患者足跟靠墙,双膝伸直紧贴墙壁站立,要求做到足跟、臀部紧密贴墙,肩背部及枕部尽

量向墙靠拢。每次坚持 5 min,放松 1 min,再进行下一次练习,逐渐延长站立时间至每次 20 min 左右,每日练习 3～5 次。

②站立伸展运动:患者取站立位,肘关节伸直,双臂尽量上举,防止躯干后倾,觉得自己从脚趾到指尖都在伸展。每次坚持 1 min,放松 1 min,再进行下一次练习,逐渐延长站立伸展时间,时间长短根据个人情况而定,每日练习 5～10 次。此练习也可以配合靠墙站立进行练习,或站在门框前以双手超过门框为目标进行练习。

③仰卧伸展运动:患者仰卧在床上,双小腿及足垂吊在床边,全身放松,头、肩、背紧贴在床板上,保持 5 min 后放松。如头枕部不能着床,可用一合适枕头辅助完成此动作。以后随病情好转,可逐渐降低枕头高度直至完全撤去。

④俯卧伸展运动:患者俯卧在床上,以腹部支撑身体,做尽力抬头和双上肢及双下肢尽量离开床面的运动(燕子飞),坚持 5 s 再放松,重复 3～5 次。适用于脊柱活动受限但还未发生驼背畸形和强直的患者。

⑤床上伸展运动:旨在克服晨僵。患者起床前,取仰卧位,双臂上伸过头,向指、趾两个方向伸展,待感到伸展满意后,放松;伸展双腿,足跟向下伸,足背向膝方向屈,感到满意然后放松。

⑥膝胸运动:患者取仰卧位,屈髋屈膝,双足着床。慢慢抬起一膝向胸部方向屈曲,双手抱膝(如膝关节痛可抱膝后)继续拉向胸前,至满意为止;回到原位,另一膝做上述运动。双膝交替运动 2～3 次再放松,直到僵硬感消失为止。

⑦猫背运动:患者趴跪如猫状,尽力低头拱背收臀坚持 5 s,回复原位,再尽力仰头塌背抬臀坚持 5 s,反复数次 。

⑧摆体运动:预备姿势同猫背运动,保持手膝位置不动,躯干向前向后往复运动数次,回复原位,保持肩、手及膝位置不动,臀部左右摆动数次,直至僵硬感觉消失。

⑨转颈运动:有助于减轻颈部僵硬,保持颈部灵活性。患者取坐位,双足着地,头向左转并注视左肩,复原;头向右转并注视右肩。每侧重复 5 次。

⑩转体运动:患者取坐位,屈臂平举,双手交叉,转体向右,目视右肘,坚持 5 s 后复原。每侧重复 5 次。

⑪颈部伸展运动:患者取站立位或坐位,下颌尽量向胸部靠拢、复原;再尽量向后仰头、复原。每个方向重复 5 次。

⑫体侧运动:患者取立位,双足与肩等宽(背可靠墙),上举左臂,向右倾斜,右臂自然下垂,躯干屈向右侧,坚持 5 s 后复原,重复数次。

⑬腹部运动:患者取仰卧位,屈髋屈膝,双足着地,双臂置于身旁。伸展双臂,将头及双肩一起慢慢抬高,直至双手触膝,坚持 5～10 s,回复原位。放松 1 min,再进行下一次练习。逐渐延长双手触膝时间至每次 1 min 左右,每日练习 10～20 次。

(2)维持肢体灵活性运动:

①下肢伸展运动:仰卧、屈膝、双足着床,一腿屈膝抬起,双手拉住大腿尽量向头方向靠拢,膝关节伸直,足尖尽力上勾,坚持 5 s,回复到预备姿势。另一腿做同样动作,左右交替 5 次。患者也可坐在椅子上,一足放在低凳上,伸直腿,屈足至下肢后侧肌肉充分伸展。

②髋、盆旋转运动:患者取仰卧位,屈髋屈膝,双足着地,双臂展开;右腿盘在左腿上,右足位置正好在左膝下方;右腿用力缓慢拉左膝向右以至着床,左侧臀部离开床面,重复上述动作数次。膝、髋、背严重疼痛患者,可保持臀部不离开床面,双膝左右摆动而不盘腿。

③髋关节拉伸运动:患者取俯卧位,必要时腹下可置一枕头,膝关节保持平直,慢慢抬高一腿约20 cm,坚持 5 s 复原。另一腿做同样动作,左右重复 5 次。亦可进行立位锻炼。患者面壁站立,两足与肩等宽,双手扶墙以支撑身体,保持上体挺直,慢慢向后抬腿至最大限度,坚持 5 s 后复原,左右重复 5 次。

④股四头肌拉伸运动:患者面墙(或门框)站立,右手撑墙(或门框),手与肩同一水平;屈左膝,左手握住小腿远端,向臀部方向拉足跟,注意保持膝关节勿向前、上或侧面移动,拉小腿远端使膝、大腿向后,大腿向前用力对抗拉伸,坚持 5 s 复原,左右交替 5 次。

⑤股四头肌运动:患者背靠墙坐地板上,屈左膝、伸右膝;右足尖向上勾,大腿抬高离地约 20 cm,并保

持右膝平直,坚持 5 s 后复原。左右交替 5 次。如膝关节疼痛不能伸直,可固定膝关节不抬腿;如腰背痛不能取坐位,可改仰卧位。

（3）维持胸廓灵活性运动：

①旋肩呼吸运动：患者站立位或坐在无扶手的方凳上,双手指触肩,深吸气以扩胸,深呼气以放松,双肘缓慢划大圈,保持双肩稳定,双肘上转时深吸气,双肘下旋时深呼气,重复 5 次。如肩、肘疼痛影响转动,可行肩上—后—下—前转动,向上—后时吸气,向下—前时呼气。

②扩胸运动：患者双足与肩等宽,面墙角而站,双手平肩支撑在两面墙上,下颌内收,深呼吸;屈肘展背,双肩向前,头向后伸展,坚持 5 s 再回复原位,重复数次（图 3-5-24）。

③呼吸运动：患者取站位或坐位,双手抱头,用鼻缓慢吸气,短时憋气后再经口鼻呼出,每 5 min 8～12 次,共 15～20 min,2～3 次/天。对胸痛明显或呼吸功能受影响者,可予非甾体抗炎药（NSAID）减轻疼痛,以助锻炼。

2. 作业治疗　作业治疗主要针对强直性脊柱炎患者脊柱及外周大关节功能障碍所致的日常生活活动能力受限,主要的内容有 ADL 训练、辅具的使用、工作和家庭环境改造等内容,如加高的马桶方便髋关节屈曲受限患者如厕,加长的鞋拔子和使用穿袜器方便脊柱前屈受限者穿鞋袜等。

3. 物理治疗　具有消炎、镇痛、改善局部血液循环、松解粘连等作用。治疗强直性脊柱炎常使用的物理疗法如下。

（1）温热疗法：温热疗法能够扩张血管、增加代谢、改善营养、消除肿胀,从而达到消炎镇痛、缓解痉挛的作用,常用方法有蜡疗、中药湿热敷等。蜡疗：常用蜡饼法,每次 20～30 min,每日 1～2 次。患者取俯卧位,有助于矫正脊柱畸形。中药湿热敷：常选用红花、当归、乳香、没药、白芷、防风、独活、透骨草、桑寄生、骨碎补、牛膝、杜仲、续断等具有祛风湿、活血、止痛的中草药湿热敷袋敷于脊柱关节,每次 30～40 min,每日 1 次,10 次为一个疗程。

（2）电疗法：电疗能兴奋神经肌肉、促进血液循环、改善局部营养、消除炎症、镇静止痛,常用治疗方法有低频电疗法、中频电疗法和高频电疗法。低、中频电疗法：采用体表电极并置或对置在脊柱关节周围,每次 20～30 min,每日或隔日 1 次。高频电疗法常使用超短波和微波。超短波采用板状电极并置或对置在治疗部位,微热量,每次 12～15 min,每日 1 次。急性期可采用无热量,治疗时间缩短;慢性期采用温热量,治疗时间适当延长。微波采用非接触式辐射器,距体表 10cm,微热量,治疗时间同超短波。

（3）水疗法：水具有一定的温度、压力和浮力,能够刺激肌肉神经解痉镇痛,减轻关节内压力,减少炎性渗出。常用的方法有全身气泡浴和涡流浴。全身气泡浴：水温 36～38℃,治疗时间 15～20 min,每日 1 次,15～20 次为一个疗程。涡流浴：水温 37～42℃,治疗时间 20～30 min,每日 1 次,15～20 次为一个疗程。

4. 传统疗法

（1）针刺：具有调和气血、舒经通络、祛风湿、止疼痛等作用。常用的腧穴有华佗夹脊穴、大椎、至阳、肾俞、命门、气海俞、大肠俞、委中、秩边、承山、昆仑、三阴交、悬钟、阿是穴等。每次选 5～10 穴,常规皮肤消毒后,直刺或斜刺 1～3 寸,每次 30 min,10 次为 1 个疗程。

（2）艾灸：艾灸是中医传统疗法中治疗强直性脊柱炎最具特色的疗法,操作简便,效果良好。常用的灸法有长蛇灸、隔物灸、温针灸及药物灸等。

（3）其他疗法：拔罐、刮痧、小针刀、中药内服外用等也有很好的效果。

5. 药物治疗

（1）非甾体抗炎药（NSAID）：具有镇痛消肿的作用,是治疗关节疼痛和晨僵的"一线药"。此类药物作用于本病反应良好,但不能控制病情。常用的非甾体抗炎药有塞来昔布、美洛昔康、双氯芬酸、吲哚美辛、萘普生、布洛芬等。已经证明阿司匹林对本病疗效不佳。胃肠不耐受者可加胃黏膜保护剂,或改用选择性环氧化酶-2（COX-2）抑制剂。使用选择性 COX-2 抑制剂应注意心血管事件。上述治疗疗效不好、有禁忌证或不耐受者,可考虑对乙酰氨基酚和阿片类镇痛药。

（2）改变病情抗风湿药（DMARD）：该类药物较 NSAID 发挥作用慢，临床症状的明显改善需 1～6 个月，具有改善和延缓病情进展的作用。常用的药物有氨甲蝶呤、柳氮磺吡啶、来氟米特、雷公藤总苷、硫唑嘌呤、环磷酰胺等。已证明金制剂和青霉胺对本病无效。柳氮磺吡啶一般认为对轻型病例尤其以外周关节受累为主者有效。氨甲蝶呤、雷公藤总苷、来氟米特、硫唑嘌呤、环磷酰胺等疗效有待肯定。对上述传统治疗无效者可用肿瘤坏死因子（TNF-α）拮抗剂治疗。

（3）糖皮质激素：糖皮质激素不能阻止强直性脊柱炎进展，且不良反应大。一般不主张口服或静脉应用糖皮质激素治疗强直性脊柱炎。顽固性肌腱端病和持续性滑膜炎可能对局部糖皮质激素反应好。对全身用药效果不佳的顽固性外周关节炎（如膝关节）可行关节腔内糖皮质激素注射，一般每年不超过 3 次。

（4）其他：近年来，沙利度胺（thalidomide，反应停）和帕米膦酸钠（pamidronate sodium）也用于本病的治疗。前者基于其免疫调节作用，后者则由于其骨质保护作用。有疲劳、失眠、抑郁等精神情绪障碍者，可试用抗抑郁药治疗。

6. 外科治疗　强直性脊柱炎患者晚期有严重脊柱侧弯，活动受限，可考虑做脊柱侧弯截骨矫形术；因严重的外周关节炎而影响患者日常生活活动能力时，可考虑做关节置换手术，以提高患者的日常生活活动能力。

7. 心理治疗　强直性脊柱炎目前尚无特异性治疗，且病情迁延反复，最终还会导致患者残疾，易使患者产生焦虑、恐惧、忧郁等心理，严重影响了本病的治疗。对于这些心理问题，常常采用心理咨询、心理支持和疏导、心理应激的处理、指导患者进行自我放松训练和健康教育等方法进行治疗。

（四）健康教育

强直性脊柱炎患者的健康教育内容如下：向患者和家属普及强直性脊柱炎基本知识，争取患者早期诊断，积极治疗，提高治愈率，降低致残率；帮助患者了解药物的治疗作用和副作用及其处理方法，以免发生不必要的用药中断或不良后果；使患者认识正确的运动疗法的重要性，并给予正确指导；鼓励患者间的联系交流，互相吸取经验教训，促进疾病的治疗；鼓励患者保持乐观精神，正确处理社会、单位、亲友关系并取得支持等。

（五）功能结局

本病一般不影响寿命，但可影响患者的正常生活和工作，甚至导致患者残疾。正确认识本病，进行早期积极的康复治疗，可使大多数强直性脊柱炎患者的关节疼痛明显减轻，使关节功能显著改善。少数患者对本病重视不足，介入康复较晚，以至于强直性脊柱炎发展到了晚期，发生了严重的关节变形、脊柱纤维性（骨性）强直、剧烈疼痛、脊柱和关节活动明显受限，严重影响了患者的生活质量。此时需要进行手术治疗。手术治疗的目的是解除关节疼痛，恢复关节功能，延缓或终止疾病的发展过程，通常采用的手术方法主要有截骨矫形术和关节置换术等。

类风湿关节炎的康复

一、概述

类风湿关节炎（rheumatoid arthritis，RA）是一种以侵蚀性、对称性多关节炎为主要临床表现的慢性、进行性、全身性自身免疫性疾病。本病病因未明，其主要的病理表现为由滑膜炎引起的关节破坏、关节畸形、功能障碍，以及由血管炎引起的关节外器官、系统的损害。本病呈全球性分布，在不同人群中的发病率为 0.01%～0.05%，患病率为 0.18%～1.07%，发病高峰年龄为 30～50 岁，一般女性发病多于男性，男女之比为 1：（2～4）。发病情况具有一定的种族差异，印第安人高于白种人，白种人高于亚洲黄种人。我国类风湿关节炎的患病率为 0.32%～0.36%。

（一）病因病机

RA 的病因研究迄今尚无定论，一般认为其发生可能与感染、遗传、性激素、环境因素造成机体的免疫反应紊乱等密切相关。

1. 感染因素 尚未证实有导致本病的直接感染因素，但目前认为本病的发生可能与某些细菌、支原体和病毒等感染有关。

实验研究表明，A 组链球菌及菌壁的肽聚糖（peptidoglycan）可能为 RA 发病的一个持续的刺激原。A 组链球菌长期存在于体内，刺激机体产生抗体，发生免疫反应损伤机体而致病。支原体所导致的关节炎动物模型与人的 RA 相似，但不产生人的 RA 所特有的类风湿因子（RF）。另外，在 RA 患者的关节液和滑膜组织中从未发现细菌或菌体抗原物质，提示细菌可能与 RA 的起病有关，但缺乏直接证据。

越来越多的研究表明，EB 病毒感染与本病直接有关。65%～93%的类风湿性关节炎患者血清中有 EB 病毒核心抗体，而其他关节炎患者则仅为 10%～29%；另外，本病患者细胞培养的 B 细胞，经 EB 病毒转化后可产生 RF。

2. 遗传因素 流行病学调查显示，RA 的发病与遗传因素密切相关。家系调查发现：RA 现症者的一级亲属患 RA 的概率为 11%。对孪生子的调查结果显示：单卵双生子同患 RA 的概率为 12%～30%，而双卵孪生子同患 RA 的概率只有 4%。许多地区和国家进行研究发现人类白细胞抗原 HLA-DR4 单倍型与 RA 的发病相关，RA 患者中 HLA-DR4 阳性率高达 70%。

3. 性激素 有关研究表明，RA 发病率与性激素水平有关。女性妊娠期病情减轻，服避孕药的女性发病减少。动物模型显示 LEW/n 雌鼠对关节炎的敏感性高，雄性发病率低，雄鼠经阉割或用 β-雌二醇处理后，其发生关节炎的情况与雌鼠一样，说明性激素在 RA 发病中起一定作用。

4. 环境因素 大量的临床实践证实，长期居住在潮湿的房屋或长期在寒冷、潮湿的环境中工作的人，其发病率明显升高，高寒地区 RA 的发生率明显高于温暖的平原地区，说明本病的发生与寒冷及潮湿有关。另外，疲劳、营养不良、创伤、精神等因素，常为本病的诱发因素，但多数患者发病前常无明显诱因可查。

5. 免疫紊乱 目前多认为本病属于一种自身免疫性疾病，包括体液免疫因素与细胞免疫因素均参与其关节损害，形成关节慢性炎症。

（二）病理

RA 的基本病理改变是滑膜炎和血管炎。滑膜炎是关节炎表现的基础。RA 急性期，关节滑膜下层小血管扩张，内皮细胞肿胀、细胞间隙增大，细胞间质出现水肿和中性粒细胞浸润；RA 慢性期，滑膜增生肥厚，形成许多绒毛样突起（血管翳），突向关节腔内或侵蚀关节软骨和软骨下骨质，造成关节破坏、关节畸形、功能障碍。

血管炎是关节外病变表现的基础，可发生在 RA 关节外的任何组织。它常累及中小动脉和（或）静脉，病理特征为管壁淋巴细胞浸润、纤维素沉着，内膜增生，导致血管腔狭窄或堵塞。心脏和肺较常受累，最终导致纤维素性心包炎和胸膜炎、肺弥漫性间质纤维化，影响患者呼吸功能。

（三）临床表现

本病起病隐匿，进展缓慢，临床表现形式多样，主要包括关节炎表现和关节外多系统受累的表现。本病在出现明显关节症状前可有数周的低热，少数患者可有高热、乏力、全身不适、体重下降等症状，以后逐渐出现典型关节症状。少数患者起病较急，在数天内出现多个关节症状。

1. 症状和体征

（1）骨关节系统表现：RA 的早期主要临床表现为对称性、持续性关节疼痛和压痛、关节肿胀，常伴有晨僵。晨僵是指患者早晨起床时关节僵硬、活动不灵的主观感觉（日间长时间静止不动后也可出现），持续时间超过1h者意义较大。晨僵出现在95％以上的RA患者。晨僵持续的时间与疾病的严重性成正比，因此，它常被作为本病活动性观察的指标之一。关节疼痛是最早的临床症状，最常出现的部位为腕、掌指、近端指间关节，其次是足趾、膝、踝、肘、肩等关节。多呈对称性、持续性发生，时轻时重，往往伴有压痛，受累关节的皮肤可出现褐色素沉着。关节肿胀多因关节腔内积液或关节周围软组织炎症引起，病程较长者可因滑膜慢性炎症后的肥厚而引起肿胀。晚期由于关节破坏、关节周围的肌肉萎缩、关节挛缩使关节畸形更加严重。最常见的关节畸形是手指的"天鹅颈"畸形、"纽扣花"畸形、手指尺偏畸形和拇外翻畸形等。重症患者关节呈纤维性或骨性强直失去关节功能，致使生活不能自理。

（2）关节外表现：

①类风湿血管炎：可以发生在关节外的任何组织，常累及中小动脉或静脉，管壁有淋巴细胞浸润、纤维素沉着、内膜增生，导致血管腔的狭窄或堵塞。其主要表现有雷诺现象、甲床下点状出血、指端皮疹、巩膜炎、下肢溃疡。

②类风湿结节：是一种质地坚硬、压之无痛的皮下结节，常见于20％～30％的患者，多位于前臂伸面、尺骨鹰嘴附近、枕、跟腱等处的关节隆突部及受压部位的皮下，多呈对称性分布，直径数毫米至数厘米，大小不一。类风湿结节是类风湿血管炎的一种表现，几乎可以累及心、肺等所有脏器，其存在往往提示本病处于活动期。

③内脏病变：肺受累较为常见，一般男性多于女性，有时可为首发症状。其主要表现为肺间质性病变、肺内类风湿结节、Caplan综合征（类风湿性尘肺病）、胸膜炎、肺动脉高压等；心脏受累主要表现为心包炎；胃肠道受累主要表现为上腹不适、胃痛、恶心、纳差甚至黑粪，多与服用非甾体抗炎药有关，很少由RA本身引起。本病很少累及肾脏，偶有轻微膜性肾病、肾小球肾炎、肾内小血管炎以及肾脏的淀粉样变等报道。

④其他：神经系统受累主要表现为由严重的滑膜炎引起的正中神经、尺神经以及桡神经受压以及由小血管炎的缺血性病变所造成的多发性单神经炎。血液系统受累主要表现为贫血，患者的贫血程度通常和类风湿病情活动度密切相关。严重的RA患者可能发展成费尔蒂综合征（Felty综合征），它是指除有典型的类风湿关节炎临床表现外，还伴有贫血、脾大和白细胞计数减少的一种严重型类风湿关节炎。30％～40％RA患者在疾病的各个时期均可出现干燥综合征，随着病程的延长，干燥综合征的患病率逐渐升高。

（四）实验室及影像学检查

1. 实验室检查　常见的异常表现有轻至中度贫血，关节炎时滑液中的白细胞明显增多，疾病的活动期患者可有血沉、血清补体和C-反应蛋白（CRP）升高，自身抗体检查如RF阳性、抗角蛋白抗体谱抗体阳性。

类风湿因子（RF）可分为IgM、IgG、IgD、IgA和IgE，在常规临床工作中主要检测IgM型RF。RF可见于约70％的患者血清，其滴度一般与本病的活动性和严重性成正比。但RF并非RA的特异性抗体，大约5％的正常人也可以出现低滴度的RF，因此RF阳性患者必须结合临床表现，方能诊断本病。

抗角蛋白抗体谱抗体是近年来发现的新型抗体，有助于RA的早期诊断，尤其是血清RF阴性、临床症状不典型的患者。该抗体谱抗体包括抗核周因子（APF）抗体、抗角蛋白抗体（AKA）、抗聚角蛋白微丝蛋白抗体（AFA）和抗环瓜氨酸肽（CCP）抗体，已经在临床中普遍使用，并被纳入2010年ACR/EULAR新的RA分类标准评分中。

2. 影像学检查

（1）X线检查：双手、腕关节以及其他受累关节的X线检查对本病的诊断具有重要意义。RA早期的X线表现为关节周围软组织肿胀及关节附近骨质疏松；随病情进展可出现关节面的破坏、关节间隙狭窄、关节融合或脱位。根据关节破坏程度可将X线改变分为4期（表3-5-5）。

表 3-5-5　RA 的 X 线分期

分期	内容
Ⅰ期(早期)	1ᵃ　X 线检查无骨质破坏性改变
	2　可见骨质疏松
Ⅱ期(中期)	1ᵃ X 线显示骨质疏松,可有轻度的软骨破坏,伴或不伴有轻度的软骨下骨质破坏
	2ᵃ可有关节活动受限,但无关节畸形
	3　关节邻近肌肉萎缩
	4　有关节外软组织病变,如结节或腱鞘炎
Ⅲ期(严重期)	1ᵃ　X 线显示有骨质疏松伴软骨或骨质破坏
	2ᵃ　关节畸形,如半脱位,尺侧偏斜或过伸,无纤维性或骨性强直
	3　广泛的肌萎缩
	4　有关节外软组织病变,如结节或腱鞘炎
Ⅳ期(终末期)	1ᵃ　纤维性或骨性强直
	2　Ⅲ期标准内各条

注:标注前冠有"a"者为各期标准的必备条件(引自 JAMA,1949,140:659-662.)。

(2) CT 和 MRI 检查:用于 RA 的早期诊断。CT 分辨率比 X 线高,可以显示病变早期 X 线片上不能发现的骨质破坏,MRI 可显示关节软组织早期病变,如滑膜水肿、骨破坏病变的前期表现骨髓水肿等,但由于检查费用较高,目前不能普遍用于日常临床工作。

(五) 诊断

RA 的诊断主要依靠临床表现、实验室检查及影像学检查。典型病例按 1987 年美国风湿病学会(ACR)的 RA 分类标准(表 3-5-6)诊断并不困难,但对于不典型及早期 RA 易出现误诊或漏诊。2010 年 ACR 和欧洲抗风湿病联盟(EULAR)提出了新的 RA 分类标准和评分系统(表 3-5-7):至少 1 个关节肿痛,并有滑膜炎的证据(临床或超声或 MRI);同时排除了其他疾病引起的关节炎,并有典型的常规放射学 RA 骨破坏的改变,可诊断为 RA。另外,该标准对关节受累情况、血清学指标、滑膜炎持续时间和急性时相反应物 4 个部分进行评分,总分 6 分以上也可诊断为 RA。

表 3-5-6　1987 年美国风湿病学会的 RA 分类标准

条件	注释
1.晨僵	关节及其周围僵硬感至少持续 1 h(病程≥6 周)
2.≥3 个区域关节部位的关节炎	医生观察到下列 14 个区域,即左侧或右侧的近端指间关节,掌指关节、腕、肘、膝、踝及跖趾关节中累及 3 个,且同时软组织肿胀或积液(不是单纯骨隆起)(病程≥6 周)
3.手关节炎	腕、掌指或近端指间关节炎中,至少有一个关节肿胀(病程≥6 周)
4.对称性关节炎	两侧关节同时受累(双侧近端指间关节、掌指关节及跖趾关节受累时 ,不一定绝对对称)(病程≥6 周)
5.类风湿结节	医生观察到在骨突部位,伸肌表面或关节周围有皮下结节
6.类风湿因子阳性	任何检测方法证明血清类风湿因子含量异常,而该方法在正常人群中的阳性率小于 5 %
7.放射学改变	在手和腕的后前位相上有典型的类风湿关节炎放射改变:必须包括骨质侵蚀或受累关节及其邻近部位有明确的骨质脱钙

注:以上 7 条满足 4 条或 4 条以上并排除其他关节炎可诊断 RA,条件 1～4 必须持续至少 6 周(引自 Arthritis Rheum,1988,31:315-324)。

表 3-5-7 ACR/EULAR 2010 年 RA 分类标准和评分系统

项目	内容		评分
1. 关节受累情况 (0～5 分)	大中关节 1 个 2～10 个		0 1
	小关节 1～3 个 4～10 个		2 3
	大于 10 个关节(至少 1 个小关节)		5
2. 血清学 (0～3 分)	RF 或抗 CCP 抗体均阴性		0
	RF 或抗 CCP 抗体至少 1 项低滴度阳性		2
	RF 或抗 CCP 抗体至少 1 项高滴度(>正常上限 3 倍)阳性		3
3.滑膜炎持续时间 (0～1 分)	<6 周		0
	>6 周		1
4.急性时相反应物 (0～1 分)	CRP 或 ESR 均正常		0
	CRP 或 ESR 增高		1

注:总得分 6 分以上也可诊断 RA。

(六) RA 疾病活动期和稳定期判断

本病在明确诊断之后,还要进行 RA 疾病活动期(表 3-5-8)和稳定期判断,才能进行下一步的治疗。

表 3-5-8 RA 疾病活动期判断标准

项目	轻度活动	中度活动	明显活动
晨僵时间/h	0	1.5	>5
关节疼痛数	<2	12	>34
关节肿胀数	0	7	>23
握力			
男/mmHg	>250	140	<55
女/mmHg	>180	100	<45
50 尺(16.5 m)步行秒数	<9	13	>27
血沉率(魏氏法)/(mm/h)	<11	41	>92

RA 疾病稳定期判断标准如下。

(1) 晨僵持续时间不超过 15 min;

(2) 无疲劳感;

(3) 关节无疼痛(根据病史);

(4) 关节无压痛或无运动痛;

(5) 关节无软组织或腱鞘膜肿胀;

(6) 血沉率(魏氏法)女性不超过 30 mm/h,男性不超过 20 mm/h。

连续 2 个月或以上具有上述 5 项或更多者定为稳定期。

二、功能障碍

（一）疼痛

关节疼痛既是 RA 发病最早的症状，也是伴随 RA 整个病程的主要症状，出现部位多在腕关节、掌指关节、近端指间关节，其次在足趾、膝、踝、肘、肩等关节。疼痛多呈对称性分布，持续性发作，时轻时重，严重的疼痛可使相应关节的活动度明显受限，严重影响患者的日常生活功能。

（二）关节活动受限

RA 关节活动受限的最早表现为晨僵，晨僵的时间长短与疾病的严重程度密切相关。晨僵时间越短，表明病变越轻；晨僵时间越长，表明病变越重。随着病情的发展，关节炎症不断地侵袭、破坏，导致病变关节解剖结构严重损坏，产生剧烈的疼痛和关节肿胀，进一步加重了关节活动度受限。

（三）关节畸形

关节畸形常见于晚期的 RA 患者，主要是由关节炎症导致的关节破坏与关节的自我修复共同作用所致，而关节周围肌肉的萎缩、痉挛致使畸形更为加重。最为常见的关节畸形是腕和肘关节强直、掌指关节的半脱位、手指向尺侧偏斜和呈"天鹅颈"畸形及"纽扣花"畸形。严重的畸形往往致使患者生活不能自理。

（四）步态异常

下肢病情严重的 RA 患者可影响其步行功能，常见的异常步态有跛行、髋关节活动受限步态、膝关节活动受限步态、马蹄足畸形步态和抗痛步态等。

（五）日常生活活动能力障碍

由于晨僵、关节疼痛、关节肿胀、畸形等原因影响患者的日常生活活动能力，在 RA 的中后期尤为明显。

（六）心理障碍

由于 RA 病因不清，病情进行性加重，没有特异性的治疗方法，让患者容易对治疗丧失信心，到了疾病晚期，剧烈的疼痛、关节畸形、活动受限以及关节外的脏器损害，严重影响了患者的生活质量，使其产生焦虑、恐惧、忧郁等心理，影响疾病的治疗。

（七）残疾

严重的 RA 晚期可以导致残疾的发生。

三、康复功能评定

1. 疼痛的评定　关节疼痛为 RA 患者主要表现，除了可进行目测类比评分法（VAS）、简化 McGiLL 疼痛问卷和压力测痛法等评定疼痛外，还有专门针对 RA 关节压痛而设计的各种关节指数评定方法，例如 Ritchie 指数。Ritchie 指数与影像学的结果相关，低指数者侵蚀较轻。

2. 关节活动度（ROM）评定　关节活动度采用量角器按照关节活动度评定方法进行评定。人体各关节不严重影响日常生活活动的最低活动范围，如表 3-5-9 所示。

表 3-5-9　人体各关节不严重影响日常生活活动的最低活动范围

关节	活动度	动作
肩	0°～75°	屈/外展
	45°	内旋

关节	活动度	动作
腕	0°～20°	伸
	0°～20°	屈
	0°～60°	旋前
	0°～60°	旋后
掌指	0°～70°	屈
近端指间关节	0°～90°	屈
髋	0°～30°	屈
	25°	伸/旋转
膝	0°～60°	屈
踝	5°	背屈15°至跖屈
颈	0°～30°	屈/伸/侧弯
	0°～45°	旋转

3. 肌力评定　本病主要累及指间关节、掌指关节、跖趾关节等较多关节，所以主要评定手部的肌力。手的握力多采用握力计法，因手的小关节畸形，可改用血压计法测定握力。将水银柱式血压计袖带卷折后再充气达到 4 kPa（30 mmHg），令患者用手在无依托情况下紧握气囊，将得出的读数减去 4 kPa（30 mmHg）即为实测握力数。连续测量 3 次，求平均值。以同样方式可测出手指捏力和夹力。

4. 畸形的评定　RA 患者致残率高，常与各种畸形有关。常见的畸形如下：①"天鹅颈"畸形：由近端指间关节（PIP）过伸，远端指间关节（DIP）过屈所致；②"纽扣花"畸形：由近端指间关节过屈，远端指间关节过伸所致；③手指尺偏畸形：由掌指关节半脱位所致；④桡尺关节半脱位；⑤髋关节屈曲畸形；⑥膝关节内外翻；⑦爪形趾；⑧拇外翻畸形等，手部的畸形影响握力，下肢的畸形影响步行功能。

5. 步态评定　RA 患者常见的异常步态如下。

（1）两腿长度不等所致跛行：两腿相差不足 3.5 cm，表现为健侧肩抬高，患侧肩下垂，由患侧骨盆下降代偿，迈步相时健侧、膝和踝关节过度屈曲；一旦两腿长度之差超过 3.5 cm，患者出现短侧腿代偿性足尖行走。

（2）髋关节活动受限步态：主要表现为腰段出现代偿运动，用骨盆和躯干的倾斜代替受限的关节活动。在脊柱腰段和健侧关节有过度活动。

（3）膝关节活动受限步态：膝屈曲挛缩小于 30°时，仅快速行走时才能显示短腿跛行；屈曲挛缩大于30°时，慢速行走亦可被发现。膝伸直位挛缩步行时，摆动相患腿做画圈运动；站立相足跟着地期出现较强震动。

（4）马蹄足畸形步态：由于踝关节跖屈位挛缩固定而形成马蹄足畸形。支撑相，患者往往以前脚掌的内侧（足外翻）或者外侧（足内翻）着地；摆动相，患者往往向外画圈、抬脚过高，防止绊倒。

（5）疼痛性步态：抗痛步态，常见于有下肢关节病变的患者，为了减轻或避免患侧负重，以便减轻疼痛而为之。其特点为患侧站立相时间明显缩短，便很快过渡到健侧站立相。

（6）关节不稳定：由于关节肿胀、肌肉萎缩等因素导致关节不稳定，表现为关节活动范围过大或异常运动，不能支撑体重，或行走时屈、伸两组肌肉肌力不平衡，导致关节不稳突然屈曲。

6. 日常生活活动（ADL）能力评定　RA 患者日常生活活动能力的评定可选用 Barthel 指数、关节功能障碍对日常生活的影响评定表和 Stewart 的关节病患者躯体活动能力评定表等方法进行评定。Barthel 指数通过对进食、洗澡、修饰、穿衣、控制大便、控制小便、如厕、床椅转移、平地行走及上楼梯 10 项日常活动的独立程度打分来区分等级的。关节功能障碍对日常生活的影响评定表（表 3-5-10）是了解关节病对患者日常生活活动能力影响简便、有效的方法。而 Stewart 的关节病患者躯体活动能力评定表（表 3-5-11）则为患者量身制订科学合理的康复治疗方案提供依据。利用该表评定时，需按项目编号从 1 开始往后评定，如果 1、2 项能够完成，以上各项理应能够完成，不必继续逐项评估。评估时对于每个项目均用"能""能，缓慢"和"不能"三种回答。根据患者用"能"回答的项目，可知其躯体活动能力处于何种水平：如果患者对 3 项及以上评估回答均为"能"，表示患者可完成中等强度的体力活动；若患者在中等强度活动的 5 项（3～7）中只能完成 5、6、7 项，可记下数值最小的一项如"Ⅱ-5"，以便治疗后进行比较。

表 3-5-10　关节功能障碍对日常生活的影响评定表

让患者进行的动作	所检查的肌、骨功能	预计 ADL 受累的部分
Ⅰ.第一掌指关节与头顶接触	肩外展、屈曲、外旋、屈肘	清洁面、额、头发、口腔和进食、穿衣
Ⅱ.手触后腰	肩内旋	穿衣
Ⅲ.手掌放在对侧大粗隆上	屈腕	料理会阴
Ⅳ.手指尖触掌横纹	指关节屈曲	抓握
Ⅴ.示指尖触拇指尖	拇对掌、手指外展	抓握
Ⅵ.坐位手触鞋前端	伸肘；腰、髋、膝屈曲	下肢穿下装

表 3-5-11　关节病患者躯体活动能力评定表

活动强度级分类	项目编号	内容
基本活动	12	应用浴室无须帮助
	11	进食无须帮助
	10	自己穿脱衣服
	9	走到桌前进餐
	8	在屋内周围走
中等强度活动	7	步行一个街区或更远
	6	步行上坡或上楼
	5	如果愿意，可跑一段小的距离
	4	在室内进行除尘或洗碗、碟等工作
	3	在家中搬动桌椅，推动吸尘器等
大强度活动	2	如果愿意，可参加游泳、打网球、打篮球、打排球、划船等体育活动
	1	在家中能擦地板、搬动沉重的家具等

7. 功能障碍及其严重程度的评定　功能障碍的评定常用 Fries 功能障碍调查表和 Kerstin 功能障碍信号评定法（SOFI 评分法）进行评定，严重程度的评定常用 1991 年美国风湿病学会的类风湿关节炎功能指数修正标准进行评定。

（1）Fries 功能障碍调查表：该表共有 8 个大项目，即穿衣化妆项、起立项、进餐项、步行项、卫生项、上肢上举项、抓项、活动项，每个大项目下包括若干小项目，"无困难"计 0 分，"有困难"计 1 分，"需要帮助"计 2 分，"不能完成"计 3 分，分数越高障碍越显著。

（2）SOFI 评定法（表 3-5-12）：主要用于早期发现手和上、下肢的功能障碍，其评定内容包括手功能、上肢功能和下肢功能，每项有若干具体活动，能完成为 2 分，不能完成为 0 分。手的最高分为 8 分，上肢的最高分为 6 分，下肢的最高分为 8 分，总分最高分为 22 分，总分越低，表示障碍程度越严重。

表 3-5-12　SOFI 评定法

部位	内容	评分	部位	内容	评分
手	1.紧握塑料管(男性握直径 8 cm 的塑料管、女性握直径 6 cm 的塑料管)		上肢	②能完成 2 的一半即仅第 4～5 指的掌指关节背面能触及桌面(1分)	
	①能用拇指和其他四指屈曲握住,手掌与管紧贴(2分)			③即使 2 也不能完成(0分)	
	②与①类似,但手掌不能与管紧贴(1分)			3.仰卧、完全伸直肘	
	③只能用第 1～4 指四个手指握住(0分)			①能完成 3 的要求(2分)	
	2.用第 2～5 指紧握铅笔			②屈曲畸形≤15°(1分)	
	①能紧握(2分)			③屈曲畸形>15°(0分)	
	②不能紧握铅笔,但能紧握直径 2.5 cm 的圆柱(1分)		下肢	1.坐在椅子上,背部紧靠椅背	
	③手指不能屈曲紧握(0分)			①在 1 的条件下能将患足足跟放在对侧膝上(2分)	
	3.拇食指尖对合,形成圆钳形握式			②在 1 的条件下患足足跟只能放到对侧小腿的 1/2 处(1分)	
	①能形成"O"形的钳形对捏(2分)			③不能完成②的动作(0分)	
	②能形成"D"形的钳形对捏(1分)			2.仰卧、膝完全伸直	
	③不能形成任何形式的对捏(0分)			①能完成 2(2分)	
	4.拇指内收对掌			②膝屈曲畸形≤10°(1分)	
	①拇指尖能与小指基底部触及(2分)			③膝屈曲畸形>10°(0分)	
	②拇指尖不能与小指基底部触及但能超过小指基底部(1分)			3.木板下置一直径为 4 cm 的圆柱,赤足站在板上达平衡(可扶持),然后木板向后倾斜,使足跟侧木板触地	
	③达不到②(0分)			①能完成(2分)	
上肢	1.双前臂外展90°、双手掌覆盖双耳及颈后,手指能触及棘突			②木板后倾触不及地,但与地面的距离≤2 cm(1分)	
	①能达到 1 的要求(2分)			③不能完成(0分)	
	②除前外展90°不能达到外,其余能完成(1分)			4.用足尖站立、可扶持	
	③即使②也不能完成(0分)			①能完成(2分)	
	2.坐在桌前,屈肘 90°,手背能平放在桌面上,而且第 2～5 指的掌指关节背面必须触及桌面			②能完成,但痛(1分)	
	①能达到 2 的要求(2分)			③不能完成(0分)	

(3) 类风湿关节炎功能指数修正标准(表 3-5-13):将日常活动分为一般自身照顾、职业工作和业余活动,较全面地对 RA 功能障碍做出总体评估。

表 3-5-13　类风湿关节炎功能指数修正标准

等级	标准
Ⅰ级	完全能完成日常一般活动(自身照顾①、职业工作②、业余活动③)

续表

等级	标准
Ⅱ级	能完成一般自身照顾和职业工作,但业余活动受到限制
Ⅲ级	能完成一般自身照顾活动,但职业工作和业余活动受限制
Ⅳ级	一般自身照顾、职业工作和业余活动能力均受限制

注:①一般自身照顾:包括穿着、进餐、洗澡、梳妆、修饰和如厕;②职业工作:包括工作、学习、家务活动;③业余活动:包括娱乐性(消遣性)和(或)闲暇活动。

8. 心理评定　由于 RA 患者病程较长,病情反复,进行性加重,不仅影响了患者的正常工作和生活,也常常导致患者出现焦虑、抑郁、恐惧等诸多的心理问题,这在 RA 的晚期尤为明显。针对这些心理问题,治疗师需要根据患者的具体表现选择合适的心理评定量表进行评定。通常采用的量表有焦虑症自评量表和抑郁症自评量表等。

9. 残疾指数的评定　可采用 Fires 的斯坦福健康评估问卷(health assessment questionnaire,HAQ)(表 3-5-14)进行评定。

表 3-5-14　斯坦福健康评估问卷(HAQ)

项目和内容	评分			
	无困难	有困难	需他人帮助	不能完成
	0分	1分	2分	3分

Ⅰ.穿衣和梳洗

　ⅰ.你能从衣柜和抽屉中取出衣服吗?

　ⅱ.你能自己穿上衣服(包括扣纽扣、拉上拉锁和按合子母扣)吗?

　ⅲ.你能自己洗头吗?

Ⅱ.站起

　你能不用上肢支撑就从椅上站起吗?

Ⅲ.进食

　ⅰ.你能切熟肉吗?

　ⅱ.你能将一满杯饮料送到嘴边吗?

Ⅳ.步行

　你能在户外的平地上走路吗?

Ⅴ.卫生

　ⅰ.你能洗和擦干全身吗?

　ⅱ.你能用浴盆洗澡吗?

　ⅲ.你能开关水龙头吗?

　ⅳ.你能使用抽水马桶吗?

Ⅵ.探

　ⅰ.你能梳头吗?

　ⅱ.你能探及并取下头上方 4.5 kg 的一袋砂糖吗?

Ⅶ.握

　ⅰ.你能打开有按压式开关的门吗?

　ⅱ.你能旋开瓶盖吗?

　ⅲ.你能使用铅笔吗?

续表

项目和内容	评分			
	无困难	有困难	需他人帮助	不能完成
	0分	1分	2分	3分

Ⅷ.活动

ⅰ.你能骑自行车吗?

ⅱ.你能上街购物吗?

Ⅸ.性生活

你能正常地过夫妻生活吗?

四、康复治疗

(一)治疗原则

早诊断、早治疗;康复治疗与药物治疗相结合;个体化治疗;必要时进行手术治疗。

(二)治疗目标

本病的治疗目标是减轻关节疼痛、延缓病情进展、防止和减少关节的破坏、改善关节功能、提高患者的生活质量、预防并发症的发生。

(三)治疗方法

1. 正确合理的休息　RA患者无论处于急性期或慢性期均要有足够的休息时间。

(1)全身休息:急性期患者需要全身绝对卧床休息,休息时应注意摆放良好体位。枕头不宜过高,床垫不能太软,以免臀部下沉引起双髋关节屈曲挛缩畸形。有时为减轻疼痛,于双膝后方放置枕头,但易导致膝关节发生屈曲挛缩畸形。为避免患者双足下垂,卧床时可让其足底前部蹬在海绵垫上,或给患者穿上"丁"字鞋,以矫正足下垂畸形。仰卧位要与侧卧位交替进行,侧卧位时要注意避免颈椎过度向前弯曲导致颈椎屈曲畸形的发生。长期卧床患者还要预防骨质疏松、高钙血症、高钙尿症、肌肉萎缩、心功能减退等症状。

(2)局部休息:对于急性炎症渗出期的关节应该采用夹板制动,并抬高肢体促进水肿吸收。关节制动期间,每日应除去夹板,做主动/被动关节活动度训练,训练结束后再恢复原来的固定,直到无须固定为止。为了预防关节制动期间有可能出现的关节强直,关节制动时应该固定在最佳功能位置。夹板固定的作用是促进炎症消散、防止关节损伤,最终目的是保留一个既可活动又具有功能的有用关节。

(3)关节功能位保持:不恰当的体位和不良姿势常常引起肢体的挛缩。为了最大限度地发挥制动关节的功能,需将关节固定在功能位上。①髋关节:屈曲5°~10°,旋转取中立位固定。②膝关节:屈曲5°~10°,旋转取中立位固定。③踝关节:保持中位。④肩关节:屈曲30°~45°,内旋10°位固定。⑤肘关节:屈曲70°~80°,前臂旋后10°~15°位固定。⑥腕关节:取背屈5°~10°位固定。⑦手:掌指关节取屈曲30°固定,拇指应取外展位固定。⑧下颌关节:尽可能保持上、下齿距0~2 cm的活动范围。⑨头部:取垂直前视位。

(4)病变关节的保护:①多个关节受累时:尽可能使用大的病变关节代替小的病变关节进行工作,避免加重RA小关节的损伤,例如提取重物时使用肘关节而不用手提取,关抽屉时,用手臂力量或侧身力量代替用手推,避免加重腕关节的炎症。②手指关节受累时:尽可能采用粗柄、大把手用具。③尽可能避免长时间保持同一体位不变。④搬运重物时:可采用带车轮的小车协助搬运或在地上滑行搬运,应该推行搬运,避免拉行搬运,有条件者可借助他人的帮助。⑤避免做手的尺位偏运动:如拧瓶盖动作。⑥避免做牵拉、弯腰工作:长时间步行应减少。桌面高低要适中,以站立时腕关节高出桌面5~8 cm为宜。⑦休息时尽可能使关节处于功能位,避免同一个体位长久持续性休息,以免引起关节的僵硬。⑧避免出现超重、肥胖,因为体重减轻 1 kg,能减轻关节负重 3~4 kg。

2. 运动治疗

(1)RA 运动治疗的目的:增加或维持肌力,增加肌肉耐力,维持关节活动范围,改善 ADL 能力,增加骨密度,改善患者的健康状况和社会交往。

(2)RA 急性期治疗:RA 急性期伴有滑膜炎时,可指导患者进行肌肉主动等长收缩、主动关节活动度训练及进行一些辅助性运动(用于手和足内附肌)等训练,来消肿止痛,改善关节功能。治疗时需采用中低强度,以免加重关节肿胀,一般每天 1~2 次,每次重复 3~4 次收缩即可。

(3)RA 慢性期治疗:RA 慢性期或急性期不伴有滑膜炎时,可给予患者被动牵引(用于挛缩)、主动等长收缩和主动等张收缩(用于肌肉无力和肌肉萎缩)、主动关节活动度训练、辅助性运动(用于手和足内附肌)、耐力训练、娱乐性运动(游泳、步行、自行车等低冲击性有氧运动)等训练和治疗,治疗强度要根据患者的具体情况而定,但有严重的关节不稳定时,避免进行等张运动。

(4)运动疗法的注意事项:

①认真做好局部和整体状态的评定:注意局部(关节、周围软组织)炎症所处的时期、关节破坏的程度、肌力、软组织挛缩等情况。并非所有关节均适合同一运动,应区别对待。整体评定主要考虑心、肺功能状态和全身情况,当血小板计数低于 20×10^9/L 时,应禁止运动。

②注意关节炎症时期:急性期关节应休息,每日仅允许数次主动的关节活动和等长收缩;亚急性期运动次数可增多;慢性期则可进行各种基本的运动疗法。

③区别疼痛类型:炎症性疼痛患者只能进行关节活动范围运动,轻度机械性疼痛患者可进行关节活动范围运动、等长运动、等张运动及低冲刺性的有氧运动,而中度或严重者则只能做关节范围运动和等长收缩。

④运动前准备:为增加肌腱伸展、减少疼痛,运动前宜采用冷、热疗。牵张运动前亦可服用止痛药,但要注意用药后疼痛虽已减轻,却容易引起关节的损伤。运动前进行轻柔的按摩,可使肌痉挛减轻或消除,有利于运动疗法的进行。

⑤患者年龄:老年患者肌肉萎缩、肌力减退、有氧能力减退、肌肉弹性减少、软骨水分减少,这些改变均能加重原有疾病的变化,运动治疗时亦应注意。

⑥运动治疗的顺序:如关节活动受限(软组织结构紧张所致),开始先进行辅助运动或牵张运动,继之以主动关节活动范围运动;如关节活动不受限,则用维持关节活动范围的主动运动;当关节生物力学状态良好时,先用等长收缩,继而用等张收缩以加强肌力锻炼。

⑦注意运动过度的信号:运动后,疼痛出现持续在 2 h 以上、有过度疲劳感、虚弱加重、关节活动范围减少、关节肿胀增加等情况,均说明运动治疗过度,应当适当调整。运动后疼痛如经夜间休息能恢复的,表明运动是合适的。每次运动后,必须有适量的休息时间。

3. 作业治疗

(1)周围生活环境的改造:炊具、洗涤池、冰箱等集中放置于工作区;各种电器插座的高度、常用物件放置应方便使用、易于拿取;电灯、窗帘拉线下端系以大环便于手拉;电器开关采用按压式;桌凳、椅子扶手高低可调;浴室装备扶手、防滑带,坐便器高度可调。

(2)自助具的使用:准备好长柄取物器、长柄鞋拔子、长柄梳子、长柄牙刷、带座指甲刀、纽扣器、简易穿袜器等,方便患者使用。

(3)矫形器的选用:

①上肢常见的矫形器有以下几种。a.手指矫形器:用于"天鹅颈"畸形、"纽扣花"畸形矫正;b.基底部对掌矫形器:用于将指间、掌指关节固定于功能位;c.功能性手指矫形器:为指间关节挛缩提供伸展的牵引力;d.固定性腕部矫形器:将腕关节固定于背伸 20°~30°,尺侧偏 10°的功能位,防止腕关节的下垂。

②下肢常见的矫形器有以下几种。a.鞋底摇杆:放在鞋内,行走时可将跖骨头处压力转移至跖骨体,

防止跖趾关节受压;b.跖骨杆:固定在鞋底,行走时可将跖骨头处压力转移至跖骨体,防止跖趾关节受压;c.鞋底楔块:用于矫正功能性足内外翻;d.软跟矫形鞋:用于跟骨骨刺及踝关节炎患者。

（4）助行器的选用:对于下肢 RA 影响步行功能的患者,可考虑给患者选用合适的拐杖、手杖。对于有腕关节炎或腕部稳定性不佳者,可选用有腕关节固定带的拐杖。

4. 物理治疗

（1）水疗:水疗能缓解疼痛和肌肉痉挛,通过被动或主动活动还可保持或增加关节活动范围,改善活动功能。根据阿基米德定律,人体在水中:液平面在颈部时能减轻体重的 90%;液平面在胸部时可减轻体重的 75%;液平面在腰部时可减轻体重的 50%,因此应根据关节不同的负重要求而选择不同水深以减少对关节的应力,从而减少对关节的损害。多选用全身浸浴疗法,可为气泡浴或盐水浴,温度为 38～39 ℃,每次 15～20 min,每日或隔日 1 次,20 次为 1 个疗程。

（2）电疗:电疗能兴奋神经肌肉、促进血液循环、改善局部营养、消除炎症,镇静止痛,常用治疗方法有直流电药物离子导入疗法、低频调制中频电疗法和超短波疗法等。

（3）光疗:红外线、紫外线和激光均可用于 RA 的治疗。

①红外线治疗:可改善局部血液循环,促进局部渗出物的吸收,减弱肌张力,镇痛和消炎。当病灶较深时采用短波红外线和可见光,急性疼痛时则以长波红外线为宜。

②紫外线治疗:紫外线具有杀菌消炎、促进血液循环、调节免疫等作用,能够促进关节炎肿胀的消散。治疗时,根据不同的病变部位,可用剂量为Ⅲ级(中红斑量),即强度为 5 个生物剂量的紫外线照射。以后每次较前一次剂量增加 75%,每星期一次,4～6 次为 1 个疗程,照射面积包括关节近心端和远心端肢体的 25%。配合抗风湿药物治疗时,有增强药物疗效的作用。如有骨质疏松,可试用全身紫外线照射。

③激光治疗:弱激光具有镇痛消炎的作用,还可通过穴位或反射区发挥治疗作用,一般多用氦-氖激光穴位照射。

（4）冷疗:冷疗具有镇痛、降低肌张力、减少炎症渗出、抑制滑膜的胶原酶的作用,可使急性关节炎的破坏受到遏制,常用冰袋敷和冷水浸浴等方法。

（5）热疗:治疗急性关节炎时,传导热疗法应慎用,只有当关节炎症减轻后方可应用。常用的热疗有热水浴、药浴和蜡疗。热水浴、药浴使用水的温度应根据患者炎症和全身症状而定。蜡疗具有温热作用和机械压迫作用,既能促进血液循环,消除慢性炎症,又能软化瘢痕,松解粘连,主要用于 RA 的慢性期,多采用浸蜡法或蜡盘法,每次 30 min,每日 1 次,20 次为 1 个疗程。

（6）超声波治疗:超声波能松解粘连,缓解关节的挛缩,使用剂量为 0.5～3.0 W/cm²,每次 5～10 min。

（7）磁疗:磁场本身无热效应,可用于关节的急性炎症。当病变部位比较浅表时,选用交变磁场中的旋磁法;病变较深时,多用交变的脉冲磁场或恒定直流磁场。

5. 传统疗法

（1）针刺:具有调和气血、舒经通络、祛风湿、止疼痛等作用。根据中医理论辨证施治,一般上肢取肩髃、肩髎、曲池、尺泽、手三里、外关、合谷等穴;下肢取环跳、阳陵泉、昆仑、太溪、解溪等穴,或根据疼痛肿胀部位采取局部取穴,或循经取穴。实证针用泻法,虚证针用补法,属寒者可加灸法,属热者可加用火针刺法。每次选穴 5～8 组,常规皮肤消毒后,直刺或斜刺 1～3 寸,每次 30 min,10 次为一个疗程。

（2）艾灸:艾灸具有祛风散寒、温经通络的作用,操作简便,效果良好,常在上述穴位进行艾条温和灸或隔姜灸,每穴灸 15 min,使局部有明显的温热感为宜。

（3）穴位注射:可选用木瓜注射液、红花注射液或复方当归注射液,每次每穴注入 0.5～0.8 mL,每次选取 3～4 穴。

（4）中药熏洗:肢体关节畏风、怕凉,偏寒湿痹阻者,酌情选用祛风散寒除湿、温经通络药物全身熏洗,每次 30 min,每日 1 次。肢体关节肿胀热甚,偏湿热痹阻者,酌情选用清热除湿、宣痹通络的药物全身熏洗,每次 30 min,每日 1 次。

6. 药物治疗 根据药物性能,治疗 RA 的常用药物分为五大类,即非甾体抗炎药、改变病情抗风湿药、糖皮质激素、植物药和生物制剂等。

7. 外科治疗 晚期 RA 患者,出现严重的骨质破坏、关节强直、关节畸形致使关节活动受限,严重影响患者的工作和生活,可考虑进行手术治疗。常用的手术主要有滑膜切除术、人工关节置换术、关节融合术以及软组织修复术。手术并不能根治 RA,术后患者仍需接受临床治疗和康复治疗。

8. 心理治疗 RA 目前尚无特异性治疗,且病情迁延反复,最终还会导致患者残疾,让患者容易产生焦虑、恐惧、忧郁等心理,严重的影响 RA 的治疗。对于这些心理问题,常常采用心理咨询、心理支持和疏导、心理应激的处理、指导患者进行自我放松训练和健康教育等方法进行治疗。

(四）健康教育

RA 患者的健康教育内容如下:向患者和家属普及 RA 基本知识,争取患者早诊断,早治疗,提高治愈率,降低致残率;帮助患者了解药物的治疗作用和副作用及其处理方法,以免发生不必要的用药中断或不良后果;使患者认识正确的运动疗法的重要性,并给予正确指导;鼓励患者间的联系交流,使其互相吸取经验教训,促进疾病的治疗;鼓励患者保持乐观精神,正确处理社会、单位、亲友关系并取得支持等。

(五）功能结局

大多数 RA 患者病程迁延,本病前 2～3 年的致残率较高,如不及早合理治疗,3 年内关节破坏达70%。积极、正确的治疗可使 80% 以上的类风湿关节炎患者病情缓解,只有少数最终致残。目前尚无准确预测预后的指标,通常认为,女性,发病年龄早者,起病时关节受累数多或有跖趾关节受累或病程中累及关节数大于 20 个者,持续高滴度类风湿因子阳性、持续血沉增快、C-反应蛋白增高、血中嗜酸性粒细胞增多、有严重周身症状(如发热、贫血、乏力)和关节外表现(如类风湿结节、巩膜炎、间质性肺病、心包疾病、系统性血管炎等内脏损伤)者,短期激素治疗症状难以控制或激素维持剂量不能减至每天 10 mg 以下者预后差。正确认识本病,进行早期积极的康复治疗,可使大多数 RA 患者的关节疼痛明显减轻,关节功能显著改善。少数患者对本病重视不足,介入康复较晚,以至于 RA 发展到了晚期发生了严重的关节破坏,导致剧烈疼痛、关节强直、关节畸形,引起关节活动明显受限,严重地影响了患者的生活质量,需要进行手术治疗。手术治疗的目的是解除关节疼痛、恢复关节功能、延缓或终止疾病的发展过程,通常采用的手术方法主要有滑膜切除术、人工关节置换术、关节融合术以及软组织修复术。

骨关节炎的康复

一、概述

骨关节炎(osteoarthritis,OA)又称退行性关节炎、增生性关节炎、老年性关节炎等,是指由多种因素引起关节软骨纤维化、皲裂、溃疡、脱失而导致的关节疾病。它的主要病理表现为关节软骨变性破坏、软骨下骨硬化或囊性变、关节边缘骨质增生、滑膜增生、关节囊挛缩、韧带松弛或挛缩、肌肉萎缩无力等。骨关节炎以中老年患者多见,女性多于男性,尤其是绝经期妇女更为多见。美国的调查数据显示,OA 是导致50 岁以上男性丧失工作能力的第 2 号杀手——仅次于心血管疾病。在我国,骨关节炎的发病人数约占总人口数的 10%。

(一）病因

骨关节炎的病因目前尚不清楚,可能与年龄、性别、种族、遗传、肥胖、创伤、运动、营养、职业等因素有关。

1. 年龄 骨关节炎的发病率随年龄增长而增高。40 岁以下人群的发病率约为 5%,而 60～75 岁人群的发病率高于 50%,75 岁以上人群发病率高达 80%。随着现代人生活节奏加快和工作强度的不断增加,骨关节炎的发病年龄逐步出现了年轻化的趋向。

2. 性别　骨关节炎的发病率与性别有关。女性发病率(2.59‰)高于男性(1.71‰),绝经后妇女发病率更高。研究表明,女性 OA 患者所累及的关节比男性更多,并且女性的手、膝、踝及足部 OA 的发病率和严重程度比男性更高;男性脊柱 OA 的发病率和严重程度比女性更高,髋关节 OA 发病率的性别差异不很明显,这可能与男女不同的职业劳动强度、不同的生活习惯以及不同的生物力学特点等因素有关。女性 OA 发病率从围绝经期开始明显升高,且与男性之间的差异也逐渐变大,这提示围绝经期以后女性体内雌激素的缺乏与 OA 有关。

3. 种族　不同种族间 OA 的发病率不同。我国髋 OA 发病率很低。与美国白人相比,华裔的髋 OA 发病率也很低。研究显示,华裔的髋关节解剖异常发生率较美国白人低,提示这种发育异常的遗传倾向可能是造成 OA 发病率种族差异的因素。

4. 遗传　OA 有很大的遗传倾向性。早在 120 多年前人们就注意到了 Heberden 结节具有家族聚集倾向,但直到 1940 年才由 Stecher 为此提供了确切依据。他发现 Heberden(赫伯登)结节患者的母亲生长 Heberden 结节的比例是普通人群的 2 倍,其兄弟姐妹是普通人群的 3 倍。双胞胎研究提示 OA 的遗传力为 30%~70%,不同的部位遗传力不同,手部较高,膝部及髋部较低,而且不同部位 OA 的遗传机制不同,相互之间可能没有关联。除了罕见的早发家族性 OA 可能与某个主要的基因缺陷有关外,一般的 OA 都是多基因遗传,而环境因素影响基因的表达。

5. 肥胖　肥胖与膝 OA 发病率的升高关系密切。临床研究表明,肥胖发生在 OA 发展之前,而且肥胖增加了 OA 的放射学进展的风险,减轻体重可以降低肥胖患者 OA 的进展风险。

6. 创伤　OA 与多种关节损伤有明确的相关性,包括关节面骨折、关节脱位、韧带和半月板损伤等。外伤可影响关节的正常解剖及生物力学特点,导致关节面应力分布不均、局部应力集中,造成软骨的损伤,进而引发 OA。与创伤性关节炎不同的是导致骨关节炎的创伤主要是指关节的过度应用和劳损,并非是由外伤而直接导致的关节破坏。

7. 运动　运动能促进身体健康,但是过度运动会增加 OA 发病的风险。大样本研究显示:对关节冲击力小的运动引发 OA 发病的风险很小,而那些高强度、对关节冲击力大的运动才会增加创伤性关节退行性改变的风险。如何让人们从运动中获益的同时尽量降低 OA 发病的风险,关键在于选择适合个人的运动。

8. 营养因素　实验研究表明,维生素 C 和维生素 D 对 OA 具有保护作用。Framingham 研究显示,中、高剂量维生素 C 摄入者放射学膝 OA 患病率明显低于低剂量摄入者,而维生素 D 摄入量及血维生素 D 水平的减少则增加 OA 病情进展的风险,但是与新发的 OA 无关。研究表明,维生素 D 水平的升高对髋关节的发病和病情进展都有保护作用。

9. 职业因素　OA 的发生发展与工作过程中对同一关节的过度使用有很大关系,工作时过度使用拇指导致第一腕掌关节 OA 的危险性增加的职业有理发师、裁缝、清洁工、秘书等。不同职业的人群 OA 患病率明显不同。一项关于法国国民的膝、髋、手 OA 患病率与职业的关系的大型研究显示,引起 OA 的头号职业是清洁工,其次为建筑工、机械工、裁缝、厨师,农民的 OA 患病率也高于一般人群。

(二) 病理

骨关节炎是在力学因素和生物学因素的共同作用下所导致的软骨细胞、细胞外基质及软骨下骨三者合成降解作用失衡的结果。其主要病理表现有关节软骨变性破坏、软骨下骨硬化或囊性变、关节边缘骨质增生、滑膜增生、关节囊挛缩、韧带松弛或挛缩、肌肉萎缩无力等。在力学因素和生物学因素共同作用下,最初是受力部位软骨表面失去光泽、弹性下降、脆性增加,继而软骨表面变得粗糙,软骨下的骨质逐渐露出。外周部分的软骨则出现代谢活动增强,软骨基质中钙盐沉积增多,出现了骨质增生现象,形成骨赘即骨刺。病变后期骨端增生变形,退变的软骨下骨质内微小的骨小梁折断引起黏液样和纤维蛋白变性,导致软骨下骨囊性变,囊腔内的滑液挤压骨小梁继而引起囊腔周围发生反应性硬化。破裂脱落的软骨碎片在关节液内游动,刺激关节滑膜,使之充血增生,渗出增多,导致关节肿胀。病变过程中关节囊逐渐增厚纤维化,失去其柔韧性,最终使关节活动受到限制。发生在远端指间关节的纤维关节囊内的小黏液样变性组织突出,骨化后成为 Heberden 结节或 Bouchard 结节。

(三)分类

按照美国风湿病学会的分类,骨关节炎可分为原发性骨关节炎和继发性骨关节炎。原发性骨关节炎无明确的全身或局部诱因,与遗传和体质因素有一定的关系,多发生于中老年;继发性骨关节炎可继发于任何关节损伤或疾病,如创伤、炎症、关节不稳定、慢性反复的积累性劳损或先天性疾病等,多见于青壮年。

(四)临床表现

原发性骨关节炎多起病隐匿,进展缓慢,早期症状较轻,对患者生活影响不大,但易反复;晚期关节解剖结构发生病理性改变,可导致患者产生严重的功能障碍甚至残疾,多见于中老年患者,受累的部位多发生在负重大、活动多的关节,如膝、脊柱(颈椎和腰椎)、髋、踝、手等关节。继发性骨关节炎多发生于关节创伤、感染等因素之后,无明显的年龄、部位特征,临床表现与原发性骨关节炎相似。

1．症状和体征

(1)关节疼痛及压痛:初期为轻度或中度间断性隐痛,休息时好转,活动后加重,疼痛常与天气变化有关。晚期可出现持续性疼痛或夜间痛。关节局部有压痛,在伴有关节肿胀时尤为明显。

(2)关节僵硬:在早晨起床时关节僵硬及有发紧感,也称为晨僵,活动后可缓解。关节僵硬在气压降低或空气湿度增加时加重,持续时间一般较短,常为几分钟至十几分钟,很少超过 30 min。

(3)关节肿大:手部关节肿大变形明显,可出现 Heberden 结节和 Bouchard 结节。部分膝关节因骨赘形成或关节积液也会造成关节肿大。

(4)骨摩擦音(感):由于关节软骨破坏、关节面不平,关节活动时出现骨摩擦音(感),多见于膝关节。

(5)关节无力、活动障碍:关节疼痛、活动度下降、肌肉萎缩、软组织挛缩可引起关节无力,行走时软腿或关节绞锁,不能完全伸直或活动障碍。

2．实验室检查 血常规、蛋白电泳、免疫复合物及血清补体等指标一般在正常范围。伴有滑膜炎的患者可出现 C-反应蛋白(CRP)和红细胞沉降率(ESR)轻度升高。继发性骨关节炎患者可出现原发病的实验室检查异常。

3．X 线检查 非对称性关节间隙变窄,软骨下骨硬化和(或)囊性变,关节边缘增生和骨赘形成或伴有不同程度的关节积液,部分关节内可见游离体或关节变形。

(五)诊断

1．诊断标准 依据中华医学会骨科学分会《骨关节炎诊治指南(2007 年版)》诊断标准不难进行诊断,具体可参照膝关节 OA 诊断标准(表 3-5-15)、髋关节 OA 诊断标准(表 3-5-16)和手关节骨 OA 诊断标准(临床标准)(表3-5-17)。

表 3-5-15 膝关节 OA 诊断标准

序号	条件
1	近 1 个月内反复膝关节疼痛
2	X 线片(站立或负重位)示关节间隙变窄、软骨下骨硬化和(或)囊性变、关节缘骨赘形成
3	关节液(至少 2 次)清亮、黏稠,WBC<2000 个/mL
4	中老年患者(≥40 岁)
5	晨僵≤3 min
6	活动时有骨摩擦音(感)

注:综合临床、实验室及 X 线检查,符合 1+2 条或 1+3+5+6 条或 1+4+5+6 条,可诊断膝关节 OA。

表 3-5-16 髋关节 OA 诊断标准

序号	条件
1	近1个月反复髋关节疼痛
2	红细胞沉降率≤20 mm/h
3	X线片示骨赘形成。髋臼缘增生
4	X线片示髋关节间隙变窄

注:满足诊断标准1+2+3条或1+3+4条,可诊断髋关节 OA。

表 3-5-17 手关节骨 OA 诊断标准(临床标准)

序号	条件
1	近1个月大多数时间有手关节疼痛、发酸、发僵
2	10个指间关节中,骨性膨大关节≥2个
3	掌指关节肿胀≤2个
4	远端指间关节骨性膨大>1个
5	10个指定关节中有1个或1个以上畸形

注:满足1+2+3+4条或1+2+3+5条,可诊断为手关节 OA。10个指间关节为双侧第2、3指远端指间关节及近端指间关节和双侧第1腕掌关节。

二、功能障碍

(一)疼痛

疼痛是骨关节炎的主要症状,疼痛一方面影响患者的生活质量,另一方面也是影响康复治疗效果的重要因素。选择恰当的康复治疗方法是缓解疼痛、提高患者生活质量、提高治疗效果的关键。

(二)关节畸形、活动受限

骨关节炎早期出现的关节肿胀,可以通过休息、理疗等方法消除,中后期伴随着关节软骨的进行性破坏和软骨下骨的硬化、关节边缘的骨质增生、关节滑膜增生、关节囊挛缩等一系列病理改变使关节的解剖结构遭到破坏,产生畸形。由于畸形的产生导致关节活动度明显受限,关节周围的肌肉由于废用性萎缩也会间接导致关节活动受限。

(三)肢体功能障碍

不同位置的骨关节炎所导致的肢体功能障碍不同。例如髋关节和膝关节的骨关节炎影响人的负重和行走功能,手的骨关节炎影响手的精细动作等。

(四)日常生活活动能力障碍

由于疼痛、关节活动障碍等原因影响患者的日常生活活动能力,在骨关节炎的中后期尤为明显。

(五)心理障碍

由于骨关节炎病因不清,没有特异性的治疗方法,导致病情反复发作,让患者对治疗丧失信心,特别是晚期关节畸形、剧烈疼痛等原因需要手术,因害怕手术或担心手术费用及治疗效果从而产生焦虑、忧郁、恐惧等心理,影响疾病的治疗。

(六)残疾

严重的骨关节病后期可以导致残疾的发生。

三、康复评定

1. 疼痛的评定　可采用视觉模拟评分指数（visual analogous score or scale，VAS）进行评定，对治疗前后的评定结果进行比较。此方法简单易行，相对比较客观，而且敏感性较高，临床使用较多。

2. 关节活动度（ROM）评定　关节活动障碍是骨关节炎的主要临床表现之一，通过关节活动度（ROM）测定可了解关节活动受限程度。

3. 肌力评定

骨关节炎患者因肢体运动减少，可导致废用性肌萎缩，肌力减弱。肌力测定可反映患肢肌肉的状态。常用的测定方法有徒手肌力检查法（MMT）、等长肌力测定法和等速肌力测定法等，其中等速肌力测定法可定量评定肌肉功能，握力的测定可用握力计进行测定。徒手肌力检查法（MMT）肌力评定标准见表3-5-18。

表 3-5-18　Lovett 六级肌力评定标准

级别	名称	标准	正常肌力
0	零（zero，Z）	无可测知的肌肉收缩	0%
1	微缩（trace，T）	有轻微的肌肉收缩，但不能引起关节活动	10%
2	差（poor，P）	在减重状态下能做关节的全范围运动	25%
3	尚可（fair，F）	在抗重力状态下能做全范围的关节运动，但不能抗阻力	50%
4	良好（good，G）	能在抗重力和中等阻力状态下，做全范围的关节活动	75%
5	正常（normal，N）	能在抗重力和全部阻力状态下，做全范围的关节运动	100%

4. 肥胖的评定　肥胖的评定可采用身体质量指数（BMI）和肥胖度来评定。

BMI 是以体重和身高的相对关系来判断营养状况和肥胖度，其计算公式如下：BMI＝体重（kg）/［身高（m）］^{2}。世界卫生组织的判定标准如下：①体重过低：BMI＜18.5 kg/m^2；②体重正常：18.5 kg/m^2≤BMI＜24.0 kg/m^2；③超重：24.0 kg/m^2≤BMI＜28.0 kg/m^2；④肥胖：BMI≥28 kg/m^2。我国临床目前采用的肥胖诊断指标如下：①消瘦：BMI＜21 kg/m^2；②正常：21 kg/m^2≤BMI＜24 kg/m^2（男性：22～25 kg/m^2，女性：21～24 kg/m^2）；③肥胖：BMI＞26 kg/m^2。

肥胖度就是肥胖的程度，指实际体重与理想体重（标准体重）的差距。其计算公式如下：肥胖度＝（实际体重－标准体重）/标准体重×100%。标准体重（男）＝（身高－100）×0.9（kg）、标准体重（女）＝（身高－100）×0.9－2.5（kg）。正常范围：肥胖度不超过标准体重的±10%。诊断标准：①超重：肥胖度10%；②肥胖：肥胖度20%（其中20%≤肥胖度＜30%为轻度肥胖、30%≤肥胖度＜50%为中度肥胖、肥胖度＞50%为重度肥胖）。

5. 肢体功能评定　手功能评定可采用 Carroll 手功能评定法、Jebsen 手功能测试以及 Sollerman 手ADL 能力测试方法进行评定；髋关节功能评定可采用 Harris 髋关节功能评定标准、Charnley 髋关节功能评分标准以及我国李子荣修订的髋关节评定法进行评定；膝关节功能评定可采用 HSS 膝关节评分分级、AKS 膝关节评分分级、Lysholm 膝关节评分标准、WOMAC 骨关节炎指数评分表进行评定；足功能评定可用 Maryland 足功能评分标准进行评定。

6. 步行能力的评定　步行能力评定是一种相对精细的、半定量评定，通过对步行能力进行宏观分级大致了解患者的步行水平。步行能力的评定采用 Hoffer 步行能力分级和 Holden 步行功能分类进行评定。Hoffer 步行能力分级（表 3-5-19）是一种宏观的分级，共分 4 级，通过分析可以了解患者是否可以步行以及确定是哪一种行走的形式，Holden 步行功能分类则是一种相对细致的定性评定（表 3-5-20）。

表 3-5-19　Hoffer 步行能力分级

序号	内容
Ⅰ	不能步行者
Ⅱ	非功能性步行者 训练时用膝-踝-足矫形器（KAFO）或肘拐等辅助工具能在治疗室内行走。训练时能耗大、速度慢、距离近、无功能价值，但有预防压疮、血液循环障碍、骨质疏松等治疗意义，又称治疗性步行
Ⅲ	家庭性步行者 用踝-足矫形器（AFO）、手杖等可在家行走自如，但不能在室外长久行走
Ⅳ	社区性步行者 用 AFO、手杖或甚至不用辅助工具就可在室外和所在社区内行走、散步，可以去公园、去诊所、购物等，但时间不能太长，如需离开社区长时间行走仍需坐轮椅

表 3-5-20　Holden 步行功能分类

级别特征	表现
0级：无功能	患者不能行走，需要轮椅或 2 人协助才能行走
Ⅰ级：需大量持续性的帮助	需使用双拐或需要 1 人连续不断地搀扶才能行走及保持平衡
Ⅱ级：需少量帮助	能行走但平衡不佳，不安全，需 1 人在旁给予持续或间断的接触身体的帮助或需使用膝-踝-足矫形器（KAFO）、踝-足矫形器（AFO）、单拐、手杖等以保持平衡和保证安全
Ⅲ级：需监护或言语指导	能行走，但不正常或不够安全，需 1 人监护或用言语指导，但不接触身体
Ⅳ级：平地上独立	在平地上能独立行走，但在上下斜坡、在不平的地面上行走或上下楼梯时仍有困难，需他人帮助或监护
Ⅴ级：完全独立	在任何地方都能独立行走

7. 日常生活活动（ADL）能力评定　骨关节炎 ADL 评定除了常用的 Barthel 指数、Katz 指数、PULSES、功能活动问卷（FAQ）等方法外，通常还进行关节功能障碍对日常生活影响的评定和 Stewart 的关节病患者躯体活动能力评定。关节功能障碍对日常生活影响的评定和躯体活动能力评定见表 3-5-21、表 3-5-22。

表 3-5-21　关节功能障碍对日常生活影响的评定

序号	让患者进行的动作	所检查的肌、骨功能	预计 ADL 受累的部分
Ⅰ	第一掌指关节与头顶接触	肩外展、屈曲、外旋、屈肘	清洁头面、口腔，进食、穿衣
Ⅱ	手触后腰	肩内旋	穿衣
Ⅲ	手掌放在对侧大粗隆上	屈腕	料理会阴部
Ⅳ	手指尖触掌横纹	指关节屈曲	抓握
Ⅴ	示指垫触拇指垫	拇对掌、手指外展	抓握
Ⅵ	坐位手触鞋前端	伸肘；腰、髋、膝屈曲	下肢穿衣
Ⅶ	不用手从椅上站起	股四头肌和骨盆带肌的力量	转移能力
Ⅷ	不用帮助站起，迈上 15 cm 的木块，行走	髋、膝、踝下关节的屈和伸	足小关节，股四头肌力

表 3-5-22 躯体活动能力评定

活动强度级别分类	项目编号	内容
Ⅰ.基本活动	12	应用浴室无须帮助
	11	进食无须帮助
	10	自己穿脱衣服
	9	走到桌前进餐
	8	在屋内周围行走
Ⅱ.中等强度活动	7	步行一个街区或更远
	6	步行上坡或上楼
	5	如愿意,可跑一段小的距离
	4	在室内进行除尘或洗碗等工作
	3	在家中搬动桌椅,推动吸尘器等
Ⅲ.强度活动	2	如愿意,可参加游泳、网球、篮球、排球、划船等体育活动
	1	在家中能擦地板、搬动沉重的家具等

躯体活动能力评定方法:按项目编号从 1 开始评定。如 1、2 项能完成,以上各项理应能完成,则不必再逐项进行。评定时对每项均应用"能""能,但慢"和"不能"三种回答。根据患者用"能"回答的项目,判定其躯体活动能力处于何种水平。

8. 生活质量评定 可用 Meenan 关节影响测定量表(the arthritis impact measurement scale,AIMS)来评定。AIMS 评定方法主要以问卷的方式通过对活动度、体力活动、灵巧度、家务活动、社会活动、日常生活活动(ADL)能力、疼痛、抑郁、焦虑等几方面内容进行评定,综合评定患者生活质量。具体做法是将每大项中的小问题由下向上逐题让患者回答,在用"否"回答的问题中,分数最高的一题即为该项评分。将各项分数相加得总分,总分越高,表示关节炎对患者的影响越重,患者的生活质量越差。

9. 心理评定 常采用焦虑症自评量表(self-rating anxiety scale,SAS)和抑郁症自评量表(self-rating depression scale,SDS)进行评定。

10. 残疾指数的评定 可采用 Fires 的斯坦福健康评估问卷进行评定。

四、康复治疗

(一)治疗原则

骨关节炎的总体治疗原则是康复治疗与药物治疗相结合,必要时行手术治疗,康复治疗应个体化。结合患者自身情况,如年龄、性别、体重、自身危险因素、病变部位及程度等制订合适的康复治疗方案。

(二)治疗目标

骨关节炎的康复治疗目标是减轻或消除疼痛、矫正畸形、改善或恢复关节功能、改善日常生活活动能力,提高生活质量。

(三)治疗方法

骨关节炎的病理特征是发生在中老年人关节部位的退行性病变(老化现象),是一种较难避免的自然现象。对于这一类疾病目前医学上尚无特效的治疗方法,重点在于预防。对于尚未发生的退行性病变,应尽量消除某些病因基础,延缓退行性病变发生的时间。对于已经发生的退行性病变,则采取综合治疗措施,缓解症状、改善局部功能状态、延缓病情发展,改善患者生活质量。

1. 运动治疗 通常在关节疼痛经药物、物理因子等治疗减轻或缓解后进行。常见的运动治疗有关节活动度训练、肌力训练、关节松动训练等。运动治疗应遵循的原则:因人而异;主动运动为主,被动运动为辅;循序渐进,持之以恒;局部运动结合全身运动;舒适、无痛;避免过度运动。

(1)关节活动度训练:主要目的是减轻关节僵硬,增加关节活动范围,防止关节挛缩。具体做法是进行受累关节各个运动方向上的最大范围的主动、被动运动,每个运动方向重复10～30次,每日1～2次,以患者能够耐受为限。关节活动度训练能够改善关节营养、增加肌肉的柔韧性、肌力和耐力。

注意事项:①训练前可洗热水澡或在局部热敷之后进行;②开始运动时可以缓慢进行,然后逐渐加快运动,以患者能够忍受为限;③被动运动时患者要尽量放松,在关节运动终末维持10～30 s;④炎症期应减小关节运动范围。

(2)肌力训练:肌力训练可以增加肌力和耐力,防止由于疼痛或长期关节活动度受限而引起的受累关节附近肌肉废用性萎缩。具体做法是采用等长收缩和等张收缩的方法进行循序渐进抗阻训练来增加肌力和耐力。每次训练1～3组,每组10次,每日1～2次,根据患者具体身体条件设定负荷大小。

注意事项:①根据患者身体条件,决定训练前后是否需要测量血压;②每次训练负荷强度达到患者最大肌力的60%～80%即可,勿使肌肉过度疲劳;③若训练后关节疼痛超过1 h不能缓解和关节肿胀提示运动强度过大,应该及时调整运动方案;④炎症活动期,应进行等长收缩或无阻力关节运动,禁止等张收缩,且减少训练次数,促进炎症消散。

(3)关节松动训练:对于骨关节炎中后期关节严重变形、挛缩导致的关节活动度明显受限者可进行关节松动训练。急性期关节肿胀、疼痛明显时,可采用Ⅰ、Ⅱ级手法;慢性期伴有关节僵硬和关节周围组织粘连、挛缩时,可采用Ⅲ、Ⅳ级手法。

注意事项:①认真评定,仔细分析受累关节功能障碍,严格按照关节松动术操作规范进行操作;②按照"无痛原则"进行松动,疼痛要以患者能够忍受为限;③坚持循序渐进原则,积少成多,由"量变"最终达到"质变";④炎症活动期由于疼痛、肿胀明显,不可做关节松动训练。

2. 作业治疗 根据患者具体的功能受限情况,通过评估选择适宜的作业治疗。常用的作业治疗有砂板磨、陶艺、编织、绘画、打字、骑车等。作业治疗时应注意运动强度勿过大,如果患者出现发热、关节发红肿胀、多汗、脉快、呼吸次数增加等持续2～3 h未能恢复,说明作业治疗强度过大或作业内容选择不恰当,应予以及时调整,通过评估重新确定适宜的作业治疗。

3. 物理治疗 具有消炎、镇痛、改善局部血液循环、松解粘连及软化瘢痕等作用,治疗骨关节炎常使用的物理疗法如下。

(1)温热疗法:温热疗法能够扩张血管、增加代谢、改善营养、消除肿胀从而达到消炎镇痛、缓解痉挛的作用。急性炎症期渗出明显,不可使用,待炎症程度减退方可逐渐应用。常用方法有热敷、石蜡疗法、泥热敷等。

(2)水疗法和冷疗法:

①水疗法:利用不同水温、压力以及水中所含不同成分的理化特性作用于人体来进行治疗。水疗法具有促进血液循环、增强代谢、降低神经兴奋性、缓解痉挛、减轻疼痛的作用,常用方法有矿水浴、温泉浴、药物浴等,每次20～30 min,每日1次。

②冷疗法:用20 ℃以下的水作用于人体,具有减少组织液渗出、限制炎症扩散吸收、镇痛的作用。冷疗法适用于急性炎症期,多采用冷湿敷布法或浸泡法,总的治疗时间视具体情况而定,一般每次5～15 min,每日1次。治疗时应注意避免引起冻伤。

(3)直流电与直流电离子导入疗法:直流电离子导入疗法常用的药物有水杨酸钠、碘化钾、透明质酸酶等。金属、生物碱等带正电荷的药物从阳极导入,非金属、酸根带负电荷的药物从阴极导入。一般多采用衬垫法进行,注意分清正负极,每次治疗15～30 min,每日1次。

(4)低频电疗法:具有兴奋神经肌肉组织、促进局部血液循环和镇痛作用,常选用经皮电刺激(TENS)方式进行操作,每次30～60 min,每日1～2次。

(5)中频电疗法:具有镇痛、消炎、软化瘢痕、促进局部血液循环等作用,可采用音频电、干扰电、调制中频电疗法进行治疗,每次15～30 min,每日1～2次。

（6）高频电疗法：具有消炎、镇痛、改善血液循环、促进组织修复等作用，常采用短波、超短波、微波进行治疗。急性炎症期多采用无热量，等炎症消退后，可以由无热量转为微热量治疗，每次 15～20 min，每日 1～2 次。

（7）磁疗法：具有消炎、消肿、止痛、镇静、软化瘢痕等作用，多采用旋转磁场或交变磁场法，每次 20～40 min，每日 1～2 次。

（8）光疗法：红外线能够改善局部血液循环、促进关节渗出液吸收、消肿止痛、软化瘢痕，每次 15～20 min，每日 1～2 次。紫外线具有消炎、镇痛、杀菌、促进维生素 D_3 的形成等作用，骨关节炎炎症渗出期可选择红斑量紫外线关节局部照射。照射面积 600～800 cm²，每次照射 1～2 个区，每隔 2～3 天照射 1 次。

（9）超声波疗法：具有镇痛、杀菌、改善组织营养、软化瘢痕等作用。常采用直接治疗法和低、中等剂量进行治疗。治疗时注意声头要与耦合剂、皮肤接触紧密，勿留有空隙，否则影响治疗效果或者发生烫伤，每次 15～20 min，每日 1～2 次。

（10）体外冲击波疗法：具有镇痛、消炎、促进骨折愈合、软化瘢痕粘连等作用。多采用低、中能流密度小量多次累加进行冲击治疗。每期冲击 2000～4000 次，每隔 3 天治疗 1 次。

4. 日常生活活动功能训练 日常生活活动是处于物理疗法和作业疗法之间的康复内容。改善日常生活活动不但可以减少生活上的不便，还可从身体和精神上恢复尊严。完成日常生活活动，要给患者充分的时间并创造练习的机会。训练中各种动作能够完成是第一位的，缩短时间是第二位。医务人员和家属出于关心和同情，往往给有肢体功能障碍者予以过多的协助，这会助长患者的依赖性，常会产生相反的作用，所以应该把协助和护理改为指导和训练，目的是让患者自己动手完成。

（1）进食动作：由于肌力低下，关节活动范围受限，灵巧性障碍等使人不能独立进食。特别因为关节活动范围限制不能将食物送至口中，此时可使用长柄勺、长柄筷协助。旋前旋后损伤时，可用回旋的勺。

（2）更衣动作：根据具体情况将后开扣的内衣改为前开或侧开扣；肩功能障碍时将套头式改为前开或侧开扣式；将纽扣改为尼龙贴扣，也可以利用各种各样自助具。有时还需帮助患者建立穿脱衣动作的顺序。

（3）整容动作：如洗脸、刷牙、梳头、化妆等动作，可使用各种自助具。

（4）家务劳动：在指导患者家务劳动动作过程中，要尽可能简化家务劳动和缩短患者必须移动的距离。当关节有变形挛缩疼痛时，必须注意防止进一步加重尺侧偏，开关瓶盖时应利用掌部，开盖时最好用左手，关盖时用右手。

5. 辅助器具的使用 辅助器具有矫形器、助行器以及各种生活自助具。骨关节炎患者晚期由于关节严重变形，关节活动度明显受限，影响患者日常生活功能，可以使用辅助器具来进行代偿。辅助器具要结合患者肢体功能障碍的具体情况进行选择。矫形器能够加强关节的稳定性，预防和矫正变形，限制异常运动或过度运动，减少或避免肿胀。助行器能够支撑体重、减轻关节面之间的压力、消除肿胀、保持身体平衡，常用的助行器有拐杖、手杖、步行器等。生活自助具都是针对患者日常生活中的各种具体功能受限而制定的，如长柄勺、长柄筷、纽扣器、穿袜器等。

6. 传统治疗

（1）针灸：多采用电针、水针、小针刀、温针灸或者配合其他疗法进行治疗，具有活血通络、消炎止痛的作用。也有认为针灸治疗骨关节炎无效，不推荐此种治疗方法。

（2）推拿：推拿具有疏经通络、松解粘连、恢复肌肉肌腱弹性、矫正关节畸形、减轻关节内压力及骨内压、促进炎症介质的吸收等作用，有利于关节软骨基质的合成，加快损伤的良性修复。对于急性炎症期患者手法要轻，主要是疏经活血、通络止痛、促进肿胀消散；对于晚期患者手法可以适当加重，主要是松解粘连，矫正畸形，增大关节活动范围。常用的手法有点按法、弹拨法、拿法等，配合关节周围局部腧穴进行治疗效果较好。

（3）中药：中医认为骨关节炎属于痹症范畴，病机为"本虚标实、虚实结合"，治宜补肾壮骨、活血通络。

在急性发作期应以祛邪为主,通过祛风、散寒、除湿、活血等方法综合运用,使邪祛正安,通则不痛而收效。病情缓解后,采用补肾壮骨、益精填髓的治法,使筋骨得以润养填充,关节功能得以恢复。常用的方药有葛根汤、独活寄生汤、左归丸、右归丸、身痛逐瘀汤等,可根据患者的具体病情辨证施治。亦可使用中药熏洗或直流电中药离子导入的方法进行治疗,同样有效。

7. 药物治疗　可根据关节疼痛情况选择药物治疗。

（1）局部外用药物治疗：对于手和膝关节 OA,在采用口服药前,建议首先选择局部外用药物治疗。可选用非甾体抗炎药的乳胶剂、膏剂、贴剂和辣椒碱等。局部外用药可以有效缓解关节轻中度疼痛,且不良反应轻微。对于中重度疼痛可联合使用局部外用药物与口服非甾体抗炎药联合治疗。

（2）全身镇痛药物：依据给药途径,分为口服药物、针剂以及栓剂。

用药原则：①用药前进行风险评估,关注潜在内科疾病风险;②根据患者个体情况,剂量个体化;③尽量使用最低有效剂量,避免过量用药及同类药物重复或叠加使用;④用药 3 个月,根据病情选择检查血常规、大便常规、大便隐血及肝肾功能。

用药方法：①对乙酰氨基酚：OA 患者一般选用对乙酰氨基酚,每日最大剂量不超过4000 mg。②非甾体抗炎药（NSAIDs)：对乙酰氨基酚治疗效果不佳的 OA 患者,可选用布洛芬、萘普生、双氯芬酸、美洛昔康等非甾体抗炎药进行治疗,但要注意药物的胃肠道不良反应和对肝肾功能的损害。如果患者胃肠道不良反应的危险性较高,可选用非选择性 NSAIDs 加用 H_2 受体拮抗剂、质子泵抑制剂或米索前列醇等胃黏膜保护剂,或选择性 COX-2 抑制剂。③其他镇痛药物。NSAIDs 治疗无效或不耐受的 OA 患者,可使用曲马多、阿片类镇痛剂或对乙酰氨基酚与阿片类的复方制剂进行治疗。

（3）关节腔注射：①透明质酸钠,如口服药物治疗效果不显著,可联合关节腔注射透明质酸钠类黏弹性补充剂,注射前应抽吸关节液;②糖皮质激素,对 NSAIDs 药物治疗 4～6 周无效的严重 OA 患者或不能耐受 NSAIDs 药物治疗、持续疼痛、炎症明显者,可行关节腔内注射糖皮质激素。但若长期使用,可加剧关节软骨损害,加重症状。因此,不主张随意选用关节腔内注射糖皮质激素,更反对多次反复使用,一般每年最多不超过 3 次。

（4）改善病情类药物及软骨保护剂：包括双醋瑞因、氨基葡萄糖、鳄梨大豆未皂化物（ASU)、多西环素等。此类药物在一定程度上可延缓病程、改善患者症状。

8. 饮食疗法　骨关节炎的患者多有不同程度的骨质疏松,平时可进食含钙较高的食品,以确保骨质代谢的正常需要,如牛奶、鸡蛋、豆制品、虾皮、骨头汤等。维生素具有预防氧化损伤、调节炎症反应、参与骨和胶原合成等生物学作用,在骨关节炎的发病和治疗中有重要的作用,其中维生素 A 是一种抗氧化剂,可保护细胞膜,在临床研究中,与维生素 E 联合使用可降低骨关节炎的危险性;维生素 B_3 对骨关节炎等关节痛症状有效,可使非甾抗炎药的剂量减少 13％;维生素 C 为抗氧化剂,是 Ⅱ 型胶原合成的基本需要,是组织修复所必需的,大量摄入维生素 C 能使骨关节炎的危险性及进展降低 30％;维生素 D 可帮助钙吸收、防止骨质丢失和肌功能减退,通过骨的矿化和细胞分化对骨关节炎发挥作用,减缓骨关节炎进展速度。所以,骨关节炎患者应该综合补充维生素,平衡营养,满足机体需要。除药物以外,要多吃新鲜的水果、蔬菜。肥胖患者还要注意控制饮食,减轻体重,减少关节不必要的负荷。

9. 心理治疗　对骨关节炎患者所产生的焦虑、忧郁、恐惧等心理,医生应通过健康教育的方式对患者的心理进行积极干预和调适,使他们正确认识疾病、消除依赖心理、增强治疗信心,提高生存质量和生活质量。

（四）健康教育

骨关节炎是一种退行性疾病,是随着人的年龄增长及在多种因素作用下而出现的关节"老化"现象。因此,此病的预防应从中青年开始。对骨关节炎患者进行健康教育的内容如下：建立科学饮食机制,强调营养平衡,注意补充钙盐、维生素和微量元素,禁止过量饮酒;进行适当的体育运动锻炼,避免关节发生运动损伤;注意保护关节,防止关节遭受长期的寒冷潮湿刺激或长时间的过度承重、劳累和损伤,必要时可以考虑更换工作;防止某些继发性因素,如关节部位骨折、感染等;定期到医院检查,特别是中年以后要定期(最好每年1次)到医院检查体内各种风湿因子的水平,提前做好防治措施。

（五）功能结局

正确认识本病,早期进行积极的康复治疗,可使大多数骨关节炎患者的关节疼痛明显减轻,关节功能显著改善。但也有少数患者对本病重视不足,介入康复较晚,以至于骨关节炎发展到了晚期发生了严重的关节变形、关节纤维性（骨性）强直、剧烈疼痛、关节活动明显受限,严重地影响了患者的生活质量。此时,保守治疗无效,可以考虑进行手术治疗。骨关节炎手术治疗的目的在于:解除关节疼痛,恢复关节功能,延缓或终止疾病的发展过程。通常采用的手术方法主要有游离体摘除术、关节清理术、截骨矫形术、关节融合术、关节成形术（人工关节置换术）等。

小 结

关节炎泛指发生在人体关节及其周围组织,由炎症、感染、退化、创伤或其他因素引起的炎性疾病,可分为风湿性关节炎、类风湿关节炎、强直性脊柱炎、骨关节炎、痛风性关节炎、反应性关节炎、感染性关节炎以及其他类型的关节炎等数十种疾病。关节炎的病因复杂,主要与炎症、自身免疫反应、感染、代谢紊乱、创伤、退行性病变等因素有关。其临床表现为关节红、肿、热、痛,关节畸形及功能障碍,严重者可导致残疾,影响患者生活质量。积极有效的康复治疗可以延缓关节畸形的发生和发展,改善患者活动功能,维持和恢复肌力,降低致残率,从而尽可能地提高患者的生活质量和工作能力。

案例解析

根据病案信息可知该患者目前主要的功能障碍为腰骶部及髋部疼痛,不能负重、行走、腰椎和髋关节活动度受限。针对上述功能障碍,应该进行疼痛评定、肌力评定、关节活动度评定、双髋关节功能评定、步态评定、日常生活活动能力评定、残疾指数评定等,综合各种评定结果,制订合理的康复治疗方案。根据该患者的具体情况,拟定的康复运动治疗处方如下:

姓名:张某 性别:男 年龄:36周岁

1. 运动目的

（1）维持正常的生理姿势,保持关节的可动性,预防脊柱关节挛缩畸形;

（2）增强和恢复腰背肌、髋关节及下肢肌肉的力量和耐力,加大脊柱、关节的活动度和灵活性,改善病情;

（3）增强体质,恢复体力,促使疾病康复。

2. 运动项目

（1）正确体位和姿势的维持;

（2）关节、脊柱的活动度练习;

（3）增强肌力训练;

（4）日常生活活动训练。

①主要锻炼方法:a.可选择贴墙站立、伸展运动、仰卧伸展运动、俯卧伸展运动、床上运动、膝胸运动、猫背运动、摆体运动、转体运动、侧体运动、腹部运动等运动中的3～5种,每种运动按照治疗师的指导练习5～10次。b.悬吊减重步行功能训练1～2次/日。

②运动强度:中等强度为主。以运动后不加重疼痛、运动后疼痛不超过2 h为宜,心率控制在100～120次/分。感觉无持续疲劳感和其他不适为宜。

（3）运动频度：2～5 次/天,每周至少锻炼 5 天。深呼吸练习随时进行。

（4）每次锻炼时间：30～60 分/次。

（5）注意事项：在治疗师指导下进行运动;运动之前应先做四肢关节热身运动;避免餐后立即运动和运动后立即进餐;注意运动强度,避免心率超过 120 次/分;循序渐进、持之以恒。

能 力 检 测

选择题

A_1 型题

1. 下列有关强直性脊柱炎的病因叙述不正确的是（　　）。

A. 与血清特异性自身抗体有关　　　　　　　　　　B. 与 HLA-B27 基因有关

C. 与肠道细菌感染有关　　　　　　　　　　　　　D. 与患者免疫能力低下有关

E. 与 RF 无关

2. 血清阴性脊柱关节炎中"血清阴性"指的是哪一项检查为阴性?（　　）

A. ANA 阴性　　　　　　　　　B. RF 阴性　　　　　　　　　C. ASO 阴性

D. HLA-B27 阴性　　　　　　　E. 抗 ds-DNA 抗体阴性

3. 强直性脊柱炎的病理特点为（　　）。

A. 滑膜炎　　　　　　　　　　B. 附着点炎　　　　　　　　　C. 关节软骨变性

D. 小血管炎　　　　　　　　　E. 关节腔炎症

4. 不符合强直性脊柱炎特点的是（　　）。

A. 晨僵　　　　　　　　　　　B. 骨摩擦音　　　　　　　　　C. 关节肿痛

D. 好发于青壮年人　　　　　　E. 压痛和被动痛

5. 强直性脊柱炎最常累及的关节是（　　）。

A. 骶髂关节　　　　　　　　　B. 髋关节　　　　　　　　　　C. 肩关节

D. 膝关节　　　　　　　　　　E. 足关节

6. 强直性脊柱炎临床表现不包括（　　）。

A. 青年男性多发　　　　　　　B. 关节囊、肌腱或韧带附着点炎症

C. 可有动脉炎、虹膜炎　　　　D. 腰骶部疼痛,休息不缓解,活动后症状改善

E. 以突发第一跖趾关节剧疼为主要特征

7. 下列有关类风湿关节炎的病因叙述不正确的是（　　）。

A. 与病毒感染有关　　　　　　B. 与 HLA-B27 基因有关　　　C. 与细菌感染有关

D. 与患者免疫能力低下有关　　E. 与 RF 有关

8. 下列有关类风湿关节炎实验室检查哪一项不正确?（　　）

A. C-反应蛋白阳性　　　　　　B. RF 阳性　　　　　　　　　C. 血沉加快

D. HLA-B27 阳性　　　　　　　E. 抗 CCP 抗体阳性

9. 类风湿关节炎的病理特点为（　　）。

A. 滑膜炎　　　　　　　　　　B. 附着点炎　　　　　　　　　C. 关节软骨变性

D. 大血管炎　　　　　　　　　E. 关节腔炎症

10. 不符合类风湿关节炎特点的是（　　）。

A. 晨僵　　　　　　　　　　　B. 骨摩擦音　　　　　　　　　C. 关节肿痛

D. 好发于青壮年人   E. 压痛和被动痛

11. 类风湿关节炎最常累及的关节是( )。

A. 骶髂关节   B. 近端指尖关节   C. 髋关节

D. 膝关节   E. 足关节

12. 类风湿关节炎临床表现不包括( )。

A. 青年女性多发   B. 手指尺偏畸形   C. 可有动脉炎、虹膜炎

D. 晨僵   E. 关节囊、肌腱或韧带附着点炎症

13. 骨关节炎的病因为( )。

A. 遗传因素   B. 性激素   C. 机械因素

D. 肥胖   E. 以上均是

14. 肥胖是下列哪种风湿病的易感因素?( )

A. 强直性脊柱炎   B. 骨关节炎   C. 类风湿关节炎

D. 反应性关节炎   E. 风湿性关节炎

15. 以软骨变性破坏为主要病理改变的风湿病是( )。

A. 类风湿关节炎   B. 强直性脊柱炎   C. 风湿热关节受累

D. 骨关节炎   E. 痛风性关节炎

16. 骨关节炎的病理特点为( )。

A. 滑膜炎   B. 附着点炎   C. 关节软骨变性

D. 小血管炎   E. 关节腔炎症

17. 不符合骨关节炎特点的是( )。

A. 晨僵   B. 骨摩擦音   C. 关节肿痛

D. 好发于青壮年人   E. 压痛和被动痛

18. 骨关节炎最常累及的关节是( )。

A. 腕关节,踝关节,远端指间关节

B. 膝关节,髋关节,近端指间关节

C. 腕关节,肘关节,近端指间关节

D. 膝关节,髋关节,远端指间关节

E. 掌指关节,远端指间关节,近端指间关节

19. 以关节活动弹响(骨摩擦音)为特征性体征的风湿病是( )。

A. 类风湿关节炎   B. 强直性脊柱炎   C. 风湿热关节受累

D. 骨关节炎   E. 痛风性关节炎

B 型题

(20~27 题共用备选答案)

A. 骶髂关节影像学检查   B. RF   C. ASO

D. C-反应蛋白   E. 抗角蛋白抗体谱

20. 强直性脊柱炎的重要检查项目是( )。

21. 类风湿关节炎早期的重要检查项目是( )。

A. 游走性关节痛   B. 持续性关节痛   C. 关节肿胀、发热、疼痛

D. 关节肿胀、压痛,活动时有摩擦感或"咔嗒"声   E. 关节疼痛,不肿胀

22. 类风湿关节炎的关节疼痛性质( )。

23. 痛风关节炎的关节疼痛性质( )。

24. 骨关节炎的关节疼痛性质( )。

A. 抗核抗体检查   B. RF 阳性   C. HLA-B27 阳性

D. Heberden 结节　　　　　　　E. 血尿酸升高

25. 手骨关节炎的特征性表现为（　　　）。

26. 90％强直性脊柱炎患者具有的特征为（　　　）。

27. 痛风的患者具有的特征为（　　　）。

A₃ 型题

（28～29 题共用题干）

患者李某,男,28 岁,主诉"腰骶部疼痛 6 月余"。患者夜间及休息时症状加重,伴晨僵,活动后疼痛缓解,无外伤史。RF(－),HLA-B27 阳性,体检:骶髂关节压痛,脊柱各个方向活动受限,胸廓活动度降低,"4"字试验阳性。X 线示软骨下骨缘模糊,骨质糜烂,关节间隙模糊,骨密度增高及关节融合。

28. 考虑的诊断是（　　　）。

A. 强直性脊柱炎　　　　　　B. 腰骶关节劳损　　　　　　C. 类风湿关节炎

D. 急性风湿热　　　　　　　E. 骨关节炎

29. 该患者脊柱运动功能评定不包括（　　　）。

A. 改良 Schober 实验　　　　B. 指地距离　　　　　　　C. 脊柱侧屈评定

D. 下颌胸骨距离　　　　　　E. Hoffmann 征

（30～31 题共用题干）

患者,男,28 岁,主诉"双手关节疼痛 1 年余"。患者疼痛呈对称性、持续性、时轻时重疼痛,体检:神清,表情自如,全身皮肤无黄染,浅表淋巴未触及,甲状腺未触及肿大,双肺呼吸音清,心律齐,各瓣膜听诊区未闻及病理性杂音,腹平软,无压痛、反跳痛,病理征未引出,脑膜刺激征阴性,双腕关节压痛。血沉 22 mm/h,类风湿因子 68.2 IU/mL。

30. 考虑的诊断是（　　　）。

A. 类风湿关节炎　　　　　　B. 强直性脊柱炎　　　　　　C. 骨关节炎

D. 痛风　　　　　　　　　　E. 脊髓型颈椎病

31. 该患者晚期不可能出现（　　　）。

A. 尺偏畸形　　　　　　　　B. "天鹅颈"畸形　　　　　　C. "纽扣花"畸形

D. "望远镜"畸形　　　　　　E. "兰花指"畸形

（32～34 题共用题干）

患者张某,男,57 岁,主诉"双膝关节疼痛、活动弹响 4 余年"。患者无关节肿胀,膝关节有骨擦音,X线片示膝关节间隙窄,髁间嵴增生,骨赘形成。

32. 考虑的诊断是（　　　）。

A. 骨关节炎　　　　　　　　B. 骨质疏松症　　　　　　　C. 类风湿关节炎

D. 强直性脊柱炎　　　　　　E. 痛风

33. 该患者可能出现的步态是（　　　）。

A. 疼痛步态　　　　　　　　B. 偏瘫步态　　　　　　　　C. 跨阈步态

D. 慌张步态　　　　　　　　E. 剪刀步态

34. 该病的病理特点为（　　　）。

A. 肌炎　　　　　　　　　　B. 附着点炎　　　　　　　　C. 关节软骨变性

D. 血管炎　　　　　　　　　E. 骨膜炎

X 型题

35. 强直性脊柱炎的运动疗法有（　　　）。

A. 深呼吸　　　　　　　　　B. 肩甲内收运动　　　　　　C. 慢跑

D. 游泳　　　　　　　　　　E. 扩胸运动

36. 强直性脊柱炎的物理因子疗法有（　　）。

A. 红外线 　　　　　　　　B. 蜡疗 　　　　　　　　C. 超短波

D. 微波 　　　　　　　　　E. 超声波

37. 类风湿关节炎常见的关节外症状有（　　）。

A. 类风湿结节 　　　　　　B. 类风湿血管炎 　　　　C. 心包炎

D. 慢性纤维性肺炎 　　　　E. 胸膜炎

38. 下列关于类风湿关节炎诊断标准正确的是（　　）。

A. 晨僵≥1 h（至少 6 周） 　B. 3 个以上关节有肿胀 　C. 对称性肿胀

D. 皮下结节 　　　　　　　E. 类风湿因子阳性

39. 骨关节炎的临床表现有（　　）。

A. 晨僵 　　　　　　　　　B. 关节畸形 　　　　　　C. 搓泥丸手

D. 关节摩擦感 　　　　　　E. 关节肿胀

40. 骨关节炎的运动疗法包括（　　）。

A. 被动活动 　　　　　　　B. 主动助力活动 　　　　C. 主动活动

D. 增强肌力活动 　　　　　E. 肌耐力练习

参考答案

（马少锋）

第六节　关节置换术后患者的康复

案 例 导 入

　　张某，女，54 岁，农民。患者 1 个月前行走时不慎跌倒致右髋部疼痛，不能站立及行走，即被家属送往当地某医院骨科进行治疗，诊断为"右股骨颈骨折"，并行右髋关节置换术，术后患者感右髋部疼痛，伴右髋活动受限。2 周后转该医院理疗科进行治疗后，患者感右髋部疼痛及活动受限稍改善。为进一步治疗，今日患者来我院就诊，门诊以"髋关节置换术后"收住院治疗。查体：右髋部及右大腿可见一约 15 cm 长的手术疤痕，右髋部软组织稍肿胀，压痛（＋），右髋关节活动度（屈曲 0°～40°），右下肢肌肉轻度萎缩，左下肢肌力 4＋级，右下肢肌力 3＋级，双下肢肌张力正常，右膝反射减弱。最后诊断：①髋关节置换术后疼痛并有功能障碍；②骨质疏松症。

　　请对该患者目前存在的功能障碍进行评定，拟订合适的康复运动治疗方案，并给予适当的康复治疗。

任 务 目 标

【知识目标】

1. 了解　人工全髋关节和人工全膝关节的组成、全髋关节置换术和全膝关节的基本过程。

2. 熟悉　全髋关节置换术和全膝关节置换术的适应证、禁忌证及并发症。

3. 掌握　全髋关节置换术和全膝关节置换术后患者的康复评定、康复治疗目标和康复治疗。

【能力目标】

1. 能对施行全髋关节置换术和全膝关节置换术的患者进行康复评定。

2. 能制订全髋关节置换术和全膝关节置换术患者的初步康复治疗方案。

3. 能对全髋关节置换术和全膝关节置换术患者进行康复治疗和康复指导。

关节置换术（total joint arthroplasty）是指用生物相容性和机械性能良好的金属材料和非金属材料制成的一种类似人体关节的假体，通过手术方法用人工关节置换被疾病或损伤破坏的关节，以达到切除病灶、消除疼痛、恢复关节的活动和原有功能的目的。人工关节置换是目前治疗关节强直、严重的骨关节炎、因外伤或肿瘤切除后形成的大块骨缺损等疾病的一种有效方法，但人工关节置换术仍存在很多合并症，如深部感染、假体下沉、假体松动、柄断裂、假体周围骨的囊性病变、假体穿破骨皮质、合并骨折、假体关节脱位、关节周围异位骨化等，严重影响了患者术后关节功能的恢复。积极开展关节置换术后患者的康复能够最大限度地减少术后并发症，进一步提高患者的日常生活活动能力和工作能力，促使患者早日回归家庭、回归社会。

随着医学技术的不断发展，目前能够在临床上实现的人工关节置换术有全髋关节置换、全膝关节置换、全肘关节置换、人工桡骨头置换、人工掌指关节置换、人工椎间盘置换等，但最常见的是全髋关节置换和全膝关节置换。

全髋关节置换术后患者的康复

一、概述

人工全髋关节置换术（total hip replacement，THR）是指应用人工材料制作的全髋关节部件植入患者体内，替代患者病损关节，重新恢复髋关节功能的一种治疗方法。THR可以有效消除髋关节疼痛，重建髋关节功能，恢复患者的ADL能力和职业能力，是治疗髋关节疾病的常用方法。

（一）人工全髋关节假体

人工全髋关节假体主要由人工髋臼杯、人工股骨头和股骨假体柄三部分组成，使用的材料多为金属、聚乙烯和陶瓷。大体上说，人工全髋关节可以分为两类，即骨水泥型和非骨水泥型。骨水泥型全髋关节人工假体主要由铬钴合金材料制作，其表面一般处理成抛光面，使用时需要在人工假体表面和处理好的人体髋臼窝和骨髓腔之间填充聚甲基丙烯酸甲酯（PMMA）骨水泥，来增强假体与骨组织的连接稳定性，但越来越多的证据表明骨水泥型假体容易松动和折断，目前临床应用已经急剧减少。非骨水泥型全髋关节人工假体主要由钛合金或铬钴合金材料制成，其表面往往处理成多孔的涂层网面（网孔 $100 \sim 400~\mu m$），有利于骨小梁的长入，来增强固定的持久性。目前，此种方式的固定已经成为主流。

（二）手术适应证与禁忌证

1. 适应证

（1）非化脓性关节炎：类风湿关节炎、青少年类风湿关节炎、强直性脊柱炎、退行性骨关节病（骨关节炎、肥大性关节炎）。

（2）感染性关节炎（静止期）：化脓性关节炎或化脓性骨髓炎术后、结核。

（3）骨关节及其韧带损伤：关节内或关节周围骨折、关节骨折-脱位、关节韧带损伤。

（4）缺血性坏死：因骨折和脱位后、股骨头骨骺滑脱、肾脏病、激素诱发、酒精中毒等各种原因所致的缺血性坏死。

（5）骨骼发育不良：髋臼发育不良、股骨髁发育不良。

（6）其他：关节融合或假关节形成、关节重建失败、累及关节或关节周围的骨肿瘤、关节滑膜肿瘤、遗传性疾病（如软骨发育不全）等。

2. 禁忌证

（1）绝对禁忌证：全身状况差或有严重的并发症，难以耐受较大手术者；髋关节或全身其他任何部位的活动性感染。

（2）相对禁忌证：全身或局部有严重的骨质疏松或进行性骨量丢失疾病、神经性关节病损（Charcot病）、髋关节外展肌肌力不足或丧失、进展迅速的神经性疾病。

（三）常见并发症

术后常见的并发症有血管损伤、神经损伤、假体周围骨折、脱位、假体松动、假体柄变形或断裂、感染和异位骨化、深静脉血栓栓塞、血肿形成、下肢不等长、骨溶解、脂肪栓塞、应力替代性骨吸收。

二、功能障碍

（一）疼痛

疼痛是伴随患者术前与术后整个病程的主要症状，接受人工全髋关节置换术的患者术前因骨关节炎、类风湿关节炎等关节疾病出现长期的慢性疼痛，施行全髋关节置换术后，由于手术创伤，患者也会感受较为剧烈的术后急性疼痛。疼痛一方面影响患者的生活质量，另一方面也影响康复的治疗效果。选择恰当的康复治疗方法是缓解疼痛、提高患者生活质量、提高康复治疗效果的关键。

（二）关节活动受限

患者术前主要由于关节疾病和疼痛导致病变关节活动受限，术后主要由于关节制动和术后疼痛使关节活动受到限制，伴随着伤后组织的修复，若不积极进行康复功能锻炼，即便术后伤口愈合良好，也会由于长期制动和缺乏关节活动而导致关节挛缩、肌肉萎缩，进一步导致关节活动受限。因此，术后积极进行康复功能锻炼十分重要。

（三）步行功能障碍

患者术前由于关节疾病导致步行功能障碍，术后由于手术创伤疼痛和关节制动也会导致患肢的负重、站立和行走功能障碍。术后积极进行康复功能锻炼是恢复患者步行功能的主要手段。

（四）日常生活活动能力障碍

患者术前由于关节疼痛、活动受限等原因影响患者的日常生活活动能力，术后由于关节制动、手术创伤疼痛等原因也会影响患者的日常生活活动能力。患者日常生活活动能力障碍主要表现在如厕、床椅转移、平地行走和上下楼梯等方面。

三、康复功能评定

（一）术前评定

术前评定应包括对全身整体状况和肢体功能状态的评定，为实施手术和指导术前康复训练奠定基础。

1. 下肢肌力评定　可采用徒手肌力检查法了解下肢的肌肉力量，特别是手术关节周围肌肉的评定对制订康复训练计划尤为重要。

2. 关节活动度评定　评定各关节尤其手术关节的关节活动度，确定有无关节挛缩畸形。

3. 疼痛评定　评价患者关节疼痛程度，与术后疼痛评定进行对比，判断治疗效果。

4. 步态评定　确定步态类型和是否使用助行器。

5. 测定患肢长度　用卷尺测量患肢的绝对长度，并与健肢进行对比，为手术提供参考。

6. X线片检查　了解手术关节有无畸形、增生、对线异常等影像学的改变，并作为重要的手术参考依据。

7. 日常生活活动能力评定　可用 Barthel 指数进行评定，与术后评定进行对比，评价患者日常生活活动能力改善情况。

8. Harris 髋关节功能评分标准　Harris 髋关节功能评分是一个广泛应用的评价髋关节功能的方法，常常用来评价髋关节炎的程度和关节置换的效果。Harris 髋关节功能评分标准见表 3-6-1。满分 100 分，90 分以上为优，80～89 分为良，70～79 分为尚可，低于 70 分为差。

表 3-6-1　Harris 髋关节功能评分标准

项目	得分	项目	得分
Ⅰ疼痛		2. 功能活动	
无	44 分	(1)上楼梯	
轻微	40 分	正常	4 分
轻度，偶服止痛药	30 分	正常，需扶楼梯	2 分
轻度，常服止痛药	20 分	勉强上楼	1 分
重度，活动受限	10 分	不能上楼	0 分
不能活动	0 分	(2)穿袜子，系鞋带	
Ⅱ功能		容易	4 分
1.步态		困难	2 分
(1)跛行		不能	0 分
无	11 分	(3)坐椅子	
轻度	8 分	任何角度坐椅子，多于 1 h	5 分
中度	5 分	高椅子坐 0.5 h 以上	3 分
重度	0 分	坐椅子不能超过 0.5 h	0 分
不能行走	0 分	上公共交通	1 分
(2)行走时辅助		不能上公共交通	0 分
不用	11 分	Ⅲ畸形	
长距离使用一个手杖	7 分	具备下述四条：	
全部时间使用一个手杖	5 分	固定内收畸形<10°	1 分
使用拐杖	4 分	固定内旋畸形<10°	1 分
使用 2 个手杖	2 分	肢体短缩<3.2 cm	1 分
使用 2 个拐杖	0 分	固定屈曲畸形<30°	1 分
不能行走	0 分	Ⅳ活动度(屈＋展＋收＋内旋＋外旋)	
(3)行走距离		210°～300°	5 分
不受限	11 分	160°～209°	4 分
1 km 以上	8 分	100°～159°	3 分
500 m 左右	5 分	60°～99°	2 分
室内活动	2 分	30°～59°	1 分
卧床或坐椅	0 分	0°～29°	0 分

评价效果：满分为 100 分。90 分以上为优；80～89 分为良；70～79 分为中，低于 70 分为差。

（二）术后评定

住院患者的术后评定可分别在术后 1～2 天、1 周和 2 周进行，出院患者的术后评定可在术后 1 个月、3

个月和半年进行。评定内容包括以下几关。

1. 伤口情况评定 有无局部皮肤红、肿、热、痛等感染体征,伤口有无渗出等。

2. 关节肿胀评定 用两种方法检查关节肿胀的不同内容,浮髌试验用于判断关节腔有无积液及其严重程度,关节周围组织的周径可作为判断软组织肿胀的客观指标。

3. 关节疼痛评定 术后2天内,患者主要感觉伤口疼痛,随功能性活动训练的进行出现活动后疼痛,疼痛程度可采用视觉模拟评分法。

4. 关节活动度评定 可应用量角器评定关节的活动范围,对手术关节应评定被动和主动关节活动度,以了解造成关节活动范围障碍的原因,如疼痛、软组织挛缩等,指导康复训练。

5. 肌力评定 可采用徒手肌力检查法对肌肉力量进行评定,不仅包括手术关节周围肌肉力量,还包括手术关节相邻关节周围肌肉的力量,同时评定肌肉力量是否影响手术关节的稳定性。

6. 日常生活活动能力评定 根据患者术后的不同阶段,重点评定患者床上活动及转移的能力,坐位能力(床边坐及椅坐)以及站立、行走、上下楼梯、走斜坡等活动能力。

7. 步态评估 在训练患者行走前,要评测患者的一般步态,包括步幅、步频、步宽、步速等,还应仔细观察患者的行走时站立相和摆动相步态,并了解异常步态的病因,如疼痛、肌肉力量降低、本体感觉下降等。

8. Harris 髋关节功能评分标准 再次用 Harris 评分标准评价髋关节功能状况,与术前评定进行对比,评价治疗效果。

四、康复治疗

(一)治疗原则

本病的康复治疗原则:早期介入康复;制订个体化治疗方案;坚持循序渐进原则;实施全面康复。

(二)治疗目标

本病康复治疗的目的:①消肿、止痛;②增强患肢肌力;③改善患肢关节活动度;④纠正患者术前因长期疾病所造成的异常的姿态;⑤减少术后并发症的发生;⑥提高患者日常生活活动能力;⑦恢复患者职业能力。

(三)治疗方法

1. 术前康复治疗

(1)指导患者进行肌力训练:主要进行患侧髋周肌(髋外展肌、股四头肌、髂腰肌、臀大肌、腘绳肌等)、健侧下肢和双上肢的肌力训练,以便患者术后使用拐杖和助行器进行步行训练。

(2)教会患者正确的深呼吸及咳嗽方法,预防患者术后因长期卧床引起肺部感染。

(3)指导患者进行床上大小便适应性训练,以防术后患者因不习惯床上排便而造成排便、排尿困难。

(4)教会患者术后使用的康复训练方法,如床上活动、转移活动、各关节的主动运动、助力运动、被动运动、助行器的使用、股四头肌等长收缩练习、踝泵运动练习、患肢触地不负重步行练习等,以便术后指导患者进行训练,提高康复效果。

2. 术后康复治疗 术后康复训练计划的设计取决于手术方式的选择和患者的个体情况。手术入路与髋关节的稳定性密切相关。不同的手术入路在暴露髋关节的过程中损伤的组织结构不同,因而会导致术后康复功能障碍表现不一。前侧入路经缝匠肌与阔筋膜张肌间隙显露髋关节,切口通过肌间隙,不切断肌肉,但可能损伤股外侧皮神经,术后较易形成异位骨化;前外侧入路经阔筋膜张肌与臀中肌间隙显露髋关节,术中需将臀中肌前部止点剥离或切断,影响髋关节外展功能;直接外侧入路通过切开外展肌暴露髋关节,术中需要切断臀中肌,术后容易并发髋外展无力或跛行;后侧入路切开臀大肌肌纤维暴露髋关节,术中不损伤臀中肌,但要切断股方肌、梨状肌、闭孔内肌及上下孖肌,容易导致髋关节后脱位。因此,在进行康复训练计划制订前应该仔细翻阅患者的病历,查看手术记录,主动与主刀医生沟通,了解手术过程,听取其对该患者治疗的建议,结合自己对患者的具体评估,方可拟定治疗方案。

（1）体位摆放：术后需使用三角形的枕头将髋关节固定在外展15°体位6～12周，并给患者穿防旋鞋（"丁"字鞋），防止髋关节过度内收、外旋。12周后髋关节周围的假关节囊形成，周围的肌力也足以维持髋关节的稳定性。但需注意，用绑带固定此装置时，避免过度加压损伤腓总神经。

全髋关节置换术后有四种危险体位容易导致关节脱位，应该予以避免：①患髋关节屈曲超过90°；②患肢内收超过身体中线；③患肢伸髋外旋；④患肢屈髋内旋。根据手术入路不同，体位限制有所不同。手术后入路，应避免患侧下肢过度屈曲、内收、内旋，特别是屈曲、内收、内旋的联合动作；侧方入路和前侧入路，应避免患侧下肢的过度伸展、内收、外旋，特别是伸展、内收、外旋的联合动作。

（2）消肿、止痛：术后伤口的疼痛和肿胀严重影响患者的康复治疗，临床常见的处理方法如下。

①冰疗：关节置换术尤其是膝关节置换术，常应用骨水泥固定人工关节，骨水泥固定后会释放热量，使周围软组织温度升高，并可持续数周。冰疗不仅能降低软组织的温度，同时可减轻术后关节周围软组织肿胀，并能进一步减轻疼痛。术后第1天即可使用冰袋，置于手术关节的周围，每天1～2次，每次30～60 min，7～10天为1个疗程，至关节消肿、疼痛减轻。

②经皮神经电刺激：人工关节置换术对软组织及骨的创伤相对较大，术后疼痛非常严重，临床常应用静脉或口服止痛药镇痛。经皮神经电刺激可作为药物止痛的辅助治疗，频率为100 Hz，将双通路四电极分别置于手术伤口两侧，治疗时间为30～60 min，强度为2倍感觉阈。每天1～2次，7～10天为1个疗程。

（3）预防并发症：为预防术后伤口感染、肺部感染、深静脉血栓形成等并发症，患者应在术后尽早开始深呼吸训练、咳嗽训练、穿戴弹力袜、进行踝泵练习和床上活动等。

（4）肌力的训练：术后1～2天进行手术关节周围肌肉的等长收缩，以及非手术关节下肢和双上肢的主动活动和抗阻训练，以保持肢体的力量和柔韧性。每天1～2次，每次30～60 min。术后1周开始进行渐进性抗阻训练，先进行屈髋、伸膝抗阻训练，而后进行屈髋、屈膝抗阻训练，直到关节痛时再增加阻力，达到耐受程度为止。另外，还要增加上肢的肌肉力量练习，以帮助患者日常生活自理及转移。

不同的关节置换手术方式也会不同程度地影响各肌群的力量，所以需要了解手术方式，以便有针对性地给予肌肉力量训练。例如，髋关节置换术外侧入路的手术步骤包括分离臀部外展肌群（臀中肌、臀小肌），行转子截骨术，再将臀部外展肌缝合恢复到后面大转子处，故臀部外展肌是力量训练的主要对象；髋关节置换术后方入路的手术步骤包括分离臀大肌和松解较短的外旋肌，再修复这些肌肉，故髋部伸肌和外旋肌是训练的主要对象。

（5）维持关节活动度训练：

①持续被动运动（CPM）：目前临床常用的方案是术后第1～2天开始进行，从屈髋0°～45°开始训练，每天2次，每次1 h，每天增加5°～10°。早期应用CPM可使关节活动范围明显改善，减轻水肿，预防术后下肢深脉血栓形成，并有可能降低住院日期，鼓励患者尽早进行主动活动。

②关节助力-主动和主动活动：肢体只做被动活动的训练是不够的。从术后第2～3天开始，患者可先借助外力如毛巾、绳子、悬吊装置等，帮助活动膝关节，逐渐过渡到自行完成主动屈伸关节的练习。每天1～2次，每次30～60 min。

③牵伸练习：对于挛缩的关节可进行牵伸练习。牵伸练习可以利用患者自身体重、医生或外界的力量，牵伸力量的方向应与肌肉或软组织挛缩的方向相反，在关节可动范围内，先主动、后被动活动关节到受限处；伸展时，固定关节近端，牵伸关节远端。牵伸不可使用暴力，不可使关节超过正常活动范围。每次牵伸持续5～10 s，5～10次为1组，每天牵伸1～2组。

（6）转移能力的训练：

①卧位-起坐转移：鼓励患者借助双臂支撑力量起坐，切忌借助床头系带、双臂用力牵拉起坐。这是因为借助双臂支撑力量起坐便于控制屈髋角度，为借助步行器或双拐行走做准备，当借用床头系带、双臂用力牵拉起坐时，因腘绳肌紧张，患者（尤其是长期卧床者或年长者）不易控制屈髋角度，屈曲髋关节的范围较大时易伴屈膝和髋关节内旋，易致髋关节脱位。

②长腿坐-床旁坐位转移：向患侧转位移动（双髋关节置换者，后跟进的一侧下肢不能过中线），便于控

制患侧髋关节内收,同时利于提高髋外展肌肌力。

③翻身活动:双侧翻身均可,但提倡向患侧翻身。因为此时能在确保安全的情况下使患者独立完成翻身活动。若向健侧翻身,必须在他人的帮助下维持患侧髋关节于外展中立位,以免髋外展肌肌力不足、受重力的影响而使髋关节屈曲、内收和内旋,导致脱位。

④坐-站转移:健侧膝、足在后,患侧膝、足在前,双手支撑扶手,保持在起立时躯体重心移动过程中患侧髋关节屈曲不超过 90°,防止髋关节脱位。坐位时,膝关节高度不能超过髋关节。

(7)负重练习和步态训练:

①当患者具有一定的肌力和平衡能力时,可进行负重练习,一般在术后的 3～7 天进行。1 周后,可借助平衡杠和助行器从事部分负重,逐步过渡到手术后 6 周完全负重。但如果髋关节置换术 6 周后关节尚未稳定,可使用单拐或手杖,在平衡杠或助行器的辅助下进行膝、髋关节开链和闭链训练。

②步态训练可分为站立相和摆动相。在站立相,训练患者的髋关节伸展活动,膝关节屈伸控制,髋、膝、踝的协调运动,以及患肢的负重练习。在摆动相,训练患者屈髋屈膝,伸髋屈膝,足跟着地时伸膝和足背屈。除此之外,骨盆的移动和旋转、行走时各关节的配合协调运动和行走姿势均需仔细观察和分析,必要时进行训练和矫正。

③获得一定步行能力后,开始对患者进行上、下楼梯训练。如单侧髋关节置换术的患者,上楼时非手术侧肢体先上,手术侧肢体使用拐杖跟随;下楼时拄拐的手术侧肢体先下,非手术侧肢体跟在后面。

(8)日常生活活动能力训练:

①术后鼓励患者进行床上功能性活动,如桥式运动及翻身练习。

②患者应尽早从卧位转为坐位,良好的躯干旋转是完成床上功能活动的重要基础。

③术后 1 周,鼓励患者自行穿衣、如厕、行走。日常生活活动仍需注意避免特殊体位,以防假体脱位或磨损。

④术后 5～6 周,练习上、下楼梯,骑自行车和乘车等功能性活动。

⑤术后 6 周内患者应在指导下使用增高的坐便器。健侧卧位时,在两腿间夹 1～2 个普通枕头,防止患腿过度内收导致髋关节脱位。伤口愈合满意后就可以洗澡。如果要进行盆浴,必须在浴盆中加装坐凳、橡胶垫和扶杆。可采用仰卧位进行性生活。

(9)整体康复训练计划:全髋关节置换术后患者的整体康复训练计划详见表 3-6-2。

表 3-6-2 全髋关节置换术后患者的整体康复训练计划

治疗时间	治疗内容
术后 1～2 天	1. 卧床
	2. 消肿止痛:电疗、冰疗
	3. 辅助外展位
	4. 辅助髋、膝关节屈曲、伸展
	5. 髋外展肌、伸展肌和股四头肌等长收缩
	6. 踝、足和趾的主动活动
术后 3～6 天	1. 继续第 1 天的训练
	2. 床上活动练习(翻身、坐起、移动、坐到床边)
	3. 尝试从坐到站
	4. 从高椅或高床沿坐位站立
术后 7～12 天	1. 尝试上、下楼梯
	2. 尽可能用拐杖行走,达到部分负重(四脚拐-肘拐-手杖)
	3. 髋周围肌肉渐进性肌力训练
	4. 发展独立生活能力,能独立起床、转移和行走

治疗时间	治疗内容
	5. ADL 训练
术后 3 周	1. 增加肌力,步态练习:行走速度,耐力,楼梯,坡度,注意坐、卧时不要交叉双腿
	2. ADL:洗澡、如厕、乘车等
	3. 3 个月后,可适当开始散步、游泳等活动
	4. 功能训练及达到重归社会
	5. 出院宣教
	6. 制订随访时间及计划

(四) 健康教育

本病术前健康教育主要是采用多种形式对患者及家属进行手术及相关知识的讲解,让患者及家属了解手术过程,减少恐惧心理;强化术前、术后注意事项,争取患者及家属的积极配合,减少术后并发症,促进患者术后康复。术后健康教育主要是告诫患者避免术后四种危险体位,积极参与康复功能训练,预防术后并发症的发生。

(五) 功能结局

全髋关节置换术是解决髋关节晚期病变的有效手段,该技术自从 20 世纪 50 年代引入我国以来,已经成功地治愈了几十万例患者。随着新材料的不断研发和新假体的设计改进,只要按照手术适应证和禁忌证严格筛选病例进行治疗,规范手术操作,全髋关节置换术的风险可以忽略不计。大量的临床研究资料表明,患者术后关节功能恢复的程度与患者介入康复治疗的早晚有关,患者介入康复治疗越早,术后关节功能恢复越好,介入康复治疗越晚,术后关节功能恢复越差。虽然全髋关节置换术几乎可以完美再现髋关节的所有功能,但是患者术后还需避免一些危险体位以防关节脱位。另外,为了延长人工关节假体的使用寿命,避免并发症,患者术后尽量避免从事重体力劳动,还要定期到医院进行复查,防止人工关节假体脱位或折断。

全膝关节置换术后患者的康复

一、概述

人工全膝关节置换术(total knee replacement,TKR)是指应用人工材料制作的全膝关节部件植入患者体内,替代患者病损关节,重新恢复膝关节功能的一种治疗方法。TKR 可以有效消除膝关节疼痛,重建膝关节功能,恢复患者的 ADL 能力和职业能力,是治疗膝关节严重疾病的常用方法。

(一) 人工全膝关节假体

人工全膝关节假体主要由人工股骨假体、人工胫骨假体、超高分子聚乙烯半月板衬垫和髌骨衬垫四部分组成,使用的材料多为金属和聚乙烯。人工全膝关节也可以分为骨水泥型和非骨水泥型两类,骨水泥型人工全膝关节假体使用时需要在假体表面和处理好的股骨髁和胫骨髁表面填充聚甲基丙烯酸甲酯(PMMA)骨水泥,来增强人工假体与骨组织的连接稳定性;非骨水泥型人工全髋关节假体表面往往处理成多孔的涂层网面,有利于骨小梁的长入,来增强固定的持久性。

(二) 手术适应证与禁忌证

1. 适应证

(1) 非感染性关节炎:退行性骨关节炎、创伤性骨关节炎、类风湿关节炎和强直性脊柱炎晚期存在膝关节严重疼痛和功能障碍的患者。

（2）感染性关节炎（静止期）：感染性关节炎后遗的关节破坏。

（3）大面积的膝关节骨软骨坏死或其他病变常规手术修复失败者。

（4）膝关节肿瘤切除术后无法获得良好的关节功能重建的患者。

2. 禁忌证

（1）绝对禁忌证：最近或者既往有过膝关节化脓性感染、其他部位存在未愈感染；伸膝装置不完整或严重功能不全；继发于肌无力的反屈畸形以及无痛、功能良好的融合膝。

（2）相对禁忌证：患者不能耐受麻醉、患有影响术后伤口愈合的疾病、患侧下肢有明显的动脉硬化、术区内有银屑病等皮肤病变、静脉淤滞、反复发生蜂窝织炎、神经病性关节病、病态肥胖、反复尿道感染以及膝关节附近骨髓炎。

（三）常见并发症

本病术后常见的并发症有血栓栓塞、感染、髌骨关节不稳、关节假体松动、关节假体周围骨折、髌骨撞击综合征、伸膝装置断裂、血管神经并发症等。

二、功能障碍

（一）疼痛

疼痛是伴随患者术前与术后整个病程的主要症状，患者术前因骨关节炎、类风湿关节炎等关节疾病出现长期的慢性疼痛，术后也会因为手术创伤遭受到较为剧烈的术后急性疼痛。疼痛一方面影响患者的生活质量，另一方面也影响康复的治疗效果。选择恰当的康复治疗方法是缓解疼痛、提高患者生活质量、提高康复治疗效果的关键。

（二）关节活动受限

患者术前主要由于关节疾病和疼痛导致病变关节活动受限，术后主要由于关节制动和术后疼痛使关节活动受到限制，若不积极进行康复功能锻炼，可由长期制动和缺乏关节活动导致的关节挛缩、肌肉萎缩进一步加剧关节活动受限。因此，术后积极进行康复功能锻炼十分重要。

（三）步行功能障碍

患者术前由于关节疾病导致步行功能障碍，术后由于手术创伤疼痛和关节制动也会导致患肢的负重、站立和行走功能障碍。术后积极康复功能锻炼是恢复患者步行功能的主要手段。

（四）日常生活活动能力障碍

患者术前由于关节疼痛、活动受限等原因影响患者的日常生活活动能力，术后由于关节制动、手术创伤疼痛等原因也会影响患者的日常生活活动能力。患者日常生活活动能力障碍主要表现在如厕、床椅转移、平地行走和上下楼梯等方面。

三、康复功能评定

（一）术前评定

术前评定应包括对全身整体状况和肢体功能状态的评定，为实施手术和指导术前康复训练奠定基础。

1. 下肢肌力评定　可采用徒手肌力检查法重点评估股四头肌、腘绳肌的肌力，对于肌肉无力者，及时指导患者进行术前肌力训练。

2. 关节活动度评定　评定各关节尤其是手术关节的关节活动度，确定有无关节挛缩畸形。

3. 疼痛评定　评价患者关节疼痛程度，与术后疼痛评定进行对比，判断治疗效果。

4. 步态评定　确定患者的步态类型和助行器的使用情况，与术后进行对比。

5. 测定患肢长度　用卷尺测量患肢的绝对长度,并与健肢进行对比,为手术提供参考。

6. X 线片检查　了解手术关节有无畸形、增生、对线异常等影像学的改变,并作为重要的手术参考依据。

7. 日常生活活动能力评定　可用 Barthel 指数进行评定,与术后评定进行对比,评价患者日常生活活动能力改善情况。

8. HSS 膝关节功能评分标准　人工膝关节置换术的效果评定有 HSS 膝关节功能评分标准和 TKR 评分系统等多种方案,其中 HSS 膝关节功能评分标准(表 3-6-3)最为常用。本评分标准满分为 100 分,85～100 分为优,70～84 分为良,60～69 分为中,低于 59 分为差。

表 3-6-3　HSS 膝关节功能评分标准

项目	评分	项目	评分
Ⅰ疼痛(30 分)		优:完全能对抗阻力	10
任何时候均无疼痛	30	良:部分对抗阻力	8
行走时疼痛	15	中:能带动关节活动	4
行走时轻微疼痛	10	差:不能带动关节	0
行走时中度疼痛	5	Ⅴ屈膝畸形(10 分)	
行走时重度疼痛	0	无畸形	10
休息时无疼痛	15	小于 5°	8
休息时轻微疼痛	10	5°～10°	5
休息时中度疼痛	5	大于 10°	0
休息时重度疼痛	0	Ⅵ稳定性(10 分)	
Ⅱ功能(22 分)		正常	10
行走、站立无限制	22	轻微不稳(0°～5°)	8
行走 5～10 个街区(2.5～5km)	10	中度不稳(5°～10°)	5
行走 1～5 个街区(0.5～2.5km)	8	严重不稳(大于 10°)	0
行走 1 个街区(0.5km)	4	Ⅶ减分项目	
不能行走	0	使用单手杖	1
能上楼梯	5	使用单拐	2
能上楼梯,但需支具	2	使用双拐	3
只能室内行走,无需支具	5	伸直滞缺 5°	2
只能室内行走,需要支具	2	伸直滞缺 10°	3
Ⅲ活动度(18 分)		伸直滞缺 15°	5
每活动 8°计 1 分,最高 18 分	18	每 5°内翻	1
Ⅳ肌力(10 分)		每 5°外翻	1

评价效果:满分为 100 分,85～100 分为优,70～84 分为良,60～69 分为中,低于 59 分为差。

(二) 术后评定

住院患者可分别在术后 1～2 天、1 周和 2 周进行,出院患者可在术后 1 个月、3 个月和半年进行,评定内容如下。

1. 伤口情况评定　有无局部皮肤红、肿、热、痛等感染体征,伤口有无渗出等。

2. 关节肿胀评定　有两种方法:浮髌试验用于判断关节腔有无积液及其严重程度,关节周围组织的周径可作为判断软组织肿胀的客观指标。

3. 关节疼痛评定 术后 2 天内,患者主要感觉伤口疼痛,随着功能性活动训练的进行出现活动后疼痛,疼痛程度可采用视觉模拟评分法。

4. 关节活动度评定 可应用量角器评定关节的活动范围,对膝关节应做被动和主动关节活动度评定,以了解造成关节活动范围障碍的原因,如疼痛、软组织挛缩等,指导康复训练。

5. 肌力评定 重点是对股四头肌和腘绳肌进行肌力评估,指导患者进行肌力训练。

6. 日常生活活动能力评定 根据患者术后的不同阶段,重点评定患者床上活动、转移的能力以及站立、行走、上下楼梯、走斜坡等活动能力。

7. 步态评估 用目测观察法和足印测量法评估患者的一般步态,包括步幅、步频、步宽、步速等,还应仔细观察患者的行走时站立相和摆动相步态,并了解异常步态的病因,如疼痛、肌肉力量降低、感觉尤其本体感觉下降等,针对性地开展康复治疗。

8. HSS 膝关节评分标准 再次用 HSS 膝关节评分标准评价膝关节功能状况,与术前评定进行对比,评价治疗效果。

四、康复治疗

(一)治疗原则

本病的康复治疗原则:早期介入康复;制订个体化治疗方案;坚持循序渐进原则;实施全面康复。

(二)治疗目标

康复治疗的目的:①消肿止痛;②改善患肢关节活动度;③增强患肢肌力;④减少术后并发症的发生;⑤恢复患者步行功能;⑥提高患者日常生活活动能力和职业能力。

(三)治疗方法

1. 术前康复治疗

(1)指导患者进行肌力训练:重点进行患侧股四头肌和腘绳肌肌力训练,也可根据患者情况选择健侧下肢和双上肢的肌力训练,以便患者术后能够有效使用拐杖和助行器进行步行训练。

(2)教会患者术后康复训练方法:如床上活动、转移活动、各关节的主动运动、助力运动、被动运动、助行器的使用、股四头肌等长收缩练习、踝泵运动练习、患肢触地不负重步行练习等,以便术后指导患者进行训练,提高康复效果。

2. 术后康复治疗 术后康复训练计划的制订取决于手术方式的选择和患者的个体情况。手术入路与膝关节的稳定性密切相关。不同的手术入路在暴露膝关节的过程中损伤的组织结构不同,因而会导致术后康复功能障碍表现不一。内侧髌旁入路需切开股四头肌腱的内侧 1/3,从而破坏了伸膝装置,容易导致术后髌骨半脱位(发生率 10%);外侧髌旁入路需要进行广泛的膝外侧关节囊松解(包括髂胫束、外侧副韧带、腘绳肌腱等),很容易造成髌骨及伤口周围皮肤血运受损,增加关节的不稳定性;髌骨正中入路需经髌骨表面内侧 1/4 将股四头肌扩张部纵行切开,然后自髌前将附着其内侧的髌腱以及胫骨结节的部分骨膜剥离,也会影响膝关节内侧的稳定性。因此,在制订康复训练计划前应该仔细翻阅患者的病历,查看手术记录,主动与主刀医生沟通,了解手术过程,听取其对该患者治疗的建议,结合自己对患者的具体评估,方可拟定治疗方案。

(1)体位摆放:术后给患侧小腿后方垫软枕,将患肢抬高 20°~30°,膝关节伸直,悬空腘窝,有利于下肢静脉及淋巴回流,减轻局部肿胀,防止胫神经、腓总神经和腘窝血管受压。

(2)消肿、止痛:用毛巾包裹冰袋固定在膝关节前方、内侧、外侧,持续冰敷 48 h,并适当加压,可减轻局部肿胀、疼痛。注意观察患肢末梢血运及感知觉情况,如出现患肢末端皮肤颜色苍白、青紫、发绀,皮温发凉,患者自诉肢体麻木、肢体疼痛等情况,应立即汇报医生,采取相应的有效措施。

(3)预防并发症:为预防术后伤口感染、深静脉血栓和膝关节挛缩等并发症,患者应在术后尽早开始穿戴弹力袜,进行踝泵练习、伸膝训练等。

（4）肌力的训练：术后 1～2 天进行股四头肌、腘绳肌等长收缩，每小时 30 次，每次 5～10 s。术后 1 周开始进行股四头肌、腘绳肌肌力渐进性抗阻训练，每天 1～2 次，每次 10～20 min。另外，还要增加上肢的肌肉力量练习，以帮助患者日常生活自理及转移。

（5）维持关节活动度训练：

①持续被动运动（CPM）：目前临床常用的方案是术后 1～2 天开始进行，从屈髋 0°～45°开始训练，每天 2 次，每次 1 h，每天增加 5°～10°。国外研究表明：TKR 术后早期使用持续被动运动的膝关节主动关节活动度可达到 78°，较未使用 CPM 者只增大 3°，但使用 CPM 能减少止痛药的用量，因此早期不应过度依赖 CPM 进行治疗，应在控制疼痛的基础上，鼓励患者尽早进行主动活动。

②活动髌骨关节：从伤口无明显渗出后开始，将髌骨朝上、下、内、外推动，推到患者能够耐受疼痛的关节活动最大范围，保持 5 s 再放松，每组 20 次，每天 4 组。

③膝关节屈曲训练：

a.足跟滑移屈膝训练：引流管拔掉后开始。仰卧，屈髋屈膝，足底在床上向臀部滑动，使膝关节屈曲到最大限度，并在此位置保持 5～10 s，重复多次，直到腿部感到疲劳为止。

b.坐位辅助屈膝训练：下地后开始，坐在床边或椅上，慢慢将膝关节自然下垂屈曲到最大限度。将健侧足移至患侧足背部，利用重力压迫患腿，使患侧膝关节尽量屈曲，并维持 5～10 s，重复多次，直到腿部感到疲劳为止。

④膝关节伸展训练：

伸膝压腿训练：术后第 2 天患者可坐起练习按压膝关节。将腿伸直放在床上，用软垫垫于足跟处，并将双手叠放在膝盖上方，主动用力轻轻下压；或者由治疗师一手托起患足，另一手被动按压患者膝盖，使腿尽量伸直，每次要维持 5 min 左右，到患者可以忍受疼痛的程度为止。

（6）转移能力的训练：

①翻身活动：双侧翻身均可，但提倡向患侧翻身。因为此时能在确保安全的情况下使患者独立完成翻身活动。患者翻身时，应妥善保护好患肢，避免翻身运动对伤肢的过度转动及被褥对创面的直接压迫，必要时使用膝关节支具固定。

②坐-站转移：健侧膝、足在后，患侧膝、足在前，患者双手抓住扶手，躯干前倾，在治疗师的辅助或保护下，上下肢一起用力，从床边坐位站起。

（7）负重站立和步行能力训练：

当患者具有一定的肌力和平衡能力时，可进行负重练习，一般在术后第 4 天借助平衡杠和助行器进行负重站立训练。1 周后，可借四脚拐、肘拐、手杖等进行部分负重行走训练，逐步增加肌力、耐力、行走速度，至术后第 3 周开始进行上下楼梯、斜坡训练。

（8）日常生活活动能力训练：

①术后 1 周，鼓励患者自行穿衣、如厕、行走。日常生活活动仍需注意避免特殊体位和运动，例如爬山、蹲马步、跑、提重物、走远路等，以防假体脱位或磨损。

②术后 5～6 周，可指导患者练习骑自行车和乘车等功能性活动。

③术后 6 周指导患者使用增高的坐便器，防止膝关节屈曲超过 90°而脱位。

（9）整体康复训练计划：

全膝关节置换术后患者的整体康复训练计划详见表 3-6-2。

表 3-6-4　全膝关节置换术后患者的整体康复训练计划

治疗时间	治疗内容
术后 1～2 天	1.卧床
	2.消肿止痛：电疗、冰疗
	3.踝部、脚趾的主动活动

续表

治疗时间	治疗内容
	4.股四头肌、腘绳肌、臀肌的等长收缩
	5.持续被动运动:术后第 1 天从 0°～45°开始,ROM 每天增加 10°
术后 3～6 天	1.膝关节主动活动
	2.直腿抬高
	3.床上活动练习(翻身、坐起、移动、坐到床边)
	4.桥式运动:每天 3 遍,每遍 10 次
	5.持续被动运动:ROM 每天增加 10°
	6.术后第 4 天开始站立练习
术后 7～12 天	1.部分负重行走训练(四脚拐-肘拐-手杖)
	2.股四头肌、腘绳肌渐进性肌力训练
	3.上楼梯,坡度行走(先训练用三向阶梯,后训练日常行走楼梯),髋、膝、踝协同训练
	4.腘绳肌牵伸,防止屈曲挛缩,股四头肌被动牵伸,增加膝关节的弯曲度
	5.ADL 训练
术后 3 周	1.增加肌力,步态练习:行走速度、耐力、楼梯、坡度
	2.ADL:洗澡、如厕、乘车等,如果需要,可进行被动牵伸、水疗等
	3.功能训练及达到重归社会
	4.出院宣教
	5.制订随访时间及计划

(四)健康教育

术前健康教育主要是采用多种形式对患者及家属进行手术及相关知识的讲解,让患者及家属了解手术过程,减少恐惧心理;强化术前、术后注意事项,争取患者及家属的积极配合,减少术后并发症,促进患者术后康复。术后健康教育主要是告诫患者避免术后危险体位,积极参与康复功能训练,预防术后并发症的发生。

(五)功能结局

全膝关节置换术是解决膝关节晚期病变的有效手段,该技术是目前膝关节外科最为成熟的手术之一。研究资料表明,全膝关节置换术术后 10～15 年随访的优良率可高达 98％。全膝关节置换术手术安全性很高,随着新材料的不断研发和新假体的设计改进,只要按照手术适应证和禁忌证严格筛选病例进行治疗,规范手术操作,全膝关节置换术的风险可以忽略不计。大量的临床研究资料表明,患者术后关节功能恢复的程度与患者介入康复治疗的早晚有关,患者介入康复治疗越早,术后关节功能恢复越好,介入康复治疗越晚,术后关节功能恢复越差。虽然全膝关节置换术几乎可以完美再现膝关节的所有功能,但是患者术后还需避免一些危险体位以防关节脱位。另外,为了延长人工关节假体的使用寿命,避免并发症,患者术后尽量避免从事重体力劳动,还要定期到医院进行复查,防止人工关节假体脱位或折断。

小　结

关节置换术是指用生物相容性和机械性能良好的金属材料和非金属材料制成的一种类似人体关节的假体,通过手术方法用人工关节置换被疾病或损伤破坏的关节,以达到切除病灶、消除疼痛、恢复关节的活动和原有功能的目的。积极开展关节置换术后患者的康复能够最大限度地减少术后并发症,进一步提高患者的日常生活活动能力和工作能力,促使患者早日回归家庭、回归社会。

案例解析

根据病案信息可知该患者目前主要的功能障碍为右髋部疼痛、右髋关节活动度受限、双下肢肌力障碍、站立负重、行走功能障碍。针对上述功能障碍,应该进行疼痛评定、肌力评定、关节活动度评定、Harris 髋关节功能评定、步行功能评定,综合各种评定结果,制订合理的康复治疗方案。

根据该患者的具体情况,拟订的康复运动治疗计划的内容如下。

姓名:张×× 性别:女 年龄:54 岁

1. 康复目标

(1) 维持正常的体位姿势,预防髋关节挛缩畸形、人工髋关节脱位等并发症;

(2) 进行患侧关节活动度维持训练,预防关节挛缩,缓解疼痛;

(3) 增强髋关节以及下肢肌肉的力量和耐力训练,恢复患者站立步行功能。

2. 康复治疗

(1) 体位摆放:使用三角形的枕头将髋关节固定在外展 15°体位 6～12 周,并给患者穿防旋鞋("丁"字鞋),防止髋关节过度内收、外旋;

(2) 关节活动度维持训练:使用 CPM 进行髋膝关节活动度维持训练,从屈髋 0°～45°开始训练,每天增加 5°～10°,每次 1 h,1～2 次/日。

(3) 增强肌力训练:进行患侧下肢渐进性抗阻训练,先进行屈髋、伸膝抗阻训练,而后进行屈髋、屈膝抗阻训练,直到关节痛时再增加阻力,达到耐受程度为止。每次 30～60 min,1～2 次/日。另外,还要增加上肢的肌肉力量练习,以帮助患者日常生活自理及转移。

(4) 站立步行训练:站立训练时,指导患者在平衡杠或助行器的辅助下进行站立练习,逐渐延长站立时间,提高患肢耐力,每次 20～30 min,1～2 次/日;步行训练时,注意纠正患者的异常步行姿势,每次 20～30 min,1～2 次/日。

(5) 注意事项:注意避免危险体位;在治疗师指导下进行运动;老年患者运动之前应先测量血压;避免餐后立即运动和运动后立即进餐;注意运动强度,运动过程中患者有任何不适随时终止运动治疗;循序渐进、持之以恒。

能力检测

选择题

A_1 型题

1. 全髋关节置换术的适应证不正确的是(　　　)。

A. 非化脓性关节炎　　　　　B. 感染性关节炎　　　　　C. 骨关节及其韧带损伤

D. 缺血性坏死　　　　　E. 骨骼发育不良

2. 全髋关节置换术的禁忌证不正确的是(　　　)。

A. 全身状况差,难以耐受较大手术　　　　　B. 有严重的并发症

C. 有活动性感染　　　　　D. 有严重的骨质疏松　　　　　E. 有糖尿病

3. 全髋关节置换术的常见并发症不包括(　　　)。

A. 骨溶解　　　　　B. 脂肪栓塞　　　　　C. 骨骺损伤

D. 假体松动　　　　　E. 神经损伤

4. 全髋关节置换术常见的功能障碍不包括（　　）。

A. 疼痛　　　　　　　　　B. 关节活动受限　　　　　　C. 步行功能障碍

D. 心理功能障碍　　　　　E. ADL 功能障碍

5. 全膝关节置换术的适应证不正确的是（　　）。

A. 退行性骨关节炎　　　　B. 创伤性骨关节炎　　　　　C. 类风湿关节炎

D. 缺血性坏死　　　　　　E. 强直性脊柱炎

6. 全膝关节置换术的禁忌证不正确的是（　　）。

A. 全身状况差,难以耐受较大手术　　　　　　　　　　B. 有严重的并发症

C. 有活动性感染　　　　　D. 有严重的骨质疏松　　　　E. 有高血压

7. 全膝关节置换术的常见并发症不包括（　　）。

A. 髌骨撞击综合征　　　　B. 脂肪栓塞　　　　　　　　C. 骨骺损伤

D. 假体松动　　　　　　　E. 神经损伤

8. 全膝关节置换术常见的功能障碍不包括（　　）。

A. 疼痛　　　　　　　　　B. 关节活动受限　　　　　　C. 步行功能障碍

D. 心理功能障碍　　　　　E. ADL 功能障碍

B 型题

（9～10 题共用备选答案）

A. 0°～145°　　　　　　　B. 40°～45°　　　　　　　　C. 135°～150°

D. 0°～135°　　　　　　　E. 130°～140°

9. 髋关节正常屈曲的角度为（　　）。

10. 膝关节正常的活动范围为（　　）。

（11～12 题共用备选答案）

A. 0°～145°　　　　　　　B. 40°～45°　　　　　　　　C. 135°～150°

D. 0°～135°　　　　　　　E. 130°～140°

11. 髋关节正常屈曲的角度为（　　）。

12. 膝关节正常的活动范围为（　　）。

A₃ 型题

（13～14 题共用题干）

患者李某,男,43 岁,主诉"右髋疼痛 3 年,加重半年"。体检:神志清楚,右臀部有明显瘢痕,右髋前、后叩击痛（＋）,右侧"4"字试验（＋）,直腿抬高试验右下肢 45°,左下肢 70°,右下肢加强试验（＋）,下肢肌力、感觉未见明显异常,双膝、双踝反射未引出。骨盆平片示右股骨头无菌性坏死。诊断为右股骨头坏死,治疗上行关节置换术。

13. 髋节置换术术前进行的评定不包括（　　）。

A. 步态　　　　　　　　　B. 姿势　　　　　　　　　　C. 肌力

D. 关节活动度　　　　　　E. 伤口情况

14. 髋关节置换术体位摆放错误的是（　　）。

A. 后外侧入路手术后,屈曲大于 90°

B. 前外侧入路手术后,应避外旋

C. 患者仰卧位,患侧肢体置于外展中立位,外展 30°位

D. 根据人工假体柄和髋臼置入的角度将患侧置于外展外旋位:外展 30°、外旋 15°位

E. 髋关节外展内旋位:外展 30°、内旋 15°位

（15～16 题共用题干）

患者全某,女,62 岁 ,主诉"双膝畸形疼痛 27 年,左膝加重伴跛行 2 月"。患者体重 55 kg,身高 141 cm,BMI 27.7 。查体阳性体征:左膝屈伸活动范围为 15°～80°,内翻 30°,下肢内旋,左膝内侧压痛。右膝屈伸活动范围为屈 0°～115°,内翻 22°。诊断:①双膝重度骨关节炎;②双膝内翻屈曲畸形。治疗上行双侧全膝关节置换术。

15. 膝关节置换术前进行的评定不包括( )。

A. 步态　　　　　　　　　　B. 姿势　　　　　　　　　　C. 肌力

D. 关节活动度　　　　　　　E. 伤口情况

16. 膝关节置换术后 1～2 日治疗错误的是( )。

A. 体位摆放、消肿止痛　　　B. 预防并发症　　　　　　　C. 进行肌力训练

D. 维持关节活动度训练　　　E. 负重站立和步行能力训练

X 型题

17. 关节置换术前康复指导包括( )。

A. 不负重触地式步行　　　　B. 肌力练习　　　　　　　　C. 改善关节活动度

D. 维持肢体中立位　　　　　E. 佩戴膝-踝矫形器步行

18. 膝关节置换术后康复治疗的目的是( )。

A. 加强膝关节周围屈伸肌的肌力,并促进全身体力及状态恢复

B. 控制疼痛、肿胀,预防感染及下肢深静脉血栓形成,促进伤口正常愈合

C. 改善人工关节的活动功能及稳定,使患者获得健康舒适感

D. 激活骨代谢,促进骨生长再塑,帮助人工关节在骨内的附着

E. 帮助患者建立康复信心,改善患者的精神心理面貌,激发生活热情,提高生活质量

19. 膝关节置换术的早期康复疗法有( )。

A. 踝泵运动　　　　　　　　B. 关节活动度训练　　　　　C. 髌骨滑移活动

D. 体位转移训练　　　　　　E. 本体感觉训练

参考答案

(马少锋)

第七节　截肢患者的康复

　　　　　　　　　　案 例 导 入

陈某,女,37 岁,会计。患者于今年 7 月到骨科专科医院就诊,诊断为"①左小腿发育畸形;②右髋臼发育不良"。入院后行左下肢截肢术,术后存在幻肢痛及残肢痛。现为求进一步康复治疗及安装右小腿假肢于 8 月 8 号来我院就诊,入院后诊断为"①右小腿截肢术后;②左髋臼发育不良"。

目前功能及问题 :

(1) ROM:右侧膝关节屈曲 A/P 102°/115°,膝关节伸展 A/P －19°/－10°。

(2) MMT:①右侧下肢肌群肌力:髂腰肌 3＋级,臀中肌 3＋级,腘绳肌 4＋级,股四头肌 4－级。② 左侧下肢肌力 :髂腰肌 4＋级,股四头肌 4＋级,腘绳肌 4＋级,小腿三头肌 4 级,胫骨前肌 4－级,余未见明显异常。

(3) 平衡:助行架辅助站立,独站不能完成。

（4）步态：患者未安装假肢，尚不能步行。

（5）肢体形态：右小腿辅料包扎，残端长：胫骨平台下 18.5 cm，右小腿残端肿胀，见长约 15 cm 手术伤口，已拆线，伤口皮肤对合良好，未见明显渗出。肌肉围度：髌骨上 10 cm L/R 45.5/44.2 cm，髌骨下 10 cm L/R 33.6/36.8（右侧残端纱布包扎）cm。

（6）疼痛：静止时，截肢残端出现疼痛（隐痛，麻木痛），VAS:6/10 分，夜晚患者疼痛加剧，无法入睡（残端幻肢痛）VAS:10/10 分。

（7）感觉：残端辅料包扎无法测评，患者自诉残肢麻木感。

（8）其他：研磨试验＋。

请帮助该患者分析康复治疗的有利因素和不利因素，制订近期康复目标和远期康复目标，并制订相应的康复治疗计划。

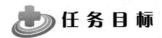

任务目标

【知识目标】

1. 了解　截肢的概念和病因。
2. 熟悉　截肢的术后临床表现和处理。
3. 掌握　截肢的康复评定、康复治疗目标和康复治疗。

【能力目标】

1. 能判断截肢的临床分型。
2. 能对截肢患者进行康复评定。
3. 能制订截肢患者的初步康复治疗方案。
4. 能对截肢患者进行康复治疗和康复指导。

截肢（amputation）是将已失去生存能力、危及患者生命安全或已丧失生理功能的肢体切除，以挽救患者生命，其中经关节平面的截肢称为关节离断（disarticulation）。我国截肢患者约 100 万人，主要由创伤、周围血管病、感染、肿瘤等疾病及先天性畸形等原因造成。截肢术后患者可有疼痛、肢体功能障碍、心理障碍等康复问题，严重影响患者日常生活活动能力及生活质量。

一、概述

由于截肢手术患者将失去肢体的一部分从而造成残疾，因此截肢手术是一种破坏性手术，然而它更是一种重建与修复性手术。

（一）病因

1. 周围血管疾病　如糖尿病导致的下肢末梢病变、血栓闭塞性脉管炎等疾病导致肢体缺血坏死。

2. 意外伤害　车祸、机械损伤、烧伤、冻伤、电击伤等原因导致肢体血运或组织受到不可修复的破坏。

3. 严重感染　用药物、切开引流不能控制，甚至危及生命的感染。

4. 恶性肿瘤　以骨肿瘤居多，如骨肉瘤、软骨肉瘤、纤维肉瘤等。

5. 先天性肢体发育异常　先天性缺肢、多指/趾、长短脚等。

（二）截肢部位的选择及诊断

以往，截肢术的施行必须在特定的平面，以方便假肢的装配。由于现代假肢安装技术的进步，截肢的平面已经不特别重要。任何愈合良好、无压痛、构造恰当的截肢残端都可以满意地装配假肢。因此截肢的平面主要取决于手术的需要。

（三）术后并发症及处理

1. 出血和血肿　出血量大可出现休克,血肿是造成感染和皮肤坏死的原因,必须认真对待和处理。患者床头应准备止血带,较少出血可局部加压包扎止血,一旦出血量大时应立即应用止血带,送手术室进行探查和彻底止血。血肿一般可局部穿刺,将血抽出后加压包扎,也可根据情况,拆除一两针缝线,将血肿引流后加压包扎。

2. 感染　一旦感染要及时处理,除了应用敏感菌的抗生素外,感染严重时进行彻底引流非常重要,还可配合超短波物理治疗。

3. 残肢皮肤破溃、窦道、瘢痕和角化　常见原因主要是假肢接受腔的长时间压迫、反复摩擦,尤其是残端的瘢痕更容易破溃。对症治疗方法包括创面换药、休整接受腔、进行紫外线、超短波等物理因子治疗。对残肢瘢痕可使用硅凝胶套,避免和减少皮肤瘢痕受压或摩擦。对久经不愈的窦道需进行手术清创。

4. 残肢关节挛缩　残肢关节挛缩的常见原因包括术后关节置于不正确体位、无合理固定及瘢痕的挛缩。有效的预防方法是术后尽早进行功能训练,维持关节的活动度。对于关节挛缩,要在医生的指导下,加强主动和被动的关节活动训练,严重者需手术治疗。

5. 残肢痛　引起残肢痛的原因较多,常见的为神经断端刺激,神经瘤粘连或位于瘢痕内牵拉、残端血液循环障碍、残端骨刺、残端肌肉异常紧张所致疼痛等。治疗方法包括局部超短波、低中频电等物理因子疗法和使用镇痛药物。神经瘤及严重骨刺者需要手术治疗。

6. 幻肢和幻肢痛　幻肢是指截肢术后仍有已截除的手和脚的幻觉。发生在该幻肢的疼痛称为幻肢痛,发生率为 $5\% \sim 10\%$,机制尚不十分清楚。治疗方法包括心理治疗、超短波治疗和低中频电等物理因子治疗、针灸治疗,以及使用中枢性镇静药,主要是三环类抗抑郁药,如阿米替林、卡马西平和丙米嗪等。

二、功能障碍

（一）疼痛

疼痛是截肢患者的主要症状,尤其在截肢初期更为突出。与其他疾病不同的是,截肢患者的疼痛不仅来源于残肢本身的疼痛,还存在幻肢痛。疼痛一方面影响患者的生活质量,另一方面也是影响康复治疗效果的重要因素。选择恰当的康复治疗方法是缓解疼痛、提高患者生活质量、提高治疗效果的关键。

（二）肢体功能障碍

上肢的主要功能是完成日常生活活动和劳动,主要通过手来完成,即使是一个小指缺如也将使手的握力下降,假如一个乐器演奏者小指缺如,他将不能再灵活地演奏。一个拇指的缺如使手的功能丧失 40%,因为失去了对掌功能而不能捏握。仅残留手掌时,就只有推、拉、托、提、压的功能。前臂截肢时,手的功能全部丧失。仅有在肩关节和肘关节的协同下进行按压和提物的能力。

大腿截肢的长短对髋关节有很大的影响。残肢越短,髋关节越容易产生外展、外旋和屈曲挛缩,原因如下:①对髋关节外展起主要作用的臀中肌和臀小肌被保留,而内收肌群在中部被切断,导致内收肌力严重下降;②对髋关节内旋起主要作用的阔筋膜张肌和股薄肌被切断,而外旋肌群保留下来;③髋关节伸肌被切断,而髂腰肌完整保留下来,屈肌与伸肌肌力失调;④大腿截肢后,下肢重量显著减轻,患者在站立位或仰卧位时,髋关节所受到的使其伸直的力大大减小,这也造成了髋关节的屈曲。

小腿截肢对膝关节的屈伸范围和肌力影响不大。但是小腿高位截肢,残肢越短越容易产生屈曲挛缩,原因如下:①术后伸膝会引起残肢伤口疼痛;②腘绳肌是经过两个关节的肌群,髋关节屈曲时,它会收缩使膝关节屈曲;③残肢越短,越难保持膝关节伸直位。

部分足截肢:从跖骨到足趾部位的截肢,对行走功能影响不大。从跗跖关节到跗骨部位的截肢,会使背屈肌和跖屈肌不平衡,易产生跖屈和内翻畸形。距舟关节截肢,容易引起足下垂。

总之,截肢平面越高,致残率越高,假肢使用难度越大,因高位截肢其可利用的关节和肌肉较少,装配和制作假肢难度大,而且主动控制假肢较为困难。

（三）日常生活活动能力障碍

由于疼痛、关节活动障碍等原因影响患者的日常生活活动能力，在骨关节炎的中后期尤为明显。

（四）心理障碍

由于截肢是永久性的，患者往往会遭受心理的创伤，心理痛苦远大于身体所受的创伤。截肢术后患者总存在各种各样的心理，如长期被不良心理所困扰，不仅影响躯体疾病的康复，还会导致自杀、自残、暴力等不良事件。术后要积极进行正规的心理康复，可以稳定患者情绪，使其重拾生活的信心，还可以促进疾病康复。

三、康复评定

（一）残肢的评定

1. 残肢外形　注意观察残肢的外形特征。理想残肢外形以圆柱状为佳，而不是传统的圆锥形。

2. 残肢畸形　注意观察有无残肢畸形。若出现残肢关节明显畸形，不宜安装假肢，即便安装了假肢，也会影响它的穿戴和功能。残肢外形不良常见的如大腿截肢容易出现髋关节屈曲、外展畸形，小腿截肢容易伴有膝关节屈曲畸形或腓骨外展畸形。

3. 皮肤情况　注意评定残肢皮肤瘢痕、溃疡、窦道情况，残端皮肤有无松弛、肿胀、皱褶，残肢感觉情况、皮肤的血液循环状况等。

4. 残肢的长度、围度测量　采用皮尺测量，需双侧进行对比。残肢长度直接影响义肢的控制能力、悬吊能力、代偿能力，稳定性和行走过程中的能量消耗。残肢长度直接影响义肢种类的选择。理想的小腿截肢长度为膝下 15 cm 左右，理想的大腿截肢长度为 25 cm 左右。

5. 关节活动度检查　可用量角器进行测量，必要时须与健侧进行对比。

6. 肌力检查　重点是检查残肢肌力，多用徒手肌力检查法（manual muscle testing，MMT）评定。如果臀大肌、臀中肌、股四头肌和髂腰肌肌力减弱，可出现明显的异常步态；而肩和肘部肌力减弱，则对假手的控制力明显减弱。

7. 残肢痛　引起残肢痛的原因很多，评定时应详细了解发生时间、疼痛的程度、疼痛性质、诱发因素，以确定引起残肢痛的原因对症治疗。

8. 幻肢痛　幻肢痛的原因尚不清楚，一般认为与运动知觉、视觉和触觉等的生理异常有关，评定时应详细了解发生时间、疼痛的程度、疼痛性质、诱发因素。

（二）假肢的评定

一般假肢分为临时假肢和正式假肢。临时假肢是在截肢术后，残肢尚未定型良好，为穿着训练制作的接受腔也称为训练用临时假肢，多由石膏或高分子材料制作而成。正式假肢是在残肢状态稳定后，用耐久性强的材料制作的，为患者术后长期生活使用的接受腔。

1. 临时假肢的评定　临时假肢又分为术后即装临时假肢和普通临时假肢。

（1）术后即装临时假肢：假肢的安装是在手术台上完成的，此种假肢由于接受腔的压迫，可限制残肢的肿胀，使残肢定型加速，使患肢疼痛减少，术后可尽早离床，对患者的心理起到鼓舞作用。

（2）普通临时假肢：一般在术后 3 周，切口拆线，愈合良好后即可安装。评定内容如下。①接受腔的评定：主要评定接受腔的松紧，接受腔是否全面接触和全面承重，有无压迫和疼痛。②悬吊能力的评定：行走时假肢是否上下窜动，也就是是否出现唧筒现象。下肢假肢的悬吊能力，可通过拍摄站立位残肢负重与不负重 X 线片，测量残肢皮肤与接受腔底部的距离变化来判断，一般在负重和不负重的距离变化不超过 2 cm。③假肢的对线：评定假肢是否有对线不良，还要了解患者站立时有无身体向前或向后倾斜的感觉。④穿戴假肢后残肢情况：观察皮肤有无红肿、破溃、皮炎、硬结，残端有无局部肿胀等。⑤步态：注意观察各种异常步态，分析其产生的原因，予以纠正。⑥上肢假肢：上肢假肢要检查悬吊带与控制系统是否合适，评定假手的开合功能及灵活性、协调性,尤其是日常生活活动能力的评估。

2. 正式假肢的评定　除对临时假肢的评定内容外,应重点评定以下内容。

(1)上肢假肢:包括假肢长度、接受腔适合情况、肘关节屈伸活动范围、肘关节屈曲所需要的力、肘关节完全屈曲所需要的肩关节屈曲角度、肘关节屈曲 90°时假手的动作、假手身体各个部位的动作、对拉伸力和旋转力的稳定性。对上肢假肢要进一步评定日常生活活动能力,对于一侧假手,主要是观察其辅助正常手动作的功能。

(2)下肢假肢的评定:①假肢长度:对于小腿假肢,双侧下肢应等长;对于大腿假肢,假肢侧可比健侧短 1 cm 左右。②接受腔的评定:检查站立位时残肢是否完全纳入接受腔内,即坐骨结节是否在规定的位置上,残端与接受腔底部是否接触。坐位时,接受腔是否有脱出现象。接受腔坐骨承重部位对大腿后肌群有无压迫,接受腔前上缘有无压迫等。③步态评定:可直接肉眼观察步态情况,有条件可应用步态分析仪进行更客观的分析检查。对异常步态主要从两方面分析原因:一是截肢者自身的问题,如心理因素(怕跌倒、对假肢功能有疑问等);膝关节屈曲挛缩,股四头肌肌力弱;髋关节与残肢有异常,如髋关节屈曲或外展挛缩、外展肌力不足和残肢痛等。二是假肢的问题,如假肢对线不良,接受腔适配不良,关节、假脚结构及功能不合适。应针对具体问题具体处理。大腿假肢常见的异常步态有假脚拍地、假肢膝关节不稳定、踝扭转、腰椎过度前凸、躯干侧倾、外展步态、外甩、内甩、提踵异常、踮脚步态、步幅不均、划弧步态、膝撞击、摆臂异常等。④行走能力评定:行走能力评定一般包括行走的距离、上下台阶、过障碍物。截肢部位和水平不同,行走能力也有差异。一般情况下截肢水平越高,行走能力越差。以双侧大腿截肢的行走能力最差,双大腿短残肢需要手杖辅助行走。

(3)假肢部件及质量的评定:对假肢部件及整体质量进行评定,使患者能获得质量可靠的、代偿能力良好的、满意的假肢。

(三)使用假肢能力的评定

1. 全身状态的能力评定　对患者全身各系统、器官功能要全面评定,了解患者有无心脑血管疾病、慢性呼吸系统、泌尿系统疾病、内分泌代谢性疾病及其他系统疾病;还要了解患者截肢的原因,截肢手术的情况、术后时间等。了解这些是为了便于正确评估患者是否具有假肢装配后的康复功能锻炼和利用假肢活动的能力。

2. 其他肢体能力的评定　其他肢体功能的好坏直接影响患者术后能否安装假肢和使用控制假肢的能力。若其他肢体功能良好,有助于术后残肢的各种训练,利于假肢的装配和装配后的使用训练。

3. 非理想残肢的能力评定　非理想残肢主要包括不良残肢和残肢并发症。不良残肢主要包括圆锥形残端、短残肢、腓骨长于胫骨或腓骨短缺、残端骨突出、膝关节屈曲畸形等。残肢并发症包括神经瘤、感染、大面积瘢痕、残肢畸形、残端骨刺、残肢痛或幻肢痛等。非理想残肢一般不建议安装假肢,或者即使安装了假肢,残肢对假肢的悬吊和控制能力也明显减弱,假肢的动力对线不良,出现异常步态,使残肢负重不均衡,会产生压迫、滑动现象,皮肤疼痛、磨损、破溃,严重影响假肢的使用和代偿功能的发挥。

(四)使用假肢效果的评定

装配假肢后的整体效果影响着患者的康复结局,因此要进行评定。

(1)完全康复:生活可完全自理,重返社会后能正常参加社会活动并恢复原工作;患者稍有不适感。

(2)部分康复:生活能自理,重返社会后不能恢复原工作,需改换工种和环境;患肢仍有轻微功能障碍。

(3)完全自理:生活能完全自理,但不能参加正常工作。

(4)部分自理:生活仅能部分自理,相当一部分要依赖他人。

(5)功能无改善,仅改善形态。

四、康复治疗

（一）治疗原则

截肢的总体治疗原则是以康复治疗为主，必要时手术进一步矫正，康复治疗应个体化。结合患者自身情况，如年龄、性别、体重、自身危险因素、截肢部位及假肢类型等制订合适的康复治疗方案。

（二）治疗目标

截肢患者的康复治疗目标是减轻或消除疼痛，最大限度代偿和恢复残肢功能，改善日常生活活动能力，提高生活质量。

（三）治疗方法

1. 术后康复护理

（1）一般护理：

①了解术中情况及术式，密切观察患者生命体征及给氧、心电监护情况，保证液体滴数与通畅。

②伤口引流管妥善固定，不可折叠、受压，保证通畅，观察引流液的量、颜色。

③观察残端伤口辅料渗血情况。

④床头备止血带，肩或髋关节截肢需备沙袋。

（2）常见术后并发症康复护理要点：

①残端肿胀：术后48 h抬高患肢；适当进行冷疗；每天至少俯卧1 h；患肢应尽量保持内收及自然伸直姿势；膝上、膝下截肢者，同一坐姿或坐轮椅每次应少于1 h；术后两周伤口愈合拆线后，用弹性绷带包扎。

②残端大出血：a. 紧急处理：发现后应立即汇报医生，并在残端出血处上方扎止血带（忌在前臂、小腿上扎）；对肩、髋关节离断术后，用沙袋压迫颈动脉、股动脉；一旦出现大出血，在局部止血的同时，遵医嘱迅速抗休克，必要时送手术探查处理。b. 预防：康复护理人员应首先做好患者及家属宣教工作，避免触撞残端，防止患者过早下地行走，并建立严格床头交接班制度。

③残端皮肤病护理：残端可能出现皮肤过敏、皮炎、毛囊炎及溃疡，因此要进行全方位护理。注意残肢卫生，保持残肢皮肤干燥，每天用清水清洗残肢，皮肤表面用护肤品；残肢应穿吸水力较强的棉质袜套，每天清洗残肢套以保持清洁；假肢接受腔与内套应每天用温水或酒精擦洗，以保持清洁卫生；一旦发生皮肤病，应及时上报医生，并在医生指导下进行处理。

④幻肢感及幻肢痛：术后即开始直视患肢，以减少幻肢感；对于幻肢痛，可适当应用止痛药物，并用轻抚、轻拍、轻搓等手法进行护理，如指尖轻拍缝线处（伤口愈合后），每次1～2 min，3～4次/天，循序渐进增加时间和次数。

2. 使用假肢前的训练 在使用假肢前要从身体上和精神上为使用假肢做好准备。

（1）增强体能的运动训练：不论何种原因的截肢，都会造成身体体能明显下降。截肢后应该尽快恢复和增强患者的体能，因为佩戴假肢要消耗大量的能量，这就要求下肢截肢者有比健康者更强壮的体质，因此必须加强体能训练。尤其是截肢水平较高，下肢截肢，年老体弱、多病，体质较差的患者，增强体能训练就显得更加重要。

可以进行的运动训练，如坐地排球、轮椅篮球、上肢拉力训练、引体向上、水中运动、利用残肢端在垫上站立负重等训练。要进行躯干和未截肢肢体的肌肉强化训练，增强背肌和腹肌的训练可在俯卧位和仰卧位进行。还可进行单腿站立训练，既加强了肌力又训练了平衡，方法是开始时让截肢者在平衡杠内面对镜子单腿站立，骨盆保持水平，从双手扶杠到单手扶杠最后双手离杠，逐渐延长单腿站立的时间，最后让患者练习单腿跳。

（2）残肢训练：

①关节活动度训练：尽早开始关节活动度训练是避免关节发生挛缩畸形的最行之有效的方法。术前

由于截肢者截肢原因不同,尤其年老及长期患血管病截肢者,由于局部疼痛、长时间卧床,很容易造成关节活动受限,术前应尽早预防关节活动受限。运动之前向截肢者讲明要进行运动的目的,取得截肢者的配合。如果已经发生了关节活动受限,需要适度进行牵张的手法操作,但一定注意在疼痛能耐受的情况下进行。手法开始时以主动运动为主。关节挛缩严重时以被动牵张手法为主。大腿截肢的患者术后容易出现髋关节屈曲、外展畸形;小腿截肢的患者术后容易出现膝关节屈曲挛缩。因此术前要围绕如上所述的关节问题进行关节运动。每次训练中每项运动完成 10 次,每日训练 2 次。

②肌力训练:肌肉力量训练与关节活动度训练同样重要,只有肌力良好的残肢才能带动和控制假肢。

上臂截肢主要训练双肩关节周围肌力,提高残肢肌力,可让患者分别完成屈曲、伸展、内收等全力肌肉收缩,每天 3 次,各方向持续 3～10 s,每次间隔休息 2～3 min;提高残肢肌肉耐力训练,可利用滑车、重锤进行残肢抗阻力训练,重锤重量参考为 10RM 训练前先测出训练肌肉连续 10 次(只能完成 10 次这样的收缩,无力完成第 11 次运动的量)等张收缩所能承受的最大负荷,称为 10RM 值,方向与残肢垂直,速度不宜过快,肌肉收缩到极限后维持 2～3 s,每天 3 次,每次间隔休息 2～3 min。

前臂截肢为了增强肘关节屈伸能力,主要进行增强肘关节屈伸肌的肌力训练。同时要训练前臂残留的肌肉力量,方法是利用弹簧或橡皮带练习,弹簧一端固定到脚上,另一端固定在前臂断端,通过用力屈曲肘关节牵拉弹簧的方法增加肌力。

大腿截肢主要做髋关节的屈、伸、外展和内收肌肉的抗阻力训练。

小腿截肢主要训练股四头肌,可以做抗阻力的伸、屈膝活动训练,同时要训练小腿残留的肌肉,方法是进行患足的屈伸运动,以避免残肢肌肉萎缩。

③增强残肢皮肤强度的训练:要做强化残肢端皮肤的训练,特别是负重部分的皮肤。下肢截肢残肢皮肤要进行承重能力的训练和耐磨训练,可在安装假肢之前在垫子上进行站立负重练习,以强化残端皮肤。刚开始训练时可以使用治疗泥在残端进行挤压训练,每天 10～20 次。也可将残端放在治疗泥上做按压及支撑等动作,逐渐过渡到使用细沙、米粒内挤压、旋转,每次 5 s,反复多次练习。

④使用助行器的训练:由于截肢者使用拐杖行走身体容易前屈,对其进行拐杖使用指导时,应特别注意纠正身体的姿势。另外,截肢者为保持平衡,其残肢往往多呈屈曲位,应注意纠正。

⑤站立与步行训练:站立训练包括利用残肢端在垫上进行站立负重训练、单腿站立训练,方法是让截肢者在平衡杠内对镜子单腿站立,骨盆保持水平,由双手扶杠到单手扶杠最后双手离杠,适当延长单腿站立的时间,最后让患者练习单腿跳。步行训练要充分利用双拐,这样既训练了双拐的使用,又训练了健侧下肢的肌肉力量,对截肢后尽早离床活动和增强全身体能也是非常有利的。

(3)心理准备:除了身体方面的康复以外,在精神上、心理上也要进行必要的准备,如:树立永久使用假肢的思想;了解假肢的构造和功能;了解训练程序、训练内容和训练目的;了解护理残肢的重要性和方法。

3. 穿戴和使用假肢的训练

1)穿戴临时假肢的训练:

(1)假肢穿脱的训练:

①大腿假肢穿脱训练:穿假肢时,患者取坐位,假肢接受腔和大腿残肢要涂抹滑石粉,再用丝绸布将残肢包裹上,将接受腔阀门打开,站立位将假肢垂直插入接受腔,将丝绸布的尾端从接受腔底部的孔内拉出,引导残肢伸入接受腔,达到与接受腔全面接触,再将丝绸布全部拉出,然后盖上阀门,拧紧。穿好后,患者平行站立,检查假肢穿着是否合适,如不合适,需要重穿一次。脱假肢时,患者取坐位,将接受腔的阀门打开取下假肢即可。

②小腿假肢穿脱训练:穿假肢时,残肢先要套上一层薄的尼龙袜套,然后再套上软的接受腔。为便于穿上假肢,要在软接受腔的外面再套一层尼龙袜,然后将残肢穿入接受腔,同样要求残肢和接受腔要全面接触,站起让残肢到位即可。脱假肢时,双手握住假肢,同时用力向下搜,将残肢拉出即可。

（2）站立平衡训练：患者站立于平行杆内（图 3-7-1（a）），开始时先用双手扶杠反复练习侧方重心转移（图 3-7-1（b）），体会假肢承重的感觉和用假肢负重的控制方法。进而，练习交替屈膝（图 3-7-1（c））、前后踩脚（图 3-7-2）以及侧向移动训练（图 3-7-3），最后练习双手不用扶杠的患肢负重、单腿平衡等。

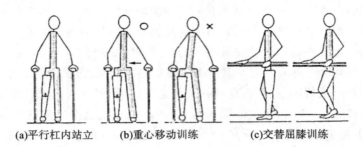

(a)平行杠内站立　　(b)重心移动训练　　(c)交替屈膝训练

图 3-7-1　站立平衡训练

（3）步行训练：步行训练开始要在平行杠内进行，要求平行杠的长度在 6 m 以上。在平行杠一侧放置一姿势矫正镜用于观察训练时的姿势，另外还需要助行器，如手杖、腋杖、助行支架等。

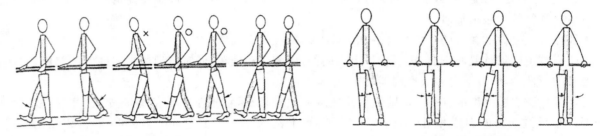

图 3-7-2　前后踩脚训练　　　　　　　　图 3-7-3　侧向移动训练

①假肢迈步训练：将假肢退后半步，使假肢负重，在假肢脚尖触及地面的状态下，将重心移向健侧肢体，迈出假肢，使足跟落在健肢足尖前面；为使膝关节保持伸直位，臀大肌要用力收缩，防止膝打软腿，让患者注意体会用力屈曲残肢使小腿摆出和膝关节伸展时的感觉。

②健肢迈步训练：将健肢后退半步，使健肢完全承重，腰部挺直迈出假肢，迈步距离尽量大些，将重心移向假肢侧，提起假肢跟部，使脚尖部位负重，弯曲假肢膝关节。健肢迈步训练的重点是通过大幅度的迈出健肢来伸展截肢侧的髋关节，患者要注意掌握假肢后蹬时的感觉。

③交替迈步训练：借助手杖或在平行杠内进行交替迈步训练。残肢要向正前方摆出。此外在假肢支撑期中，要使骨盆在假肢上方水平移动，若能保持骨盆水平，上体就不会向假肢侧倾斜，为此应使双脚之间的步宽尽量减少。练习转换方向时，可指导患者将体重放在处于身后的假肢足趾部，随后以足趾为支点做180°旋转。另外，也可以双腿足跟部为轴进行旋转（图 3-7-4）。

（4）上下台阶步行训练：上台阶训练时，健肢先上一台阶，假肢轻度外展迈上一台阶，接着健肢再迈上一台阶。下台阶训练时，假肢先下一台阶，躯干稍向前弯曲，重心前移，接着健肢下一台阶（图 3-7-5）。

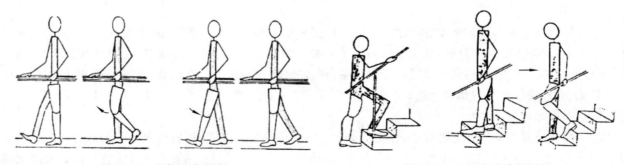

图 3-7-4　交替迈步训练　　　　　　　图 3-7-5　上下台阶步行训练

（5）上下坡道步行训练：上下坡道训练分直行和侧行，基本方法相似，侧行比较安全。上坡时，健肢迈出一大步，假肢向前跟一小步，身体稍向前倾，为了防止脚尖触地，假肢膝关节屈曲角度稍大，残端压向接受腔后壁。下坡时，先迈假肢，防止假肢膝部突然折屈，注意残端后伸，假肢迈步步幅要小，迈出健肢时，假肢残端应压向接受腔后方，健肢在前尚未触地时，不能将上体的重心从假肢移走。

（6）跨越障碍物训练：跨越障碍物时，假肢承重，健肢先跨越，然后健肢承重，身体稍前倾，假肢腿膝关节屈曲，带动假肢跨越。

2）穿戴正式假肢的训练：临时假肢经过穿戴和训练后，残肢已无明显变化，基本定型，并且假肢代偿功能达到预期目标时，便可穿戴正式假肢。穿戴正式假肢的条件：①残肢条件：残肢成熟定型是最基本的条件，此时残肢已无肿胀，皮下脂肪减少，残肢肌肉不再继续萎缩，临时假肢连续应用2周以上残肢无变化，接受腔与残肢适配良好，不需要再修改接受腔。②训练情况：穿戴临时假肢的各种康复训练已达到基本目的和要求，如上肢假肢可完成日常生活活动中的基本动作项目；下肢假肢已经具备最基本的行走功能，不但能向前行走，还能向后倒退及向两侧横行，会左右转弯等。各种异常步态得到纠正，穿戴上永久假肢后可以立即很好地应用和控制假肢。

（1）上肢假肢的使用训练：上肢假肢的使用训练比较复杂，现仅以功能性锁控式上肢假肢的使用训练为例介绍，锁控式上肢假肢的手部装置有锁控假手和钩状手，使用训练如下。

①锁定方法：肘关节控制锁在肘关节屈曲90°时打开，当前臂不动，肩部前突，断端向后用力时肘关节控制锁关闭。

②钩状手开闭方法：钩状手在肘关节锁住状态下，肩关节前屈时打开，肩关节后伸，钩状手关闭。

③钩状手定位方法：先把手移动到最方便握持的位置，判断钩状手的固定片和移动片，再使固定片靠近物品，活动片与固定片平行。

④假手使用训练：具体训练方法为先在工作台上做简单的开闭动作，然后逐渐增加难度，如练习水平移动、变化高度的动作，直到截肢者熟练为止。训练手部开闭动作时使用的物体从最易抓握的东西开始，再逐渐变化为形体大、不易抓握的物体，来训练手部抓握的熟练程度。常用插板作业训练，通过改变不同大小、形状（方杆、圆杆等）的插件，变换动作的位置及高度，增加训练难度，以此来熟悉各种动作。然后再训练截肢者用假肢进行吃饭、更衣、化妆等日常生活活动。从此阶段开始，截肢者穿用假肢时间要尽量延长，无论在病房或者在家庭环境中，都要鼓励患者积极使用假肢，习惯使用假手，这样更能促进患者接受假肢和提高假肢的实用性。

单侧上肢截肢的患者，若是利手截肢，首先要进行利手交换的训练，使原来不是利手的健肢变成利手，而假手主要是起到辅助的作用。对双侧上肢截肢患者来说，假肢的使用训练就要更加复杂和困难，训练所达到的标准也相对高很多。通常情况下先要为截肢者选用各种工具型手部装置，后进行实际操作训练。

（2）下肢假肢的使用训练：下肢截肢者的训练必须明确一点就是在训练行走之前站立平衡要很稳定否则就不能顺利行走。这种观点对训练初期尤其重要，截肢者本身都希望早日用假肢开始行走，但在训练初期，不能操之过急。在平衡问题上，额状面的平衡比矢状面难掌握。指导截肢者使用臀中肌时，让截肢者掌握只用假脚外侧站立的方法会收到较好的效果。

①各种异常步态的原因及矫正：

a.步幅不均：假肢侧与健肢侧步幅不等的状态。其原因如下。一是假肢方面，如健侧步幅小，是因坐骨支撑情况不良、接受腔初始屈曲角度不够大；假肢侧步幅大，是因步行时足跟抬得过高。二是截肢者方面，髋关节屈曲挛缩、期望假肢膝关节以伸展位着地（怕打软腿）、假肢不能承重、假肢侧支撑期过短等。

b.侧倾步态：步行过程中，假肢支撑体重时，上身会向假肢侧倾斜的状态。其原因如下。一是假肢方面，对线不良、假肢过短、足部偏外、接受腔内侧壁或外侧壁不适合；二是截肢者方面，髋外展肌肌力弱、残肢外展挛缩、大腿内侧有疾病疼痛、训练不良等。

c.划弧步态：当假肢在摆动期中，向外侧划弧的步行状态。其原因如下。一是假肢方面，如假肢的膝关节屈曲不良、假肢过长、假脚跖屈等；二是截肢者方面，怕打软腿而不敢屈曲膝关节、残肢外展挛缩较大。

应认真检查和分析产生异常步态的原因，针对原因进行矫正，使步态得到较好的改善。

②几种特殊的训练：特殊训练是使下肢截肢者能在石子路、砂土地等不平路面上行走。要进行上下阶梯、跨过窄沟、迈门槛及障碍物的训练，灵活性训练，搬运物体，倒地后站起，对突发的意外做出快速反应的能力训练等。

五、功能结局

截肢后的功能结局取决于装配假肢后的整体功能状态，因为假肢装配不仅是恢复原有肢体的形态，更要恢复肢体功能，使假肢真正和患者融为一体，达到完全康复、重返社会的目的。

六、健康教育

1. 保持适当的体重 现代假肢接受腔形状、容量十分精确，体重增减超过3 kg就会引起接受腔的过紧或过松，使接受腔变得不适合。下肢截肢穿戴假肢行走消耗能量就比正常人大很多，体重越大消耗能量就越大，如一侧大腿截肢穿戴假肢行走时，同样的速度和距离，就要比同样体重的正常人多消耗1/2到1倍的能量，体重越大能耗越大，所以保持适当的体重是非常重要也是非常必要的。并且肥胖者残肢长度与残肢横径的比值减少，残肢外形接近半球形，使残肢的杠杆作用减弱，对假肢的控制能力就将减弱，不利于假肢代偿功能的发挥。

2. 防止残肢肌肉萎缩 防止残肢肌肉萎缩是非常重要的，但是残肢残留部分肌肉的训练常被忽略，这样下去残肢就会继续萎缩，如此对假肢接受腔的适配及功能都不利。

3. 防止残肢肿胀及脂肪沉积 截肢者只要是佩戴假肢，就要求在不穿假肢时一定要缠绕弹力绷带，尤其是夜间或因故一段时间不能穿戴假肢时，更应该坚持应用弹力绷带包扎残肢。这是防止残端肿胀及脂肪沉积的最有效方法。

4. 保持残肢皮肤和假肢接受腔的清洁 防止残肢皮肤发生红肿、肥厚、毛囊炎、角化、溃疡、疖肿、皮炎、过敏等。残肢袜套要经常清洗，接受腔也要经常清理。保持残肢皮肤清洁、干燥是非常重要的。

小 结

截肢是将已失去生存能力、危及患者生命安全或已丧失生理功能的肢体切除，以挽救患者生命，其中经关节平面的截肢称为关节离断。由于患者将失去肢体的一部分从而造成残疾，因此，截肢手术是一种破坏性手术，然而它更是一种重建与修复性手术。截肢主要由创伤、周围血管病、感染、肿瘤及先天性畸形等原因造成。截肢的术后临床表现主要有出血和血肿、感染、残肢皮肤破溃、窦道、瘢痕和角化、残肢关节挛缩、残肢痛、幻肢和幻肢痛。其主要功能障碍包括疼痛、肢体功能障碍、日常生活活动能力障碍、心理障碍等。康复评定从假肢的评定和使用假肢能力评定两方面着手。截肢患者的康复治疗目标是减轻或消除疼痛、最大限度代偿和恢复残肢功能、改善日常生活活动能力，提高生活质量。康复治疗包括使用假肢前的训练和穿戴、使用假肢的训练。假肢装配不仅是恢复原有肢体的形态，更要恢复肢体功能，使假肢真正和患者融为一体，达到完全康复、重返社会的目的。因此装配假肢后的整体效果决定其功能结局。正确认识本病，早期介入康复，可使大多数截肢患者的肢体功能得到最大限度的代偿和改善。对于严重的并发症、剧烈疼痛，严重影响生活质量的患者，保守治疗无效，可以考虑进行手术治疗。

案例解析

（1）有利因素：病程时间短，较配合治疗。

（2）不利因素：患者整体功能较差，心理问题较严重，病情较严重。

（3）远期目标：佩戴假肢能独立步行（4～5个月）。

（4）近期目标：

①增加各薄弱肌群肌力半个级别（4周）；

②改善肿胀程度（4周）；

③减轻疼痛 VAS：4/10分（4周）；

④增加心肺功能（4～6周）；

⑤增加右侧负重能力，右侧负重达20 kg（4周）；

⑥建立立位平衡能力，立位平衡Ⅰ级（3～5周）。

（5）康复训练计划：

①增强下肢肌力训练：胫前肌、小腿三头肌（弹力带训练10 s×10次×3组）；髂腰肌、股四头肌（沙包渐进抗阻训练，10RM×10次×3组）；

②残肢的向心性按摩（5 min），轻柔为主；

③负重训练：助行架辅助站立，残端侧负重20 kg；

④立位平衡训练（站立架辅助站立，5 min×2次）；

⑤上肢功率车训练（15分/次）。

能力检测

一、选择题

A_1 型题

1. 患者主诉已截除的手或脚的疼痛感，在临床上称为（　　　）。

A. 幻觉　　　　　　　　　　B. 幻肢　　　　　　　　　　C. 幻肢痛

D. 残肢痛　　　　　　　　　E. 残肢关节挛缩

2. 残肢皮肤破溃、窦道、瘢痕和角化不可使用哪项方法治疗？（　　　）

A. 创面换药　　　　　　　　B. 休整接受腔　　　　　　　C. 进行紫外线

D. 超短波　　　　　　　　　E. 加强皮肤瘢痕受压或摩擦

3. 截肢的病因不包括以下哪项？（　　　）

A. 创伤　　　　　　　　　　B. 骨折　　　　　　　　　　C. 感染

D. 肿瘤　　　　　　　　　　E. 先天性畸形

4. 普通临时假肢一般在术后（　　　）周进行安装。

A. 3　　　　　　　　　　　B. 5　　　　　　　　　　　C. 6

D. 8　　　　　　　　　　　E. 9

5. 残肢训练不包括（　　　）。

A. 关节活动度训练　　　　　B. 肌力训练　　　　　　　　C. 增强残肢皮肤强度的训练

D. 使用假肢的训练　　　　　E. 使用助行器的训练

6. 患者截肢术康复后生活能自理，重返社会后不能恢复原工作，需改换工种和环境；患肢仍有轻微功能障碍,该康复结局属于(　　)。

A. 完全康复　　　　　　　B. 部分康复　　　　　　C. 完全自理

D. 部分自理　　　　　　　E. 功能无好转,仅形态改善

二、简答题

1. 如何对非理想残肢的能力进行评定?

2. 截肢的总体治疗原则包括哪些?

3. 截肢患者为什么要进行增强体能的运动训练?

参考答案

（张　雪）

第八节　运动损伤患者的康复

　　案 例 导 入

患者,温某,女,31岁,于2015年2月不慎摔倒,左膝受伤,送×××医院行左膝关节外侧半月板损伤修复术,术后转×××医院行康复训练,无明显改善,现患者为求进一步康复于2017年7月9日送至我院。入院诊断:左膝关节外侧半月板损伤(术后)。

目前功能及问题:

(1) ROM:左膝关节屈曲68°/80°,伸展-5°/-3°,余关节活动度无明显异常;

(2) MMT:左下肢屈髋肌群、外展肌群、屈膝肌群及伸膝肌群均为4+级,余未见明显异常;

(3) 平衡:双足站立平衡Ⅲ级,右单腿站立平衡Ⅲ级,左单腿站立平衡Ⅱ级。

(4) 步态:独立步行,轻度跛行,左支撑相略短,左膝伸展不足,骨盆摆动幅度不足,躯干稍左倾,上肢摆动不协调,10 m步行时间13″65,6 min步行试验338米;

(5) 肢体形态:左膝髌韧带两侧见直径约1 cm的手术疤痕,坐立位时左膝髌骨与右侧对比位置偏低且稍向外侧偏移,左下肢肌肉萎缩,肌肉围度:髌上10 cm L/R:37.5/42.5 cm,髌下10 cm L/R:29.0/32.5 cm;

(6) 疼痛:站立、步行及上楼梯均无明显疼痛,下楼梯时左膝僵硬伴轻微疼痛,VAS评分3/10;

(7) 感觉:无明显异常;

(8) 其他:左膝关节僵硬,髌韧带紧张,髌骨活动严重受限,另患者自述被动屈膝至关节活动度末端腘窝疼痛。

请根据患者的情况制订短期康复目标和长期康复目标,并制订详细的康复计划。

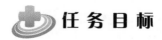　　任 务 目 标

【知识目标】

1. 了解　运动损伤的基本概念;韧带损伤、肌肉损伤、肌腱损伤以及关节软骨损伤的基本概念。

2．熟悉　运动损伤的康复问题；韧带损伤的分度、病因病理和临床诊断；肌肉损伤的分期、病因病理和临床诊断；肌腱损伤的分级、病因病理和临床诊断；关节软骨损伤的分级、病因病理和临床诊断。

3．掌握　韧带损伤的康复评定和康复治疗；肌肉损伤的康复评定和康复治疗；肌腱损伤的康复评定和康复治疗；关节软骨损伤的康复评定和康复治疗。

【能力目标】

1．能判断运动损伤的分期，能判断韧带损伤的分度、肌腱损伤的分级。

2．能对运动损伤患者进行康复评定。

3．能制订运动损伤患者的初步康复治疗方案。

4．能对运动损伤患者进行康复治疗和康复指导。

运动损伤（sport injury、athletic injury）是指在体育运动过程中发生的损伤，包括身体各部位的损伤，如颅脑、五官、心胸、腹部、躯干和四肢等。运动损伤的特点：小创伤多，严重创伤少，其中骨折关节脱位等急性严重的损伤仅占运动损伤的 3％，而大量的损伤是韧带、肌肉、肌腱、关节及关节软骨等组织的损伤；急性伤病少，约占 26％，慢性损伤多，且多为微小损伤积累所致，如肌肉筋膜炎、肩袖损伤、腱鞘炎、脊柱棘间韧带炎、末端病、半月板撕裂和髌骨软骨病；单一的损伤少，多部位损伤多，许多运动损伤常累及多个部位，或不同部位的组织同时受损。本章将重点介绍各种常见的韧带、肌肉、肌腱和关骨软骨等软组织损伤的康复。

一、概述

（一）病因

1．一般因素　急性损伤一般是用力不当或操作失误所致，慢性损伤多为微小损伤积累所致，且不同的运动项目，其所致损伤的生物力学也有所不同。

2．诱因　发病与运动项目、训练安排、技术动作、自身条件、不良气候、医务监督、运动恢复等众多原因有关。

（二）病理

组织损伤后，其基本病理过程表现为出血、肿胀，而后，损伤部位成纤维细胞增生形成肉芽组织，肉芽组织机化最后形成瘢痕。其病理过程可分为四个阶段：

（1）出血期（组织损伤及出血）；

（2）炎症期（纤维蛋白充填）；

（3）修复期（细胞增生，肉芽组织生长）；

（4）组织塑形期（瘢痕形成）。

（三）分类

根据损伤部位运动损伤可分为肌肉损伤、肌腱损伤、韧带损伤、筋膜损伤、神经损伤等；根据损伤范围运动损伤可分为单纯的损伤（扭伤、挫伤、断裂、撕脱）和伴有骨折、脱位的复合损伤；根据伤口类型运动损伤可分闭合性或开放性损伤两种；根据病史运动损伤可分为急性扭挫伤和慢性劳损。

（四）临床表现及诊断

1．病史

（1）急性扭挫伤：有明显的外伤史，如从高处跳下时不慎引起足内翻跖屈，踝外侧韧带扭伤，扔铅球时猛然发力扭转身体时引起腰扭伤。病程短，一般数天至数周。

（2）慢性劳损：可有急性损伤史，但多数患者仅述慢性自发性起病或有慢性累积性损伤史，如运动中长期使用某种姿势、连续弯腰或训练强度过大、时间过长。病程长，数月至数年。

2. 症状

(1) 急性扭挫伤：急性损伤一般疼痛明显，或伴有肌肉痉挛，局部出血肿胀，活动受限。

(2) 慢性劳损：局部酸胀、钝痛或刺痛，无力或沉重感，症状不剧烈、不持续，在休息或经常变换体位时减轻，运动训练强度增大、过累时加重。

3. 体征

(1) 一般体征：局部皮肤红肿，或者可见创面、伤口、肿大的包块；损伤处可有压痛、叩击痛；伴有骨折可有异常活动及摩擦感；损伤时间长者可有肌肉萎缩、挛缩、关节挛缩等出现阳性表现。

(2) 特殊体征：如肩峰撞击征、落臂试验（常见于肩袖损伤）、Mills 试验（网球肘试验）、高尔夫球试验（肱骨内上髁炎），Lachman 试验和反 Lachman 试验（膝交叉韧带损伤），McMurray 试验（半月板损伤），Apley 试验（研磨试验，膝损伤）、侧方应力试验（膝外侧副韧带、关节软骨等损伤）等。

4. 辅助检查 运动损伤常用的辅助检查有 X 线、CT、MRI、Cybex、KT1000、关节造影、关节镜等，但并不是任何一项检查都适用于所有的损伤，应根据不同的损伤合理地选用辅助检查。如诊断半月板损伤较好又经济的方法是膝关节造影，而不是 CT 或 MRI。

（五）功能障碍

1. 出血 视损伤程度、部位和出血量不同，可出现组织血肿和（或）关节积血，加重局部组织水肿，后期易产生组织纤维化而引起粘连。

2. 肿胀和疼痛 出血可以导致局部软组织、滑膜充血，产生无菌性炎症，局部组织充血肿胀，如止血不及时、不彻底，则更加重肿痛症状。

3. 瘢痕与粘连 出血肿胀后，血肿机化产生纤维性粘连，导致瘢痕增生，引起组织间运动功能不良。出血量多者则更容易出现纤维组织或关节内、外粘连。

4. 运动能力减退 伤后由于疼痛、制动，可使肢体力量、肌张力、心肺功能减退，训练状态减弱，原来经过常年训练建立的条件反射下降，更易引起创伤的再次发生。

5. 停训综合征 由于伤后突然卧床休息，常发生全身各系统的功能紊乱，如：神经系统出现失眠、焦虑；消化系统出现腹泻、食欲下降；心血管系统出现心律失常等。

6. 肌萎缩 制动、长期卧床、患肢固定均不可避免地产生废用性肌萎缩。

7. 关节挛缩与粘连 损伤后的固定制动，常常可出现关节内外纤维组织的挛缩与粘连。

8. 关节稳定性下降 损伤后的肌肉力量不均衡、关节囊韧带松弛、关节本体感觉减退等都可以使关节稳定性下降。

（六）健康教育

运动损伤的健康教育要着重预防，即在任何项目的训练中，都要加入运动损伤预防的训练。运动损伤预防的内容包括各个肌群之间的协调训练、身体失衡应激能力训练等，以此减少运动损伤的发生。对于已经出现过运动损伤的部位更要加强运动损伤预防的项目。建立科学饮食机制，强调营养平衡，注意补充钙盐、维生素和微量元素等；防止关节遭受长期的寒冷潮湿刺激或长时间的过度训练等。

（七）功能结局

运动损伤能及时进行积极的康复治疗，可使大多数症状缓解，运动功能显著改善。但也有少数患者对本病重视不足，介入康复较晚，以至于发生严重并发症，出现软组织粘连、异位骨化、剧烈疼痛，使关节活动明显受限，严重影响了患者的生活质量。此时，保守治疗无效，可以考虑进行手术治疗，手术治疗能松解粘连、清除骨化组织、微创修复肌腱及软骨等。

二、韧带损伤的康复

韧带损伤包括局部挫伤、部分断裂和全部断裂，是指韧带因受暴力引起过度牵伸所致不同程度的韧带纤维或其附着处的断裂。韧带附着在邻近的骨端上，用以连接两骨，保护关节在正常范围内活动，防止关节出现异常活动。如果外力所致的关节异常活动超越韧带耐受能力时，就会发生韧带损伤。这种异常活动首先使韧带极度紧张，如外力继续作用，则韧带被拉断，同时可伴有韧带撕脱性骨折。韧带损伤分为以下三度。

1. Ⅰ度(轻度)　损伤韧带只有部分纤维被拉断，局部有轻度出血，没有明显功能丧失，检查时韧带功能没有减弱。其治疗主要是对症治疗，重点是止痛、消肿。

2. Ⅱ度(中度)　损伤韧带部分断裂并伴一定程度的功能丧失。治疗包括患肢制动在不使韧带被牵伸的位置，以保持损伤韧带断端不致回缩分离。

3. Ⅲ度(重度)　损伤韧带完全断裂，功能完全丧失，常伴有撕脱性骨折。此类损伤治疗以手术修复为主。

（一）膝侧副韧带损伤

膝侧副韧带包括膝内侧副韧带和膝外侧副韧带，以内侧副韧带损伤常见。多由于膝屈曲时，小腿突然外展外旋，或大腿突然内收内旋而致。

1. 临床诊断

（1）外伤史：确切的外伤史是诊断膝侧副韧带损伤的重要依据。

（2）临床表现和体征：

①受伤后局部肿痛、青紫；局部压痛或可扪及裂隙或空虚感；侧方应力试验于屈膝 30°时阳性和（或）内、外侧直向不稳定；膝关节活动障碍，半月板损伤或交叉韧带损伤体征。外侧副韧带损伤的机会较少，临床上以内侧副韧带损伤较多见，造成副韧带损伤一般都有明显的外伤史。局部可出现皮下淤斑、肿胀、疼痛，局部压痛明显，膝关节屈伸活动受限。

②膝内侧副韧带损伤：临床多见。小腿在外展外翻位受伤，造成膝关节内侧副韧带损伤，表现为肿胀、疼痛、皮下淤斑及压痛点在膝内侧。膝不能完全伸直，外展小腿疼痛加剧。如系韧带完全断裂，则膝关节外展范围加大，内侧关节间隙增宽，在副韧带损伤处可摸到两断端间的凹陷。侧向分离试验阳性。小腿夹枕 X 线摄片检查，可发现膝关节内侧间隙增宽。

③膝外侧副韧带损伤：因有对侧下肢保护，暴力不易作用于膝内侧而产生内翻应力，故外侧副韧带损伤少见。但当小腿处于内收内翻位受伤时，则可发生外侧副韧带自腓骨头撕裂，甚者可合并腓骨头骨折。其症状表现在膝外侧。

④膝关节损伤三联征：当膝关节外侧在伸直位遭较大暴力打击或重物压砸时，造成膝关节过度外翻，使膝内侧副韧带撕裂或断裂，同时伴有交叉韧带损伤与同侧半月板损伤。如抽屉试验阳性，小腿夹枕 X 线检查见膝关节内侧间隙明显加宽，则提示伴有交叉韧带断裂。合并半月板损伤常出现关节内血肿，半月板弹响试验阳性。

（3）辅助检查：

①X 线检查：外展应力下摄 X 线片是诊断膝侧副韧带撕裂最常用的方法，当双侧膝关节内侧间隙相差为 5～10 mm，为内侧副韧带部分断裂，当膝关节内侧间隙加宽超过 10 mm，则为内侧副韧带完全断裂。当双侧膝关节内侧间隙相差为 8～15 mm，为单纯膝内侧副韧带损伤，当膝关节内侧隙加宽超过 15 mm，则为内侧副韧带完全断裂合并前后交叉韧带损伤。明确有无合并胫骨骨折。

②MRI：MRI 能准确判断膝侧副韧带损伤的程度，是膝侧副韧带损伤的最佳检查方法之一。膝侧副韧带损伤的 MRI 表现为连续性中断，局部或弥漫性肿胀，信号增高。MRI 不仅可以明确显示膝侧副韧带损伤部位、形态，而且还能轻松显示关节内并发症。

2. 康复评定

（1）疼痛评定：用 VAS 法进行评定。

（2）ROM 评定：主要是受伤关节以及对侧关节。

（3）肌力评定：用徒手肌力检查法。

（4）肢体围度测量：主要进行两侧大、小腿围度测定。

3．康复治疗

（1）早期（伤后 3 周内）：早期康复治疗的内容如下。急性期（伤后 48 h 内）可用冷疗；使用非甾体抗炎药，如吲哚美辛、萘普生、双氯芬酸、布洛芬、尼美舒利、罗非昔布、塞来昔布等；应用功能性膝围固定于 15°～90°的位置上；在围膝内进行等长训练，3 次/天；等长训练包括髋关节的伸、屈、外展、内收肌群；渐进性主动屈膝到 90°，早期可使用 CPM 协助；进行踝关节的 ROM 训练；进行髋节屈曲伸展，内收、外展训练；膝关节的屈曲 45°～90°；扶拐下地，使用三点支撑走路；健腿和上身的有氧训练；膝关节支具保护，只有在沐浴时才可短时去除。

（2）中期（4～6 周）：中期康复治疗的内容如下。去除膝关节支具进行训练；膝关节 0°～90°的渐进性屈伸练习；轻重量（0.5～5 kg）的渐进性抗阻练习；使用功率自行车进行 ROM 的渐进性恢复练习；除拐进行患腿从部分负重至完全负重的练习。

（3）后期（6 周以后）：后期康复治疗的内容如下。脱拐行走；立位进行钩腿练习，以及前后、侧向跨步及静蹲练习；被动膝关节屈曲练习达 140°，开始患侧单腿起蹲练习；前向上、下台阶练习；一直向前跑、"8"字形跑、游泳、跳绳练习；开始无阻力工作。

伤后 3 个月，如无主观痛，韧带处无压痛，ROM 正常及稳定，关节腔无积液，肌力与健侧几乎相等，可逐步恢复运动或专项训练。

（二）膝交叉韧带损伤

膝交叉韧带包括前交叉韧带（ACL）和后交叉韧带（PCL），前交叉韧带是膝关节的重要静力稳定结构，临床上发生损伤的概率大大超过后交叉韧带，且后交叉韧带的临床治疗经验不多，因此本节重点讨论的是前交叉韧带损伤后的康复。

1．临床诊断

（1）外伤史：明确的外伤史是该疾病诊断依据。

（2）症状：受伤时患者自觉关节内有撕裂感疼痛，关节立即松弛失去稳定，不能活动，功能丧失。

（3）体征：关节肿胀，如合并撕脱性骨折者则局部压痛明显。在麻醉下行抽屉试验（＋），侧方应力试验或麦氏征（＋）。在严格消毒后做关节内穿刺，可抽出关节内积血。

（4）辅助检查：

①X 线检查：可帮助确诊是否有合并撕脱性骨折。如在做抽屉试验时拍膝关节侧位片，则胫骨前后活动范围更明显，有助于诊断。

②MRI：完全性交叉韧带撕裂 MRI 大多表现典型的交叉韧带连续性中断或交叉韧带明显信号升高，韧带周围积液或出血，交叉韧带松弛呈波浪状改变，胫股骨典型的骨挫伤等征象。然而，不全性 ACL 撕裂 MRI 缺乏典型的直接征象和间接征象，诊断难度较大。

③关节镜检查：对于急性外伤性关节血肿，临床体检不肯定或特殊体征阴性时，关节镜有助于诊断；对于急性复合损伤，尤其是涉及 ACL 及内侧结构时，怀疑伴有半月板损伤的，可以通过关节镜明确损伤侧。

2．康复评定

（1）前交叉韧带强度评定：分别于膝关节屈曲 90°及 30°时用 15、20、30Ib（1Ib＝453.6 g）的拉力测量双侧前交叉韧带强度，两侧对比若胫骨移位差值大于 3 mm，为前交叉韧带松弛。

（2）肌力评定：用徒手肌力检查法测定大小腿肌力，还可进行等速肌力的测定。

（3）肌体围度测量：可以了解有无肌肉萎缩，两侧对比。

（4）膝关节 ROM 评定：用于判断损伤后膝关节功能障碍程度和治疗后关节功能的恢复情况。

（5）疼痛评定：常用 VAS 法评定疼痛的程度。

3．康复治疗

轻度损伤，一般采用冷疗、服用非甾体抗炎药如吲哚美辛、萘普生、双氯芬酸、布洛芬、尼美舒利、罗非昔布、塞来昔布等即可;中度损伤,除以上方法外,需休息并抬高患肢,用膝关节支具固定 3 周左右,制动期应进行肌肉的等长训练,3 周后,可用拐步行,但仍需用膝关节支具保护。如有关节积液,应穿刺抽出。

(1) 重度 ACL 损伤,行重建术后,康复方法如下。

术后当日:留置硬膜外麻醉管。

术后 3～4 日:在 CPM 机上活动。

术后 3～4 日至 6 周:用电兴奋刺激。

术后 1 周:用石膏活动支具可做 30°～60°活动。

术后 1～6 周:可用双拐下地。

术后 6 周:用石膏活动支具可做 30°～90°活动。

术后 8 周:用石膏活动支具可做 20°～90°活动。

术后 9 周:去除石膏活动支具。

术后 3～4 个月:可练习游泳。

术后 4～4.5 个月:小心慢跑。

术后 4.5～5 个月:小心弹跳练习。

术后 6 个月:增加慢跑量。

术后 8～9 个月:谨慎进行运动训练。

术后 10 个月:用 Cybex 测试力量。

术后 12 个月:运动训练和比赛。

(2) ACL 损伤者经康复治疗后达到以下标准,方能重返赛场:关节无渗出;ROM 完全正常;临床检查结果满意;等速运动评定股四头肌的肌力等于或大于健侧 80%;等速运动评定时腘绳肌的肌力等于或大于健侧 85%;单腿跳远试验的结果达到 85%;成功地完成了跑的训练方案;成功地完成了灵活性的训练方案。

(三) 踝韧带损伤

踝关节韧带是维持踝关节稳定的重要结构,内侧为三角韧带,外侧为腓距前韧带、腓距后韧带、腓跟韧带,后侧是强大的跟腱,在临床上常见的韧带损伤为外踝韧带损伤,本节将重点讨论。

1. 临床诊断

(1) 症状:患者踝部疼痛、肿胀,韧带断裂时有撕裂感,伤处压痛明显,可有皮下淤血。

(2) 体征:内翻加压试验阳性,前抽屉试验阳性。

(3) 辅助检查:X 线、CT 片检查可以明确有无骨折,对于韧带损伤部位、程度,MRI 检查更有优势。

2. 康复评定

(1) 疼痛评定:用 VAS 法进行评定。

(2) ROM 评定:主要是受伤关节以及对侧关节。

(3) 肌力评定:用徒手肌力检查法。

(4) 肢体围度测量:主要进行两侧大、小腿围度测定。

3. 康复治疗 轻症患者,48 h 后可以进行理疗,如蜡疗、超声波疗法、磁疗等;在石膏固定期间,可进行股四头肌的等长肌力训练、直抬腿练习,并充分活动足趾;可扶双拐站立(患腿不负重);7～10 天开始着石膏靴负重、行走,可以防止关节僵硬和肌肉萎缩。4～6 周后除去石膏,做恢复踝关节活动范围的练习、加强踝两侧的肌肉力量保护踝关节稳定的练习,以及恢复本体感觉的练习。站立蹲起、提跟及前足高站提跟是常用的运动方法。

陈旧性踝韧带断裂合并踝关节不稳的患者,在康复治疗时,应以粘胶支持带保护踝关节。要特别注重提足跟及屈踝的力量练习。较重反复损伤的患者,为踝关节不稳,需手术将松弛的韧带紧缩或重建。

三、肌肉损伤的康复

（一）股四头肌挫伤

股四头肌由股直肌、股中间肌、股外侧肌、股内侧肌组成，是主要的伸膝肌。股四头肌挫伤是指股四头肌在运动（尤其是足球、橄榄球中最常见）受到外力作用所致的损伤。股四头肌挫伤早期有血肿形成与炎症反应，随后由致密结缔组织瘢痕代替血肿，瘢痕中没有肌纤维再生，其修复形成与肌肉拉伤相似。挫伤最严重的并发症是骨化性肌炎，一般不需要特殊治疗，对于病史过 1 年仍有疼痛或关节活动明显受阻者才考虑手术切除。

1. 临床诊断

（1）外伤史：一般均有急性外伤史，了解受伤时姿势及伤痛之部位。

（2）症状及体征：

①患肢大腿前部明显肿胀，触痛，压痛。

②牵拉伤、挫伤者，较多见为屈髋屈膝并活动明显受限，以致前倾跛行步态。

③有肌腱断裂者，伤处可扪到凹陷，压痛明显，局部有淤斑或肿胀，可触及波动感，主动的伸膝功能消失。

④抗阻力伸膝试验：患者仰卧，医生一手托住患肢胸，使膝关节呈半屈状态，另一手则置于患肢的踝部前方，此时应嘱患者主动用力伸直膝关节，若伤处疼痛增加或无法伸直膝关节，则为阳性。

（3）辅助检查：

①X 线检查：股四头肌腱断裂一般临床表现无特异性，易漏诊。股四头肌断裂后由于髌骨缺少向上的牵引力而高度降低。采用 X 线髌骨投影高度的测量可提高其诊断率。另外注意髂前下棘部是否有撕脱性骨折；病程长者，注意是否有骨化性肌炎阳性征，同时注意髌骨是否有骨折现象。

②超声检查：可以清楚地反映肌腱的轮廓及周围组织并发现异常，在表浅肌及肌腱的诊断中很有价值。在早期诊断和术后随访中有很高的应用价值。髌腱损伤时高频超声信号有特异性表现，其诊断髌腱损伤的总符合率为 100%。

③MRI 检查：对完全或不完全断裂的鉴别诊断有较高的价值。正常的股四头肌腱信号为低密度信号，纤维影连续。断裂者则有密度增高的信号，纤维影不连续，周围有水肿。磁共振对损伤的定位及手术入路的选择均有很大帮助。

2. 康复评定

（1）肌力评定：徒手肌力检查法进行大小腿肌力评定。

（2）肌体围度测量：进行双侧大、小腿围度测量。

（3）膝关节 ROM 测量：用于判断上后膝关节障碍程度以及康复治疗后关节功能的恢复情况。

（4）疼痛评定：通常用以 VAS 法评定疼痛的程度。

3. 康复治疗

（1）制动期：24 h 内应用冰敷和非甾体抗炎药，用棉垫加压包扎，休息、抬高患肢。禁止任何按摩热疗及膝的屈伸活动。轻度挫伤 24 h，严重挫伤 48 h 后开始股四头肌、腘绳肌等长收缩运动。

（2）关节活动康复期：在无痛范围内鼓励早期活动。当患者自己可以控制股四头肌收缩时，即可开始轻微的膝关节主动屈伸活动。首先是膝非负重情况下的伸直活动。在医生的帮助下扶拐下地行走，在 2~3 周膝屈曲至 90°，走路不用拐。逐步加强膝关节被动屈伸活动训练。

（3）功能恢复期：膝关节屈伸活动训练至 ROM 完全恢复正常。逐渐增加伸膝抗阻力的力量，逐渐恢复运动。

康复期视损伤程度，训练程度等不同，2 天至 6 个月不等。

（二）腘绳肌损伤

腘绳肌是一组肌群而不是单独一块肌肉，通常由半腱肌、半膜肌和股二头肌三块肌肉组成。这些肌肉共同的起点为骨盆的坐骨结节。其中股二头肌由两部分组成,从名字上来看就知道它有两个头,除起自坐骨结节的一个头外,另一个头起点在股骨上,位置偏外下方向。有时候大收肌后方的部分肌肉也被认为是腘绳肌一部分,原因是它同其他几块腘绳肌常联合在一起。所有的这些肌肉均跨越膝关节,半腱肌和半膜肌向下止于胫骨内侧,而股二头肌止于膝关节外侧的腓骨头。腘绳肌的主要功能是伸直髋关节和屈曲膝关节。

1. 临床诊断

(1)外伤史:多数情况在短跑或高速跑运动中发生。

(2)症状体征:

①腿部后方出现突然的锐痛;

②腘绳肌发生痉挛,通常在肌肉伸展和收缩活动过程中出现疼痛时发生;

③局部出现肿胀和淤青;

④如果发生较严重的撕裂,肌腹上可以摸到一个局部凹陷。

(3)辅助检查:

①X线检查:腘绳肌损伤一般临床表现无特异性。

②超声检查:可以清楚地反映肌肉的轮廓及周围组织并发现异常,在表浅肌及肌腱的诊断中很有价值。在早期诊断和术后随访中有很高的应用价值。

③MRI检查:对完全或不完全断裂的鉴别诊断有较高的价值。正常的腘绳肌及肌腱信号为低密度信号,纤维影连续。断裂者则有密度增高的信号,纤维不连续,周围有水肿。磁共振对损伤的定位及手术入路的选择均有很大帮助。

④损伤分度:

Ⅰ度损伤:包括轻微的肌肉撕裂:大腿后方有紧绷感,俯卧平躺时抗阻屈膝关节会有不适感,疼痛较轻。

Ⅱ度损伤:是肌肉纤维部分撕裂:跛行,活动会突发刺痛,局部肿胀及压痛;屈曲膝关节引起疼痛,部分无法完全伸直膝关节。

Ⅲ度损伤:是肌肉纤维完全断裂:行走严重受限,需拐助行,屈膝过程中出现剧烈疼痛,局部肿胀明显。

2. 康复评定

(1)肌力评定:徒手肌力检查法进行大小腿肌力评定,还可以使用特殊器械进行肌群的等张肌力测定及等速肌力评定。

(2)肢体围度测量:大腿围度测量髌骨上缘10 cm的大腿周径,小腿围度测量髌骨下缘10 cm的小腿周径。与对侧对比。

(3)膝ROM评定:用于判断伤后膝关节障碍程度以及康复治疗后关节功能的恢复情况。

(4)疼痛评定:常用VAS法评定法。

3. 康复治疗

早期活动受伤下肢是正确的康复方案中重要的一条,它包括在疼痛能够忍受的范围内进行伸展和肌力训练。这类练习有助于缓解局部肿胀。一般应避免固定患肢。

轻度肌腹拉伤者,24 h后可予轻度按摩和间动电治疗。伤后第2天,可开始坐位膝关节伸展训练;4天后,可开始抗阻屈膝训练;当进行这些恢复性训练不出现疼痛或疼痛明显好转时,可以开始小幅度慢跑,一般在2周内渐进性增加训练的耐力和跑步的速度。

严重损伤完全断裂或部分断裂合并出血血肿者,应早期手术治疗。术后的康复训练时向上要比轻度损伤的稍晚。

慢性损伤型者,以蜡疗、短波或超短波疗法、中低频电疗等治疗及手法治疗。影响训练经久不愈的陈旧性损伤可手术治疗,切除腱围、滑囊或行腱止点剥离。

各类损伤疼痛减轻后,逐步开展膝关节屈伸活动训练至ROM完全恢复正常,渐进增加膝抗阻力的力量,适时开始慢跑活动,逐渐增加运动量及其强度,注意在运动后进行冰敷、按摩。

四、肌腱损伤的康复

肌腱损伤(tendon injury)是常见的运动损伤,也是临床软组织损伤中的常见类型。肌损伤可以是急性损伤,但更多见的是慢性劳损。严重肌腱损伤可以导致肌腱断裂或肌肉腱结合部断裂,一般的肌腱损伤多表现为肌腱和(或)腱止点结构的急性或慢性炎症。腱止点结构损伤又称末端病,指肌腱在骨的附着点处的慢性损伤,该处肌腱组织与坚硬的骨组织相连,虽有骨组织—钙化软骨带—潮线—纤维软骨带—腱纤维等几种不同硬度的组织逐步过渡,但运动中仍容易因应力过大和过度集中而引起过度使用性损伤。其表现为局部肿痛、压痛,可严重妨碍运动。其病理变化有腱围充血、增厚、变性、粘连、腱止点钙化、软骨层断型或消瘦、潮线下移、新骨增生等。肌腱损伤的分级如下。

Ⅰ度:肌腱无断裂,仅有局部疼痛、肿胀、活动不适等轻微炎症表现。其肌腱强度无改变,功能不受限。早期主动或被动活动时可伴有疼痛或使疼痛加重。

Ⅱ度:肌腱部分断裂,强度受到影响,临床症状较Ⅰ度重。

Ⅲ度:肌腱完全断裂,疼痛、压痛和肿胀明显,皮下淤血,可在断裂处摸到凹陷,或可见肌肉断端回缩隆起,不能主动收缩,被动牵拉不仅加重疼痛,而且引起异常活动,关节功能受到明显影响。

(一) 肩袖肌腱断裂

肩袖(rotator cuff)是由冈上肌、冈下肌、肩胛下肌、小圆肌的肌腱在肱骨头前、上、后方形成的袖套样结构。肩袖的共同功能是在任何活动或静止状态使肱骨头与肩胛盂保持稳定,使盂肱关节成为运动的轴心和支点,维持上臂各种姿势和完成各种运动。

1. 临床诊断

(1)症状:本病多见于40岁以上患者,特别是重体力劳动者。大多数伤员有明显外伤,伤后肩部有一时性疼痛,疼痛多限于肩顶,时有向三角肌止点部放射痛,隔日疼痛加剧,夜间疼痛加重,不能卧向患侧。由于当时症状较轻,常被忽略而延误治疗,因此逐渐造成疼痛及功能障碍。当肩袖破裂时,患者自觉有撕裂响声,局部肿胀,有皮下出血。由于疼痛和肌肉紧张而影响肩关节活动。而部分撕裂时,患者仍能外展上臂,但有60°~120°疼痛弧。

(2)体征:

①压痛:冈上肌损伤时,压痛在大结节顶部。冈下肌损伤时,压痛在大结节顶部的外侧,将臂轻度伸直,损伤裂口前移,触痛在结节间沟处。肩胛下肌腱破裂时,压痛在大结节的前下方。

②弹响:医生用手掌按压患部,患肩在上举和旋转上臂时可感到有响声,被动活动时弹响较粗糙。慢性肩部滑膜囊炎时亦可发生类似弹响。

③肌萎缩:外伤以前即有肩袖部分损伤,早期外层因有丰满的三角肌而不见明显的肌萎缩。急性期2~3周后即可出现冈上肌、冈下肌萎缩,尤以冈下肌更为明显。病程日久者小圆肌和斜方肌也可明显萎缩,三角肌因萎缩而变扁平。

④裂隙:完全断裂者,肱骨头的前外方可触及凹陷沟。

⑤关节活动异常:肩袖破裂较大时,患臂不能外展,而由耸肩来替代,由于肩袖破损,三角肌的收缩,肱骨沿其垂直轴向上,迫使肩胛骨在胸壁上滑动并旋转,出现肩关节活动异常,同时抗阻力外展力量减弱。

⑥疼痛弧:肩关节外展60°~120°范围内出现疼痛,小于60°或大于120°时疼痛不明显。

⑦上臂下垂试验:将患侧上臂被动外展至90°,如不加以支持,患肢仍能保持这一位置,表示肩袖无严重损伤;如不能维持被动外展位置,则表明肩袖严重撕裂或完全断裂。

(3)影像学检查:

X线平片检查常无明显异常。肩关节造影可显示关节腔与三角肌下滑囊阴影相通,示为肩袖完全破裂。造影下行 MRI 检查不仅能准确地显示断裂的部位和相关组织的病理变化,而且也可以显示部分撕裂。

2. 康复功能评定　主要进行疼痛、肩关节 ROM、上肢围度、肌力、肌张力等的评定。

3. 康复治疗　康复需考虑的因素,包括肌腱修复部位的组织质量、肌腱断裂的大小、是否合并其他病变以及患者对康复的理解及配合程度等。

肩袖肌腱断裂的治疗方法如下。

(1)术后用外展支架固定患肩于 45°位,或用吊带固定。

(2)术后 24 h 内开始被动运动,包括仰卧位被动前屈和上臂置于体侧的被动外旋;同时应该主动活动手指、腕关节。

(3)患肢可在外展支架上进行内旋和外旋活动。

(4)对于断裂较小且能配合康复的患者,可开始辅助性运动,如站立位的钟摆环转运动、利用滑车上臂前屈练习、利用体操棒等物品辅助进行外旋活动等。辅助性运动的练习时间为 6 周。

(5)术后 3 周时,除上述运动外,增加后伸、内旋练习,逐渐增加被动活动的角度。

(6)术后 4~6 周:患者可开始主动运动和轻度的内外旋运动,并逐渐增加内外旋抗阻肌力练习,以及前部、中部三角肌的等长收缩练习。

(7)术后 7~10 周:加强 ROM 练习,应在 10 周基本达到全范围活动;强化肌力,采用上述方法并逐渐增加负荷。

(8)术后 12 周:在不负重情况下可以不受限制地活动患肢。

(二)肱二头肌长头肌腱断裂

肱二头肌长头起于肩胛骨盂上结节,行走于盂肱关节囊内,穿出关节囊后在肱骨结节间沟与横韧带形成的纤维管道中通过,与肱二头肌短头融合共同止于桡骨粗隆的后部。肩关节外展中肱二头肌长头是重要的肱骨稳定肌。肱二头肌除了作为主要屈肘肌外,还参与前臂旋后运动。

1. 临床表现　肱二头肌长头肌腱断裂前有长期的肩痛、肩僵硬现象,常在上臂突然用力后,闻有响声并出现肱骨颈外侧锐痛。三角肌下方肱二头肌肿胀隆起,偶在三角肌皮下出现紫斑,疼痛剧烈。消肿后发现上臂之上前方有一凹陷。而在前臂内旋屈肘时,肱二头肌长头肌之肌腹下移,出现一个隆起的肌腹肿块。初起肌力下降,若经久锻炼则肌力又可恢复。年轻患者常有明显外伤史,并常可听到肌腱断裂声,肩关节突然疼痛,功能活动障碍。

体检时有压痛,Speed 试验和 Yergason 试验可呈阳性;X 线检查可发现有无骨折。必要时可行关节镜检查。

2. 康复治疗　肱二头肌长头肌肌腱断裂者,如果是完全断裂或撕脱,应做手术修补,近端断裂,应把回缩到关节囊内的肌腱切除,把远侧端固定于喙突或结节间沟上,并用门形钉固定。如有肩峰撞击征可将长头肌肌腱固定于喙突上同时行前侧肩峰成形术以消除肩部撞击病因。肱二头肌肌腱远端断裂,则应把断端重新附着于桡骨结节上,重建旋后功能术后用石膏固定于屈肘 110°位,前臂轻度旋后位 4~5 周。对陈旧性断裂无症状者,或部分断裂,年龄偏大、症状轻者可以不做手术。用颈腕吊带或三角巾悬吊患肢 2~3 周。但鼓励早期运动,每天可进行几次无痛范围内的摆动,2~3 周后去除悬吊带,开始正常活动,同时行物理治疗,予以超短波、中频电疗或重要局部熏洗、热敷等。

(三)髌腱断裂

髌腱断裂(rupture of patellar tendon)常见于举重、体操、篮球等运动项目,为运动员着地时膝关节突然屈曲,股四头肌突然猛烈收缩所致。髌腱断裂常伴有膝关节内、外侧副韧带,前、后叉韧带,以及半月板撕裂等情况。自髌骨下缘至胫骨结节完成伸膝装置最后连接的是髌韧带,因髌骨是人体内最大的籽骨,故过去又将髌韧带称为髌腱。髌腱断裂并不多见,其发生率大约是股四头肌断裂的 1/3。

1. 临床诊断

(1) 外伤史：常有明显的外伤史，受伤时膝前有撞击感和响声。

(2) 临床表现：伤后当即感觉患处疼痛、肿胀，局部压痛明显，膝关节不能伸直，活动受限，患膝不能着地行走。断裂后，由于股四头肌猛烈收缩，髌骨向上移位，断端间隙可达 2～5 cm。

(3) 体征：触诊检查卧床膝关节屈曲 90°位时可见髌骨上移、髌骨下方有一横行凹陷，局部及腱周压痛，可伴有膝关节积血。

(4) 辅助检查：膝关节屈曲 X 线侧位摄片可见髌骨上移、髌腱软组织影失去连贯性，晚期病例可见髌下脂肪垫钙化影。MRI 能直观地了解髌韧带断裂的位置。

2. 康复评定　康复评定主要进行的是疼痛评定、膝 ROM 评定、膝 HSS 关节功能评定、肌力测定、大小腿围度测量、步态分析等。

3. 康复治疗

(1) 术后用棉花夹板压迫包扎固定，做股四头肌等长收缩练习。

(2) 低频电疗，刺激肌肉收缩运动。

(3) 术后 3～4 周去除固定，在卧位下行膝关节屈伸练习。

(4) 术后 6 周，在扶助下进行直腿抬高练习（被动将患腿抬高至 90°，在医生的保护下徐徐将腿放下），床边垂腿的膝屈伸练习。

(5) 鼓励早期下地拄双拐行走，以直腿石膏托保护。

(6) 术后 8 周可去拐行走。

(7) 3 个月开始慢跑，6～8 个月开始恢复运动训练。

（四）网球肘（肱骨外上髁炎）

网球肘（肱骨外上髁炎）因网球运动员易患此病而得名，是指手肘外侧肌腱发炎疼痛。疼痛的产生是由于慢性劳损及牵扯造成伸肌总腱在肱骨外上髁损伤，出血及瘢痕粘连形成等因素所致。

1. 临床诊断

(1) 症状：本病多数发病缓慢，网球肘的症状初期，只是感到肘关节外侧酸困和轻微疼痛，患者自觉肘关节外上方活动痛，疼痛有时可向上或向下放射，感觉酸胀不适，不愿活动。手不能用力握物，握锹、提壶、拧毛巾、打毛衣等运动可使疼痛加重。

(2) 体征：一般在肱骨外上髁有局限性压痛点，有时压痛可向下发散，有时甚至在伸肌腱上也有轻度压痛及活动痛。局部无红肿，肘关节伸屈不受影响，但前臂旋转活动时可有疼痛。严重时手指伸直、伸腕或做执筷动作时即可引起疼痛。患肢在屈肘、前臂旋后位时伸肌群处于松弛状态，因而疼痛被缓解。伤后有腕背伸抗阻痛，Mill 征（＋）。

(3) 辅助检查：一般无异常表现。病程长者可见骨膜反应，在肱骨外上髁附近有钙化沉积。

2. 康复治疗

(1) 急性期休息：局部冰敷，疼痛严重时可服用非甾体抗炎药或局部封闭。在前臂使用加压抗力护具，可以限制前臂肌肉产生的力量。当急性疼痛消失后即按医嘱开始轻柔牵拉肘部和腕部，不要产生疼痛。

(2) 慢性期前臂粘膏带可做正拍打球或扣球，但应避免反拍扣球。

(3) 加强伸肌柔韧度的练习：反复重复 Mill 征的动作以拉长腕伸肌。其做法是握拳、去腕屈肘、前臂旋前再将肘伸直。10 次为 1 组。

(4) 加强力量的训练：可做以下动作。伸腕肌的等长训练：全屈、中立位和背伸位用力并停 10 s，30 次为 1 组，每日 1 组。完全不痛后训练时加负重 0.5 kg。持 1～2 kg 哑铃做腕的肌肉向心及离心收缩运动。练习时前臂应以弹力绷带裹缠保护。

五、关节软骨损伤的康复

关节软骨损伤是较常见的运动损伤,或独立存在或与其他损伤同时存在。正常关节软骨主要由三种成分构成,即软骨细胞、胶原纤维及大量无形基质蛋白,软骨基质的糖蛋白和胶原纤维是由软骨细胞合成的。糖蛋白的主要成分是硫酸软骨质和硫酸角质素。软骨基质保护软骨细胞并维持关节软骨正常形态及功能。关节软骨损伤可分为急性与慢性损伤两大类。急性损伤有关节软骨或骨软骨切线骨折、压缩骨折(软骨或骨软骨)、穿透伤或切割伤。慢性损伤主要是指因劳损而引起的软骨损害或骨软骨损害。

(一) 半月板损伤

膝关节半月板损伤是最常见的运动损伤之一。多见于足球、篮球、体操等项目运动员,在武术演员中也较常见。运动时小腿固定,股骨内外旋或内外翻位,再突然伸直或下蹲时半月板处于不协调的运动中,如果此时半月板受到挤压则会造成撕裂。膝关节半月板损伤常由关节伸屈伴随小腿内外旋或内外翻,使半月板产生矛盾运动所致。当膝关节伸屈时,股骨髁在半月板上滑动,伸时推动半月板向前,屈时向后;膝关节旋转时,半月板与股骨内外髁一致活动,其旋转发生在半月板与胫骨平台之间,一侧半月板向前,另一侧半月板向后。而当膝关节处于半屈曲、小腿内旋或外旋位时,半月板即被挤住而不能运动。如此时突然伸直或进一步旋转,半月板本身的纤维软骨或其周缘的纤维组织所承受的拉力超过其本身的耐力时,即会发生撕裂。

1. 临床诊断

(1) 外伤史:大部分患者有明显外伤史。

(2) 临床症状:

①急性期膝关节有明显疼痛,逐渐肿胀,有关节积液。

②急性期过后,肿胀可以自行消退,但活动时关节仍有疼痛,尤其以上下楼、上下坡、下蹲起立、跑、跳等动作明显。部分患者在膝关节屈曲时有弹响。

③"绞锁"症状:当运动中,股骨髁突入半月板的破裂处而又不能解除,可突然造成膝关节的伸屈障碍,形成"绞锁"。放松肌肉、改变体位、自主或被动地旋转伸屈之后,"绞锁"多可解除。

(3) 体征:关节间隙压痛;浮髌试验阳性。病程长者出现股四头肌萎缩,尤以股四头肌内侧萎缩明显。摇摆试验:拇指按住损伤侧关节隙,另一只手握住小腿左右摇摆,可触到半月板松弛进出,或伴有疼痛、响声为阳性。回旋挤压试验(McMurray 试验):被动伸屈旋转膝关节,引起痛、响者为阳性。单腿下蹲试验:用单腿持重从站立位逐渐下蹲,再从下蹲位站起,健侧正常,患侧下蹲或站起到一定位置时,因损伤的半月板受挤压,可引起关节间隙处疼痛,甚至不能下蹲或站起。

(4) 辅助检查:可行 X 线摄片检查,软骨是透光的,因此 X 线平片不能显示半月板的损伤,对诊断意义不大,但平片可排除膝关节的骨性病变或其他疾病,因此仍普遍用作常规检查。关节造影、磁共振检查是较好的辅助诊断手段。

2. 一般治疗

(1) 急性期:局部冷敷,石膏托外固定,以便消肿止痛。膝关节穿刺抽出积血,用石膏或棉花腿加压包扎固定 2～3 周。可以减少出血,减轻疼痛,使边缘性损伤有愈合的可能。

(2) 慢性期:保守治疗无效后,应行半月板撕裂部分摘除术,以防止发生创伤性膝关节炎。尽量使用膝关节镜手术,常用的有半月板修复手术、半月板部分切除术及半月板全切除术,近年有学者开展同种异体半月板移植,以便术后尽快复原。

3. 康复功能评定

(1) 肌力评定:常用徒手肌力检查法进行大小腿肌力评定,使用特殊器械进行等速肌力评定,对于判断肌力的恢复具有重要意义。

（2）肢体围度测量：双侧大、小腿围度测量。

（3）膝 ROM 评定：用于判断伤后膝关节障碍程度以及康复治疗后关节功能的恢复情况。

（4）疼痛评定：通常 VAS 法评定疼痛的程度。

（5）平衡功能评定。

（6）步态分析。

4．康复治疗

（1）半月板关节镜修复术后的康复要点：

①如果半月板固定确切牢靠，在肿胀和疼痛允许的条件下，可以开始主动的充分活动。

②可以早期开始部分负重训练，但应尽量避免膝关节弯曲和旋转。

③在术后 6 周内，使用拐部分负重。

④术后 3 个月，可以进行短距离的直线跑步练习。

⑤术后 6 个月，可以恢复正常运动训练。

（2）康复治疗方法：

①早期床边训练（术后 0～1 周）：术后第 1 天就可开始康复训练。训练时必需佩戴支具，支具伸/屈范围设定为 0°～30°，相对制动。

a．手术当天：开始活动足趾、踝关节。

b．股四头肌训练：早期进行股四头肌功能训练，可以保持关节液的营养成分，维护关节周围血液循环，增加关节腔活动度，达到防止关节粘连的作用。而且通过训练可加强肌肉运动，使关节周围肌群力量增加，防止肌萎缩。第 1 天即可开始等长收缩动，50 次/组，每天 4～5 组。

c．踝泵运动：下肢自然伸直，做是跖屈与背屈动作，30 次/组，3 组/天。

d．活动髌骨：治疗师进行被动的髌骨各方向运动，使髌骨 ROM 尽可能达到正常范围。并可指导患者及家属进行髌骨运动。

e．抬小腿：患肢下垫 6～8 cm 厚的圆柱形垫，以膝关节为轴心，大腿不动，抬小腿、踝部，足跟离床约 5 cm。

f．直腿抬高：伸膝后直腿抬高至与床面成 30°，保持 5 s 为 1 次，30 次/组，3～4 组/日。可根据患者情况，术后第 1 天就可开始，从辅助运动过渡到主动运动。

②肌力训练：ROM 达一定范围后，即可开始股四头肌和腘绳肌的强化训练。术后 2 周起，做踝泵、直腿抬高训练时，加用弹力带以抗阻，并逐渐增加负荷。术后 4 周开始平地骑自行车，6 周后开始不扶拐上下楼梯训练。

③ROM 的康复：在膝关节支具的控制、保护下，早期开始训练 ROM，术后 2 周内，主动进行 0°～90°范围内的屈膝活动，2 次/天；被动 ROM 在 4 周内伸/屈应达 0°/90°，以后每周增加 10°，8 周达正常伸/屈度。

④行走训练：术后 24 h 可扶拐下地，术后 2 周内不负重，第 3 周行走负重 25%，第 4 周为 50%，第 5 周为 75%，第 6～8 周去除支具 100% 负重行走。超重感者可适当推迟 1 周左右。

⑤6～8 周后进行膝关节神经肌肉本体感觉训练和恢复性运动训练：开始游泳、跳绳及慢跑。运动员开始专项运动中基本动作的练习，运动时带护膝保护。

⑥术后 3 个月，开始专项运动训练。

小　结

运动损伤是指在体育运动过程中发生的损伤，包括身体个部位的损伤，如颅脑、五官、心胸、腹部、躯干和四肢等。常见的运动损伤包括韧带损伤、肌肉损伤、肌腱损伤、软骨损伤等。病理分期分为出血期（组织损伤及出血）、炎症期（纤维蛋白充填）、修复期（细胞增生，肉芽组织生长）、组织塑形期（瘢痕形成）。临床分期分为急性期、稳定期和恢复期。康复问题主要包括出血、肿胀和疼痛、瘢痕与粘连、运动能力减退、停训综合征、肌萎缩、关节挛缩与粘连、关节稳定性下降。康复评定以运动功能评定为主，康复治疗原则为分期治疗原则、个体化治疗原则、全面训练原则和循序渐进原则。康复治疗目标主要是使患者保持良好的训练状态，预防停训综合征，预防因缺乏运动产生的肌萎缩、挛缩，消除因重复受伤动作引起的再次损伤，控制体重，改善组织代谢，促进组织再生。康复治疗方法有关节活动技术、肌力训练技术、本体感觉训练技术、站立与步行训练技术、关节松动技术（包括松动、软组织牵伸技术）。临床治疗中应根据患者的康复治疗方案合理选用，提高治疗效果。正确认识本病，早期介入康复，可使大多数运动损伤患者的功能显著得到改善。对于严重的患者要立即进行手术治疗，并配合相应的药物治疗，与术后再进一步进行康复治疗。

案例解析

（1）远期康复目标：左膝关节活动度改善至屈曲 120°/120°，左下肢肌力恢复至 5 级，步态正常。（3 个月）

（2）近期康复目标：

①左膝关节 ROM 改善至屈曲 80°/90°，伸展 0°/5°（4 周）。

②左下肢伸膝肌群，屈膝肌群及外展肌群肌力提高至 5 级（4 周）。

③改善平衡能力，左下肢单腿平衡改善至Ⅲ级（4 周）。

④纠正不良步态，改善跛行，改善上肢摆动协调性（4 周）。

（3）训练计划：

①改善关节活动度：左侧胫股关节前后向，髌骨关节内外侧及上下滑动，附属运动Ⅲ级手法×3 组，1 min 每组；

②左膝关节屈曲及伸展牵伸训练 30 s×6 次，次间休息 1 min。

③左髌韧带松动术×5 min；

④改善肌力：髋关节外展及膝关节屈伸抗阻肌力训练 10RM×10 次×3 组，MTT；膝关节屈伸等速肌力训练 10 次×3 组，角速度分别为 30°/s、60°/s、90°/s。

⑤平衡训练：平衡板左单足站立平衡训练 1 min×5 次，次间休息 30 s。

⑥步行及步态矫正与指导。

🏥 能 力 检 测

一、选择题

A_1 型题

1. 组织损伤后，其基本病理过程出现细胞增生，肉芽组织生长，称为（　　　）。

A. 出血期　　　　　　　　　B. 炎症期　　　　　　　　　C. 生长期

D. 修复期　　　　　　　　　E. 组织塑形期

2. 运动损伤后的恢复期是（　　　）。

A. 损伤后 48 h 内　　　　　B. 损伤 1 周后　　　　　　C. 损伤 3 周后

D. 损伤 6 周后　　　　　　　E. 损伤 2 月后

3. Mills 试验常用来检查（　　　）。

A. 肩袖损伤　　　　　　　　B. 网球肘试验　　　　　　C. 肱骨内上髁炎

D. 膝关节损伤　　　　　　　E. 网球肘

4. 落臂试验常用来检查( )。

A. 肩袖损伤   B. 网球肘试验   C. 肱骨内上髁炎

D. 膝关节损伤   E. 网球肘

5. 运动损伤治疗总的原则不包括( )。

A. 分期治疗原则   B. 个体化原则   C. 全面训练原则

D. 循序渐进原则   E. 尽快原则

6. 韧带部分断裂并伴一定程度的功能丧失,称为韧带的( )度损伤。

A. Ⅰ   B. Ⅱ   C. Ⅲ

D. Ⅳ   E. Ⅴ

7. 以下说法错误的是( )。

A. 膝关节外侧副韧带损伤的机会较少,临床上以内侧副韧带损伤较多见

B. 完全性膝交叉韧带撕裂 MRI 大多表现典型的交叉韧带连续性中断

C. 后交叉韧带是膝关节的重要静力稳定结构,临床上发生损伤的概率大大超过前交叉韧带

D. 膝关节交叉韧带损伤后,抽屉试验显示阳性

E. 膝外翻位扭伤可使膝内侧副韧带受损

8. 踝关节韧带是维持踝关节稳定的重要结构,内侧结构为( )。

A. 跟腓韧带   B. 距腓前韧带   C. 三角韧带

D. 跟腱   E. 距腓后韧带

9. 抗阻力伸膝试验主要用来检查( )。

A. 膝关节内侧副韧带损伤   B. 股四头肌挫伤   C. 膝关节外侧副韧带损伤

D. 半月板损伤   E. 腘绳肌损伤

10. 肌腱无断裂,仅有局部疼痛、肿胀、活动不适等轻微炎症表现,该损伤状况属于( )度。

A. Ⅰ   B. Ⅱ   C. Ⅲ

D. Ⅳ   E. Ⅴ

二、简答题

1. 请简单陈列运动损伤后可能引发的康复问题。

2. 腘绳肌损伤按严重程度可分为几度?

3. 网球肘的体征包括那些?

参考答案

(张 雪)

第九节　手外伤患者的康复

知识链接

 案 例 导 入

祈××,男,49 岁,于 2017 年 3 月 2 日晚不慎被电锯锯伤左手,即觉左手疼痛、流血、活动受限,由他人送至当地医院,诊断"左手电锯伤;左手屈肌腱断裂",给予急诊行"左手清创＋屈肌腱断裂修复＋神经、血管修复术",术后病情稳定出院,现患者诉左手关节僵硬,屈伸活动乏力,伴各指浅感觉减退。

患者功能检查:手上肢功能:①外形:左手掌可见两处长约 7 cm 的横行和 6 cm 的斜行手术疤

痕,疤痕无明显增生。鹰嘴上 10 cm 围度:L/R 24.5 cm/26.1 cm,鹰嘴下 10 cm 围度:L/R 22.5 cm/25.9 cm,提示患侧前臂肌肉萎缩;②感觉:单丝触压觉检查提示:中、小指末节指腹保护觉减退,示指、环指末节指腹只剩深压觉;两点辨别觉检查提示:中、小指末节指腹保护觉减退;③疼痛:患者主诉第二掌骨疤痕处偶有刺痛感,VAS 评分:2/10 分;④ROM(A/P):左手食指、中指、环指、小指屈伸活动明显受限,拇指可对示指、中指,不可对环指、小指和对掌。TAM 分别为:示指12°、中指20°、环指8°、小指20°;⑤MMT:骨间肌 3＋级,余项未测得。⑥握力:L/R 未测得/46.1 kg;⑦侧捏:L/R 未测得/9.7 kg;⑧灵活性:患者未能完成此项评估。

请根据该患者的情况做出相应临床分析和简单处理方案。

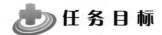

任务目标

【知识目标】

1. 了解　手外伤的概念和病因。
2. 熟悉　手的生理功能、手外伤的临床表现和诊断。
3. 掌握　手外伤的康复评定、康复治疗目标和康复治疗。

【能力目标】

1. 能对手外伤患者进行康复评定。
2. 能制定手外伤患者的初步康复治疗方案。
3. 能对手外伤患者进行康复治疗和康复指导。

手是运动和感觉器官,在生活和劳动中最易遭受创伤,其发病率占创伤总数的1/3以上。创伤后遗留的功能障碍与创伤的类型和程度有密切的关系,如切割伤,切面较整齐,修复后遗留功能障碍较轻;而压砸、撕脱、碾挫伤,虽经清创修复,伤口愈合后仍遗留严重的伤残。手外伤后的功能障碍是因瘢痕挛缩、肌腱粘连、肿胀、关节僵硬、肌肉萎缩、组织缺损、伤口长期不愈合等造成的。精湛的手术仅可为手外伤患者创造功能恢复的条件,欲达到预期目标,必须强调康复治疗。康复医学已渗透到整个手外科临床,从受伤到手术前后、从组织愈合到功能恢复、从职业训练到重返社会都需要康复治疗。

一、概述

(一) 病因

1. 刺伤　如钉、针、竹尖、木片、小玻片等刺伤。特点是进口小,损伤深,可伤及深部组织,并可把污物带入深部组织内,导致异物存留及腱鞘或深部组织感染。

2. 锐器伤　日常生活中刀、玻璃、罐头等切割伤,劳动中的切纸机、电锯伤,伤口一般较整齐,污染较轻,伤口出血较多,伤口的深浅不一,所致的组织损伤程度亦不同。常造成重要的深部组织如神经、肌腱、血管的切断伤,严重者可导致指端缺损、断指或断肢。

3. 钝器伤　钝器砸伤引起组织挫伤,可致皮肤裂伤,严重者可导致皮肤撕脱,肌腱、神经损伤和骨折;重物的砸伤,可造成手指或全手各种组织严重毁损;高速旋转的叶片,如轮机、电扇等,常造成断肢和断指。

4. 挤压伤　门窗挤压可引起指端损伤,如甲下血肿,甲床破裂,远节指骨骨折等;车轮、机器滚轴挤压,则可导致广泛的皮肤撕脱甚至全手皮肤脱套伤,多发性开放性骨折和关节脱位,以及深部组织严重破坏,有时手指和全手毁损性损伤需行截肢(指)。

5. 火器伤　如鞭炮、雷管爆炸伤和高速弹片伤,特别是爆炸伤,伤口极不整齐。损伤范围广泛,常致大面积皮肤及软组织缺损和多发性粉碎性骨折,这种损伤污染严重,坏死组织多,容易发生感染。

（二）临床表现

1. 症状和体征

（1）疼痛及压痛：急性手外伤的损伤部位一般有明显的疼痛症状，疼痛的类型（如局部钝痛、放射痛、烧灼样痛、针刺痛等）、位置、症状进程、诱发因素等不同。运动束的疼痛纤维受损，反应迟钝，定位不准确，表现为受损部位的近侧疼痛；而皮支感觉纤维受损，麻木部位与其解剖分布区吻合，一般认为麻木较疼痛更有定位诊断价值。

（2）局部肿胀，功能障碍：手的血液供应来自手掌侧动脉，而血液回流经过手背侧静脉，因此手外伤后常导致局部血液循环障碍、组织液渗出等情况，进而出现局部肿胀明显，严重时甚至影响手部活动功能。

（3）畸形：有明显的短缩、旋转、成角和侧偏等畸形及异常活动，脱位者有弹性固定感。

2. 实验室检查　血常规、蛋白电泳、免疫复合物及血清补体等指标一般在正常范围。

3. X线检查　手部X片、CT检查或者磁共振成像可见骨组织及软组织损伤的具体情况，血管损伤可借助手部血管超声检查。

二、功能障碍

（一）肿胀

手外伤后导致血管通透性增强，引起组织水肿。水肿部位常位于皮下组织、筋膜间隙、肌肉间筋膜和腱鞘、关节囊等处，患者表现为较明显的肿胀。由于渗出液不能及时清除，可能造成肌肉和结缔组织粘连。持续肿胀可能诱发纤维蛋白沉积，导致韧带、关节囊等纤维组织的挛缩，进而加重关节活动障碍。

（二）疼痛

手外伤后表面的末梢神经受到刺激而出现疼痛，由于末梢神经非常丰富，所以痛觉较显著。

（三）关节僵硬

手外伤后纤维蛋白沉积、长期制动导致关节活动范围减少是关节僵硬的主要原因。常见的问题是掌指关节过伸和近端指间关节屈曲挛缩畸形。

（四）营养障碍

外伤导致神经的营养功能下降，表现为手部血管运动紊乱、骨质疏松、肌萎缩等症状，严重者可出现反射性交感神经营养不良综合征。

（五）运动功能障碍

表现为手部肌力、肌耐力下降，关节活动度受限，手的灵活性、协调性降低等。造成运动障碍的主要原因有组织损伤、疼痛、制动、水肿、瘢痕增生、关节僵硬等。

（六）感觉障碍

手部主要由正中神经及尺神经支配，桡神经仅支配桡侧手背感觉，因此相关的神经损伤会影响其支配区域的感觉障碍，出现感知功能障碍，如感觉减退或消失、感觉过敏、感觉异常等症状。

（七）心理障碍

手外伤多为突发性损伤，尤其青壮年较多。一旦手功能障碍，导致生活不能自理，丧失劳动能力，使患者对生活失去信心，产生抑郁、焦虑、烦躁等情绪。即使已经完全康复回归社会的患者，也有部分患者出现刻意隐藏受伤手部分的行为，自诉还不能完全融入原来的生活和工作。

（八）日常生活活动能力障碍

手的主要功能是完成日常生活活动和劳动，因此手的运动、感觉等障碍均导致日常生活活动能力降低,即使是一个小指缺如也将使手的握力下降,进而影响日常生活活动能力。

(九) 职业能力和社会生活能力下降

患者的职业能力和社会生活能力不仅受到手部损伤程度的影响,还和患者个人的功能需求、接触的环境要素、家庭及朋友的支持系统等多种因素有关。例如,同样是小指缺如损伤,如果患者职业是园艺工人,则对于重返岗位影响甚小,但是假如患者是一个从事乐器演奏的工作者,他将不能再灵活地演奏。

三、康复评定

(一) 一般检查

一般检查能评价手的结构与功能变化,包括望诊、触诊、动诊和量诊四部分。

1. 望诊　望诊包括皮肤的营养状况、色泽、纹理、有无瘢痕,有无伤口,皮肤有无红肿、溃疡及窦道,手的姿势及有无畸形等。

手的姿势有休息位和功能位。手的休息位是指手的内在肌和外在肌张力处于相对平衡状态,腕关节背伸 10°~15°,并有轻度尺偏;手指的掌指关节及指间关节呈半屈曲状态,从示指到小指,越向尺侧屈曲越多。各指尖端指向舟骨结节;拇指轻度外展,指腹接近或触及示指远节指间关节的桡侧(图 3-9-1)。无论在手部损伤的诊断、畸形的矫正或是在肌腱修复手术时,都需要用手的休息位作参考。

手的另一个重要姿势是手的功能位(图 3-9-2),可以发挥最大功能的位置,如张手、握拳、捏物等,表现为腕背伸 20°~25°,拇指处于对掌位,掌指及指间关节微屈。其他手指略为分开,掌指关节及近侧指间关节半屈曲,远侧指间关节微屈曲。手外伤后,特别是估计日后关节功能难以恢复正常甚至会发生关节强直者,在此位置固定可使伤手保持最大的功能。

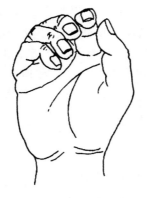
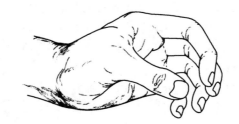

图 3-9-1　手的休息位　　　　　　　图 3-9-2　手的功能位

2. 触诊　触诊可以感觉皮肤的温度、弹性、软组织质地,以及检查皮肤毛细血管反应,判断手指的血液循环情况。

3. 动诊　动诊是对手部关节活动的检查。动诊可分为主动及被动活动范围的检查。

4. 量诊　量诊包括关节活动度、肢体周径、肢体容积的测定。

(二) 手功能评定

主要包括手的关节活动度,肌力、感觉、体积和手的灵巧性及协调性方面的评定。

1. 手的关节活动度评定　评定方法:一般用量角器测量手部各关节主动运动和被动运动的角度,测量原则是中立位定为 0°,从中立位起至关节弯曲的度数为曲度,从屈曲位向中立位方向活动为伸,用负值表示;超过中立位为过伸,用正值表示。手关节正常活动范围见表 3-9-1。

表 3-9-1　手关节正常活动范围

关节	活动方向	正常活动范围	量角器放置法		
			固定臂	移动臂	轴心
拇指	桡侧外展	0°～60°	示指	拇指	腕掌关节
	尺侧内收	0°	示指	拇指	腕掌关节
	掌侧外展	0°～90°	示指	拇指	腕掌关节
	掌侧内收	0°	示指	拇指	腕掌关节
	屈曲（掌指关节）	0°～60°	第1掌骨	拇指基节	掌指关节
	伸展（掌指关节）	0°～10°	第1掌骨	拇指基节	掌指关节
	屈曲（指间关节）	0°～80°	拇指基节	拇指末节	指间关节
	伸展（指间关节）	0°～10°	拇指基节	拇指末节	指间关节
指	对掌				
	屈曲（掌指关节）	0°～90°	2～5掌骨	2～5基节	掌指关节
	伸展（指间关节）	0°～45°	2～5掌骨	2～5基节	掌指关节

2. 手指肌腱功能评定　评定肌腱损伤时，一定要评定关节主动活动、被动活动受限的情况。若主动活动受限可能意味关节僵硬、肌力减弱或瘢痕粘连；若被动活动大于主动活动，应考虑肌腱可能与瘢痕组织粘连。

（1）指关节角度测量：测量修复肌腱所控制的每一关节的主动活动角度和被动活动角度，此法测量客观，反映结果准确合理。

（2）手指总主动活动范围测量法：Eaton（1975）首先提出测量关节总主动活动度（total active movement，TAM），作为一种肌腱功能评定的方法，其优点是较全面地反映手指肌腱功能情况，也可以对比手术前后的主动活动情况和被动活动情况，实用价值大。其缺点是测量及计算方法稍烦琐。测量方法是用掌指关节、近端指间关节、远侧指间关节的主动屈曲角度之和减去各关节主动伸直受限角度之和，即为 TAM，正常值是 TAM＝（90°＋110°＋60°）－（0°＋0°＋0°）＝260°。评价标准为：优，活动范围正常；良，TAM＞健侧 75％；尚可，TAM＞健侧 50％；差，TAM＜健侧 50％。

3. 手的肌力评定

（1）徒手肌力检查法：分为 0～5 级肌力。

（2）握力计检查：手部屈肌的力量，测定 2～3 次，取最大值，一般为体重的 50％（图 3-9-3 和图 3-9-4）。

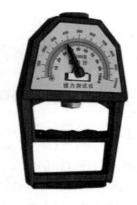

图 3-9-3　握力计

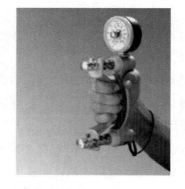

图 3-9-4　握力计检查法

（3）捏力计检查：①拇指分别与示指、中指、无名指、小指的捏力；②拇指与示指、中指同时的捏力；③拇指与示指桡侧的侧捏力。

4. 手的感觉功能评定　皮肤感觉在神经完全断裂时全部丧失,在不完全神经损伤时各种感觉丧失程度不一。同样,在神经再生的过程中,各种感觉的恢复程度也不一致。各种感觉检查中对感觉功能评定有临床意义的主要是痛觉、触觉、两点分辨觉,尤其是两点分辨觉,因为它能说明已有许多神经纤维到达末梢,是神经修复和手术成功的一个标志。

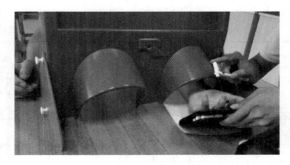

图 3-9-5　单丝检查法

(1) 单纤维感觉测定器:是一种精细的触觉检查,测定从轻触到深压的感觉。检查时需要有一个安静无干扰的环境,受试者闭眼,只凭感觉回答知或不知,10 次中答对 7 次即为手的感觉正常(图 3-9-5)。

(2) 移动触觉:铅笔橡皮头在感觉正常区域轻压,并慢慢向指尖远端移动,要求患者体会轻重刺激感觉的变化。

(3) 恒定触觉:首先用铅笔橡皮头在感觉正常区域施加作用力,然后缓慢向远端移动,当刺激强度改变时注意患者反应。

(4) 振动觉:使用 30 Hz 音叉检查振动。

(5) 两点分辨试验(two-point discri mination,2PD):人体任何部位皮肤都有分辨两个点的能力,但不同的部位上两点之间的距离不一样,当两点之间的距离小到一定程度时便难以分辨两点。两点分辨试验是一种重要的检查方法,是对周围神经损伤修复后,感觉功能恢复的一种定量检查,是对感觉客观有效的反映。根据美国手外科学会的标准,列出了 2PD 的正常值与手功能的关系(表 3-9-2)。

表 3-9-2　2PD 的正常值与手功能的关系

两点间距分辨能力	临床意义	功能
2PD＜6 mm	正常	能做精细工作
2PD 在 6～10 mm	尚可	可持小器件或物品
2PD 在 11～15 mm	差	能持大器件
仅有一点感觉	保护性	持物有困难
无任何感觉	感觉缺失	不能持物

(6) 触觉识别:是指手指的精细感觉,人只凭手部感觉而无需用眼看就能分辨物体。触觉识别丧失的手可以说是"瞎"手,因此任何手的评定都应包括触觉识别的评定。评定手的触觉识别常用 Moberg 拾物试验。这一试验能代表手的感觉及运动的综合功能,并通过相应的活动测定感觉的精确度。

5. 肢体体积测量　用于评定手部肿胀程度,了解治疗和康复效果。要求在同一日不同时间测量手容积,观察手静息与活动时对肿胀的影响及手支具应用后对肿胀的影响。用容积测量仪评定手肿胀情况,测量仪包括有排水口的大容器及量杯。测量时,将肢体浸入容器中,容器中有水平停止杆,肢体进入容器中的一定位置后,排出的水从排水口流出,用量杯测出排水的体积,即为肢体的体积。需测量双侧肢体,以便对比。影响测试精确度的因素有:①空容器用水龙头和软管填充时空气进入水槽;②水槽内手臂运动;③作用在木钉部位处不均匀的压力;④容积测量仪位置的变动。

6. 手的灵巧性及协调性评定　手灵巧性、协调性有赖于健全的感觉和运动功能,也与视觉有关,评定的方法很多,常用的有 3 种标准测试方法:Jebsen 手功能评定、明尼苏达操作等级测试(MRMT)和 Purdue 钉板测试。

7. 手日常生活活动能力评定

(1) 在 20 世纪 80 年代,瑞典 Sollerman 提出了一种试验方法,主要测定手完成 20 种日常生活活动能力(表3-9-3)。

表3-9-3 手完成20种日常生活活动能力项目

测试项目	测试项目
将钥匙插入锁	切模拟的肉卷
拾起硬币并放入钱包	戴上手套
从钱包中拿出硬币	用笔写字
开、闭拉锁	折叠信纸并放入信封
拿起方木	夹上纸夹子
拿起电熨斗	拿起话筒
用螺丝刀上螺丝	旋转门把手
在螺栓上套进螺母	将无柄罐内水倒入杯中
在水平放置的广口瓶上取下瓶盖	将有柄罐内水倒入杯中
扣上4颗扣子	将杯中水倒回罐内

评定指标是观察患者完成20项试验所需的时间。左右手分别测试,将治疗前后结果相比较即可了解有无进步。

(2) DASH上肢功能调查表:DASH表是Hudak从150项日常生活活动中,经过多次反复筛选,选出30项最能反映患者日常生活活动能力的指标,形成调查表(disability of arm-shoudler-hand,DASH)。此调查表曾在北美进行试验,此后被翻译成多种语言,目前已经广泛应用于临床。

四、康复治疗

(一)治疗原则

手外伤的总体治疗原则是术后早期介入康复治疗,康复治疗与药物治疗相结合,必要时手术进一步矫正,康复治疗应个体化。结合患者自身情况,如年龄、性别、职业、外伤部位及程度等制定合适的康复治疗方案。

(二)治疗目标

预防和减轻肿胀;促进组织愈合;减轻疼痛;预防肌肉的误用、废用和过度使用;避免关节损害或损伤;使高敏感区域脱敏;感觉再教育和再发展运动和感觉功能。

(三)治疗方法

手外伤后所带来的功能障碍是因瘢痕挛缩、肌腱粘连、肿胀、关节僵硬、肌肉萎缩、组织缺损、伤口长期不愈合等造成的运动功能障碍和感觉功能障碍。手外伤康复治疗主要针对手部的运动功能和感觉功能,尤其是手指的灵活协调功能。手外伤康复治疗的措施主要有物理治疗、运动治疗和作业治疗。手外伤康复治疗的具体实施者是经过专门训练的作业治疗师。

1. 物理因子疗法 早期以促进伤口愈合、镇痛、预防水肿及控制感染为主;后期以控制瘢痕和组织粘连,恢复关节功能的治疗为主。

(1)可采用冷敷法、冷热交替治疗法、压力疗法、超短波疗法、微波疗法、TDP灯疗法、按摩等。

(2)控制伤口感染:可采用超短波疗法、紫外线疗法、微波疗法、激光疗法等。

(3)缓解疼痛:可采用经皮神经电刺激疗法、干扰电疗法、中频电疗法、微波疗法、超声波疗法、红外线疗法、药浴水疗法等。

(4)增生性瘢痕处理:可采用音频电疗法、蜡疗法、超声波疗法等。

（5）促进骨折愈合：可采用超短波疗法、干扰电疗法、电脑骨折愈合仪疗法、直流电钙离子导入疗法等。

（6）锻炼肌力，防止肌肉萎缩：可采用神经肌肉电刺激疗法、感应电疗法、电针疗法等。

（7）促进神经生长：可采用磁疗法、超声疗法、激光照射疗法等。

2. 运动疗法　运动治疗是手外伤康复治疗的核心部分，早期主要以被动运动为主。若无肌腱损伤或损伤已愈合，应酌情进行肌肉肌腱的牵伸训练。患者病情的稳定后，可进行受限关节的关节松动术、手部肌肉的肌力训练等。伴有感觉神经损伤者还需要进行感觉再训练。

（1）维持和改善关节活动度训练：患者在去除外固定之初难以自主活动，应予以各关节全范围被动活动以维持关节活动度。随着主动活动的增加，逐渐变被动活动为助力运动，慢慢减少助力直至完全主动活动。对于有组织挛缩及粘连的关节采用关节松动技术或关节功能牵伸技术以扩大关节活动度。牵伸时应平稳、柔和，不应引起明显疼痛和肿胀，切忌暴力，以免引起组织新的损伤。

（2）增强肌力训练：早期外固定时嘱患者进行受累部位的静力性收缩（等长运动）训练。去除外固定后，肌力为 1 级时，可采用神经肌肉电刺激，进行被动活动、助力运动等训练。肌力为 2～3 级时，以主动活动为主，助力运动为辅。肌力达 4 级时，应进行抗阻运动训练，以促进肌力最大限度地恢复。抗阻训练可以由作业治疗师徒手施加阻力进行，也可以选用橡皮筋、弹簧、滑轮、弹力带和手训练器具等进行训练。

3. 作业疗法

（1）手感觉功能训练　手外伤后，由于累及的神经种类和部位不同，患者手部感觉障碍的程度、范围和种类也不同。手的感觉恢复顺序是：痛觉和温度觉、30 Hz 振动觉、移动性触觉、恒定性触觉、256 Hz 振动觉、辨别觉。因此，感觉训练程序分为早期阶段和后期阶段。早期阶段主要是痛觉、温度觉、触觉和定位、定向的训练。后期阶段主要是辨别觉训练。腕部正中神经和尺神经修复术后 8 周，可以开始早期阶段的感觉训练。首先要求患者在手上画出感觉缺失区域；训练前进行感觉评定；当保护觉（痛觉）恢复时，感觉训练程序即可开始；感觉训练后的评定，每月 1 次；感觉训练时间不宜过长、过多，每日 3 次，每次以 10～15 min 为宜。假如存在感觉过敏，则脱敏治疗应放在感觉训练程序之前。

①定位觉训练：治疗师在安静的房间里训练患者。用 30 Hz 的音叉让患者知道什么时候在什么部位开始出现移动性触觉，之后用铅笔橡皮头沿需要训练的区域，由近到远触及患者。患者先睁眼观察训练过程，然后闭上眼睛，将注意力集中于他所觉察到的感受，先睁眼确认，再闭眼练习。反复进行，直至患者能够较准确地判断刺激部位。当患者能够觉察到指尖的移动性触摸时，即可开始恒定性触摸练习。使用 256 Hz 音叉作为导标，以确定何时开始训练。用铅笔橡皮头点压，开始时压力较大，然后逐渐减轻。进行闭眼-睁眼-闭眼的循环训练，直至患者能够准确地确认刺激部位为止。

②辨别觉训练：在患者有了定位觉以后，就可开始进行辨别觉训练。刚开始让患者辨别粗细差别较大的物体表面，逐渐进展到差别较小的物体表面。每项训练都采用闭眼-睁眼-闭眼的循环训练方法。

③感觉训练效果的评估：感觉训练效果的评估尚无一个精确的方法，临床上主要根据某些参数来进行评估。这些参数有：定位觉的错误次数减少；在限定的时间内，能够完成较多的"配对"测试或识别试验；完成各项训练的时间缩短；两点识别能力提高；患者进行日常生活活动能力和作业能力提高。其中最重要的评估标准是患者在工作中和休闲活动中利用手的能力增强了。预计神经恢复无望者，可考虑功能重建手术。要特别强调的是，正规感觉再训练结束，患者恢复主动活动后，后期阶段的感觉训练是依靠患者自己双手的不断使用而得以维持的。这可能需要很长时间。

（2）适应性活动训练

①治疗泥手练习：根据早期、中期和后期的不同治疗目的，可调节黏土的量及其软硬度。该作业有增强手指肌力、耐力及改善手指灵巧性、协调性。如粗大手对指锻炼、粗大手指屈曲锻炼、单独手指屈曲锻炼、拇指屈伸锻炼等。

②弹力带锻炼：根据弹力强度和治疗用途不同，弹力带可分为轻度、中度和重度等数种强度，因此，使用弹力带可进行分级别的抗阻力练习。在手部作业治疗中，弹力带主要用于肌力、耐力、协调性和关节活

动范围的训练。如指伸及指外展锻炼、拇外展及拇伸锻炼、指伸屈掌指关节锻炼等。

③娱乐治疗：袖珍玩具和游戏机在作业治疗中是非常有用的练习器具。它们具有趣味性、治疗针对性强等优点，特别适合青少年手外伤患者的康复治疗。对于改善手的灵巧性、手眼协调能力、感觉训练、脱敏治疗和掌指关节的主动屈曲有明显的治疗效果。

a.掌指关节屈曲和对指练习：以改善掌指关节屈曲，或者感觉训练，或者脱敏训练。训练方法：伤手从盒子中捡起某小件物品（如玻璃球），然后又将该物品放回盒中。如此反复进行，并记录每次花费的时间。目的是改善腕关节、掌指关节屈曲和手指灵巧度。

b.利用镊子或衣夹进行对指、夹捏和手的灵巧性和协调性的练习：例如可调节衣夹的弹簧强度不同，进行轻度、中度及重度的肌力、耐力训练。

c.插孔板游戏：可单人进行，也可双人或多人进行。记录每人完成动作花费的时间，花费时间短者为优胜者。练习的目的是消肿胀，主动活动肘关节、肩关节。为了防止身体侧弯的代偿动作，应让患者坐下，稳定骨盆。

d.串珠子游戏：目的是增强手的灵巧性和手眼协调能力。训练方法：嘱咐患者，将木质的大小各异的珠子或玻璃球，按要求串在圆柱上，并记录每次完成的时间。如进行强化训练，可增大各圆柱间的距离或者加高圆柱的高度。

e.环器锻炼：铁丝制成形状各异的环圈，铁丝上有垫圈。让患者手握把柄，设法让垫圈从铁丝的一端移动至另一端。目的是进行腕关节屈伸，旋转练习。

4. 康复工程　主要应用矫形器维持、改善或代偿患手功能，如手部骨折者根据骨折部位和功能情况使用舟骨骨折矫形器、掌骨骨折矫形器、指骨骨折矫形器、腕固定矫形器、手功能位矫形器。肌腱损伤者使用夜间固定矫形器、屈（伸）肌腱损伤动态矫形器、垂指矫形器、腕固定矫形器等；断指再植、拇指重建可使用指固定矫形器、对掌矫形器等。

5. 心理康复　在恢复手功能的同时要进行心理康复，治疗师首先要了解患者的心理状态、工作性质、家庭情况等，同患者进行坦诚的交流，增进医患间的理解和信任，让患者将心里的痛苦讲出来，减轻他们的心理负担，消除悲观的情绪，用积极向上的精神状态对待现实生活。在制定康复目标时要做到合理、较易完成，每完成一阶段的训练都应及时鼓励患者，增强恢复手功能的信心，经过康复训练使手功能达到基本恢复的目的。在治疗的过程中要细致、耐心、有计划地向患者交代将来手的功能，让患者有充分的思想准备和良好的心理素质，并力争使患者今后步入社会成为心理健康的人。

五、功能结局

正确认识本病，早期进行积极地康复治疗，可使大多数手外伤患者的功能显著改善。但也有少数患者对本病重视不足，介入康复治疗较晚，以至于手外伤术后发生严重关节挛缩、肌腱短缩或断裂、软组织粘连以及异位骨化等症状，严重影响了患者的生活质量。此时保守治疗无效，可以考虑进行手术进一步矫正治疗。手术治疗的目的在于解除软组织粘连，重建肌腱，消除异位骨化等问题。通常采用的手术方法主要有肌腱延长术、关节清理术、截骨矫形术、关节融合术、关节成形术（人工关节置换术）等。

六、健康教育

手外伤术后患者需要从生活细节开始对手部进行保护：建立科学的饮食模式，强调营养平衡，避免进食辛辣刺激性食物，注意补充钙盐、维生素和微量元素，禁止饮酒；在康复治疗师的指导下适当进行手部功能自我锻炼；避免接触冷、热和锐器物品；避免使用小把柄工具；抓握物品不宜太大力；避免长时间使用患手；使用工具的部位要经常更换，预防某一部位的皮肤承受过多压力；经常检查手部有无受压征象，如红、肿、热、痛等情况；假如手部感觉缺失区皮肤破溃，及时告知医护人员处理伤口，避免组织进一步损伤；注意保持手部无感觉区域皮肤的柔韧性及弹性，避免继发性损伤。

小　结

　　手外伤康复是指在手外科诊治的基础上,研究手外伤后功能障碍的原因,采取相应的残疾预防和康复治疗措施,最大限度地恢复或补偿伤手的残余功能。手外伤可导致运动障碍、感觉障碍、心理障碍、日常生活活动能力降低以及职业能力和社会生活能力下降。康复评定从一般检查、关节活动度、肌腱、肌力、感觉、肢体体积、手的灵巧性及协调性、日常生活活动能力等方面进行。手外伤的总体治疗原则是术后早期介入康复治疗,康复治疗与药物治疗相结合,必要时手术进一步矫正,康复治疗应个体化。康复治疗主要从物理疗法、运动疗法、作业疗法、心理治疗等方面进行。

案例解析

　　临床分析:
　　①术后手掌和手指肿胀持续存在(考虑活动后渗出为主);
　　②屈肌腱断裂修复术后一月余,关节挛缩和肌腱粘连较严重;
　　③正中神经损伤修复术后,拇指、示指、中指感觉障碍严重。
　　处理:
　　①手部消肿处理以减小肌腱滑动阻力:体位指导,向心按摩消肿,主动活动;
　　②松解肌腱粘连:超声波、电水浴、蜡疗;
　　③手法松动肌腱粘连部分,损伤屈肌腱被动牵伸以促进肌腱滑动;
　　④感觉训练:按摩环刺激,各种不同材质的布、刷子、豆子等刺激,低频电刺激;
　　⑤宣传教育:向患者讲解感觉异常和肌腱滑动注意事项。

能力检测

一、选择题

A_1 型题

1. 手外伤后,特别是估计日后关节功能难以恢复正常,甚至会发生关节强直者,保持在(　　)固定,可使伤手保持最大的功能。

A. 休息位　　　　　　　　　B. 功能位　　　　　　　　　C. 保护位

D. 舒服位　　　　　　　　　E. 手术位

2. 握力计测试手部屈肌的力量,一般为体重的(　　)。

A. 20%　　　　　　　　　　B. 30%　　　　　　　　　　C. 40%

D. 50%　　　　　　　　　　E. 60%

3. 英国BMRC感觉功能恢复分级评定中,自主区内两点分辨觉部分恢复属于(　　)。

A. S0　　　　　　　　　　　B. S1　　　　　　　　　　　C. S2

D. S3　　　　　　　　　　　E. S3+

4. 两点分辨试验用来测试手的(　　)功能。

A. 感觉　　　　　　　　　　B. 关节活动　　　　　　　　C. 肌力

D. 肌张力　　　　　　　　　E. 肌腱

5．Moberg 拾物试验不包括以下哪项？（　　　）

A. 螺母　　　　　　　　　　B. 铅笔　　　　　　　　　　C. 硬币

D. 别针　　　　　　　　　　E. 回形针

二、简答题

1．Jebsen 手功能评定的测试内容包括哪些？

2．手外伤的总体治疗原则是什么？

参考答案

（张　雪）

第四章　心肺疾病患者的康复

第一节　原发性高血压患者的康复

 案例导入

　　患者,男,53岁,会计,因间断性头晕、头痛5年,加重1周就诊。患者于5年前发现经常在工作繁忙或生气后出现头晕、头痛,休息后恢复正常,不影响日常工作和生活,因此未到医院就诊。1年前单位体检时测血压150/95 mmHg,嘱注意休息,因为患者感觉没有明显症状,没有重视,未经正规治疗。近一周因间断性头晕、头痛加重就诊。发病以来无明显心悸、气短和心前区痛,进食、睡眠好,二便正常,体重无明显变化。查体:身高170 cm,体重80 kg,T 36 ℃,P 80 次/分,R 17 次/分,BP 160/96 mmHg。双肺未闻及湿啰音,心律齐,心脏听诊区未闻及明显杂音,腹软,肝脾未及,双下肢无水肿。既往体健,无糖尿病和心、肾、脑疾病史,无药物过敏史。吸烟15余年,嗜酒,长期以来工作忙,没有时间锻炼,其父亲死于高血压脑出血。经过进一步辅助检查,初步诊断:原发性高血压(高血压2级高危)。

　　1. 针对该患者如何进行康复评定?

　　2. 根据评定情况请制订康复治疗方案?

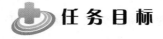 **任务目标**

【知识目标】

1. 了解　高血压病因及临床表现。
2. 熟悉　高血压患者的康复评定方法。
3. 掌握　原发性高血压康复治疗方法。

【能力目标】

1. 能对高血压病患者进行康复评定。
2. 能制订高血压患者康复治疗方案。
3. 能对高血压病患者进行康复治疗和康复指导。

一、概述

高血压(hypertension)是以体循环动脉收缩压和(或)舒张压的持续增高为主要表现的临床综合征。

可分为原发性与继发性两大类。绝大多数患者高血压的病因不明，称之为原发性高血压（essential hypertension），占高血压患者的 95％以上。如果血压的升高是临床表现之一，有明确的病因可循，称之为继发性高血压（secondary hypertension），占高血压患者的 5％。

高血压是指在静息状态下动脉收缩压和（或）舒张压增高（≥140/90 mmHg），常伴有脂肪和糖代谢紊乱以及心、脑、肾和视网膜等器官功能性或器质性改变，以器官重塑为特征的全身性疾病。两次以上非同日测得的血压≥140/90 mmHg 可以诊断为高血压。

原发性高血压是全球分布的疾病，全球大约有 10 亿高血压患者。我国近 20 年来高血压的发病率逐年上升，1959 年为 5.11％，1979 年为 7.73％，1991 年为 11.88％。2002 年卫生部（现更名为国家卫生健康委员会）的调查资料表明我国现有高血压患者 2 亿。2016 年中国 18 岁及以上成人高血压患病率为 25.2％，每年新增患病人数 1000 万左右。目前全国高血压患者人数已超过 2 亿。据全国高血压调查数据显示，全国高血压知晓率仅为 46.5％，治疗率为 41.1％，控制率为 13.8％。高血压后期心、脑、肾并发症可导致严重残疾率和提高患者的死亡率，目前我国正在加大高血压防治工作力度，以期减少心、脑、肾的并发症，提高人民的生活质量。

（一）病因及发病机制

原发性高血压具体病因及发病机制不明，目前认为是在一定的遗传背景下由于多种后天因素影响导致的。其病因（又称危险因素）与遗传、精神紧张压力大、年龄、性别、饮食、职业与环境、吸烟、饮酒及肥胖等有关。发病机制可能与交感神经系统活性亢进、肾素-血管紧张素-醛固酮系统激活、肾性水钠潴留、胰岛素抵抗等有关。

（二）临床表现

原发性高血压根据起病和病情进展的缓急及病程的长短可分为缓进性高血压和急进性高血压：前者又称为良性高血压，绝大部分患者属此型；后者又称为恶性高血压，仅占高血压患者的 1％～5％。缓进性高血压的临床表现如下。

1. 一般症状体征　大多数患者起病缓慢，病程可长达十余年至数十年。早期常无症状，偶于体格检查时发现血压升高，少数患者则在发生心、脑、肾等并发症后才被发现。高血压患者可有头痛、头晕、头胀、耳鸣、眼花、健忘、失眠、烦闷、心悸、乏力、视物模糊等症状，但并不一定与血压水平相关。体格检查可听到主动脉瓣听诊区第二心音亢进、收缩期杂音或收缩早期喀喇音等。

2. 并发症　血压持久升高可导致心、脑、肾、视网膜等靶器官损害。

（1）心：长期血压升高增加左心室负担，左心室因代偿而逐渐肥厚、扩张，形成高血压心脏病。高血压促进冠状动脉粥样硬化的形成及发展，部分患者可有心绞痛、心肌梗死的表现。

（2）脑：长期高血压可形成小动脉的微动脉瘤，血压骤升时可引起破裂导致脑出血。高血压也可促进脑动脉粥样硬化的发生，可引起短暂性脑缺血发作、腔隙性梗死及脑血栓形成。

（3）肾：长期持久的血压升高可致进行性肾硬化，并加速肾动脉粥样硬化的发生，可出现蛋白尿、肾功能损害，但肾功能衰竭少见。

（4）视网膜：晚期可引起视网膜动脉硬化、视网膜出血、视神经乳头水肿。

（5）血管和瓣膜病变：除心、脑、肾血管病变外，严重高血压可促使形成主动脉夹层并破裂，并可导致主动脉瓣与二尖瓣关闭不全。

二、功能障碍

1. 生理功能障碍　高血压可产生多种症状，如头晕、头痛、耳鸣、记忆力下降、胸闷、心悸、气短、失眠、多梦、易醒、活动能力下降、工作效率低下等。

2. 各系统功能障碍　病情发展到中晚期，患者出现靶器官损害时，还可出现相应症状。心血管系统损伤可以出现高血压性心脏病、冠心病、左心衰竭；神经系统损伤可引起脑动脉粥样硬化导致脑出血、脑血栓、腔隙性脑梗死等；泌尿系统损伤可出现蛋白尿、血尿、管型尿，晚期引起肾功能衰竭。

3. 心理功能障碍　研究表明 A 型性格为高血压的危险因素，A 型性格表现为急躁、易怒、情绪不稳、行动较快、做事效率较高，该性格可促进高血压形成与发展。

4. 日常生活活动能力受限　高血压的逐渐加重，出现严重的靶器官损害时可影响患者的进食、穿衣、行走、个人卫生及购物等日常生活活动能力。

三、康复评定

（一）原发性高血压的诊断及分类

1999 年世界卫生组织、国际高血压学会（WHO/ISH）确定了新的高血压诊断分级标准，规定收缩压（SBP）≥140 mmHg 和（或）舒张压（DBP）≥90 mmHg 为高血压而且必须为非药物状态下两次或者两次以上非同日多次重复测的血压，即诊断为高血压。根据血压增高的水平，将高血压进一步分为 1 级、2 级、3 级（表 4-1-1）。

表 4-1-1　1999 年 WHO/ISH 血压水平的定义和分类

分类	收缩压/mmHg	舒张压/mmHg
正常血压	<130	<85
正常高限血压	130～139	85～89
1 级高血压	140～159	90～99
亚组：临界高血压	140～149	90～94
2 级高血压	160～179	100～109
3 级高血压	≥180	≥110
单纯性收缩期高血压	≥140	<90
亚组：临界收缩期高血压	140～149	<90

（二）高血压患者心血管危险分层标准

参照高血压治疗指南，根据血压分级、心血管危险因素、无症状器官损伤情况和是否患有糖尿病、有症状的心血管疾病或慢性肾病等对心血管风险进行分层（表 4-1-2）。

表 4-1-2　高血压患者心血管危险分层标准

其他危险因素和相关病史	血压水平		
	1 级	2 级	3 级
无其他危险因素	低危	中危	高危
1～2 个危险因素	中危	中危	极高危
≥3 个危险因素	高危	高危	极高危
或靶器官损害	增加	增加	增加
或糖尿病	增加	增加	增加
或心血管疾病	极高危	极高危	极高危

（三）相关器官评估

由于血压持久升高可有心、脑、肾、视网膜等靶器官损害。因此了解各器官的损伤情况对制订康复计划十分重要。

眼底检查有助于了解高血压严重程度；心电图检查可以了解高血压患者左心室肥大劳损及缺血情况。

胸部 X 线可见主动脉弓及左心室状况。X 线计算机断层摄影术检查对于诊断急性脑血管病如高血压脑出血、蛛网膜下腔出血、脑动脉瘤、脑梗死等有很高的价值。在心血管系统方面,CT 对主动脉夹层有肯定的诊断意义。CT 的血管造影可显示胸主动脉、腹主动脉、肾动脉等全身大血管病变。磁共振成像检查对于诊断脑梗死的敏感性、特异性均明显高于 CT 检查。数字减影血管造影可用于主动脉及其主要分支病变、心脏病变、冠状动脉病变检查等。

（四）运动试验

运动试验主要用于心血管疾病的康复评定,常用的运动试验有固定跑台运动试验、踏车运动试验、心肺运动试验、6 min 步行试验。运动试验可以测定高血压患者的心血管反应（心电图、血压）、心率、耗氧量等改变,了解患者的功能储量、运动心功能变化（详见冠心病的康复评定）,指导康复运动。同时还具有辅助诊断高血压及评价疗效的作用。

（五）主观用力程度分级（RPE）

RPE 是利用运动中的自我感觉来判断运动强度,每一单数级各有不同的运动感觉特征（表 4-1-3）。RPE 与心率和耗氧量具有高度相关性。各级乘以 10 常与达到该点的心率大体上一致（应用影响心率药物的除外）。一般运动锻炼的 RPE 分级在 12～15 之间,由于高血压的病情严重程度不同,应该根据测得情况确定训练级别。

表 4-1-3　主观用力程度分级（RPE）

RPE	主观运动感觉特征	相应心率/(次/分)
6	（安静）	60
7	非常轻松	70
8	—	80
9	很轻松	90
10	—	100
11	轻松	110
12	—	120
13	稍费力（稍累）	130
14	—	140
15	费力（累）	150
16	—	160
17	很费力（很累）	170
18	—	180
19	非常费力（非常累）	190
20	—	200

四、康复治疗

高血压的治疗需要综合康复治疗,其治疗以有效控制血压,降低高血压的病死率、致残率以及提高高血压患者的生活质量为目标。高血压在一定范围内可以无症状,但其所造成的脏器损伤可以潜在发展,所以切忌出现症状时才治疗及症状一旦缓解之后便停止治疗。当患者处于正常高限血压（130～139）/（85～89）mmHg 时指导其改变生活方式,干预其合并的危险因素,密切监测血压,及早预防,避免发展为高血压。凡舒张压持续高于 100 mmHg 者，均应进行药物治疗。舒张压在 90～95 mmHg 者，约占高血压的 40％，可以先予以非药物治疗，并注意血压监测。如果效果良好，则可不用药物治疗，但在效果不理想时，应该逐步增加药物治疗，药物治疗不宜轻易撤除，除非经过严格的血压检测，证明非药物治疗可以有效地控制血压。单纯收缩期高血压的患病率随年龄的增加而上升，其危险性与舒张期高血压者相同，药物治疗有明显的效果。有高血压但无合并症的患者，治疗目标是将血压降至 140/90 mmHg 以下；高血压合并糖尿病或肾病患者，目前主张血压应降至 130/80 mmHg 以下；24 h 尿蛋白＞1 g 的患者，血压需低于 125/75 mmHg，以提高患者生存质量，延长寿命。高血压患者的康复治疗包括运动治疗、心理治疗、纠正危险因素等。

（一）运动治疗

运动治疗适用于各级高血压患者，构成高血压防治及预防心、脑血管疾病的基础。

1. 适应证及禁忌证

（1）适应证：主要包括临界性高血压，Ⅰ-Ⅱ期高血压以及部分病情稳定的三期高血压患者，对于目前血压正常偏高者，也有助于预防高血压的发生，达到一级预防的目的，运动锻炼对以舒张期血压增高为主的患者作用更加明显。

（2）禁忌证：主要包括急进性高血压、重症高血压或高血压危象、病情不稳定的Ⅲ级原发性高血压、合并其他严重并发症（心律失常、心动过速、脑血管痉挛、心力衰竭、不稳定性心绞痛）出现明显降压药不良反应未能控制、运动中血压过度增高（＞220/110 mmHg）、继发性高血压不作为康复治疗的对象。

2. 运动处方　运动处方包括运动强度、运动持续时间、运动频率、运动过程、运动类型。

（1）运动强度：运动强度最好是通过平板运动试验和踏车运动试验获得患者的最大心率和代谢当量。运动强度应维持在中等程度以下，以运动后不出现过度疲劳或明显不适为宜。

①靶心率：一般情况下高血压患者运动训练的目标是达到靶心率，即

$$最大心率＝220-年龄$$

$$靶心率＝最大心率×（50％～70％）$$

靶心率不是绝对的，要根据患者的具体情况而确定，特别是患者运动中的感受来进行运动强度的调节，也可以采用 40％～60％最大吸氧量。

②主观用力程度分级（RPE）：运动强度指标也可采用主观用力程度分级（RPE），主观用力程度记分以 11～13 级为宜，由于高血压的病情严重程度不同，应该根据具体的测得情况确定训练级别。

③代谢当量：可以通过心电运动试验测得代谢当量，然后根据患者能够耐受的代谢当量，选择相应强度的运动。

（2）运动持续时间：一般选择 70％最大心率的运动强度，持续时间为 20～30 min，高于此强度持续时间为 10～15 min，低于此强度为 45～60 min。

（3）运动频率：运动的次数取决于运动强度和持续的时间，高强度长时间的运动次数可以减少，低强度短时间的运动次数可以增加，通常选择中等强度的运动，每周运动 3～4 次。

（4）运动过程：运动过程：包括三阶段。①热身准备期：时间 5～10 min 的热身运动，它可促进肌肉血管扩张。运动开始时先进行低强度的有氧（如缓慢散步）运动，使机体尤其是心血管系统做好训练的准备，然后活动肌肉和伸展关节，以避免运动中肌肉和关节受到损伤。②训练活动期：一般有四种形式。a. 连续型：无间歇性的连续运动。b. 间断型：运动时有间歇，可以完全停止运动也可以进行低强度运动。c. 循环型：几种运动形式交替重复连续进行。d. 间断循环型：在循环运动中加以间断性休息。运动中达到处方运动强度的锻炼期应持续 30～40 min，最多可逐渐增至 60 min。③整理运动（凉身运动）：在每次运动训练结束时，应有恢复期，使机体逐渐恢复到运动前的状态。避免由于突然停止运动而引起并发症，整理运动包括低强度有氧运动、调整呼吸、肌肉伸展和关节活动等，一般持续 5～10 min。停止活动后心率应在 3～5 mim 内恢复正常。

（5）运动类型：可以采取步行、慢跑、踏车、划船器运动、游泳、登梯等运动形式。运动类型的选择取决于病情、体力、运动习惯、环境、监护条件及康复目标。常用的运动训练如下。

①有氧训练:运动训练强调采用中小强度、较长时间大肌群的动力性运动。常用方式为步行、踏车、游泳、慢跑和慢节奏的交谊舞等,强度达最大心率的 50%～70%,如步行速度一般不超过 110 m/min,一般为 50～80 m/min,每次锻炼 30～40 min,其间可穿插休息或医疗体操、太极拳等中国民族形式的拳操。50 岁以上者运动心率一般不超过 120 次/分。活动强度越大,越要注重准备活动和结束活动。训练效应的产生至少需要 1 周,达到较显著降压效应需要 4～6 周,轻症患者可以运动治疗为主,Ⅱ期以上的患者则应在用降压药物的基础上进行运动治疗,适当的运动治疗可以减少药物用量,降低药物的不良反应,稳定血压。运动强度过大的作用则相反,所以不提倡高强度运动。

②抗阻运动:中小强度的抗阻运动可产生良好的降压作用而并不引起血压的过分升高。阻力可由他人、自身或器械(如哑铃、沙袋、弹簧、橡皮筋等)提供。采用相当于最大一次收缩力 40% 的运动强度做大肌群的抗阻收缩,每节运动重复 10～30 s,10～15 节为 1 个循环、每次训练 1～2 个循环、每周 3 次,8～12 周为 1 个疗程。有研究表明患者在一次动力性运动数分钟后,血压可以明显低于安静水平,并可持续 1～3 h,甚至可持续到 13 h。长期训练后,甚至安静时的血压也有所下降。因此适宜的个体化运动疗法可以有效地辅助降低血压。

高血压患者在运动训练时运动宜小不宜大,因为大运动量活动可以使血压波动过大和心率加快,引起头痛、头昏,甚至出现脑血管意外。一般运动时心率控制在 102～125 次/分甚至以下。

3. 坚持运动　明显的效果来源于长期坚持运动,当通过一定时期的运动训练产生效果后,应以较低的运动强度坚持长期运动。研究发现,若停止运动 2 周,体力便开始下降;若停止数月,疗效可以完全消失,体力降至训练前水平。患者不能坚持也是受"无症状表现"的影响,因为高血压患者没有明显不适感觉时,其治疗的依从性也会下降。

4. 运动锻炼的监护　高血压患者运动锻炼应在监护及指导下进行,应当进行运动锻炼的安全教育,特别对于有冠心病、脑梗死合并症的患者。

（二）心理治疗

长期精神压力和心情抑郁是引起高血压的重要原因之一。可能由于大脑皮质的兴奋、抑制平衡失调,导致交感神经活动增强,儿茶酚胺类介质的释放使小动脉收缩并继发引起血管平滑肌增殖肥大,交感神经的兴奋还可促进肾素释放增多,这些均促使高血压的形成并维持高血压状态。因此,高血压患者保持平衡的心理,通过一系列的心理放松训练摆脱不良的心理状态,不但可使抗高血压治疗更为有效,还有助于病变逆转,降低并发症。

（三）纠正危险因素

1. 规范　日常生活规律,坚持戒烟,避免长期饮酒。《2013ESH/ESC 高血压治疗指南》建议饮酒的高血压患者,男性饮酒每日酒精量为 20～30 g,女性为 10～20 g;总酒精消耗量,男性每周不应超过 130 g,女性不应超过 80 g。酒精的摄入量与高血压水平及患病率呈线性相关,高血压患者应戒烟,最好不要饮酒。

2. 低盐　高盐地区摄入的食盐量可以先减少到 8 g/d,然后再降至 6 g/d 以下。这里的食盐量是指烹调用盐和其他食物中所含钠折算成食盐的总量。降低饮食中钠盐量(<6 g/d),可以使收缩压降低 0.7～1.3 kPa(5～10 mmHg)。

3. 多吃蔬菜、水果　新鲜的蔬菜、水果是膳食钾的主要来源,尤其是深绿色和红黄色果蔬富含钾、钙、抗氧化维生素和食物纤维,对血压和心血管有保护作用。蔬菜、水果中的维生素 C 有降低胆固醇,减轻动脉硬化的作用。

4. 减少胆固醇和饱和脂肪酸摄取　每日胆固醇摄入量应低于 300 mg,摄入脂肪的热量占总热量的 30% 以下,饱和脂肪酸占总热量的 10% 以下。运动与饮食结合对降低血脂和改善血压作用最强,增加优质蛋白质的摄入应多选用鱼类、禽类及适量瘦肉,少吃动物油、肥肉及动物内脏。

5. 控制体重　降低热量摄入和增加活动消耗,使体质指数达到 19～24 kg/m²,体重增高与高血压密切相关,降低高血压患者的体重可改善胰岛素抵抗、糖尿病、高脂血症和左心室肥厚。可采用减少热量摄入及增加体力活动的方式控制体重,必要时可考虑在医师指导下使用减肥药物。

6. 避免使用激素及避孕药 略。

7. 劳逸结合,加强运动锻炼 保证充足良好的睡眠,避免和消除紧张情绪,经常从事一定的体育锻炼(如练气功、打太极拳等)有助于血压恢复正常。

(四)其他疗法

1. 西药治疗 利尿剂(包括噻嗪类利尿剂、祥利尿剂、保钾利尿剂三类);β受体阻滞剂;钙通道阻滞剂;血管紧张素转化酶抑制剂(ACEI);血管紧张素Ⅱ受体阻滞剂(ARB);醛固酮受体阻滞剂及α受体阻滞剂等均可选择使用。

2. 中药治疗 根据中医辨证施治的原则,选择合适的方剂或单方、验方治疗。

3. 针灸治疗 取三阴交、阴陵泉、太冲、照海、曲池、合谷、内关等穴。每次选用数穴,交替使用,7～10天为1个疗程。也可使用耳针治疗,主穴为降压穴、心门、神门,配穴为皮质下、肾上腺、交感等,每次2～3穴,每天1次,7～10天为1个疗程。

4. 医疗体操 常用太极拳、八段锦、降压操等。通过四肢较大幅度的活动,降低周围血管压力,从而降低血压。要求锻炼时动作柔和、舒展,有节律,意念集中,姿势放松,思绪宁静。动作与呼吸相结合,强调动作的均衡和协调。一般可选择简式太极拳。不宜过分强调高难度和高强度。

五、功能结局

在生理功能方面,大多数高血压患者随血压控制临床症状可改善。在心理功能方面,大多数高血压患者终身有不同程度的急躁、抑郁、沮丧等心理障碍。在日常生活活动能力及职业能力方面,大多数高血压患者日常生活活动能力及职业能力无明显或仅轻度受限。伴有心、脑、肾等重要器官的损害的高血压如脑血管意外、心力衰竭、肾衰竭等,可使日常生活活动能力及其相关活动明显受限,劳动力完全减退或丧失。康复治疗可能改善高血压患者的生理功能、心理功能、社会功能,缓解病情,提高高血压患者的生活质量,因此应早期介入。

六、健康教育

利用新闻、媒体等对公众、专业医护人员和高血压患者进行高血压的健康教育。提高高血压的知晓率、治疗率、控制率,倡导良好的生活习惯,合理膳食,适度运动。特别是对高血压患者进行教育,主要采用面对面的教育方式,提高患者的健康知识、技能、自信心和配合治疗的依从性。提高高血压患者的自我管理能力,发挥主观能动性,降低由高血压导致的残疾率、死亡率,提高全民的生活质量,延长寿命。

小 结

原发性高血压是常见且多发的疾病。随着病情的进展,其心、脑血管的并发症是导致多种心脑血管疾病的重要因素,是心脑血管疾病死亡的主要原因之一。世界卫生组织和国际高血压学会根据血压值将高血压分为轻度、中度、重度三级和一个亚组,并根据靶器官损害程度将高血压分为1级、2级、3级。

根据原发性高血压严重程度采取相应的治疗措施。其康复治疗方法主要有:运动治疗、心理治疗、纠正危险因素及其他疗法,同时注意长期使用降压药物。康复治疗的目的是调节血压、减少降压药物用量、降低心脑血管疾病的发病率和死亡率,提高患者的生活活动能力和生活质量。

案例解析

诊断：原发性高血压（高血压2级高危）

1. 针对该患者如何进行康复评定？

对该患者进行康复评定方法如下：①心电运动试验，即通过平板运动试验（固定跑台运动）确定最大心率及代谢当量，指导康复运动。②主观用力程度分级（RPE），也可以利用运动中的自我感觉来判断运动强度。

2. 根据评定情况制订康复治疗方案？

治疗目标是将血压降至140/90 mmHg以下。治疗方法包括以下几种。

（1）降压药治疗：从利尿剂、β受体阻滞剂、钙通道阻滞剂、血管紧张素转化酶抑制剂（ACEI）中选择。

（2）纠正危险因素。

（3）运动治疗：根据具体病情制订适宜的个体化运动处方，包括运动强度、运动类型、运动持续时间、运动频率。每次训练注意运动过程，即热身准备期、训练活动期、整理运动。

（4）医疗体操：在以上运动训练中穿插进行医疗体操训练，如常用的太极拳、八段锦、降压操等。

（5）健康教育：通过健康教育，提高患者对疾病的自我管理能力以及配合治疗的依从性，尽可能避免严重并发症的发生。

🏥 能 力 检 测

选择题

A_1 型题

1. 当血压处于正常高限（130～139）/（85～89）mmHg时，为防止发展成为高血压，其不妥当的处理方法为（　　）。

　A. 指导其改变生活方式，干预其合并的危险因素　　　　B. 密切监测血压，及早预防

　C. 药物治疗　　　　　　　　D. 运动治疗　　　　　　　　E. 医疗体操

2. 下列高血压患者不适合运动治疗的是（　　）。

　A. Ⅰ-Ⅱ期高血压病患者　　　　B. 病情不稳定的Ⅲ期原发性高血压患者

　C. 临界性高血压患者　　　　　　D. 病情稳定的Ⅲ期高血压患者

　E. 舒张压持续高于100 mmHg，但无明显并发症者

3. 在治疗高血压病时，其中纠正危险因素中下列哪项是错误的？（　　　）

　A. 日常生活规律，戒烟，避免长期饮酒

　B. 低盐，降低饮食钠盐（＜8 g/d）

　C. 多吃新鲜的蔬菜、水果

　D. 减少胆固醇和饱和脂肪酸摄取

　E. 控制体重

4. 高血压病运动治疗方法不包括（　　）。

　A. 步行、慢跑　　　　　　　　B. 抗阻力训练　　　　　　C. 慢跑、降压体操

　D. 降压药物　　　　　　　　　E. 登梯

参考答案

（许晓惠）

第二节 冠心病患者的康复

案 例 导 入

患者,男,62岁,因反复胸痛2年,加重伴胸闷,大汗2 h入院。2年前劳累时出现胸骨后疼痛,呈压榨样持续3~5 min,休息后缓解。此后上述症状反复发作,含硝酸甘油均可缓解。2 h前在与人争吵时再次出现胸骨后压榨样疼痛,出冷汗,休息及含硝酸甘油不能缓解,为进一步诊治前来就诊。既往有12年高血压史,吸烟史15年。体格检查:T 36.5 ℃,P 100次/分,R 24次/分,BP 120/80 mmHg,双肺呼吸音清,心律齐,各瓣膜听诊区未闻及明显病理性杂音。腹部平软,双下肢无水肿。心电图提示:急性前壁心肌梗死。经过进一步辅助检查,最后诊断:冠心病,急性心肌梗死(AMI)。经过住院治疗,患者生命体征稳定,无明显的心绞痛,安静心率100次/分,无心力衰竭,严重心律失常和心源性休克,血压基本正常,体温正常。

1. 针对该患者如何进行康复评定?
2. 针对该患者如何制订康复治疗方案?

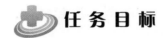

任 务 目 标

【知识目标】

1. 了解 导致冠心病的危险因素。
2. 熟悉 冠心病的各种康复评定方法。
3. 掌握 冠心病的康复治疗方法。

【能力目标】

1. 能对冠心病患者进行康复评定。
2. 能为冠心病患者制订康复治疗方案。
3. 能对冠心病患者进行康复治疗及健康指导。

一、概述

冠状动脉粥样硬化性心脏病(coronary atherosclerotic heart disease,CHD)是指冠状动脉粥样硬化使血管腔狭窄或阻塞和(或)因冠状动脉功能性改变(痉挛)导致心肌缺血、缺氧或坏死而引起的心脏病,统称冠状动脉性心脏病,简称冠心病。其主要表现为心绞痛、心律失常、心力衰竭,严重时发生急性心肌梗死或猝死。

冠心病是最常见的心血管疾病之一,多发生于40岁以后,男性多于女性,脑力劳动者多于体力劳动者,北方多于南方,城市多于农村。随着生活方式的改变,近年来我国冠心病患者年龄呈现年轻化趋势,发病率也在不断增加,已经成为严重威胁人类健康的主要疾病之一。

(一) 病因

冠心病是由多种致病因素作用于不同环节所引起的疾病,这些致病因素称为危险因素或易感因素。

1. 主要危险因素

(1) 高血压:由于长期高血压使血管内压力持续增高,血管内膜损伤,胆固醇、甘油三酯等沉积血管壁形成血栓。60%～70%冠状动脉粥样硬化性心脏病患者有高血压。高血压患者患冠心病较血压正常者高3～4倍。

(2) 脂质异常:脂质代谢异常是动脉粥样硬化最重要的危险因素。高胆固醇血症时血脂含量长期处于高水平,机体对血脂的调节作用紊乱,此时如果出现精神紧张、情绪剧烈波动、血压升高及吸烟过多的情况可导致动脉内膜损伤,使本来不能渗入动脉血管壁内的血脂成分渗入动脉血管壁中,并逐渐沉积形成微小血栓,使管腔逐渐变窄,血流受阻。同时使动脉管壁弹性降低,质地变硬形成动脉粥样硬化。研究表明降低血脂可以延缓冠心病的进展。

(3) 糖尿病:糖尿病是冠心病发展及再发的危险性因素之一。糖尿病患者由于胰岛素分泌不足,使得作为能量来源的葡萄糖大量流失,人体靠分解脂肪供给能量,使大量的甘油三酯、胆固醇及游离脂肪酸进入血液,从而为动脉粥样硬化和糖尿病微血管病变提供了条件,促进了冠心病的发生和发展。

(4) 吸烟:是最主要的可逆性心血管危险因素之一。卷烟的烟雾中含有3000多种有害物质,其中危害最大的是煤焦油、尼古丁、一氧化碳等。冠心病患者戒烟后,心绞痛发生次数明显减少。因此,戒烟对防治冠心病有着积极作用。

2. 次要危险因素

(1) 年龄、性别:本病多见于40岁以上的中老年人,但在一些青壮年甚至儿童患者的尸解中也曾发现他们的动脉早期的粥样硬化病变,提示这时病变已经开始;男性和女性比较,女性发病率较低,因为雌激素通过对血脂的影响抑制了动脉粥样硬化的过程,从而减少了女性冠心病的发生,但在更年期后发病率增加。

(2) 肥胖:肥胖使心脏负担加重和血压上升,由于食用过多的高热量食物,使血脂增高,冠状动脉粥样硬化形成。因此,为了预防冠心病,应坚持运动锻炼,注意预防肥胖。

(3) 缺少体力活动:经常从事紧张的脑力劳动而缺乏运动者。

(4) 饮食习惯:长期摄入高能量、高胆固醇、高碳水化合物和高盐食物者。

(5) 遗传因素:冠心病有家族发病的倾向。冠心病的病变基础是冠状动脉粥样硬化,而动脉粥样硬化与内分泌功能失调、饮食结构不当及家族遗传等因素有关。美国学者研究发现大约每500人中有1人的动脉硬化是通过基因缺陷遗传的。

(6) 急躁、好胜心强和竞争性强、不善于劳逸结合的A型性格者,容易患冠心病。

(二) 临床表现

不同类型的冠心病具有不同临床特点。1979年WHO将冠心病分为5型:隐匿型或无症状性冠心病、心绞痛、心肌梗死、缺血性心肌病、猝死。其中常见的心绞痛、心肌梗死临床表现如下。

1. 心绞痛　典型的疼痛表现为突然发生胸骨上中段后压榨感、发闷或紧缩感,也可表现为心前区不适感。疼痛可以放射到心前区、左肩部、左背部或左手臂以及下颌部、颈部、咽部,疼痛一般在3～5 min内消失。心绞痛根据其发作特征分为稳定型(劳力性)和不稳定型两类。心绞痛的程度一般按照加拿大心血管学会(CCS)的方法分级(表4-2-1)。

表 4-2-1　加拿大心血管学会(CCS)的方法

分级	具体内容
Ⅰ级	日常体力活动(如散步、登梯等)不会引起心绞痛,但在情绪紧张、工作节奏加快或行走时间延长时可发生心绞痛
Ⅱ级	日常活动轻度受限,心绞痛发生于快步行走和登梯、爬坡、餐后活动、寒冷、刮风、情绪激动时,或者发生于睡醒后数小时。心绞痛发生于行走超过2个街区的距离,或以平常的速度和状态登二层或以上楼梯时

续表

分级	具体内容
Ⅲ级	日常体力活动明显受限。心绞痛发生于在行走超过1~2个街区距离或以平常的速度和状态登一层楼梯时
Ⅳ级	任何体力活动均可引起心绞痛,休息时亦可能出现心绞痛

2. 心肌梗死　包括急性心肌梗死(AMI)和陈旧性心肌梗死。

急性心肌梗死主要表现为心前区疼痛,疼痛持续时间一般超过半个小时,休息或者含硝酸甘油都不能缓解,患者烦躁不安、出汗、恐惧或有濒死感。还可能出现心律失常、低血压、休克、心力衰竭、全身症状、胃肠道的反应。心律失常见于AMI75%~95%的患者,以24 h内最多见。各种心律失常中,以室性心律失常最多见,尤其是室性期前收缩等。室颤是急性心肌梗死患者,特别是入院前主要的死亡原因。在AMI患者中大约20%可出现低血压和休克,休克多在起病后数小时至一周内发生,主要是心源性休克,因为心肌广泛性坏死导致心排血量急剧下降。在AMI患者中心力衰竭发生率在32%~48%,主要是急性心力衰竭,由于心肌梗死后心脏舒张、收缩功能显著下降或者不协调引起。严重者可以引起右心衰。还可有全身症状,发热,心动过速,白细胞增多,主要是由于坏死物吸收所引起,一般在疼痛发生后24~48 h内出现,体温一般在38 ℃左右,持续一周。胃肠道的反应出现在心前区疼痛剧烈时,可有频繁的恶心、呕吐和上腹胀痛,与迷走神经受坏死心肌刺激、心排血量降低、组织灌注不足等有关 。

AMI诊断必须具备下列3条中的2条:

(1)缺血性胸痛的临床病史;

(2)心电图动态演变,ST段抬高对诊断AMI的特异性为91%,敏感性为46%;

(3)心肌坏死的血清心肌标志物浓度的动态改变。

陈旧性心肌梗死是指急性心肌梗死后3个月。无急性心肌梗死病史的患者,需要有典型陈旧性心肌梗死的心电图表现才能诊断。

二、功能障碍

冠心病患者除了由于心肌供血不足直接导致的心脏功能障碍之外,还有一系列继发性躯体和心理障碍,这些功能障碍对患者的生活质量有直接影响,但往往被临床忽视,因此是康复治疗的重要目标。

(一)生理功能障碍

1. 循环功能障碍　冠心病患者由于心肌供血不足往往减少体力活动,从而降低了心血管系统的适应性,导致循环功能降低。这种心血管功能衰退只有通过适当的运动训练才能逐渐改善或恢复。

2. 呼吸功能障碍　长期心血管功能障碍可导致肺循环功能障碍,使肺血管和肺泡气体交换的效率降低,吸氧能力下降,诱发或加重缺氧症状。呼吸功能训练是需要引起重视的环节。

3. 运动功能障碍　冠心病患者因缺乏运动而导致机体吸氧能力减退、肌肉萎缩和氧化代谢能力降低,从而限制了全身运动耐力。运动训练的适应性改变是提高运动功能的重要环节。

4. 代谢功能障碍　主要是脂质代谢障碍和糖代谢障碍,血胆固醇和甘油三酯增高,高密度脂蛋白胆固醇降低。脂肪和能量物质摄入过多而缺乏运动是基本原因。缺乏运动还可导致胰岛素抵抗,除了引起糖代谢障碍外,还可促使形成高胰岛素血症和血脂升高。

(二)其他功能障碍

1. 心理功能障碍　抑郁是其主要表现。有的患者还有不同程度的焦虑、敌视和社交孤独等行为障碍表现,影响了患者日常生活和治疗效果。

2. 冠心病患者日常生活活动受限　因为全身运动耐力下降,影响患者的行走、家务活动、个人卫生及购物等日常生活活动能力,从而影响了患者的生活质量、劳动、就业和社会交往等能力。

三、康复评定

为了制订安全有效的康复训练方案,必须对患者的现状进行全面的能力评定。冠心病患者的康复评定包括病史询问、体格检查、冠心病危险因素的评估、心功能分级、心电图运动试验、简易运动试验、测定代谢当量、动态心电图、遥测心电图、超声心动图等。

(一)心功能分级

1994 年美国心脏协会(AHA)对美国纽约心脏协会(NYHA)的心功能分级方案采用并行的两种分级方案(表 4-2-2)。即第一种是比较主观的评估方案,第二种是客观的评估方案,即根据客观的检查手段如心电图、负荷试验、X 线、超声心动图等来评估心脏病变的严重程度,分为 A、B、C、D 四级。

表 4-2-2　1994 年美国心脏协会心功能分级

分级		临床情况	持续-间歇活动的能量消耗/(kcal/min)	最大代谢当量(METs)
主观分级	Ⅰ级	患有心脏疾病,体力活动不受限制。一般体力活动不引起疲劳、心悸、呼吸困难或心绞痛	4.0~6.0	6.5
	Ⅱ级	患有心脏疾病,其体力活动稍受限制,休息时感到舒适。一般体力活动引起疲劳、心悸、呼吸困难或心绞痛	3.0~4.0	4.5
	Ⅲ级	患有心脏疾病,其体力活动大受限制,休息时感到舒适。一般体力活动轻时即可引起疲劳、心悸、呼吸困难或心绞痛	2.0~3.0	3.0
	Ⅳ级	患有心脏疾病,不能从事任何体力活动,在休息时也有心功能不全或心绞痛症状,任何体力活动均可使症状加重	1.0~2.0	1.5
客观分级	A 级	无心血管疾病的客观依据;		
	B 级	客观检查示有轻度的心血管疾病;		
	C 级	有中度心血管疾病的客观依据;		
	D 级	有严重心血管疾病的表现。		

(二)心电图运动试验

心电图运动试验是通过观察受试者运动时的各种反应(呼吸、血压、心率、心电图、气体代谢、临床症状与体征等),来判断其心、肺、骨骼肌等的储备功能(实际负荷能力)和机体对运动的实际耐受能力。

1. 心电图运动试验的目的

(1)协助诊断:对冠心病、心力衰竭、心律失常性心脏病等疾病的诊断有重要的价值。

(2)评定功能状态:对各种心脏病的严重程度作出评定。

(3)指导康复治疗:制订运动处方,评定患者运动的安全性,评定康复治疗效果。

2. 心电图运动试验的种类

(1)按所用设备分类:

①活动平板试验:活动平板试验又称跑台试验,其是让受试者按预先设计的运动方案,在能自动调节坡度和速度的活动平板上,随着活动平板坡度和速度(运动强度)的提高进行走跑的运动,以逐渐增加心率和心脏负荷,运动中连续测量心电图和血压,最后达到预期的运动目标。

②踏车试验:是采用固定式的功率自行车,受试者在功率自行车功率计上以等量递增负荷进行踏车,

可做极量或次极量分级运动试验。坐位和卧位踏车试验等为下肢用力的试验。

③手摇车运动试验：用于下肢运动障碍者的手摇功率计（臂功率计）试验，为上肢用力的试验。运动中连续测量心电图和血压。

④台阶试验：如二级梯运动试验，受试者按不同年龄、不同体重、规定的走梯速度，在节拍器的指挥下来回在梯子上走动 3 min，然后即刻测心电图。此试验特点是方法简单较安全。缺点是运动量比较小，该试验很难达到最大心肌耗氧量，所以对平素运动量较大的人，最好做前两种运动试验才有意义。而对年老体弱的人来说，二级梯运动试验是比较安全的一种检查方法。目前已很少应用。

（2）按终止试验的运动强度分类：

①极量运动试验：运动强度逐级递增直至受试者感到精疲力竭，或心率、摄氧量继续运动时不再增加为止，即达到生理极限。这种极限运动量一般多采用统计所得的各年龄组的预计最大心率为终止试验的指标，即最大心率＝220－年龄（粗略计算）。由于极量运动试验有一定的危险性，适用于运动员及健康的青年人，以测定个体最大做功能力、最大心率和最大摄氧量。

②亚（次）极量运动试验：运动至心率达到亚极量心率，即按年龄计算最大心率（220－年龄）的 85％ 或达到参考值（195－年龄）时结束。亚极量运动试验比较安全方便，在临床上大多采用亚极量运动试验，但由于预计最大心率个体变异较大，每分钟可达 12 次以上（约为预计亚极量心率的 10％），故其可靠性受到影响。另外，因某些药物如肾上腺素能受体阻滞药以及抗高血压药物会影响安静心率和运动心率，所以对于这些患者不宜采用预计的亚极量心率作为终止试验的标准。

③症状限制运动试验：是主观指标和客观指标结合的最大运动强度的试验，以运动诱发呼吸或循环不良症状和体征、心电图异常及心血管运动反应异常和运动肌肉疲劳，试验无法正常进行作为运动终点的试验方法。适用于诊断冠心病、评估心功能和体力活动能力、制订运动处方等。

④低水平运动试验（low level exercise testing）：运动至特定的低水平的靶心率、血压和运动强度为止，即最高心率达到 130～140 次/分，或与安静时比增加 20 次/分；最高血压达 160 mmHg，或与安静时比增加 20～40 mmHg；运动强度达 3～4 METs 作为终止试验的标准。目的在于检测从事轻度活动及日常生活活动的耐受能力，是临床上常用的方法。本试验适用于急性心肌梗死后或心脏术后早期康复患者，以及其他病情较重者，作为出院评价、决定运动处方、预告危险及用药的参考。

3．试验方案

（1）活动平板试验：最常用的是改良的 Bruce 活动平板试验方案。未改良的活动平板试验开始时的运动强度明显过高，于是便在此基础上降低了初始运动的强度，使之适合所有的心脏病患者，此即改良的 Bruce 活动平板实验方案。改良的 Bruce 活动平板试验方案是通过同时增加速度和坡度来增加运动负荷（运动量），以此来测定最大运动强度。

（2）功率自行车试验：功率自行车试验亦是分级试验，其中踏行的速率通常为 50～60 转/分，蹬车的阻力则每 3～6 min 递增。

（三）简易运动试验

包括 12 min 步行试验和 6 min 步行试验，是采用定量步行（定时间或定距离）的方式，进行心血管功能评定的试验方法，试验过程中可以没有心电图监护的条件。本试验适用于没有运动试验条件或病情较严重而不能耐受平板运动的患者。6 min 步行试验对于缺血性心脏病患者是一项简便、易行、安全、可重复的客观评价心脏功能的方法。要求患者在走廊里尽可能行走，测定 6 min 内步行的距离。其测定的结果没有正常值标准，而是对受试者的步行速度或者步行距离以及运动前后的心率、血压进行自身比较，判断治疗前后的差别。运动后心率的恢复速率也有参考价值。6 min 内若步行距离＜150 m，表明心力衰竭程度严重，150～425 m 为中度心力衰竭，426～550 m 为轻度心力衰竭（表 4-2-3）。6 min 步行试验结果可用于评定患者心脏储备功能，评价药物治疗和康复治疗的疗效。

表 4-2-3　6 min 步行试验

6 min 步行距离	心功能情况
>150 m	轻度心功能不全
150～425 m	中度心功能不全
<150 m	重度心功能不全

（四）应用代谢当量指导康复

应用代谢当量（metabolic equivalent，MET）指导康复活动。首先应了解心脏能够负担的体力运动强度，以便指导心脏康复的体力活动。一般应用平板或者踏车运动时练，测定时应从最低负荷量开始，直至身体疲惫或出现症状时，即达到运动的负荷量，折算成 MET。（亚极量运动试验的终点为达到亚极量心率；症状限制运动试验的终点为出现必须停止运动的指征；低水平运动试验的终点为达到特定的靶心率、血压和运动强度。）所测得的这个 MET 代表了心脏能够负担的体力运动强度，用以指导康复活动时应参考运动生理学知识，一般主张适当留有余地，按 70% 左右予以应用。

1. 指导制订运动处方　所测得的 MET 运动强度，比采用的靶心率更少受心血管活性药物的影响，因此常用 MET 运动强度制订运动处方。另外 MET 与能量消耗有直接相关，所以在需要控制能量摄取与消耗比例的情况下，采用 MET 是最佳选择，热卡是指能量消耗的绝对值，MET 是能量消耗水平的相对值，两者之间有明显的线形关系。计算的公式为：热卡 ＝ MET×3.5×体重（kg）÷200。在计算上可以先确定每周的能耗总量（运动总量）以及运动训练次数或者天数，将每周总量分解为每天总量，然后确定运动强度，查表选择适当的活动方式，并将全天的 MET 总量分解到各项运动中去形成运动处方。

2. 判断心功能及相应的活动水平　由于心功能与运动能力密切相关，因此最高 MET 与心功能直接相关（表 4-2-4）。

表 4-2-4　各级心功能时的代谢当量及其可进行的体力活动

心功能	METs	可进行的体力活动
Ⅰ级	≥7	携带 10.90 kg（24 磅）重物连续上 8 级台阶，携带 36.29 kg（80 磅）重物，进行铲雪，滑雪，打篮球、回力球、手球或踢足球，慢跑或走（速度为 8.045 km/h）
Ⅱ级	≥5，<7	携带 10.90 kg（24 磅）以下的重物上 8 级台阶，性生活，养花、种草类型的工作，步行（速度为 6.436 km/h）
Ⅲ级	≥2，<5	徒手走下 8 级台阶，可以自己淋浴、换床单、拖地、擦窗、步行（速度为 4.023 km/h）、打保龄球、连续穿衣
Ⅳ级	<2	不能进行上述活动

3. 判断体力活动能力和预后（表 4-2-5）

表 4-2-5　应用代谢当量衡量体力活动能力和预后

代谢当量	心功能状态
<5METs	65 岁以下的患者预后不良
5METs	日常生活受限，相当于急性心肌梗死恢复期的功能储备
10METs	正常健康水平，药物治疗预后与其他手术或介入治疗效果相当
13METs	即使运动试验异常，预后仍然良好
18METs	有氧运动员水平
22METs	高水平运动员

4. 指导日常生活活动与职业活动　对心血管疾病患者进行的日常生活活动或者职业活动康复,要根据所测得的患者的安全运动强度,选择合适的活动,要注意执业活动(每天 8 h)的平均能量消耗水平不应该超过患者峰值 MET 的 40%。峰值强度不可能超过峰值 MET 的 70%～80%(表 4-2-6)。日常生活、娱乐及工作活动的 MET 详见康复评定。

表 4-2-6　代谢当量与工作能力

最高运动能力	工作强度	平均 METs	峰值 METs
≥7METs	重体力劳动	2.8～3.2	5.6～6.4
≥5METs	中度体力劳动	<2.0	<4.8
3～4METs	轻度体力劳动	1.2～1.6	2.4～3.2
2～3METs	坐位工作,不能跑、跪、爬,站立或走动时间不能超过 10% 工作时间		

(五) 动态心电图

动态心电图对急性心肌梗死患者的康复活动安排、随访和确定是否恢复工作都有很大的帮助。出院前做动态心电图检测,可以了解不同活动状态时心率、心律和心肌缺血的动态变化,制定出院后的活动范围。出院后定期监测动态心电图,可以更深入了解患者生活的一举一动对心脏的影响,及早发现恶性心律失常,及时给予处理。

(六) 遥测心电图

遥测心电图在急性心肌梗死患者的康复中也有广泛的用途,如:①作为急性心肌梗死监护病房的心电图监测;②康复活动的现场监护;③为某些症状的确诊提供资料;④确定日常生活活动、工作和劳动能力的允许范围;⑤运动试验中的心电监测。

(七) 超声心动图

超声心动图可以直接反映心肌活动的情况,从而揭示心肌收缩和舒张功能,还可以反映心脏内血流变化情况,有利于提供运动心电图所不能显示的重要信息。

四、康复治疗

冠心病康复治疗是指综合采用主动积极的身体、心理、行为和社会活动的训练与再训练,帮助患者缓解症状,改善心血管功能,在生理、心理、社会、职业和娱乐等方面达到理想状态,提高生活质量。同时强调积极干预冠心病的危险因素,阻止或延缓疾病的发展过程,减少残疾和减少再发作的危险。为此,心脏康复的措施应该是全面的、综合的,同时又是高度个体化的。

心脏康复经过多年的临床研究,现已对以往认为有高度危险性的患者进行运动治疗的疗效与安全性有了足够的了解。因此,冠心病康复范围涵盖心肌梗死、心绞痛、无症状性冠心病、冠状动脉旁路移植术(CABG)后和经皮冠状动脉腔内成形术(PTCA)后等。冠心病康复治疗的措施还可以扩展到尚未发病的人群。但是严重残留心绞痛、失代偿性心力衰竭、未控制的心律失常、严重缺血、左心室功能失常或运动试验中有心律失常、控制不良的高血压、不稳定内科疾病情况如控制不良的糖尿病、正患发热性疾病等被列为禁忌证。

(一) 冠心病常见的康复治疗方法

1. 运动治疗　虽然冠心病康复治疗是综合性康复治疗,但最基本、最重要的方法是运动疗法。因此,运动疗法是冠心病康复治疗的核心部分,应在对患者功能进行完整评定的情况下,进行详尽而周密的个体化训练设计。临床观察已充分证实了运动疗法的有效性,据研究其可能的作用机制是通过改进患者的生活方式、控制病情的发展、降低心肌的兴奋性、降低心脏做功、改善冠状动脉供氧能力达到治疗的效果。

（1）运动治疗原则：

①安全性的原则：首先要对患者进行充分的运动能力的评估，要排除禁忌证，同时要考虑到药物的影响作用。确保在安全范围内进行心脏康复运动训练。

②特异性原则：每种运动均产生特定的代谢性和生理适应性效果。以等长运动进行的力量训练可使肌力增强。有氧训练则可使耐力增强，而且这种训练包括了大肌群的运动，可改善心血管系统的功能容量。

③个体化原则：每个患者的训练应根据其功能和需要而有所不同。

④超负荷原则：运动的量要大于患者平常的活动强度，否则就达不到使其功能增强的效果。这可通过调整运动的强度、时间和频率达到。

⑤训练应持之以恒：训练产生的良好效果并非可永久保存，在停止训练 2 周后，其功能上的改善会开始减少。停止训练 5 周后，训练的效果则可能失去一半。因此，运动训练应持之以恒。

（2）运动训练的程序：尽管心脏康复过程复杂，但运动疗法的基本程序不变，每一运动过程应包括准备活动、训练活动和结束活动。

①准备活动：主要目的是预热，准备活动 5～15 min，即让肌肉、关节、韧带和心血管系统逐步适应训练期的运动应激。运动强度较小，运动的方式包括牵伸运动及大肌群运动，要确保全身主要的关节和肌肉都有所活动（伸展活动范围包括上下肢和腰部的大肌群）。一般采取医疗体操、太极拳、也可以附加小强度的步行，运动 15～30 s 后不引发不适和疼痛。通常认为如果在低水平有氧运动前做伸展运动，需小心进行。

②运动调整期（训练活动）：指达到靶强度的训练活动，是体力锻炼的时期，运动强度将逐渐增加，并维持一定水平，以达到预期训练效果。运动调整期包括强度、形式、时间和频率。

a.强度：理想的运动强度应该设定在既能产生期望的效果，但又不因过高而出现临床症状、患者不适或厌倦的水平。通过心电图运动试验，测定亚极量运动试验的终点亚极量心率、症状限制运动试验出现的停止运动的指征、低水平运动试验的特定的靶心率、代谢当量等，以获得最大运动强度。也可采用 6 min 步行试验。美国运动医学专家富兰克林提出选择患者最佳运动强度的方法是使用运动强度的"滑尺"，即对于低危和功能储量中等至中等偏上的人群，基础强度定为活动能力的 60%，加上以 METs 表示的活动能力功能储量即为某个特定患者的运动强度。例如，某患者最大功能储量为 6METs，则训练强度（%）＝60＋最大代谢当量＝(60＋6)×100%＝66%。但这种方法不适用于低能储量的高危人群。对于低能储量的高危人群，威廉姆改进并使用了一种更为通用的方法计算运动强度，用基础值 40% 代替上述的 60% 加上 2 倍功能储量。因此功能储量为 5METs 的患者的运动强度为 50%（而不是 65%），即训练强度（%）＝40＋2 倍功能储量＝(40＋10)×100%＝50%。

运动强度并非是静止的，体力运动消耗每天都有强度的变化。因此建议设置高于或低于计算或所希望的运动强度的 10% 范围作为运动强度的区间。同时还要注意药物治疗对运动强度的影响。

b.运动方式：可以通过不同的运动形式来实现运动训练的目的。

运动方式的选择依赖于治疗的特定目标、需要及患者的能力，包括步行、功率自行车、力量训练、柔韧性训练、作业活动训练、医疗体操、气功等。大多数用于心脏康复治疗的运动形式是患者所熟悉的步行，步行的优点在于运动强度水平易于精确维持，强度调控范围大。对于腰痛、肥胖、关节炎患者，功率自行车运动是一种极好的运动形式。另外也应当考虑患者所从事的工作或娱乐活动的特点，采取与其相同或相近的运动方式进行训练，使参与活动的肌肉系统在运动中得到锻炼。

c.运动持续时间：运动调整期的持续时间一般在 15～60 min。特定的运动持续时间由治疗的目的、患者的能力和兴趣来决定。为改善功能储量最少需 15 min 有氧运动。对大多数心脏病患者的运动调整期最佳运动时间是 20～40 min。然而，冠心病患者通常在运动训练中可能出现各种症状而终止运动。因此，这些患者需要一个间断的运动训练方案，出现症状时停止，症状消失后再开始运动直到再次出现症状。这种运动模式重复进行，直到各段运动时间总和达到需要的运动时间。很多研究证明了这种交替的运动方案是可以接受并且有效的。

d.频率：运动训练的频率从每天数次到每周数次不等，它与康复治疗的总体目标有关，并根据患者的活动能力、运动的类型和强度、患者兴趣、传统治疗情况和最近的运动情况而修订。一般来说，运动刺激至少每周3次才能产生效果。然而，患者活动能力很低，每天2～3次，每次时间较短的运动方案，会更有益。后者对大多数心肌梗死或者运动能力低于5METs的患者较为适用。建议康复治疗开始时运动频率为每周3次，至少持续3～6个月。若此期后患者无外伤或其他并发症并对增加频率有兴趣，则可将运动频率增加至每周4～5次。

③结束活动：3～10 min，主要的目的是让高度兴奋的心血管应激逐步降低，适应此运动停止后血流动力学的改变，运动的方式可与训练方式相同，但是强度要逐渐减小。患者应进行低水平、节律性有氧运动，如散步，以使血压、心率恢复至运动前热身水平。在积极的有氧放松期后，还应进行一定范围静态伸展和轻柔地运动。

充分的准备与结束活动是防止训练意外的重要环节。训练时75%心血管意外均发生在这两个时间段。此外合理的准备和结束活动对预防运动损伤也有积极的作用。当运动中出现下列情况时，表明运动过量，应立即停止运动。如疲劳、呼吸困难、胸痛、眩晕、恶心、呕吐、下肢疼痛或不适并不断加重，周围循环功能不良。心电图指征：ST段偏移＞1 mm，严重心律失常等。

2. 作业治疗　作业治疗的目的就是要帮助患者尽可能恢复和保持原来的生活方式（如工作、生活习惯、社交和娱乐）。根据各阶段康复评定获得的活动能力和个人爱好设计各种作业治疗活动，如日常生活、种花、欣赏音乐、绘画、散步、旅游等。制订每周和每天合理的活动和休息时间表，定期进行调整，可以逐渐增强患者的活动耐力和精力。

3. 心理治疗　由于一些冠心病患者有较高程度的焦虑和恐惧，以及出院后长期存在抑郁，目前已广泛呼吁对心脏疾病进行适当的心理支持。为避免患者及其配偶发生与疾病相关的低落情绪，医生或护士在临床工作中应该对他们的心理问题给予关注，哪怕是很小的关注也能明显提高患者的心理适应性，缩短住院时间，降低发病率和死亡率。医务人员应尽快取得患者的信任，鼓励患者并安抚其焦虑的情绪。

4. 康复工程　较严重的冠心病患者需要拐杖、助行器、坐便椅、轮椅等辅助工具协助生活，同时也具有能量保护和改善生活质量的作用。

5. 其他治疗　冠心病其他治疗主要有：①药物治疗（如硝酸酯类、β受体阻滞剂、钙离子拮抗剂等）的目的主要是扩张血管、降低心肌耗氧量、降低心脏的前后负荷，同时进行抗血小板聚集及抗脂治疗；②介入治疗：包括经皮冠状动脉腔内成形术（PTCA）、PTCA下直接支架植入术；③外科治疗：冠状动脉旁路移植术（CABG）；④病因治疗。

（二）冠心病心肌梗死后的康复治疗

1. 康复治疗分期　心肌梗死后患者的急性期康复治疗模式首先是由美国学者Wenger描述的。通常将心脏康复治疗分为四个阶段（期）。

第Ⅰ阶段（急性期）：从患者入院到出院，即急性心肌梗死发病后或心脏手术后住院阶段，主要康复治疗内容为低水平体力活动和教育，一般为1～2周。

第Ⅱ阶段（恢复期）：患者出院开始到病情稳定性完全建立为止，主要康复治疗内容为延续第一阶段的训练活动，逐渐增加体力活动，继续接受卫生宣传教育，以取得最佳疗效，一般为5～6周。

第Ⅲ阶段（训练期）：本期特征是患者必须能安全地进行有氧训练。根据冠心病患者发生心肌梗死、死亡的危险程度进行危险分层，将其分为低危、中危、高危三个组别（表4-2-7）。中、高度危险组列为必须监护和防止在康复过程中发生意外的重点对象，本期持续2～3个月不等。这种分组对于判定预后，指导冠心病预防、治疗、康复有重大意义。

第Ⅳ阶段（维持期）：强调终生有规律地健身运动和减少危险因素。

表 4-2-7　冠心病患者心脏康复危险性分层

组别	临床情况
低度危险	无安静或运动诱发心肌缺血表现,无安静或运动诱发心律失常,无明显左心室功能不全(LVEF≥50%),无明显左心室功能不全(LVEF≥50%),无并发症,心电图运动试验≥6METs(发病后三周)
中度危险	运动诱发心肌缺血,中度左心室功能不全(LVEF=31%～49%),心电图运动试验强度 5～6METs,不能适应运动处方的运动强度
高度危险	安静或运动诱发复杂心律失常,运动时收缩压不升或下降,心率不增,猝死或心脏骤停的幸存者,心肌梗死并发心力衰竭、心源性休克或严重心律失常,重度冠心病或运动诱发严重心肌缺血。左心室功能不全(LVEF≤30%),心电图运动试验<5METs

注:LVEF 是指左心室射血分数。

2. 适应证和禁忌证

(1)适应证:

①第Ⅰ阶段(急性期):患者生命体征稳定,无明显心绞痛,安静心率<110 次/分,无心力衰竭、严重心律失常和心源性休克,血压基本正常,体温正常。

②第Ⅱ阶段和第Ⅲ阶段相似:患者病情稳定,运动能力至少达到 3METs 以上,家庭活动时无显著症状和体征。

③第Ⅳ阶段(维持期):在第Ⅲ阶段安全训练没有问题,病情稳定,运动能力达到 4～6 METs。

(2)禁忌证:凡是康复治疗训练过程中可诱发临床病情恶化的情况都列为禁忌证,包括原发病临床病情不稳定或合并新的临床病症。稳定与不稳定是相对概念,与康复医疗人员的技术水平、训练监护条件、治疗方案理念都有关系。如患者不理解或不合作,不宜进行康复治疗。

3. 各期的康复治疗

(1)第Ⅰ阶段(急性期):指从患者入院到出院,一般是 1～2 周。

急诊 PCI 患者术后 1 周内床边康复视频

①康复治疗目标:低水平运动试验阴性,按正常节奏连续行走 100～200 m 或上下 1～2 层楼而无症状和体征。运动能力达到 2～3 METs,能够适应家庭生活。使患者理解冠心病的危险因素及注意事项,在心理上适应疾病的发作和处理生活中的相关问题。

②急性期康复措施:主要目标是使患者出院回家后能够完成一定的日常生活活动。整个训练时间为 5～7 天(表 4-2-8),同时加入纠正危险因素有关的教育活动。在急性住院期训练过程中,通常应在医生、职业治疗师(OT)或理疗师(PT)或护士监护下进行心脏监测。心肌梗死后随活动产生的心率的上升值应保持在 20 次/分之内;收缩压的上升值应保持在 20 mmHg 之内,若收缩压下降达 10 mmHg 或者更多,则应对患者的运动进行重新审视,并考虑停止运动。

表 4-2-8　急性心肌梗死住院期 7 步康复程序

阶段	监护运动	监护病房	
		病房活动	教育、文娱活动
1	床上做四肢各关节的主动、被动活动;非睡眠时,教患者做踝泵,每小时一次	部分活动自理,自己进食,垂腿于床边,使用床边便盆,坐椅子 15 min,1～2 次/天	介绍监护病房,个人急救和社会救援
2	做四肢关节的主动活动,坐于床边	坐椅子 15～30 min,2～3 次/天,床上活动完全自理	介绍康复程序,戒烟,需要时给予教育材料,计划转出监护病房

续表

阶段	监护运动	监护病房	
		病房活动	教育、文娱活动
3	热身运动,2METs,伸展运动,体操,慢速步行 5 m,并返回	随时坐椅子,坐轮椅去病房教室,在病房里行走	介绍正常的心脏解剖和功能,动脉硬化,心肌梗死发生机制
4	关节活动和体操,2.5 METs。中速行走 23 m,并返回,教患者自测脉搏	在监护下上、下床,走向浴室、病房教室	介绍冠心病危险因素及其控制
5	关节活动和体操,3METs,校正患者自测脉搏,试着下几个台阶,走 92 m,2 次/天	走到候诊室或电话间,随时在病房走廊里走	介绍饮食卫生和节省体力的方法,介绍简化工作的技巧
6	继续以上活动,下楼(坐电梯返回)。走 153 m,2 次/天,教做家庭运动	在监护下做温热淋浴,去作业治疗室、临床教室	介绍心脏病发作时的处理、药物、运动、手术、对症治疗,回归家庭时的家庭社会调节
7	继续以上活动,上楼,走 153 m,2 次/天,继续介绍家庭运动,提供院外运动程序	继续以前所有活动	计划出院,提出有关药物、活动、饮食、回归工作、职业、娱乐和程序试验的建议,提供教育资料和药物卡片

（2）第Ⅱ阶段（恢复期）：

①康复治疗目的：逐步恢复一般日常生活活动能力,包括轻度家务劳动、娱乐活动等。运动能力达到 4～6 METs,提高生活质量。对于体力活动没有更高要求的患者可停留在此期。

②康复措施：首先通过对患者的运动能力进行评估。评估的方式有低水平运动试验等确定最大可耐受运动量来确定靶心率。一般采用活动强度为 40%～50% 最大心率或活动时主观用力计分不超过 13～14。在进行较大强度活动时,可采用远程心电图监护系统监测,或由有经验的康复治疗师观察数次康复治疗过程,以确立安全性。无并发症的患者可在家属帮助下逐渐用力,活动时不可有气喘和疲劳。所有上肢超过心脏平面的活动均为高强度运动,应该避免或减少。每周需要门诊随访一次。任何不适均应暂停运动,及时就诊。

恢复期训练是康复的关键时期。需要在安全范围内循序渐进地进行日常生活活动能力、娱乐活动、步行活动的训练。也可以进行医疗体操(如降压舒心操、太极拳等)、气功(以静功为主)、园艺活动等训练。连续训练 5～6 周。训练的方法多种多样,应根据患者的具体情况进行个性化设计。常见的训练为：①日常生活活动能力训练：可以先从洗碗筷、蔬菜、自己洗澡等较轻的训练开始,再进行洗小件衣服、晾衣服、擦桌子、梳头、简单烹饪、外出购物、正常烹饪训练,逐渐过渡到独立外出购物,短时间吸尘或拖地等。②娱乐活动训练：可以先从打扑克、下棋、看电视、阅读、针织、缝纫、短时间乘车等较轻的训练开始,再进行室外打扫、短距离公共交通、短距离开车、探亲访友、家庭修理活动、钓鱼、保龄球类等训练活动,逐渐过渡到慢节奏跳舞、外出野餐、去影院和剧场等。③步行活动训练：可以先缓慢行走,再步行 1 公里,每次 10～15 min,每天 1～2 次。根据患者情况逐渐延长步行距离,每次 30 min,每天 2 次左右。

（3）第Ⅲ阶段（训练期）：

①康复治疗目的：巩固第Ⅱ阶段康复治疗的效果,控制危险因素,改善或提高体力活动能力和心血管功能,恢复发病前的生活和工作。

②康复措施:在第Ⅲ阶段的全面康复治疗包括有氧训练、循环抗阻训练、柔韧性训练、医疗体操、作业训练、放松性训练、行为治疗、心理治疗等。在整体方案中,有氧训练是最重要的核心,其运动处方包括:①运动强度:根据症状限制性运动试验、低水平运动试验、6 min 步行试验等获得的最大心率(HR_{max})、最大吸氧量($VO_{2,max}$)、METs、RPE,以确定患者有氧训练中的最大运动强度。一般训练常用的靶强度(训练所必须达到的基本训练强度)为 $40\%\sim85\%$ $VO_{2,max}$ 或 METs $60\%\sim80\%$,或 $70\%\sim85\%$ HR_{max}。对于比较高危的患者应选用较低的靶强度。对于高危患者,每次提升运动水平时应进行监测。②运动方式:包括步行、登山、游泳、骑车、中国传统形式的拳操等。慢跑运动损伤较常见,因此近年来已经不主张慢跑。训练形式可以为间断性运动和连续性运动。③运动时间:靶强度运动一般持续 $10\sim60$ min。准备活动和结束活动的时间另外计算,每周 $3\sim5$ 次。④训练实施:每次训练均应包括准备活动、训练活动和结束活动。

(4)第Ⅳ阶段(维持阶段):巩固第Ⅲ阶段获得的训练效果。为终生的维持期。强调有规律地健身运动和减少危险因素。选择适宜运动方式,持之以恒地坚持有规律地健身运动。

五、功能结局

冠心病康复治疗除有良好的近期疗效外,其后期的维持性疗效也被肯定。但国内心脏康复治疗开展时间不长,国内统计数字相对缺乏。据统计,在美国 65 岁以下无并发症 AMI 患者 20 世纪 70 年代末住院时间已缩短至 2 周,85% 以上的办公室工作人员和机械工人可在病后 7 周复工,重体力劳动者可在病后 13 周复工,65 岁以下在职者复工率在 80% 以上。目前在美国无并发症的 AMI 患者已提早到 $7\sim10$ 天出院。

六、健康教育

对患者健康教育包括让其了解心脏解剖、生理、病理及冠心病危险因素等,以便了解冠心病发展的全程;介绍有关冠心病康复治疗方法,并指导患者进行危险因素的干预,如指导戒烟、降低血脂、控制高血压、防治糖尿病、避免肥胖和精神紧张等,加强体力活动等。

小 结

冠状动脉粥样硬化性心脏病是常见的心血管疾病之一,其发作形式包括心绞痛、心肌梗死和心源性猝死。为了制订安全有效的康复训练方案,必须对患者进行全面的能力评定:如心电图运动试验、简易运动试验、测定代谢当量、冠心病危险因素的评估、心功能分级、动态心电图、遥测心电图、超声心动图等。根据病情不同采取不同的康复治疗方法。其主要的治疗方法有运动治疗、作业治疗、心理治疗、康复工程、其他治疗(药物治疗、介入治疗、外科治疗)等。

案例解析

最后诊断:冠心病,急性心肌梗死(AMI)

1.针对该患者如何进行康复评定?

为了制订安全有效的康复训练方案,必须对患者的各阶段现状进行全面的康复评定。此患者的康复评定包括病史询问、体格检查、冠心病危险因素的评估以及心功能分级、心电图运动试验、简易运动试验、测定代谢当量等专项评定,以便制订康复治疗方案。

①心功能分级:根据美国心脏病学会心功能分级的日常体力活动受限程度确定心功能分级。

②心电图运动试验:早期进行低水平运动试验,随着康复训练加强,可以进一步进行症状限

制性运动试验等以获得的最大心率（HR_{max}）、METs 等确定患者康复训练中的靶强度。

③简易运动试验，如 6 min 步行试验。

④测定代谢当量：测定代谢当量判断体力活动能力和预后，判断心功能及相应的活动水平。

⑤冠心病患者心脏康复危险性分层等。评定过程中密切观察，监控患者的整体状况，注意安全。

2. 针对该患者如何制订康复治疗方案？

经过住院治疗，患者生命体征稳定，无明显的心绞痛，安静心率 100 次/分，无心力衰竭，严重心律失常和心源性休克，血压基本正常，体温正常。所以该患者可以排除禁忌证，确定适合的康复训练。

通常将心肌梗死后心脏康复分为四个阶段。目前该患者正处于第 I 阶段（急性期）。因此需要对该患者制订早期的康复训练和后期的康复训练方案。

（1）早期的康复训练：第 I 阶段（急性期）康复训练从患者急性心肌梗死发病后入院开始，主要康复内容为低水平体力活动和教育，一般为 1～2 周。

①确定生命体征稳定，确定该患者康复训练的安全性，即开始心脏康复治疗早期运动。②在急性住院期训练过程中，应在医生、职业治疗师（OT）或理疗师（PT）或护士监护下进行心脏监测。③实施急性心肌梗死住院 7 步康复程序。训练的主要目标是使患者出院回家后能够完成一定的日常生活活动。

（2）后期的康复训练：后期的康复训练是在延续早期康复的基础上进一步进行运动训练、作业治疗、心理支持、康复教育以及康复指导。后期的康复训练包括：第 II 阶段（恢复期）（患者出院后回家或在疗养院），连续训练 5～6 周；第 III 阶段（训练期）连续 6～8 周；第 IV 阶段（维持期），坚持有规律地健身运动和减少危险因素。

在后期康复治疗方案的制订中需要完成：①确定训练运动强度，理想的运动强度应该设定在既能产生期望的效果，但又不因过高而出现临床症状、患者不适或厌倦的水平；②确定运动方式；③确定训练的时间和频率，每一运动过程应包括准备活动、训练活动和结束活动。在进行较大强度活动时，可采用远程心电图监护系统监测，或由有经验的康复治疗师观察数次康复治疗过程，以确立安全性。

能力检测

一、选择题

A_1 型题

1. 在冠心病心肌梗死后的第 III 阶段（训练期）全面康复治疗整体方案中，最重要的治疗是（　　）。

A. 控制危险因素　　　　B. 作业训练　　　　C. 有氧训练　　　　D. 放松性训练

2. 低水平运动试验是特定的低水平的靶心率、血压和运动强度，下面说法不正确的是（　　）。

A. 最高血压达 160 mmHg，或与安静时比增加 20～40 mmHg

B. 运动强度达 3～4 METs 作为终止试验的标准

C. 运动中最高心率达到 130～140 次/分，或与安静时比增加 20 次/分

D. 运动中最高心率达到 110～120 次/分，或与安静时比增加 20 次/分

3. 在冠心病心肌梗死后的第 II 阶段（恢复期）康复训练中，下列说法错误的是（　　）。

A. 进行日常生活活动能力训练

B. 进行步行活动的训练

C. 进行医疗体操（如降压舒心操、太极拳等）、气功（以静功为主）、园艺活动训练

D. 上述运动均可以进行上肢超过心脏平面的高强度运动

X 型题

1. 急性心肌梗死第Ⅰ阶段（急性期）的康复治疗目标（　　）。

A. 按正常节奏连续行走 500～800 m

B. 或上下 1～2 层楼而无症状和体征

C. 运动能力达到 2～3 METs，能够适应家庭生活

D. 使患者理解冠心病的危险因素及注意事项

E. 在心理上适应疾病的发作和处理生活中的相关问题

2. 第Ⅱ阶段（恢复期）康复治疗中正确的是（　　）。

A. 日常生活活动能力　　　　　B. 娱乐活动　　　　　　　C. 步行活动的训练

D. 运动能力达到 8～10 METs，医疗体操　　　　　　　　E. 园艺活动等训练

3. 心电图运动试验按终止试验的运动强度进行分类分为（　　）。

A. 极量运动试验　　　　　　B. 亚（次）极量运动试验

C. 症状限制运动试验　　　　D. 低水平运动试验　　　　　E. 以上都不是

4. 心电图运动试验的种类按所用设备分类分为（　　）。

A. 踏车试验　　　　　　　B. 活动平板试验　　　　　　C. 台阶试验

D. 简单的行走实验　　　E. 手摇车运动

二、简答题

1. 简述冠心病有哪些评定方法。

2. 简述心肌梗死第Ⅰ阶段（急性期）和第Ⅱ阶段（恢复期）的康复治疗。

参考答案

（许晓惠）

第三节　慢性充血性心力衰竭患者的康复

案例导入

　　患者，男，73 岁，以"胸痛胸闷十三年，间断性双下肢水肿五年余"为主诉入院。十三年前，患者自述心前区压迫感样疼痛，胸闷并向左肩左臂放射，多为活动时诱发，休息或者含硝酸甘油片缓解，未经正规治疗。近五年来，患者出现间断性双下肢水肿，纳差乏力，伴夜间阵发性呼吸困难，活动耐力较以前明显降低，日常生活活动可出现胸闷，呼吸困难。患者十分担忧自己的疾病不能治好，为进一步就诊，入住我院。体格检查 T 36.4 ℃，R 20 次/分，P 78 次/分，BP 100/60 mmHg，体重 70 kg，慢性病容，口唇发绀，高枕卧位，双肺底可闻及湿性啰音，心尖搏动左下移位，心律齐各瓣膜区未闻及明显病理性杂音，双下肢凹陷性水肿，入院后经过系统性检查，初步诊断为：冠心病，稳定性心绞痛，心功能不全，心功能Ⅲ级。

　　经内科的 CHF 联合药物治疗后，症状明显缓解，目前患者病情稳定，无明显心律失常，血压稳定，体温正常。

　　1. 针对该患者如何进行康复评定？

　　2. 根据评定情况制订康复治疗方案？

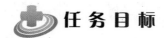

任务目标

【知识目标】

1. 了解　慢性心力衰竭患者的临床表现和功能障碍。
2. 熟悉　慢性心力衰竭患者的康复评定。
3. 掌握　慢性心力衰竭患者康复治疗方案。

【能力目标】

1. 能对慢性心力衰竭患者进行康复评定。
2. 能制订慢性心力衰竭患者的初步康复治疗方案。
3. 能对慢性心力衰竭患者进行康复治疗和康复指导。

一、概述

慢性充血性心力衰竭（chronic congestive heart failure,CCHF）是指心肌收缩力下降使心排血量不能满足机体代谢的需要，器官组织血液灌注不足，同时出现肺循环和（或）体循环淤血的表现。慢性充血性心力衰竭可简称为慢性心力衰竭（chronic heart failure,CHF），是大多数心血管疾病的最终归宿，也是主要的死亡原因。

随着社会的发展和老龄化时代的来临，慢性心力衰竭的患病率逐年增加。心力衰竭是多种心脏疾病的终末阶段，预后不佳，其 5 年存活率与恶性肿瘤相仿，是各年龄段心血管病患者死亡的首要原因。目前，心力衰竭康复治疗的临床实践日趋普及，大多数西方发达国家都建立了心力衰竭康复治疗的专业团队，并制定了相关的操作指南。康复运动对 CHF 患者最重要的作用是减少住院率，降低病死率，提高生活质量。我国心力衰竭康复事业起步较晚，正处于发展阶段。

（一）病因

1. 基本病因

（1）原发性心肌损害：心肌病变最常见的原因是冠心病、心肌缺血和（或）心肌梗死引起的缺血性心肌损害，其次为心肌炎和心肌病等。此外还有心肌代谢障碍，如糖尿病、严重的维生素 B_1 缺乏、继发性甲状腺功能异常等所导致的心肌损伤。

（2）心脏负荷过重：左心室压力负荷过重的常见原因有高血压和主动脉狭窄等；右心室压力负荷过重的常见原因有肺动脉高压、肺动脉狭窄、肺栓塞。而容量负荷（前负荷）过重常见于心脏瓣膜的关闭不全，如主（肺）动脉关闭不全，二（三）尖瓣关闭不全等。

2. 诱因　大多数心力衰竭的发生都有明显的诱因，这些诱因使心脏的负荷加重，导致心力衰竭的发生或者加重已有的症状。常见的诱因有感染、心律失常、劳累或情绪激动、血容量增加（如静脉输液过多、过快，摄入过多的钠盐等）、治疗不当（如不恰当地使用降压药或利尿药等）、妊娠和分娩。

（二）临床表现

临床上以左心衰竭最为常见，单纯右心衰竭较少见，而全心衰竭者较为多见。常见的症状体征如下。

1. 左心衰竭　其发生的主要机制是肺淤血及心排血量降低，表现为：①程度不同的呼吸困难，如劳力性呼吸困难、端坐呼吸、夜间阵发性呼吸困难。②急性肺水肿。③咳嗽、咳痰、咯血。④乏力、头晕、倦怠、心慌。⑤少尿。其体征主要有：肺部出现湿性啰音，并可随体位而发生变化；病情由轻到重，肺部湿性啰音可从肺底直至全肺。除基础心脏病的固有体征外，患者一般还有心脏扩大、肺动脉瓣区第二心音亢进及舒张期奔马律等体征。

2. 右心衰竭　右心衰竭以体循环淤血的表现为主。常见的症状体征有：①长期胃肠道淤血，导致食欲减退、恶心、呕吐、腹胀。②肝淤血，引起上腹饱胀，甚至疼痛，到晚期可出现黄疸、肝功能受损、腹腔积液和心源性肝硬化。③水肿、胸腔积液。④颈静脉搏动增强、充盈及怒张，肝颈静脉回流征阳性。⑤肾脏淤血引起尿少、夜间尿多、蛋白尿和肾功能减退等。

3. 全心衰竭 左、右心衰竭临床表现并存，由于右心排血量减少，可使左心衰竭导致的肺淤血症状减轻。

此外影像学 X 线检查是判断心脏大小、外形及肺淤血的主要手段。超声心动图比 X 线检查更准确地提供各心腔大小变化、室壁厚度及运动状况、心瓣膜结构及心功能情况。超声多普勒是临床上最实用的用于判断舒张功能的方法。定期测量血清电解质，包括血钾、血钠、血氯。测量肾功能，包括血肌酐、尿素氮及肾小球滤过率。血浆 B 型尿钠肽（BNP）与左室心功能不全的程度正相关，可用于判断心力衰竭严重程度，是近年来心力衰竭诊断中的新进展。

二、功能障碍

1. 心肺功能障碍 CHF 患者都有不同程度的心肺功能障碍。左心衰竭由于心排血量降低导致肺淤血及至全身血液减少，从而出现程度不同的呼吸困难及全身缺血缺氧的功能障碍。而右心衰竭的体循环淤血导致长期胃肠道、肝、肾脏淤血等引起全身器官不同程度的功能障碍。

2. 运动功能障碍 一方面由于心力衰竭时心脏的排血量减少，全身缺氧，所以相关的运动系统如骨骼肌肉供氧不足，导致患者运动能力下降。同时患者又因为缺乏运动导致机体摄氧能力减退、肌肉萎缩和氧化代谢能力降低，进而有不同程度的全身运动耐力降低。另一方面由于心力衰竭时肺淤血导致呼吸功能障碍，使肺血管和肺泡气体交换的效率降低，摄氧能力下降，诱发或加重缺氧症状，患者运动能力下降。

3. 日常生活活动能力受限 呼吸困难、水肿、运动耐力降低可不同程度地影响患者的进食、洗澡、穿衣、如厕、行走、打扫、洗衣及购物等日常生活活动能力。

4. 参与能力受限 呼吸困难、水肿、运动耐力降低最终会影响患者的生活质量以及劳动、就业和社会交往等能力，更严重者因需长期或反复住院治疗而不能回归家庭及社会。

5. 心理功能障碍 由于运动功能障碍影响了患者的生活质量，导致后期生活不能自理，从而主要表现为焦虑、抑郁、沮丧甚至绝望。

三、康复评定

（一）心功能分级

1994 年美国心脏协会（AHA）对美国纽约心脏协会（NYHA）的心功能分级方案修订后，采用并行的比较主观的评估方案和客观的评估方案来评估心脏病变的严重程度（1994 年美国心脏协会心功能分级见表 4-2-2）。另外，在心力衰竭康复评定上，应用美国心脏协会的心功能治疗分级标准（表 4-3-1）指导治疗仍然是最实用和最有价值的方法。

表 4-3-1　心功能治疗分级（美国心脏协会）

治疗分级	评价
A 级	患有心脏病，其体力活动不应受任何限制
B 级	患有心脏病，其一般体力活动不应受限，但应避免重度或竞赛性用力
C 级	患有心脏病，其一般体力活动应中度受限，较为费力的活动应予以终止
D 级	患有心脏病，其一般体力活动应严格受到限制
E 级	患有心脏病，必须严格休息，限于卧床或坐轮椅

（二）6 min 步行试验

本试验简单易行、安全方便，在临床的基层医院开展也较为普遍，特别适合中度、重度 CHF 患者。可用以评定 CHF 患者的运动耐力（见冠心病患者的康复评定）。

（三）心肺联合运动试验（CPET）

心肺功能运动试验为一种诊查手段，是通过心电运动试验（心肺检测设备），在负荷递增的运动中反映人体的心肺功能指标，经过对各项参数的综合分析，了解心脏、肺脏和循环系统之间的相互作用与储备能力。在运动过程中，连接心电图及呼吸气体分析系统，进行患者运动中的心电及气体分析，测定各项气体代谢的参数。CPET 综合应用了呼吸气体监测技术、计算机技术和活动平板或踏车技术等，实时检测不同负荷条件下受试者机体氧耗量和二氧化碳排出量的动态变化。可采用踏车或运动平板等方式进行。由于更安全方便，目前多采用踏车运动试验连续递增运动负荷的方案，也可以采用分级递增运动负荷的方案（Bruce 方案）。CPET 常用的指标及其意义如下。

（1）最大吸氧量（$VO_{2,max}$）：机体在极量运动时的最大吸收和利用氧的能力受年龄、性别、体重、活动水平及运动类型的影响。可根据 $VO_{2,max}$ 的变化幅度对心功能进行分级。

（2）无氧代谢阈值（AT）：AT 是指运动负荷增加到一定量后，组织对氧的需求超过循环所能提供的供氧量，组织必须通过无氧代谢提供更多氧。从有氧代谢到无氧代谢的临界点称为无氧代谢阈值。正常值应大于 $VO_{2,max}$ 的 40%，此值越低说明心功能越差。AT 更能反映肌肉线粒体利用氧的能力，因此临床将 AT 和 $VO_{2,max}$ 结合一起判断 CHF 患者的运动耐力。

（3）最大心率（HR_{max}）和血压：血压一般随运动量增加而增高，若随运动量增加反而下降，往往预示严重心功能障碍等。开展 CPET 时，应制定标准的操作流程和规范，严格掌握适应证、禁忌证和 CPET 运动终止的指征。

（四）美国心脏协会（AHA）的危险分层标准

为确保稳定性 CHF 患者康复治疗的安全性，美国心脏协会（AHA）对符合康复治疗标准的患者进行了危险分层（表 4-3-2）。

表 4-3-2　美国心脏协会（AHA）的危险分层标准

危险级别	NYHA	运动能力	临床特征	监管及 EKG 监测
A 级			外表健康	无须
B 级	Ⅰ级，Ⅱ级	≤6METs	无充血性心力衰竭表现，静息状态下，无心肌缺血或心绞痛，运动实验≤6METs 时 SBP 适度增高，静息或运动时出现阵发性或非阵发性心动过速，有自我调节运动能力	只需在运动阶段初期进行指导，6 到 12 次 EKG，和血压监测
C 级	Ⅲ级及以上	≤6METs	运动负荷≤6METs 时发生心绞痛或缺血性 ST 段压低，运动时 SBP 低于静息时 SBP，运动时非持续室性心动过速，有心脏骤停史，有可能危及生命的医学情况	运动整个过程需要医疗监督指导和心电血压监测，直到安全性确定
D 级	Ⅳ级及以上	≤6METs	失代偿性心力衰竭，未控制的心律失常，可因运动而加剧病情	不推荐进行以增强适应为目的的活动，应重点恢复到 C 级或更高级

（五）日常生活活动能力评定

CHF 患者到了中晚期会出现不同程度的日常生活活动能力障碍，ADL 评定采用改良巴氏指数评定表。具体评定参照本套教材《康复功能评定》。

（六）参与能力评定

参与能力评定主要进行生活质量评定、劳动力评定和职业评定。具体评定参照本套教材《康复功能评定》。

（七）代谢当量（METs）

METs 可以判断各级心功能与相应的活动水平（表 4-3-3）和运动能力、判断体力活动能力和预后、指导日常生活活动与职业活动（见冠心病康复评定中"应用代谢当量指导康复"）。

表 4-3-3　心功能分级和代谢当量关系

心功能分级	活动时最大代谢当量	心功能分级	活动时最大代谢当量
Ⅰ 级	≥7	Ⅲ 级	2～5
Ⅱ 级	5～7	Ⅳ 级	<2

四、康复治疗

2001 年和 2005 年美国心脏病学会（ACC）、美国心脏协会（AHA）及 2005 年欧洲心脏病协会（ESC）发表的心力衰竭诊断与治疗指南，均建议所有病情稳定的门诊患者，在联合药物治疗的同时都应当考虑运动训练。运动训练适用于所有恢复期病情稳定的 CHF 患者，但运动康复不能贸然进行，应在经过专业培训且有一定运动康复经验的康复医师、心血管内科医师、治疗师的共同合作下进行。首先应对患者病情的稳定性和康复运动的安全性进行评估，然后制订运动处方（选择运动方式、运动方法和运动量等）。CHF 患者的康复运动应始终在专科医生的监控下进行。

CHF 患者的康复治疗目标为改善心功能、下肢肌力，改善 ADL 能力，提高劳动力，促进再就业，提高生活质量及最大限度地促进患者回归家庭和社会。

患者的康复治疗原则为在综合治疗的基础上，积极进行康复治疗。康复治疗方法包括运动治疗、作业治疗、心理治疗以及其他治疗方法。患者可根据具体情况选择适合的治疗方法。

（一）运动治疗

运动治疗前要对 CHF 患者进行充分的评估，注意患者运动试验和运动训练禁忌证，以排除不能进行运动康复的患者。按美国 AHA 2001 年制订的对 CHF 患者进行危险分层的标准，判断运动康复过程中是否需要对患者进行心电图、血压监测以及需要监测的次数，以便尽最大可能保证患者的安全。在实施运动康复训练前，应常规进行运动试验，通过运动试验客观定量地评价患者的心脏储备功能和运动耐力，如心电运动试验、心肺运动试验、6 min 步行试验，准确地测量患者的心脏功能，以便制订运动处方。

1. 运动处方　运动处方的内容主要包括运动方式、运动强度、运动时间和频率等。

（1）运动方式：主要采用有氧运动，如走路、踏车、游泳、骑车、爬楼梯等，都是常用的有氧运动项目。有氧运动可以采取连续有氧运动或间歇有氧运动。阻力运动（哑铃、杠铃、弹力带等）不仅简单易行，而且可以改善肌肉收缩力以及神经-肌肉功能，增强运动康复的效果，是有氧运动的有效补充。所以应该将有氧运动与阻力运动结合进行。病情比较重的患者也可以早期进行床旁坐位训练。

（2）运动强度：是运动处方最核心的内容，应充分考虑患者的综合情况（病情恢复的程度、疾病的危险性、患者体力状况、既往参加体力锻炼的经历以及心理状态等），为 CHF 患者制订安全有效的个体化运动处方。运动强度的确定主要依据运动试验的结果，常用的参照指标和运动强度标准如下。

①按最大预测心率（HR_{max}）计算：使运动目标心率达到 HR_{max} 的 65%～75%（HR_{max}＝220－年龄）。考虑到患者的安全以及当前普遍服用 β 受体阻滞剂的情况，建议运动开始阶段将目标心率控制在 HR_{max} 的 50%～60%。

②按储备心率（HRR）计算：HRR＝最大运动时心率－静息时心率。运动时目标心率＝静息心率＋（40%～70%）×HRR。

③按最大吸氧量（$VO_{2,max}$）计算：一般选择 50%～80% $VO_{2,max}$ 的运动强度，体力衰弱者可从 50%

VO$_{2,max}$开始,逐步递增。以防止过度疲劳和并发症。

④心功能水平与运动强度的关系(表 4-3-4)。

表 4-3-4 心功能水平与运动强度的关系

分级	运动强度
Ⅰ级	最大活动水平:持续活动 5.0 kcal,间断活动 66 kcal,最大代谢当量为 6.5 METs,主观用力计分在 13～15。活动强度可以较大
Ⅱ级	最大持续活动水平为 2.5 kcal,间歇活动时为 4.0 kcal,最大代谢当量为 4.5METs,主观用力计分 9～11,活动强度明显减小,活动时间不宜过长,活动时心率增加不超过 20 次/分
Ⅲ级	最大持续活动水平为 2.0 kcal,间歇活动时为 2.7 kcal,最大代谢当量为 3.0 METs,主观用力计分为 7。以腹式呼吸、放松训练为宜,可作不抗阻的简单四肢活动,活动时间一般为数分钟。活动时心率增加 10～15 次/分,每次运动时间可达到 30 min
Ⅳ级	最大持续活动水平为 1.5 kcal,间歇活动时为 2.0 kcal,最大代谢当量为 1.5METs。只做腹式呼吸和放松训练等不增加心脏负荷的活动。可作四肢被动活动。活动时心率和血压一般无明显增加,甚至有所下降。WHO 提出可以进行缓慢的步行,每次 10～15 min,1～2 次/天,但必须无症状

(3)运动时间和频率:开始运动训练时,训练强度应保持低水平,为避免长时间训练引起疲劳,一般应控制在 5～10 min,逐渐增加直到 30～60 min 为宜。完整的运动处方包括热身运动期、运动调整期、恢复期。针对 CHF 患者体力衰弱的情况,可以适当延长热身运动时间至 10～15 min,运动时间为 20～30 min,每周 3～5 次。

2. 运动治疗过程 运动处方的实施一般分 3 个阶段。

(1)医院监测阶段:在医院的心电图、血压等监测下进行。一般需 2～6 周,每周 3 次。

(2)医生指导阶段:可在医院完成,也可远程监测。可持续 6～12 周,每周 3 次。

(3)居家锻炼阶段:可长期坚持进行,每周 3～5 次。居家锻炼期间医生及治疗师应电话随访或患者定期到门诊随访。

(二)作业治疗

可根据个人兴趣和心功能状况的评估结果,设计心力衰竭患者的各种作业活动。如日常生活活动;生产性作业,有木刻、纺织、刺绣、橡皮泥活动、磨砂等来改善肢体的活动能力,提高肌肉运动的耐久力;园艺活动,有种花、种菜;娱乐活动,如打扑克、缝纫、球类、游戏、下棋等。使患者在娱乐活动中达到治疗疾病效果,促进康复的目的。

(三)心理治疗

适当的心理支持是 CHF 康复治疗的重要内容。心理治疗具有改善或消除 CHF 患者焦虑、抑郁、绝望心理的作用。安慰患者,鼓励患者正确认识疾病,树立战胜疾病的信心,积极配合治疗,使患者从支持系统中得到帮助,消除心理障碍。物理治疗师还可通过肌肉放松、中医气功、音乐等技术来完成放松训练,让患者舒缓焦虑的情绪。

(四)康复工程

康复工程在 CHF 中的应用主要涉及辅助器具。严重的 CHF 患者由于行走困难需要使用助行器、轮椅等代替其步行,提高生活自理能力,增强社会交往。

(五)其他治疗

(1)药物治疗:根据心力衰竭诊断与治疗指南,强调阻断神经内分泌系统过度激活和阻断心肌重构治疗,推荐将 β 受体阻滞剂、血管紧张素转化酶抑制剂或血管紧张素Ⅱ受体拮抗剂和醛固酮拮抗剂等作为心力衰竭的基本治疗,并可应用利尿剂及洋地黄类药物。

（2）水疗：适用于轻、中度心力衰竭患者，用以改善症状。

①氡泉浴：氡泉浴法是较柔和的刺激，对轻度、中度心力衰竭均有一定疗效。氡泉浴时皮肤内的血管可以产生一种血管运动物质，可调节血管舒缩，增加心排血量，改善血液循环。方法：水温 35～37 ℃为宜，沐浴时间 12～16 min，每日或隔日 1 次，10～15 次为 1 个疗程。

②碳酸泉浴、碳酸氢泉浴：碳酸泉浴、碳酸氢泉浴等产生的碳酸气可以刺激皮肤，促进血管扩张，改善血液循环，以减轻症状。方法：水温 34～36 ℃开始，每 2～3 次降低 1 ℃，直至降至 30～32 ℃，每降温一次沐浴时间 8～15 min，每日或隔日 1 次，12～16 次为 1 个疗程。

（3）按摩：主要适用于轻度心力衰竭患者，用以改善症状。手法采用柔和的向心性按摩，可以促进动脉和毛细血管扩张，而且可以促进静脉的向心血流增加，相应加快了血流速度，减轻了左心负荷。

（4）植入三腔起搏器进行心脏再同步化治疗。

（5）晚期患者可考虑心脏移植。

五、健康教育

由于 CHF 患者大多有原发性高血压、冠心病、糖尿病、高脂血症等。因此，在治疗的同时让患者了解相关疾病发生发展的知识，积极配合治疗尤为重要。

（一）原发病的控制

对导致心力衰竭的原发病（如原发性高血压、冠心病、糖尿病、高脂血症等）进行积极的治疗，防止病情加重。

（二）监测体重

（1）体液潴留：测量清晨空腹、如厕后的体重（干体重）。建议患者定期自称体重以监测体重的增加，最好作为每日生活常规的一部分。如果体内潴留液体低于 1 kg，一般体检并不能发现水肿，但可由体重增加而发现；如果在 3 天内体重突然意外增加 2 kg 以上，则告知医生或相应调整利尿剂剂量，如果发现体重持续增加，则增加利尿剂剂量。

（2）肥胖：因为肥胖可增加心脏后负荷，所以伴有肥胖的 CHF 患者治疗应包括减轻体重，患者的体质指数（BMI＝体重/身高的平方，单位为 kg/m²）在 25～30 之间时为超重，大于 30 为肥胖。

（3）体重下降：严重慢性心衰患者约 50％出现临床或亚临床的营养不良，伴随体重下降导致心性恶病质。治疗目的是达到干体重的增加，最好通过足够的身体锻炼增加肌肉重量。

（三）饮食调节

当由于恶心、呼吸困难或水肿等导致进食减少时则建议少量多餐。

（1）食盐：控制饮食中食盐含量对于重症心力衰竭较轻度心力衰竭更为重要。根据心功能确定每日氯化钠的摄入量，心功能Ⅱ级者为 5 g/d，心功能Ⅲ级者为 2.5 g/d，心功能Ⅳ级者应限制在 1 g/d。

（2）液体：有或无低钠血症的重度心力衰竭患者应控制液体摄入量。然而液体的精确数量尚不明确。对于重度心力衰竭患者液体量限制在 1.5～2 L/d 为宜。

（四）自我锻炼

患者可根据自身情况，进行自我锻炼，如气功、太极拳及医疗体操等。应教会患者数心率，运动时的心率应不超过休息时心率的 5～10 次/分，主观用力计分不应超过 12 分。

（五）药物预防

由于呼吸道感染可能加重心力衰竭，因此对肺炎球菌和流感的免疫可能减少心力衰竭的复发。国内外对流感的免疫已被广泛应用，如注射流感疫苗。中医药在我国已有几千年的历史，其"治未病"的思想早已深入人心。近年来常用一些调理气血的中药方剂作为 CHF 的辅助治疗，且其有效性已被临床实践所证实。

小　结

慢性充血性心力衰竭是大多数心血管疾病的终末阶段,是各年龄段心血管病患者死亡的首要原因。严重影响居民健康和生存质量。为减轻心脏的负担,一直以来,CHF 患者以休息为主,尽量避免运动,但大量临床实践证明,运动康复治疗对心力衰竭患者是可行的,且可以提高心力衰竭患者的运动耐力,尤其是有氧运动。但是,首先必须对患者进行有效的康复评定。其主要康复评定方法有:心功能分级、6 min 步行试验、心肺联合运动试验、美国心脏协会(AHA)的危险分层标准、日常生活活动能力评定、参与能力评定和代谢当量等。根据患者心功能状况选择合适的康复治疗方法,其主要康复治疗方法有运动治疗、作业治疗、心理治疗、康复工程,配合其他治疗(如药物等),以达到缓解症状、提高运动耐量、改善生活质量、阻止或延缓心肌损害进一步加重、降低死亡率、延长生存期的目的。

案例解析

诊断:冠心病,稳定性心绞痛,心功能不全,心功能Ⅲ级。

1. 进行康复评定

(1) 是否适合康复:根据 CHF 患者运动试验和运动训练禁忌证的标准,确定患者适合进行康复治疗。

(2) 是否需要监护:判断患者心功能Ⅲ级,在运动康复过程中需要对患者进行心电图、血压监测,以便尽最大可能保证患者的安全。

(3) 确定运动强度:患者心功能Ⅲ级,相对适合的运动试验为低水平运动试验、6 min 步行试验以及主观用力程度分级(RPE)。评定过程中密切观察、监控患者的整体状况,注意安全。

(4) 其他功能评定:日常生活活动能力评定、参与能力和心理评订,以便制订综合性康复计划。

2. 制订康复治疗方案　在 CHF 联合药物治疗的同时考虑运动训练、作业训练、心理支持、健康教育。

3. 健康教育　包括原发病的控制、监测体重、饮食调节、药物预防等。

能力检测

一、选择题

A₁ 型题

1. 美国心脏协会(AHA)对心力衰竭的危险分层标准中,危险级别标准为 B 级时,下面说法不正确的是(　　)。

A. NYHA Ⅰ级,Ⅱ级

B. 运动能力≤6METs

C. 临床特征为无充血性心衰表现

D. 静息状态下,有心肌缺血或心绞痛

E. 监管及 EKG 监测只需在运动阶段初期进行指导

X 型题

1. 心肺联合运动试验(CPET)中,正确的是(　　)。

A. 心肺功能运动试验为一种诊查手段

B. 通过心电图运动试验（心肺检测设备），在负荷递增的运动中反映人体心肺功能指标

C. 经过对各项参数的综合分析，了解心脏、肺脏和循环系统之间的相互作用与贮备能力

D. 在运动过程中，连接心电图及呼吸气体分析系统，进行患者运动中的心电图及气体分析，测定各项气体代谢的参数

E. CPET 综合应用呼吸气体监测技术、计算机技术和活动平板或踏车技术等，实时检测不同负荷条件下受试者机体氧耗量和二氧化碳排出量的动态变化，可采用踏车或运动平板等的方式进行

2. 心力衰竭发生的诱因有（   ）。

A. 感染　　　　　　　　　　B. 心律失常　　　　　　　　　C. 劳累或情绪激动

D. 血容量增加（如静脉输液过多、过快，摄入过多的钠盐等）

E. 治疗不当（如不恰当地使用降压药或利尿药等）

二、简答题

1. 简述慢性心力衰竭康复评定方法。

2. 简述慢性心力衰竭患者的康复治疗方法。

参考答案

（许晓惠）

第四节　慢性阻塞性肺疾病患者的康复

案 例 导 入

　　患者，男，65 岁，20 年前起咳嗽、泡沫痰。劳累、受凉、气候变化时加重，冬季复发。6 年前起气喘，渐重，服用氨茶碱后可轻微缓解。2 周前受凉后咳嗽、咳痰加重，咳黄脓痰，不易咳出，伴胸闷、气促。1 周前发热，伴头痛。入院前一天被家人发现神志模糊、嗜睡。吸烟近 50 年，1～2包/天。

　　查体：T 38.7 ℃，R 45 次/分，BP 136/90 mmHg，神志恍惚，呼吸急促，口唇发绀，胸廓桶状胸，叩诊过清音，心浊音界不清，肺下界、肝浊音界下移，两肺听诊有散在哮鸣音，右下肺湿性啰音。胸片：两肺纹理增粗，右下肺片状阴影；动脉血气分析：pH 值 7.31，$PaCO_2$ 62 mmHg（35～45 mmHg），PaO_2 50 mmHg（80～100 mmHg）。

　　该患者需进行的康复治疗措施有哪些？

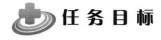

思政案例

【知识目标】

1. 了解　慢性阻塞性肺疾病的概念和病因。

2. 熟悉　慢性阻塞性肺疾病的病理学表现、病理生理学改变和临床表现。

3. 掌握　慢性阻塞性肺疾病的主要功能障碍、康复评定以及治疗措施。

【能力目标】

1. 能对慢性阻塞性肺疾病患者进行康复评定。

2. 能制订慢性阻塞性肺疾病患者的康复治疗方案。

一、概述

慢性阻塞性肺疾病(chronic obstructive pulmonary disease,COPD)是指具有气流阻塞特征的慢性支气管炎以及合并的肺气肿。气流阻塞进行性发展,但部分有可逆性,可伴有气道高反应性。COPD 是一种严重危害人类健康的常见病、多发病,严重影响患者的生命质量,病死率较高,并给患者及其家庭以及社会带来沉重的经济负担。

(一)病因

引起慢性阻塞性肺疾病的危险因素包括个体因素和环境因素,两者相互影响。

1. 个体因素 某些遗传因素可增加 COPD 发病的危险性。已知的遗传因素为 α_1-抗胰蛋白酶缺乏。重度 α_1-抗胰蛋白酶缺乏与非吸烟者的肺气肿形成有关。支气管哮喘和气道高反应性是 COPD 的危险致病因素,气道高反应性可能与机体某些基因和环境因素有关。

2. 环境因素 主要包括吸烟、职业性粉尘和化学物质、空气污染、生物燃料烟雾、感染等。

(二)临床表现

1. 慢性咳嗽 通常为首发症状。初起咳嗽呈间歇性,早晨较重,之后早晚或整日均有咳嗽,但夜间咳嗽并不显著。少数病例咳嗽但不伴咳痰。也有部分病例虽有明显气流受限但无咳嗽症状。

2. 咳痰 咳嗽后通常咳少量黏液性痰,部分患者在清晨较多;合并感染时痰量增多,常有脓性痰。

3. 气短或呼吸困难 COPD 的标志性症状,是使患者焦虑不安的主要原因,早期仅在劳动时出现,后逐渐加重,以致日常生活活动甚至休息时也感气短。

4. 喘息和胸闷 不是 COPD 的特异性症状。部分患者特别是重度患者有喘息;胸部紧闷感通常在劳动后发生,与呼吸费力、肋间肌等容性收缩有关。

5. 全身性症状 在疾病的临床过程中,特别是较重患者可能会发生全身性症状,如体重下降、食欲减退、外周肌肉萎缩和功能障碍、精神抑郁和(或)焦虑等。合并感染时可咳血痰或咯血。

二、康复评定

根据患者的临床症状、急性加重风险、肺功能异常的严重程度及并发症情况进行综合评估,确定疾病的严重程度,包括气流受限的严重程度、患者的健康状况和未来急性加重的风险程度。此外,功能评估还包括运动能力评估、ADL 评估、呼吸肌力量评估(最大吸气压及最大呼气压)、上下肢肌肉力量评估、心理状态评估、营养状况评估、生活质量评估等。

(一)症状评估

采用改良版英国医学研究委员会呼吸问卷(mMRC)对呼吸困难严重程度进行评估(表 4-4-1),或采用慢性阻塞性肺疾病患者自我评估测试(CAT)问卷(表 4-4-2)进行评估。

表 4-4-1 改良版英国医学研究委员会呼吸问卷

呼吸困难评价等级	呼吸困难严重程度
0 级	只有在剧烈活动时感到呼吸困难
1 级	在平地快步行走或步行、爬小坡时出现气短
2 级	由于气短,平地行走时比同龄人慢或者需要停下来休息
3 级	在平地行走约 100 m 或数分钟后需要停下来喘气
4 级	因为严重呼吸困难而不能离开家,或在穿脱衣服时出现呼吸困难

表 4-4-2　慢性阻塞性肺疾病患者自我评估测试问卷

症状	严重程度						症状
我从不咳嗽	1	2	3	4	5	6	我总是在咳嗽
我一点痰也没有	1	2	3	4	5	6	我有很多很多痰
我没有任何胸闷的感觉	1	2	3	4	5	6	我有很严重的胸闷感觉
当我爬坡或上 1 层楼梯时,没有气喘的感觉	1	2	3	4	5	6	当我爬坡或上 1 层楼梯时,感觉严重喘不过气来
我在家里能够做任何事情	1	2	3	4	5	6	我在家里做任何事情都很受影响
尽管我有肺部疾病,但对外出很有信心	1	2	3	4	5	6	由于我有肺部疾病,对离开家一点信心都没有
我的睡眠非常好	1	2	3	4	5	6	由于我有肺部疾病,睡眠相当差
我精力旺盛	1	2	3	4	5	6	我一点精力都没有

注:数字 0～6 表示严重程度,请标记最能反映你当前情况的选项,在数字上打 ×,每个问题只能标记 1 个选项。

（二）肺功能评估

1. 肺活量（VC）　尽力吸气后缓慢而完全呼出的最大空气量,是最常用的指标之一,随病情严重性的增加而下降。

2. 第 1 秒用力呼气量（FEV1）　尽力吸气后尽最大强力快速呼气,第 1 秒所能呼出的气体量,其占肺活量比值与 COPD 的严重程度及预后有很好的相关关系（表 4-4-3）。

表 4-4-3　肺功能分级标准

COPD 分组	FEV1％VC
Ⅰ 级（轻度）	≥70％
Ⅱ 级（中度）	50％～69％
Ⅲ 级（重度）	<50％

（三）运动能力评定

1. 活动平板或功率车运动试验　通过活动平板或功率车进行运动试验获得最大吸氧量、最大心率、最大 MET 值、运动时间等相关量化指标来评定患者运动能力,也可通过活动平板或功率车运动试验中患者的主观劳累程度分级（Borg 计分）等半定量指标来评定患者运动能力。

2. 6 min 或 12 min 行走距离测定　让患者步行 6 min 或 12 min,记录其所能行走的最长距离。试验与上述分级运动试验有良好相关性。对于不能进行活动平板运动试验的患者可通过 6 min 或 12 min 行走距离测定,以判断患者的运动能力及运动中发生低氧血症的可能性。

（四）日常生活能力评定

日常生活能力评定见表 4-4-4。

表 4-4-4　日常生活能力评定

分级	表现
0 级	虽存在不同程度的肺气肿,但活动如常人,对日常生活无影响,活动时无气短
1 级	一般劳动时出现气短
2 级	平地步行无气短,速度较快步行或登楼、上坡时,同行的同龄健康人不觉气短而自己有气短
3 级	慢走不及百步即有气短
4 级	讲话或穿衣等轻微动作时即有气短
5 级	安静时出现气短、无法平卧

三、功能障碍

COPD 是以不完全可逆的气流受限为特征的疾病,其主要症状是进行性加重的呼吸困难,表现为肺功能及呼吸功能损害。然而除了肺部症状以外，COPD还合并肺外症状，其中体重下降、营养不良和骨骼肌功能障碍等常见。

1. 呼吸障碍　由于肺气肿的病理改变，膈肌活动受限，患者在安静时也用肋间肌进行呼吸，甚至采用辅助呼吸肌，形成病理性呼吸模式，加重耗氧。

2. 反复感染　由于细支气管长期炎症，黏液腺及纤毛受损，"黏液毯"功能丧失，排痰能力差，加上患者长期卧床，免疫力下降，容易造成反复感染。

3. 肌力及运动耐力下降　由于劳力性呼吸困难而活动减少，使得呼吸系统及循环系统对运动的适应能力减退，上下肢出现废用性肌力减退，患者的肌力及运动耐力均有所下降。

四、康复治疗

康复治疗可以使进行性气流受限、严重呼吸困难而很少活动的患者改善活动能力，提高生活质量，是COPD一项重要的治疗措施。有研究发现，不同呼吸困难严重程度的COPD患者均能从康复治疗中受益。

（一）呼吸训练

1. 呼吸模式

（1）缩唇呼气训练法：慢性阻塞性肺疾病（COPD）患者因为肺的弹性回缩力降低，小气道阻力升高，等压点向末梢小气道移动，呼气时小气道提早闭合，致使气体滞留在肺内，加重通气/血流值失调。缩唇呼吸可以增加气道外口段阻力，使等压点移向中央大气道，以防止气道早期闭合，达到减少残气量的目的，同时减少呼吸频率、每分通气量、降低二氧化碳水平，增加潮气量、升高动脉血氧分压和氧饱和度。其方法为经鼻腔吸气，呼气时将嘴缩紧，如吹口哨样，在4~6 s内将气体缓慢呼出。

（2）腹式呼吸训练法：也称膈式呼吸，其主要是靠腹肌和膈肌的收缩而进行的一种呼吸。COPD患者呼吸浅快，呼吸效率差，肺气肿使横膈活动减弱或固定，通气量减少，死腔增加。深而缓的膈肌呼吸是呼吸阻力下降，潮气量增大，减少死腔，气体分布均匀，使通气血流比例失调得到改善的有效方法。腹式呼吸训练关键在于协调膈肌和腹肌在呼吸运动中的活动。常用方法如下。

①双手置上腹部法：患者取仰卧位或坐位，双手置于上腹部（剑突下、脐上方）。吸气时腹部缓缓隆起，双手加压作对抗练习，呼气时腹部下陷，两手随之下沉，在呼气末，稍用力加压，以增加腹内压，使横膈进一步抬高，如此反复练习，可增加膈肌活动。

②两手分置胸腹法：患者取仰卧位或坐位，一手置于胸部（通常置于两乳间胸骨处），一手置于上腹部（位置与①同），呼气时腹部的手随之下沉，并稍加压，吸气时腹部对抗此加压的手，使之缓缓隆起。呼吸过程中胸部的手基本不动。此法可用以纠正不正确的腹式呼吸方法。

③下胸季肋部布带束胸法：患者取坐位，用一宽布带交叉束于下胸季肋部，患者两手抓住布带两头，呼气时收紧布带（约束下胸廓，同时增高腹内压），吸气时对抗此加压的布带而扩展下胸部，同时徐徐放松束带，反复进行。

④抬臀呼气法：患者取仰卧位，两足置于床架上，呼气时抬高臀部，利用腹内脏器的重量将膈肌向胸腔推压，迫使横膈上抬；吸气时还原，以增加潮气量。

（3）缓慢呼吸：这是与呼吸急促相对而言的缓慢呼吸。这一呼吸有助于减少解剖死腔，提高肺泡通气量。因为当呼吸急促时，呼吸幅度必然较浅，潮气量变小，解剖死腔所占的比值增加，肺泡通气量下降，而缓慢呼吸可纠正这一现象，但过度缓慢呼吸可增加呼吸功，反而增加耗氧，因此每分钟呼吸频率宜控制10次左右。通常先呼气后吸气，呼吸方法同前。

2. 呼吸肌训练　呼吸肌训练可以改善呼吸肌耐力，缓解呼吸困难症状。但它的必要性略逊于上下肢训练。

（二）排痰训练

COPD患者有多年慢性支气管炎病史，每到冬春季节咳嗽、咳痰症状明显，出现急性加重，甚至肺部炎症，如不能及时有效地咳嗽、排痰，可导致病情的加重、肺部炎症的迁延不愈，甚至并发呼吸衰竭。因此要鼓励患者进行有效的咳嗽、咳痰。临床上,通常将咳嗽训练与体位的变动、胸部叩拍和雾化吸入联合使用,以保持呼吸道的清洁、通畅。

1. 体位引流 主要利用重力促进各个肺段内积聚的分泌物排出,不同的病变部位采用不同的引流体位,目的是使此病变部位的肺段内积聚的分泌物向主支气管垂直引流排出。引流频率视分泌物多少而定,分泌物少者,每天上午、下午各引流一次,痰量多者宜每天引流 3～4 次,餐前引流为宜,每次引流一个部位,时间 5～10 min,如有多个部位需要引流,则总时间以 30～45 min 为宜,以免患者疲劳。

2. 胸部叩击、震颤 有助于黏稠浓痰脱离支气管壁。其方法为治疗者手指并拢,掌心成杯状,运用腕部力量在引流部位胸壁上双手轮流叩击拍打 30～45 s,患者可自由呼吸。叩击拍打后手按住胸壁部加压,治疗者整个上肢用力,此时嘱患者做深呼吸,在深呼气时做震颤振动,连续作 3～5 次,再叩击,如此重复 2～3 次,之后嘱患者咳嗽以排痰。

3. 咳嗽训练 咳嗽是呼吸系统的防御机能之一,COPD 患者咳嗽机制受到损害,最大呼气流速下降,纤毛活动受损,由于痰液本身比较黏稠,因此更应当教会患者正确的咳嗽方法,以促进分泌物排出,减少反复感染的机会。

(1)先进行深吸气,以达到必要吸气容量。

(2)吸气后要有短暂闭气,以使气体在肺内最大分布,同时气管到肺泡的驱动压尽可能保持持久。

(3)关闭声门,当气体分布达到最大范围后再紧闭声门,以进一步增强气道中的压力。

(4)通过增加腹内压来增加胸内压,使呼气时产生高速气流。

(5)声门开放,当肺泡内压力明显增高时,突然将声门打开,即可形成由肺内冲出的高速气流,促使分泌物移动,并通过咳嗽排出体外。

(三)运动训练

运动训练是肺康复治疗的核心内容。在 COPD 的自然病程中,骨骼肌消耗且功能失调、心肺功能下降是患者活动能力和运动耐力逐渐下降的主要原因,严重影响与患者健康相关的生活质量(HRQL)。最近研究表明,重症 COPD 患者运动能力的下降比第 1 秒用力呼吸容积(FEV1)的下降更明显。运动训练能提高肌肉细胞的有氧代谢和无氧代谢、增加训练肌肉的毛细血管密度、改善心肺系统协调工作的能力、显著提高 COPD 患者的最大吸氧量($VO_{2,max}$),从而改善呼吸困难,提高运动耐力和 HRQL。

1. COPD 患者康复治疗

按锻炼部位可分为以下 3 种。

(1)下肢肌肉锻炼:运动锻炼的主要组成部分,包括步行、跑步、爬楼梯、平板运动、骑功率自行车等。

(2)上肢肌肉训练:有助于增强辅助呼吸肌的力量和耐力,近年来也逐渐得到重视,训练方法包括上肢功率计法、举重物、扔球等。

(3)全身锻炼:如种花、扫地等,各种传统的体育锻炼(如游泳和康复操等),气功、内养功、太极拳、太极剑是我国所特有的运动方式,不仅能调整患者呼吸比,还能缓解紧张、焦虑情绪,不失为全身锻炼的有效方法。但运动强度和效果均缺少量化标准,可比性差。

2. 运动训练时间 肺康复治疗的效果是与运动训练时间成正比的,因此推荐 COPD 患者进行长期地运动康复训练。但关于运动训练应至少持续多长时间方能起效的观点不一。大多数 COPD 患者为了达到改善 HRQL 和提高运动耐力的目的,需要进行至少 8 周的肺康复治疗,且每周 3 次,每次 1 h。因此 COPD 患者应该将运动康复作为生活的一部分,积极地参与种花及力所能及的家务(如扫地),或积极地进行各项运动。

3. 运动强度 运动强度是影响运动康复效果的重要因素,且两者存在正相关的剂量-效应关系。虽然低强度(低于最大运动量 30%)或高强度(高于最大运动量 60%)的运动训练都能增加患者的运动耐量,但高强度运动后训练肌肉中的氧化酶增加,运动能力明显提高,生理学的反应(如血乳酸浓度、最高氧消耗量等)也明显改善,因此获益更多。但高强度运动训练不适合于病情重、依从性较差的患者。因此,在运动强度的选择上应遵循个体化的原则,对于重度以上的患者应该渐进性地增加运动强度。

对于有条件的 COPD 患者可以先进行活动平板或功率车运动试验,得到实际最大心率及最大 MET

值,然后根据表 4-4-5 确定运动强度。

表 4-4-5　运动强度的选择

运动试验终止原因	靶心率(最大心率)	靶 MET 值(最大 MET)
呼吸急促,最大心率未达到	75%～85%	70%～85%
达到最大心率	65%～75%	50%～70%
心血管原因	60%～65%	40%～60%

除以心率控制外,还应增加呼吸症状控制,即运动后不应出现明显气短、气促(即以仅有轻度至中度气短、气急为宜)或剧烈咳嗽。

（四）理疗

（1）使用低频通电装置或体外膈肌反搏机,进行膈肌体外反搏呼吸。刺激电极位于颈胸锁乳突肌外侧,锁骨上 2～3 cm 处(膈神经部位),先用短时间低强度刺激,当确定刺激部位正确时,即可用脉冲波进行刺激治疗。每天治疗 1～2 次,每次 30～60 min。

（2）采用理疗手法辅助排痰,如超短波治疗、超声雾化治疗等有助于消炎、抗痉挛、利于排痰保护黏液毯和纤毛功能。超短波治疗的方法是应用无热量或微热量,每日一次,15～20 次为 1 个疗程;超声雾化治疗每次 20～30 min,每日一次,7～10 次为 1 个疗程。

（五）日常生活指导

1. 营养疗法　COPD 患者在静息状态下处于高代谢状态,且长期营养摄入不足和营养成分吸收不完全导致存在不同程度的营养不良。长期的营养不良可引起 COPD 患者骨骼肌和呼吸肌功能障碍,营养不良患者的吸气肌肌力比营养正常的低 30%,因此对患者进行合理的营养支持十分重要。COPD 患者可以少食多餐,摄取足够的能量,适量增加鱼类、蛋白质和水果摄入量。另外,肥胖对呼吸功能也是有害的,因为增加的脂肪可增加呼吸系统做功,尤其在那些需要承载身体重量的活动中,如走路、跑步等,因此应当鼓励患者减肥。

2. 心理行为矫正　COPD 症状长期反复可明显加重患者的心理负担,造成极大的精神伤害,多数患者因出现焦虑、抑郁等障碍而不配合肺康复及其他相关治疗。在临床工作中,我们应该按常规评价患者的心理障碍状况:对于轻度患者,可通过交流、诱导、启发、激励等心理支持帮助患者树立信心,变被动为主动;对于存在严重心理障碍的患者,应进行专业的心理治疗。住院患者进行集体的康复运动,有利于克服患者的心理障碍,主动配合康复治疗。在 COPD 患者出现焦虑、沮丧、不能正确对待疾病时可进一步加重患者的残障程度,因此对患者进行心理矫正及行为干预是非常必要的,指导患者学会放松肌肉、减小压力及控制惊慌可有助于减轻患者的呼吸困难及焦虑,另外家人、朋友的支持也必不可少。

五、功能结局

综合性的肺康复治疗可以改善 COPD 患者的呼吸困难症状,提高运动耐量及 HRQL。在对 COPD 患者行肺康复治疗时,应遵循早期、联合不同方法及个体化原则,因人而异地建立有计划的、切实可行的康复治疗方案。长期以来,由于许多 COPD 患者治疗观念相对滞后,对药物治疗依赖性强,忽视或者不能理解主动进行综合性肺康复治疗的重要性,导致 COPD 患者没有进行低成本、高疗效的肺康复治疗。因此,呼吸科医务人员应该积极鼓励 COPD 患者进行综合性肺康复治疗。

六、健康教育

COPD 患者的肺康复治疗是一项长期的工作,对患者进行合理有效的教育指导和管理非常重要。通过教育与管理可以提高患者及相关人员对 COPD 的认识和自身处理疾病的能力,提高患者对肺康复及其他治疗的依从性,减少反复加重,提高生活质量。教育的内容主要包括 COPD 的病理生理与临床基础知识,戒烟,肺康复的重要性,早期认识、预防和治疗急性加重等。

1. 氧气的正确及安全使用 长期低流量吸氧(小于 5 L/min)可提高患者生活质量,使 COPD 患者的生存率提高 2 倍。在氧气使用过程中应防止火灾及爆炸,在吸氧过程中应禁止吸烟。

2. 感冒的预防 COPD 患者易感冒,继发细菌感染后使支气管炎症状加重,可采用防感冒按摩、冷水洗脸、食醋熏蒸、增强体质等方法来预防感冒。

3. 戒烟 烟是呼吸道最大的敌人,各种年龄及各期的 COPD 患者均应戒烟。戒烟有助于减少呼吸道黏液的分泌,降低感染的危险性,减轻支气管壁的炎症,使支气管扩张剂发挥更有效的作用。

小 结

COPD 是一种临床常见疾病,可导致呼吸困难、运动障碍、生活质量下降甚至肺功能丧失,给患者及其家庭、社会都造成了极大负担。肺康复治疗的目的在于通过稳定或逆转疾病发展从而减轻症状,改善机体功能,提高生活质量并降低医疗费用。全面的肺康复治疗应包括患者病情评估、运动训练、健康教育、社会心理支持、呼吸生理治疗、营养支持、中医康复等。其中健康教育和运动训练是基础和必需的。

案例解析

　　根据该患者的病史、症状、体征作出诊断。该患者患慢性支气管炎,伴肺部感染;阻塞性肺气肿;呼吸衰竭。目前主要的问题是清理呼吸道无效、低效型呼吸形态、气体交换受损、活动无耐力、体温过高、睡眠形态紊乱、知识缺乏、潜在并发症。针对上述问题,综合各种评定结果,制订合理的康复治疗方案。康复治疗的内容有:①呼吸训练:采取舒适的姿势,取坐位或半坐卧位,指导患者进行缩唇、腹式呼吸,尽可能地把呼气的时间延长,加强膈肌运动,改善通气。②咳嗽控制训练:鼓励和帮助患者进行有效咳嗽,按医嘱进行超声雾化等吸入疗法,协助清除痰液,维持呼吸道通畅。③肌力训练:主要训练呼吸肌,进行腹式呼吸锻炼等,还应增加全身运动。④营养:给予充足的水分或热量,每日饮水 1500 mL 以上,适当增加蛋白质和维生素的摄入,如不能进食则予以补液(>2 L/d)。⑤氧疗:鼻导管持续低流量吸氧,通常为 1～2 L/min。⑥健康教育:改善居住环境,避免吸入刺激性气体或过敏物;季节变化期间注意保暖,预防感冒;进行耐寒锻炼、呼吸锻炼,增加全身运动;有症状时及时用药;嘱患者定期门诊检查,了解咳嗽方法和疾病防治知识。⑦药物治疗:遵医嘱使用解痉、平喘、祛痰药。

能 力 检 测

一、选择题

A₁ 型题

1. 慢性阻塞性肺疾病(COPD)包括(　　)。

A. 慢性支气管炎、肺气肿、肺囊性纤维化

B. 具有气流阻塞特征的所有慢性肺疾病

C. 具有气流阻塞特征的慢性支气管炎和(或)肺气肿

D. 已知病因并有气流阻塞的一些疾病,如闭塞性细支气管炎

E. 所有慢性支气管炎、哮喘和肺气肿

2. COPD 首先发生的呼吸功能障碍为(　　)。

A. 通气功能障碍　　　　　　　　　　　　　　　B. 换气功能障碍

C. 同时出现通气功能障碍和换气功能障碍　　　　D. 代谢性碱中毒

E. 代谢性碱中毒和呼吸性碱中毒

3. 有关 COPD 的说法下列不正确的是( )。

A. 患者多有长期的吸烟史

B. 多于中年以后发病,常于秋冬季节发病

C. 桶状胸,胸部 X 线显示胸腔前后径增大,肺纹理增多增粗

D. 稳定期的治疗目的是减轻症状,阻止病情发展,提高生活质量

E. 家庭氧疗要求每日吸氧时间在 12 h 以上,包括睡眠时间

4. 低浓度吸氧时氧流量为( )。

A. 5～6 L/min   B. 2～3 L/min   C. 1～2 L/min

D. 1～2 L/s   E. 2～3 L/s

5. 慢性支气管炎最突出的症状是( )。

A. 长期反复咳嗽   B. 经常咳痰   C. 时有喘息

D. 反复发热   E. 少量咯血

6. 指导肺气肿患者作腹式呼吸锻炼时,下列哪项不正确?( )

A. 取立位,吸气时尽力挺腹,胸部不动

B. 呼气时腹部内陷,尽量将气呼出

C. 吸气与呼气时间之比为 2∶1 或 3∶1

D. 用鼻吸气,用口呼气,要求深吸缓呼,不可用力

E. 每日锻炼 2 次,每次 10～20 min,每分钟保持 7～8 次呼吸

7. 慢阻肺康复治疗方法中,"增加呼气时的阻力以缓解缺氧症状"属于( )。

A. 放松法   B. 缓慢呼吸   C. 体位引流

D. 暗示呼吸法   E. 缩唇呼气训练法

二、名词解释

COPD

三、简答题

1. COPD 康复治疗的作用机制有哪些?

2. 腹式-缩唇呼吸的操作要点及注意事项有哪些?

参考答案

(王 维)

第五章　代谢性疾病患者的康复

第一节　骨质疏松症患者的康复

知识链接

案 例 导 入

　　患者，女，68 岁，主因"反复腰背痛伴活动困难 6 年加重 4 天"入院。患者 6 年前逐渐开始出现腰背痛，久坐、久站后及夜间醒来后疼痛明显，咳嗽、用力排便时加重，仰卧休息后减轻，但反复发生，四肢也时有酸痛，小腿抽筋，严重时活动困难。曾以"骨质增生"就诊于多家医院，治疗效果不佳。4 天前因天气转凉症状加重卧床不起，翻身困难，周身酸痛。入院查体：神志清，脊柱轻度后凸，胸椎、腰椎多个棘突压痛，尤以 $L_3 \sim L_4$ 明显，双膝关节压痛伴轻度肿胀。X 线检查示骨密度降低，L_3 压缩性骨折。骨密度双能 X 线吸收评定（DXA）骨量减少（$\leqslant -2.5$ SD）。

　　1. 该患者有哪些康复问题？

　　2. 针对这些问题如何进行康复治疗？

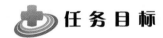

任 务 目 标

【知识目标】

1. 了解　骨质疏松症的概念、分类和病因。

2. 熟悉　骨质疏松症的临床表现和临床诊断。

3. 掌握　骨质疏松症的功能障碍、康复评定、康复治疗目标和康复治疗。

【能力目标】

1. 能说出骨质疏松症的临床表现和功能障碍。

2. 能对骨质疏松症患者进行康复评定。

3. 能制订骨质疏松症患者的初步康复治疗方案。

4. 能对骨质疏松症患者进行康复治疗和康复指导。

一、概述

　　骨质疏松症（osteoporosis，OP）是骨基质和骨矿物质由骨内丢失所致的一种骨代谢病。每年的 10 月 20 日被定为"世界骨质疏松日"。

（一）基本概念

原发性骨质疏松症是以骨量减少、骨的微观结构退化为特征,骨的脆性增加,易于发生骨折的一种全身性骨骼疾病。对骨质疏松症概念的理解和认识如下。

（1）骨量减少:包括骨矿物质和其基质等比例地减少。

（2）骨微观结构退化:由于骨组织吸收和形成失衡等原因导致骨小梁结构破坏、变细和断裂。

（3）骨的脆性增大:骨力学强度减小、骨折危险性增加,承受力降低而易于发生微细骨折或完全骨折。

骨量虽减少,但未达到易骨折的程度称为贫骨症。骨基质无改变而骨矿物质减少（钙化障碍）称为骨软化症,儿童期发病称为佝偻病。骨质疏松与骨质疏松症是不同的,要注意区别:骨质疏松症是指骨质疏松达到一定程度,符合诊断骨质疏松症的低骨量标准,患者已出现全身骨痛症状或伴发脆性骨折等临床征象的病理状态。骨质疏松是指达到诊断骨质疏松症的低骨量标准,但不一定有骨质疏松症的临床症状或骨折发生,尚属于生理性的退化范围之内。

（二）分类

（1）骨质疏松症根据病因可分为原发性骨质疏松症、继发性骨质疏松症和特发性骨质疏松症。

①原发性骨质疏松症:随年龄增长必然发生的一种生理性退行性变,包括绝经后骨质疏松症（Ⅰ型）、老年性骨质疏松症（Ⅱ型）（表 5-1-1）。

表 5-1-1 原发性骨质疏松症的分型

项目	绝经后骨质疏松症（Ⅰ型）	老年性骨质疏松症（Ⅱ型）
年龄	50～70 岁	＞70 岁
男女比例	1:6	1:2
骨量丢失	主要为松质骨	松质骨、皮质骨
丢失速率	加速	不加速
骨折多见部位	椎体（粉碎性）、桡骨	椎体（多见楔形）、股骨
钙质的吸收	降低	降低
甲状旁腺激素	降低	增加
$1,25$-二羟维生素 D_3	继发性降低	原发性降低

②继发性骨质疏松症:由于疾病或药物等因素导致的骨质疏松症。这些因素常见的有内分泌性疾病、骨髓增生性疾病、药物性骨量减少、营养缺乏性疾病、慢性疾病（明显的实质器官疾病、结缔组织疾病）、先天性疾病、废用性骨丢失,以及其他能引起继发性骨质疏松症的疾病和因素。

③特发性骨质疏松症:多伴有家族史,女性多于男性,包括青少年骨质疏松症,以及青壮年、成人骨质疏松症。

（2）根据骨质疏松症发生的范围又可分为以下两类:

①全身性骨质疏松症:如老年性骨质疏松症、甲亢性骨质疏松症等。

②局限性骨质疏松症:如肢体石膏固定后等局部制动引起的局部骨质疏松症、类风湿性关节炎性骨质疏松症等。

（三）病因及危险因素

本病病因还不太清楚,但近年来研究认为与下列因素密切相关。

1. 内分泌因素 与骨质疏松有关的激素较多,主要有以下几种。

（1）雌激素:雌激素水平降低是绝经后骨质疏松症发病的首要因素。雌激素是维持骨吸收和骨形成平衡的重要因素,能增加降钙素的分泌,降低骨对甲状旁腺激素的敏感性,增强成骨细胞活性,抑制破骨细胞作用,使骨形成大于骨吸收,骨骼变得强硬。

(2) 雄激素:骨吸收大于骨形成,主要见于雄激素明显缺乏。

(3) 活性维生素 D_3:活性维生素 D_3 体内量过多时,可使骨破坏增加,导致骨量丢失;体内量不足时,则保护骨的作用不足,可发生佝偻病和骨质软化症等以骨基质矿化障碍为特点的骨骼疾病;正常生理量时,提高血钙和血磷的水平,有利于钙化和骨盐沉着,有效地防止骨质疏松;近年来分子生物学的研究还表明维生素 D 受体基因变异与骨质疏松症有密切关系。

(4) 甲状旁腺激素:甲状旁腺激素分泌过多可导致骨吸收增强,易患骨质疏松,主要见于甲状旁腺功能亢进症。

(5) 降钙素:血降钙素水平下降易发生骨质疏松。降钙素可降低血钙浓度,主要有两个方面机制:使骨吸收受抑,骨钙的释放量减少;抑制甲状旁腺激素和活性维生素 D_3 的活性。

(6) 肾上腺皮质激素:临床试验证明服用糖皮质激素 6 个月以上的患者,几乎 50% 都发生骨质疏松,而服用高剂量糖皮质激素(如强的松(>10 mg/d))的患者都丢失相当大的骨量。糖皮质激素引起的骨量丢失是影响钙动态平衡的多种不利因素共同作用的结果。

(7) 甲状腺素:甲状腺素分泌过多,引起高转换性骨质疏松,多见于甲状腺功能亢进症。

2. 营养因素

(1) 钙的摄入不足:当钙摄入不足时,机体为了维持血钙的水平,就要将骨中的钙释放到血中,由此骨中钙量逐渐丢失,引起骨质疏松。儿童每天的钙摄入量应为 $400\sim700$ mg,生长期少年为 1300 mg,孕妇为 1500 mg,哺乳妇女为 2000 mg,绝经后妇女每天需摄入钙 1500 mg 才能防止骨丢失。奶制品和绿叶蔬菜是食品中钙的主要来源。

(2) 蛋白质摄入不合理:长期蛋白质摄入不足及高蛋白饮食。蛋白质摄入量每增加 1 倍,尿钙丢失增加 50%。

(3) 维生素缺乏:如维生素 C 缺乏,使成骨细胞分泌的细胞间质减少,影响骨基质形成,使胶原的成熟发生障碍,易产生骨质疏松症。

(4) 微量元素缺乏。

(5) 其他因素:消化道疾病致吸收不良,长期持续服用致骨质疏松的药物,如皮质类固醇药物、甲状腺激素、肝素等。另外酗酒、吸烟、摄入过多的咖啡因是导致骨质疏松症的危险因素。

3. 物理因素

(1) 废用因素:运动过少、失重状态或长期卧床、制动等外来因素产生机械性负重应力减少或降低,容易导致骨量减少、骨质疏松和骨折。

(2) 日光因素:缺乏日光照射,导致维生素 D 合成不足,易发生骨质疏松。

4. 免疫功能异常的因素 多种细胞因子和体液因子与骨代谢异常有关,免疫功能紊乱与骨质疏松症的发病具有一定的关系。

5. 种族和遗传的因素 骨质疏松多见于白种人(尤其是西北欧妇女),其次为黄种人,黑种人发生率较低;遗传性主要见于成骨不全和高胱氨酸尿症。

6. 其他 包括年龄和性别,生理状态(如妊娠),慢性肝病、类风湿、强直性脊柱炎、恶性肿瘤等致骨质疏松症的疾病等因素。

(四)临床表现

1. 疼痛 疼痛是原发性骨质疏松症最常见的病症。一般骨量丢失 12% 以上时即可出现骨痛。由于骨吸收增加,在吸收过程中骨小梁破坏、消失和骨膜下皮质骨的吸收均会引起疼痛。其特点是难以明确指出何处疼痛,但以腰背痛多见,占疼痛患者中的 70%~80%,也有患者诉伴四肢酸痛、麻木,屈伸腰背时肋间神经痛、无力;疼痛常沿脊柱向两侧扩散,仰卧或坐位时日间疼痛减轻,直立时后伸、久立、久坐、夜间和清晨醒来时、弯腰、肌肉运动、咳嗽、大便用力时疼痛加重;疼痛性质多呈冷痛、酸痛、持续性疼痛,有突发性加剧,部分患者可出现腓肠肌阵发性痉挛,俗称"小腿抽筋"。

2. 身长缩短、驼背、背曲加重 多在疼痛后出现。正常人每一椎体长度约 2 cm,老年人骨质疏松时椎体压缩,每椎体缩短 2 mm 左右,身长平均缩短 3～6 cm。脊柱椎体结构 95% 由松质骨组成,因骨量丢失,骨小梁萎缩,使椎体疏松即脆弱,负重或体重本身的压力使椎体受压变扁致胸椎后突畸形,尤其第 11 胸椎、第 12 胸椎及第 3 腰椎,负荷量更大,容易压缩变形,形成驼背;随着年龄增长,骨质疏松加重,驼背曲度加大,致使背曲显著。

3. 骨折 这是退化性骨质疏松症最常见和最严重的并发症,尤以高龄(80 岁以上)老年女性为甚。特别易发生脊椎压缩性骨折、髋骨骨折、腕骨骨折等,骨质疏松症所致骨折在老年前期以桡骨远端骨折(Colles 骨折)多见,老年期年龄较大者腰椎和股骨上端骨折多见。一般骨量丢失 20% 以上时易发生骨折,骨密度(BMD)每减少 1.0 SD,脊椎骨折发生率增加 1.5～2 倍。骨折严重限制了患者活动,甚至缩短寿命。骨折后患者长期卧床,加重了骨质丢失,常因并发感染、心血管病等慢性病而死亡;幸存者的活动受限,生活自理能力明显下降或丧失。脊椎压缩性骨折有 20%～50% 的患者无明显症状。

4. 心肺功能下降 胸椎、腰椎压缩性骨折,脊椎后弯,胸廓畸形,可使肺活量和最大换气量显著减少,心脏受压,患者往往可出现胸闷、气短、呼吸困难等症状。另外骨折后活动受限、长期卧床也会使患者的心肺功能严重下降。

5. 负重能力下降 骨质疏松症患者的负重能力常降低(约 2/3),甚至不能负担自己的体重。

6. 腰背部活动障碍 主要表现为腰椎屈、伸、侧屈、旋转等活动障碍和腰背肌力量下降。

二、功能障碍

骨质疏松症是一种可导致多种功能障碍的致残性疾病。

（一）疼痛

疼痛是骨质疏松症的最常见症状,疼痛一方面影响患者的生活质量,另一方面也是影响康复治疗效果的重要因素。

（二）运动功能障碍

运动功能障碍由骨折、疼痛、心肺功能下降等因素所致。

（三）心肺功能下降

脊柱畸形致心肺受压、长期活动受限、卧床及年老等因素造成患者心肺功能严重下降。

（四）日常生活活动能力障碍

由于疼痛、骨折、活动障碍等原因影响患者的日常生活活动能力。

（五）心理障碍

由于骨质疏松没有特异性的治疗方法,病情持续进展,导致患者对治疗丧失信心,特别是长期疼痛、卧床,易产生焦虑、忧郁、恐惧等心理。

（六）残疾

严重的骨质疏松症可以导致残疾的发生。

三、康复评定

（一）骨质疏松程度及分类

1. X 线骨密度估计法

(1) 典型 X 线片表现:骨质疏松的 X 线征出现较晚,骨内钙盐需丧失 30%～50% 方能出现阳性征。

骨质疏松的典型 X 线表现为长骨的骨松质部分,疏松区骨小梁数目减少,但清晰。

（2）形态学测量法：

①皮质指数测量法：目前多采用 Barnett 测量法。在腰椎侧位中线断层片上分别测量第 3 腰椎椎体前部和中部的高度,中部值除以前部值,得出腰椎分数,此值小于 80%,则为脊柱型骨质疏松。拍股骨及手的正位片,测量出股骨中段横径及同一部位的内、外皮质的厚度,将两侧皮质厚度的和除以中段横径,得出股骨分数。以同样方法测量第 2 掌骨中段,得出手骨分数。股骨分数与手骨分数之和称为周围分数。若周围分数小于 88%,则认为是周围型骨质疏松。同时存在周围型和脊柱型骨质疏松者,称混合型骨质疏松。

②骨小梁形态分度法：该法主要测量腰椎及股骨颈的变化。a.腰椎骨小梁形态分度法,腰椎骨小梁 X 线表现按骨质疏松由轻到重可分为三度：一度,纵行骨小梁明显;二度,纵行骨小梁增粗;三度,纵行骨小梁不明显。b.股骨颈骨小梁分度法（Singh 指数法）（图 5-1-1）,由低到高分别如下。

1 度：即使一级压力骨小梁都显像不清。

2 度：成像唯一突出的骨小梁是一级压力骨小梁组。其他的骨小梁部分吸收或完全吸收,而且在 X 线片上显像模糊。

3 度：一级张力骨小梁组的连续性中断。张力骨小梁只见于股骨颈的上部,而且这些张力骨小梁依然与主要的一级压力骨小梁的密度相似。

4 度：张力骨小梁的数量显著减少。吸收好像是从骨的中央向外进行。一级张力骨小梁依然能显示出从外侧皮质到股骨颈上部的连续性,而二级压力骨小梁完全被吸收。

5 度：一级压力骨小梁和一级张力骨小梁的结构明显增强。二级压力骨小梁不再易于识别。

6 度：在 X 线片上可以显示所有正常的骨小梁组。

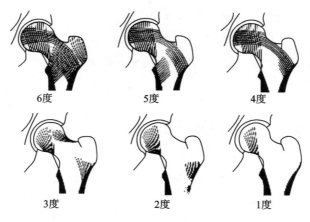

图 5-1-1　Singh 指数法

Singh 指数 4 度以下为骨质疏松。

2. 骨形态计量学检查　由于取活检会给患者带来痛苦,又不能客观地反映患者全身骨骼情况,所以只作为特殊情况下鉴别诊断的手段。

3. 实验室检查　随着生化检测水平的提高,已能对多种参与骨代谢的激素、酶和矿物质进行精确的定量;而且更多的放射免疫法和酶联免疫法的应用,大大提高了检测的特异性和敏感性。

（1）骨矿物代谢指标：主要检测血钙、血磷、24 h 尿钙含量等。原发性骨质疏松症的这些指标一般在正常范围。

（2）骨形成指标：碱性磷酸酶（ALP）、骨钙素（BGP）与 I 型胶原羧基末端肽（CTX）等。

（3）骨吸收指标：主要检测抗酒石酸酸性磷酸酶（TRACP）、尿羟脯氨酸（HOP）。但 HOP 受诸多因素影响,其敏感性和特异性较低。有条件者可检测尿中吡啶啉（PYD）和脱氧吡啶啉（DPD）。

（4）钙调节激素:活性维生素 D、甲状旁腺素(PTH)、降钙素(CT)等。

骨形成和骨吸收指标均有增高为原发性骨质疏松Ⅰ型的表现,即高转换型;骨形成和吸收生化指标多在正常范围或降低为Ⅱ型表现,属低转换型,PTH 升高。

4. 骨密度的定量测定法　骨密度定量测定是反映骨质疏松程度、预测骨折危险的重要依据。高科技的各种测量仪器和测量方法不断被研制开发,测量精度高、无创且易操作。主要方法包括单光子吸收测量、双光子吸收测量、双能 X 线骨密度测量以及定量 CT 测量、中子活化分析全骨钙测定等。国际上对骨质疏松症的诊断、抗骨质疏松疗效的观察、不同生理和病理状况的比较、动物钙磷代谢的研究、抗骨质疏松新药的研究都要求用双能 X 线吸收法或定量 CT 法观察。

双能 X 线吸收法是目前诊断骨质疏松的金标准,能明确诊断轻度、中度、重度骨质疏松。根据 1998 年 WHO 规定的骨质疏松症诊断标准,如果骨量减少≤1 SD(一个标准差)者为正常骨量范围,1~2.5 SD 者为骨量降低,≤2.5 SD 为骨质疏松症,≤2.5 SD 同时伴有脆性骨折为重度骨质疏松症。双能 X 线吸收法可以测量全身任意部位的骨密度和脂肪组织的百分比,测量的速度快、精度及空间分辨率高、散射线少。

（二）疼痛的评定

可采用视觉模拟评分法(visual analogous scale,VAS)进行疼痛的评定,此方法简单易行,相对比较客观,而且敏感性较高,临床使用较多。

（三）对有背痛的骨质疏松患者的评定

放射性核素骨扫描可用于诊断和评定背痛,也可判断疾病当时的活动状态,并可用于指导治疗。例如背痛如非骨源性而是因脊旁肌痉挛或精神因素引起,则表现为背部或髋部持续疼痛而骨扫描正常。

（四）运动功能评定

1. 肌力评定　骨质疏松后由于骨的负载能力减退(有报道可以降低50%~70%),肌肉在各种活动以及负荷中常过多被依赖,出现肌肉痉挛和劳损,加之长期活动较少、长期制动和卧床、疼痛及废用等因素,使肌力减退,进行肌力评定有利于了解功能情况及指导康复治疗。

2. 肌耐力评定　肌耐力是肌肉持续收缩或工作的能力,是评价肌肉能力的重要参数。骨质疏松患者由于机能的衰退、运动的减少,肌耐力的下降是很常见的。能够充分认识下降的程度并竭力去控制,这对骨质疏松患者具有很重要的意义。

3. 关节活动度评定　由于疼痛、肌肉劳损、骨结构破坏造成关节活动受限,因此需行关节活动度评定,特别是腰椎、下肢活动度的评定。

4. 平衡功能评定　包括仪器和非仪器评定。通过平衡评定预测被试者跌倒的风险及其程度是骨质疏松症患者运动功能评定的重要方面。

（五）心肺功能评定

可测定肺活量、潮气量、功能残气量等肺功能指标及利用运动负荷试验测定心脏功能。

（六）日常生活活动能力评定

可采用 Barthel 指数和功能独立性测评。

（七）环境评定

评定的内容主要是引起跌倒的危险因素。

（1）地面:过湿、过滑或不平整,门槛过高,堆放物品杂乱,使用地毯、脚垫,低置物品。

（2）家具:散乱,妨碍活动,家具不稳,低置家具。

（3）浴室:马桶过低,浴盆无安全性扶手,缺乏防滑及辅助措施。

（4）照明:无灯罩或地板抛光造成光线过强,暗色墙壁造成光线不足,缺乏夜灯,开关不便。

（5）其他:门柱、楼梯无扶手,穿鞋不当等。

（八）生存质量评定

骨质疏松症对生活质量的影响是多方面的,可使用一种简单的骨质疏松患者生活质量问卷量表评定,主要包括以下问题:

①你的疲劳改变了吗? ②你走的路更长了吗? ③你走得更快了吗? ④你能坐得更久了吗? ⑤你爬楼梯更自信了吗? ⑥你在家中如何处理日常家务? ⑦你如何进行每天的个人护理? ⑧你的睡眠怎样? ⑨你的社会生活改变了吗? ⑩你发现你的姿势改变了吗? ⑪你总体上的幸福改变了吗?

以上问题可与治疗前相比较,以判断康复治疗对患者生活质量的改善情况。

（九）骨质疏松危险

（1）简短的病史:包括危险因素及排除继发骨质疏松的可能。

（2）简单体格检查。

（3）简单的实验室检查:如血钙、血磷、碱性磷酸酶及 24 h 尿钙、肌酐等,原发性骨质疏松症的这些指标常是正常的。

（4）测定骨密度值。

（十）已有骨质疏松或骨折患者

常见于 50 岁或 60 岁以上的妇女,可有 1~6 个椎体骨折,需作以下评定。

（1）收集完整病史,特别是其中的高危因素,重点排除引起继发性骨质疏松症的疾病。

（2）细致的体格检查。

（3）完善的实验室检查用以排除继发性骨质疏松症,并可监视病情及指导治疗和疗效的观察。

（4）各种方法测定的骨密度可判断疾病的严重程度和观察治疗反应。

四、康复治疗

（一）治疗原则

以综合治疗为主。急性期强调卧床休息 1~2 周,以卧位肌力等长训练及体位适应性训练为主;慢性期强调日常生活中禁止对椎体造成破坏性的不正确姿势和认识到正确运动疗法的重要性。

（二）治疗目标

缓解疼痛,改善姿势,强化肌力,增强心肺能力,改善日常生活活动能力,提高生活质量。

（三）治疗方法

1. 运动疗法

（1）急性期:所谓急性期是指急性腰背疼痛,伴有新的椎体压缩骨折。治疗原则是卧床休息 1~2 周,第 3~4 周起进行体位适应训练和适当的肌力训练。

①卧位姿势:仰卧时,膝关节保持轻度屈曲位,膝关节下方垫一软枕。俯卧位时,将枕头置于腹部,上肢伸向前方。侧卧位时,位于下方的上肢肩关节屈曲 90°,肘关节屈曲,前臂置于枕旁,髋关节、膝关节屈曲,膝关节处夹软枕（图 5-1-2）。

②四肢肌力训练:可从急性发病开始,随症状缓解逐渐加量。主要是上肢肌肉的等张运动训练;下肢肌肉的等长运动训练;腰背肌的等长运动训练等。

③起立床训练:从第 3~4 周开始逐渐适应体位变化,从起立床 45°、时间 15 min、每日 3 次开始,起立床的角度以 15°、时间 15 min 为一次增加量逐渐增至 90°,维持 30 min 即可练习下地行走。

④骨质疏松治疗体操:第 3~4 周可以根据病情进行治疗性体操和平行杠内步行训练。按照医生的指示进行,一般每日一组,每组中每一动作完成 10 次;出现疼痛时停止训练并复诊（图 5-1-3）。

第一节:俯卧位背肌训练（图 5-1-3(a)）。患者俯卧,肘关节屈曲,双手置于肩关节前下方,利用背肌收缩完成肘支撑、上部躯干抬起的动作。

第二节：膝手卧位背肌训练（图5-1-3（b））。患者膝手卧位重心向后方移动，臀部尽量向后上方运动，然后返回原姿势。

第三节：抬腿式腹肌训练（图5-1-3（c））。患者仰卧，双下肢交替进行膝伸展、髋屈曲的抬腿动作。

第四节：搭桥式腹肌训练（图5-1-3（d））。患者仰卧，双上肢置于身体两侧，将手掌放在床面上。双膝关节屈曲，以全足底着床。利用腹肌收缩的力量将臀部抬起，尽量使髋关节充分伸展。

（2）慢性期：此期强调患者日常生活中的正确姿势和运动疗法的重要性，禁止进行有对椎体造成破坏性的错误训练。

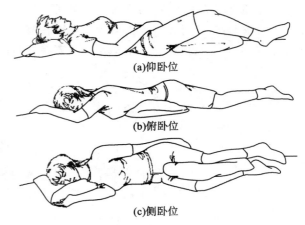

(a)仰卧位

(b)俯卧位

(c)侧卧位

图5-1-2 急性期卧位姿势

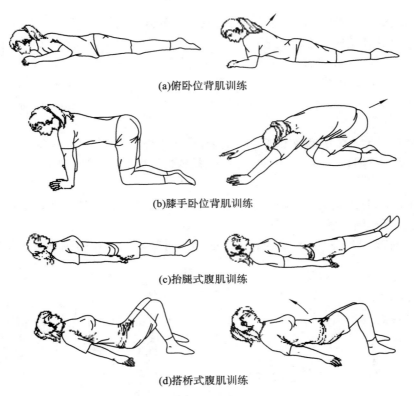

(a)俯卧位背肌训练

(b)膝手卧位背肌训练

(c)抬腿式腹肌训练

(d)搭桥式腹肌训练

图5-1-3 骨质疏松的治疗体操

①患者取坐位，髋关节、膝关节屈曲90°，双脚自然平踏于地面；双肘关节屈曲，轻握拳，躯干伸展，挺胸，收腹，双侧肩关节尽力向后伸展（做挺胸动作）。

②患者取俯卧位，双上肢自然置于身体两侧，腹部垫一软枕，然后做头和上半身向上抬的动作，训练腰背肌；也可在背部放置沙袋做腰背肌抗阻力练习。

③患者立位，一手扶持椅背以维持身体平衡，下肢前后分开；为了避免腰部紧张，向前迈出的下肢膝关节呈屈曲位。另一手持哑铃等重物，使关节尽力伸展。然后，双手握哑铃，双上肢同时外展，上举过头，双手哑铃并拢，然后慢慢放下，每一个哑铃的重量为0.45～0.9 kg，不要超过2.25 kg，患者合并下肢疼痛或平衡功能障碍时，可改为坐位进行。

④背部肌肉抗阻力练习:在头上方悬吊一根弹力带,双上肢上举握住弹力带的两端,用力向下牵拉,上肢完成内收动作;还可以将弹力带的中点踩在脚下,双手握住两端做上肢外展动作;或将弹力带从身体后方通过,双上肢上举过头。以上动作可提高腰背肌肉的力量(图 5-1-4)。

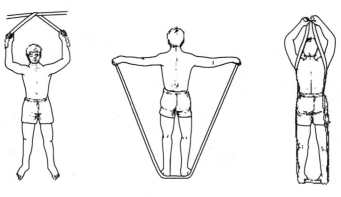

图 5-1-4 背部肌肉抗阻力练习

⑤改善症状和增强全身健康状态及耐力的练习通常采取有氧训练法,鼓励多作步行练习、呼吸练习和各种文娱活动,以提高整体健康水平。

2. 呼吸训练 以腹式呼吸(膈肌运动)为主的呼吸训练,提高呼吸能力。

3. 物理因子疗法 以缓解疼痛为主,采用温热、冷疗、磁疗、干扰电、超声波、微波、水疗等。腰背部的温热疗法可在急性期一周后开始,每次 20～30 min;常用方法有中药热敷、蜡疗、红外线疗法以及泥疗等。

4. 矫形器的使用 骨质疏松最易出现脊柱变形、椎体压缩骨折,因此在康复治疗中佩戴适合的矫形器也是一项重要措施。早期辅助腰背肌训练,可以佩戴软性围腰;合并脊柱变形者还可以佩戴硬性围腰。常用的矫形器有以下四种。

(1) Tewelt 矫形器:特点是胸托、腹托与腰托呈三点固定,使脊柱保持伸展位。常用于骨质疏松伴有新发生的压缩骨折及疼痛剧烈者(图 5-1-5)。

(2) Taylor 带式矫形器:特点是未完全控制脊柱的背伸、屈曲动作。适用于骨质疏松脊柱变形者(图 5-1-6)。

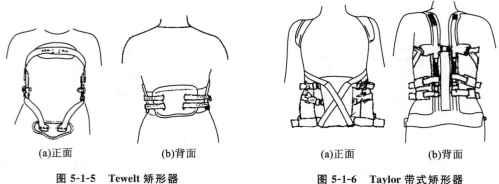

(a)正面   (b)背面   (a)正面   (b)背面

图 5-1-5 Tewelt 矫形器   **图 5-1-6 Taylor 带式矫形器**

(3) 腰骶部围腰:采用中等硬度的材质,适用于骨质疏松脊柱的姿势矫正,以及预防椎体出现压缩骨折(图 5-1-7)。

(4) 弹性围腰:采用弹性材质。可自如地侧弯及旋转,但能限制脊柱的过度屈伸,适用于轻度骨质疏松患者,预防脊柱变形(图 5-1-8)。

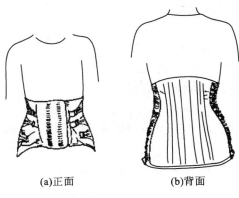

(a)正面　　　　　　(b)背面

图 5-1-7　腰骶部围腰

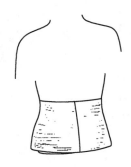

图 5-1-8　弹性围腰

　　矫形器虽然对维持正确姿势有一定效果,但长期使用会使肌力下降,因此要在条件允许的情况下尽快解除矫形器。

　　5．传统康复治疗护理措施　按摩、针灸、太极拳、气功及中药内服、熏洗或外敷等。按摩和关节松动术相结合可使疼痛缓解,同时使全身得到放松。急性期宜轻手法,常用按法与摩法,缓解肌肉的紧张,减轻疼痛。

　　6．日常生活活动作训练　在对患者功能情况进行全面评价以后,有目的、有针对性地从日常生活活动、认知活动中选择一些作业,指导患者进行训练,以改善或恢复患者躯体、心理功能,预防骨质疏松导致的骨折。

　　7．针对社会因素的康复治疗

　　(1) 根据家庭与社区的条件开展趣味性强的游戏和休闲活动,有效地调动积极性。

　　(2) 开展健康教育活动,加强及指导家属和患者对骨质疏松症的理解和护理方法。

　　(3) 指导对环境进行改造。

　　8．药物治疗

　　(1) 减少骨吸收(抗骨吸收):包括雌激素、选择性雌激素受体调节剂、降钙素、羟乙二磷酸二钠等。

　　(2) 增加骨形成:甲状旁腺激素、补充钙剂、1,25-二羟维生素 D_3、类固醇同化剂等。

　　(3) 其他:如氯噻嗪、骨肽制剂、中医药等。

　　9．对症治疗

　　(1) 疼痛:

　　①止痛剂:当疼痛由肌肉痉挛引起时,可用温和的止痛药物缓解疼痛。

　　②局部封闭:如肋间神经封闭。

　　③矫形器:尽量使用柔韧的材料,使用硬的矫形器超过一个月将增加骨的丢失。

　　④药物治疗:主要指抗骨质疏松药物,起到提高骨量、减少骨丢失,尽量不发生骨折的作用从而减少疼痛的发生或减轻疼痛;但尽可能不用降钙素。

　　(2) 骨畸形:局部固定或其他矫形治疗,以防止畸形加剧。

　　(3) 骨折:立即复位、固定、牵引或手术治疗,尽早辅以物理疗法和康复治疗。

　　10．心理治疗　各种疾病(包括骨质疏松症)的症状轻重与人的心理状态关系密切。因此,应重视心理状态的调整,如患者因长期疼痛会出现忧虑、消极、自卑、自暴自弃、不配合治疗等,可给予适当的心理疏导和心理暗示。

五、健康教育

　　在骨质疏松的情况下,骨的力学强度明显降低,所以在扭身、持物、弯腰、下楼、坐汽车时的抖动、站立倒地等情况下都可以引起骨折。所以应帮助指导老人和患者树立以预防为主的观念,改善环境,进行防跌倒宣教与训练,多做户外活动和家庭自我运动训练以增加灵活性和应急能力,并要求患者戒除不良嗜好、坚持平衡饮食。

(1)坚持多做户外活动、多晒太阳。如步行锻炼:以每日步行大于 5000～10000 步为宜(2～3 km),适合老年骨质疏松症患者。步行锻炼能防治下肢及脊柱的骨质疏松。

(2)家庭自我运动训练,以提高运动的反应能力和对环境的适应能力,防止跌倒。

①坚持体育锻炼:每日做 2 次预防骨质疏松的运动(Goodman 练习法),运动分仰卧位和站立位、坐位两部分。仰卧位每日做 2 次,每组各动作完成 5～10 次。站立位、坐位训练每日做数次。具体方法如下。

a.仰卧位(图 5-1-9)。

第一节:患者取仰卧位,上肢上举,置于头部两侧,尽力将上肢向上、下肢向下做伸展动作,同时腹部回收,背肌用力伸展(图 5-1-9(a))。

第二节:双下肢屈曲,背肌伸展,一侧上肢摆动至与躯干呈垂直的位置,然后向床面用力按压(图 5-1-9(b))。

第三节:双手抱膝,背肌伸展,双腿靠近胸部(图 5-1-9(c))。

第四节:双下肢屈曲,肩关节外展 90°,肘关节屈曲 90°,用上臂向床面用力按压(图 5-1-9(d))。

第五节:背肌伸展,做一侧膝关节的屈伸动作(图 5-1-9(e))。

第六节:背肌、腹肌、大腿肌肉收缩,另外背肌伸展,两手、两膝用力向床按压(图 5-1-9(f))。

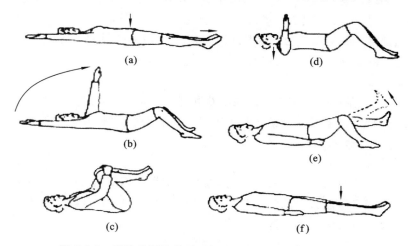

图 5-1-9　仰卧位预防骨质疏松的运动(Goodman 练习法)

b.站立位、坐位(图 5-1-10)。

第一节:患者背部靠墙站立,上肢上举,尽力做背伸动作(图 5-1-10(a))。

第二节:面对墙站立,双脚前后略分开。双上肢平举与肩同高,背肌伸展,上肢用力推墙(图 5-1-10(b))。

第三节:双手扶木椅靠背,上身保持正直,背肌伸展,完成膝关节轻度屈曲动作(图 5-1-10(c))。

第四节:维持上身垂直的坐位姿势(图 5-1-10(d))。

②要注意运动训练的科学性,防止由于方法不当导致腰椎压缩骨折。

③高龄骨质疏松患者要严格按照康复医生设计的处方进行,并且要定期到康复门诊复诊。

④对肌肉萎缩、肌力弱、平衡功能低下的患者,要使用拐杖加强保护,防止跌倒造成骨折。

⑤严重患者要佩戴矫形器,防止脊柱变形或椎体压缩骨折。

⑥为了改善骨密度,要维持抗重力的姿势,如膝手卧位、靠墙站立、起立床上的站立训练、平行杠内的步行训练等。每天最少做 2 h 负重站立和肌肉收缩练习。

⑦注意事项:

a.要避免做以下的运动和姿势(图 5-1-11):不良的坐位姿势、躯干屈曲动作、为练习腹肌而进行的仰卧起坐动作。

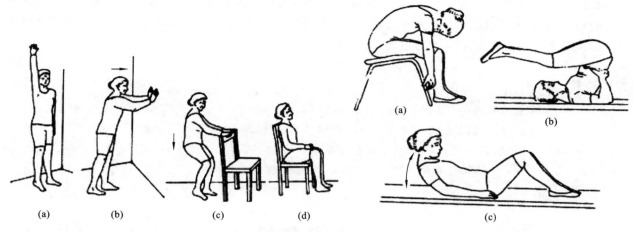

图 5-1-10　立位、坐位预防骨质疏松的运动（Goodman 练习法）　　　　图 5-1-11　禁忌的运动

b.高龄患者要避免快速弯腰动作和弯腰抬重物。

3.饮食疗法　戒烟、戒酒、少饮咖啡,停用致骨质疏松药物及多进食富含钙、镁的食物,如奶类和豆制品等。机体在生理发育不同阶段需要的钙量是不同的,身体正常的中青年每天需要摄入钙 800 mg,孕妇需 1500 mg,老年人需 1000～1500 mg,儿童需 1200 mg。因此,不同年龄阶段饮食中应补充足够的钙量满足机体的需要。

4.日光照射　人体维生素 D_3 一半来自食物,另一半来自日光照射。成人每日需维生素 D_3 摄入量为 400IU,老年人为 800IU。紫外线照射下可使 7-脱氢胆固醇在皮肤内合成维生素 D_3,促进钙的吸收,有效预防骨质疏松症。

5.改造环境　尽量改造和清除家庭和周边环境的障碍,以减少跌倒的机会;采取切实有效的防跌倒措施。照明好、地面防滑、地面无杂物都可以减少倒地危险。

6.其他预防措施　尽量减少长期卧床和制动、避免长期持续服用皮质类固醇药物等。

另有专家提出骨质疏松症的三级预防措施。

（1）一级预防:应从儿童、青少年做起,如注意合理膳食营养,尽量摆脱“危险因子”,改正不良生活习惯,坚持科学的生活方式,尽可能保存体内钙质,将骨峰值尽量提高到最大值是预防生命后期骨质疏松症的最佳措施。加强骨质疏松的基础研究,对有遗传基因的高危人群,重点随访,早期防治。

（2）二级预防:中年人,尤其绝经后妇女,应每年进行一次骨密度检查,对骨量快速减少的人群,应及早采取防治对策。相关药物:坚持长期预防性补钙,摄入活性维生素 D、雌激素等预防骨质疏松症,同时继发性骨质疏松症应积极治疗有关的疾病以及进行运动等。

（3）三级预防:对退行性骨质疏松症患者应积极进行抑制骨吸收、促进骨形成等药物治疗,还应加强防摔、防碰、防绊、防颠等防范骨折的措施。对中老年骨折患者应积极手术,实行坚强内固定,早期活动,进行包括康复治疗在内的综合治疗。

小　结

原发性骨质疏松症是以骨量减少、骨的微观结构退化为特征,骨的脆性增加,易于发生骨折的一种全身性骨骼疾病。骨质疏松症病因还不太清楚,主要与内分泌因素、营养因素、物理因素、免疫功能异常的因素、种族和遗传的因素、年龄和性别、生理状态、致骨质疏松症的疾病等有关。

骨质疏松症的总体治疗原则以综合治疗为主。急性期强调卧床休息 1～2 周,以卧位肌力等长训练及体位适应性训练为主;慢性期强调日常生活中禁止对椎体造成破坏性的不正确姿势和认识到正确运动疗法的重要性。临床中应持之以恒给予药物治疗与康复治疗相结合的综合治疗,提高治疗效果,延缓患者病情进展,提高生活质量。

案例解析

　　根据该患者的病史、临床表现及既往治疗情况,一般不难作出骨质疏松症急性期的诊断,目前主要的功能障碍为疼痛、运动功能障碍、心肺功能下降、日常生活活动能力障碍等。针对上述功能障碍,应该制订合理的康复治疗方案。康复治疗的内容有:①保持良好的卧位姿势休息1~2周;②第3~4周起做起立床训练、肌力训练、骨质疏松治疗体操等。

能力检测

一、选择题

A_1 型题

1. 原发性骨质疏松症的分类不包括(　　)。

　A. 绝经期骨质疏松症　　　　　　　　B. 老年性骨质疏松症

　C. 特发性骨质疏松症　　　　　　　　D. 绝经后骨质疏松症

2. 老年骨质疏松症患者做步行训练应(　　)。

　A. 不超过5000步　　　　　　　　　　B. 大于10000步

　C. 5000~10000步　　　　　　　　　　D. 依患者病情和功能障碍情况而定

3. 有关骨质疏松症患者佩戴矫形器,正确的观点是(　　)。

　A. 应长期佩戴,预防变形和骨折　　　　B. 经常佩戴,矫正姿势

　C. 情况允许应尽早去除　　　　　　　　D. 佩戴矫形器只有好处,没什么坏处

4. 骨质疏松症的康复教育不包括(　　)。

　A. 指导神经肌肉系统的训练　　　　　　B. 静力性体位训练

　C. 环境改造　　　　　　　　　　　　　D. 戒除不良嗜好

二、名词解释

原发性骨质疏松症

三、简答题

骨质疏松症的预防措施有哪些?

参考答案

(罗　萍)

第二节　糖尿病患者的康复

案例导入

　　王某,女,58岁,教师。平素身体肥胖。口渴多饮,消瘦乏力半年。三天前因受凉出现鼻塞流涕,全身酸痛,极度疲乏,口渴多饮,夜尿偏多,到医院就诊。查体咽部轻度充血,心音钝,律齐,

双肺未闻及病理性呼吸音。血压 150/100 mmHg,体温 36.2 ℃,心率 70 次/分。胸透未见异常。血常规正常,尿糖(±),空腹血糖 7.1 mmol/L,餐后 2 h 血糖 11.1 mmol/L。糖化血红蛋白(GHb)8.3%(正常＜7%)。诊断为 2 型糖尿病,感冒。

1. 请针对目前患者病情,制订合理的康复治疗方案。
2. 简述如何开展健康教育。

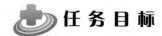 **任 务 目 标**

【知识目标】

1. 了解　糖尿病的概念和病因。
2. 熟悉　糖尿病的病理生理特征、临床表现和诊断标准。
3. 掌握　糖尿病的康复评定、康复治疗目标和康复治疗。

【能力目标】

1. 能判断糖尿病的临床分型。
2. 能对糖尿病患者进行康复评定。
3. 能制定糖尿病患者的初步康复治疗方案。
4. 能对糖尿病患者进行康复治疗和康复指导。

一、概述

糖尿病是由遗传因素和环境因素共同作用引起的以血糖升高为特征的代谢性疾病。其基本病理生理是绝对或相对胰岛素分泌不足和(或)作用缺陷。由此带来的长期碳水化合物、蛋白质、脂肪、水及电解质等代谢紊乱可引起多系统损害,导致心血管、脑血管、神经、眼、肾等组织器官慢性进行性病变、功能障碍及衰竭;感染或应激时可发生严重急性代谢紊乱,如糖尿病酮症酸中毒、高渗高血糖综合征。

目前,我国糖尿病患病人数处于快速增长阶段,已成为全球糖尿病人数最多的国家。20 岁以上的成人糖尿病患病率达 9.7%;糖尿病前期的比例更是高达 15.5%,相当于每四个成年人中就有一个人有高血糖。其中,中低阶层收入者糖尿病发病率高,且血糖控制现状也不容乐观。调查显示,我国 60.7% 的糖尿病患者未被诊断而无法及时进行早期有效的治疗和教育。

(一)分型、病因

1. 分型　按照世界卫生组织糖尿病专家委员会提出的分型标准,将糖尿病分为四型:1 型糖尿病、2 型糖尿病、妊娠糖尿病和其他特殊类型糖尿病。其中,1 型糖尿病、2 型糖尿病和妊娠糖尿病是临床常见类型。

2. 病因　糖尿病的病因错综复杂,至今未有明确的阐述。不同类型的糖尿病的病因不相同,即使在同一类型中也存在着异质性。总体来说,糖尿病是由遗传因素、环境因素和生活方式改变相互作用所致。

(二)病理生理学特征

1 型糖尿病是指胰岛 B 细胞数量显著减少和消失所导致的胰岛素分泌显著下降或缺失。2 型糖尿病是指胰岛素调控葡萄糖代谢能力的下降(胰岛素抵抗),伴随胰岛 B 细胞功能缺陷所导致的胰岛素分泌减少(或相对减少)。妊娠糖尿病是指葡萄糖不耐受可在妊娠期间发生并首次被识别,与妊娠后期代谢变化有关的胰岛素抵抗可增加胰岛素的需要量,并可能导致高血糖或葡萄糖耐量受损。特殊类型糖尿病是指由不同病因引起的胰岛素分泌受损的代谢性异常以及使葡萄糖耐量受损的多种情况。随着对糖尿病发病机制研究的不断深入,特殊类型糖尿病的种类会逐渐增加。

（三）临床表现

糖尿病是一种慢性进行性疾病,根据其自然进程史可分为无症状期和症状期两个阶段。1 型糖尿病,起病急,症状典型,多见于青少年;2 型糖尿病,起病缓慢,症状隐匿,常在 40 岁以后发病。

1. 无症状期 常见于 2 型糖尿病患者,食欲好,体型胖,精神、体力均正常,平时不宜被发现,通常在体检或诊疗其他疾病时,通过尿检发现尿糖阳性;继而进一步检查,空腹血糖正常或高于正常,餐后 2 h 血糖高于正常,口服糖耐量试验显示糖耐量降低。

2. 症状期 糖尿病典型症状是"三多一少",多食、多饮、多尿、体重减轻。①多食:由于大量尿糖丢失,机体处于半饥饿状态,进而引起食欲亢进,食量增加。又因高血糖刺激胰岛素分泌,使患者易产生饥饿感,总有吃不饱的感觉,每天吃五六次饭,主食量达 1～1.5 kg,副食也比正常人明显增多,但仍不能满足食欲。②多饮:由于多尿,水分丢失过多,发生细胞内脱水,刺激口渴中枢,出现烦渴多饮,饮水量和饮水次数明显增多以补充水分。排尿量与饮水量呈正相关性。③多尿:由于血糖浓度增高,不能被充分利用,导致渗透性利尿而引起多尿。多表现为夜间尿量增多,达 3000～5000 mL,最高可达 10000 mL 以上。排尿次数也增多,每 1～2 h 排尿一次甚至每昼夜多达 30 余次。④体重减轻:由于胰岛素不足,机体不能充分利用葡萄糖,进而使脂肪和蛋白质分解增加,出现乏力、体重减轻。⑤其他:可伴有皮肤瘙痒、四肢麻木、腰痛腹泻、性功能障碍等症状。

二、康复评定

糖尿病患者的康复评定主要包括生理功能评定、并发症评定、日常生活活动能力评定、心理状况评定。

1. 生理功能评定 糖尿病生理功能评定包括生化指标测定和康复疗效评定两大部分。

（1）生化指标测定:目前,静脉血浆葡萄糖测定仍是糖尿病诊断的主要依据(表 5-2-1)。根据静脉血浆葡萄糖在空腹及糖负荷后 2 h 不同状态下的数值参数,将糖代谢分为四类(表 5-2-2):正常血糖、空腹血糖受损、糖耐量降低、糖尿病。其中,空腹血糖受损和糖耐量降低也称糖尿病前期。现有研究证明,有效干预糖尿病前期可明显减少其转化为糖尿病的可能性。由于糖尿病前期一般无临床表现,故其受重视程度甚低。

表 5-2-1　糖尿病的诊断标准

诊断标准	静脉血浆葡萄糖水平/(mmol/L)
（1）典型糖尿病症状(多饮、多尿、多食、体重下降)加上随机血糖检测	≥11.1
（2）空腹血糖检测	≥7.0
（3）葡萄糖负荷后 2 h 血糖检测无糖尿病症状者,需改日重复检查	≥11.1

注:空腹状态指至少 8 h 没有进食热量;随机血糖指不考虑上次用餐时间,一天中任意时间的血糖不能用来诊断空腹血糖受损或糖耐量异常。

表 5-2-2　糖代谢状态分类(WHO 1999)

糖代谢分类	静脉血浆葡萄糖/(mmol/L)	
	空腹血糖	糖负荷后 2 h 血糖
正常血糖	<6.1	<7.8
空腹血糖受损(IFG)	6.1～6.9	<7.8
糖耐量降低(IGT)	<7.0	7.8～11.0
糖尿病	≥7.0	≥11.1

注:IFG 和 IGT 统称为糖调节受损,也称糖尿病前期。

（2）康复疗效评定：糖尿病康复治疗疗效的评定实际上与临床治疗疗效评价是一致的。糖尿病的控制目标（表 5-2-3），对判断糖尿病康复治疗的疗效具有较好的参考价值。

表 5-2-3　糖尿病的控制目标

类型		理想控制	较好控制	控制较差
1.血浆葡萄糖				
空腹（mmol/L）		4.4～6.1	≤7.0	＞7.0
非空腹（mmol/L）		4.4～8.0	≤10.0	＞10.0
2.糖化血红蛋白		＜6.5	6.5～7.5	＞7.5
3.血脂				
总胆固醇（mmol/L）		＜4.5	≥4.5	≥6.0
HDL-Ch（mmol/L）		＞1.1	0.9～1.1	＜0.9
甘油三酯（mmol/L）		＜1.5	＜2.2	≥2.2
LDL-Ch（mmol/L）		＜2.6	2.6～3.3	＞3.3
血压（mmHg）		＜130/80	130/80～140/90	≥140/90
BMI（kg/m²）	男	＜25	＜27	≥27
	女	＜24	＜26	≥26

注：中华医学会糖尿病学分会 2004 年《中国糖尿病防治指南》。

2. 并发症的评定

（1）急性并发症：

①糖尿病酮症酸中毒：是最常见的糖尿病急性并发症。以高血糖、酮症和酸中毒为主要表现，是胰岛素不足和拮抗胰岛素激素过多共同作用所致的严重代谢紊乱综合征。

评定内容：a. 临床表现：早期三多一少症状加重；酸中毒失代偿后，疲乏、恶心、呕吐、嗜睡、呼吸深快、呼气中有烂苹果味；晚期可有不同程度意识障碍，昏迷。b. 实验室检查：尿糖强阳性、尿酮阳性，可有蛋白尿和管型尿。血糖浓度增高，一般为 16.7～33.3 mmol/L，有时可达 55.5 mmol/L 以上。血酮体升高，血酮体＞1.0 mmol/L 为高血酮，血酮体＞3.0 mmol/L 提示可有酸中毒。血清 β-羟丁酸升高。

②高渗高血糖综合征：是糖尿病急性代谢紊乱的另一临床类型，以严重高血糖而无明显酮症酸中毒、血浆渗透压显著升高、脱水和意识障碍为特征。

评定内容：a. 临床表现：高渗高血糖综合征起病常比较隐匿。典型的高渗高血糖综合征主要有严重失水和神经系统症状体征。b. 实验室检查：尿比重较高。尿糖呈强阳性。尿酮阴性或弱阳性，常伴有蛋白尿和管型尿。血糖≥33.3 mmol/L；有效血浆渗透压≥320 mOSM/L；血清碳酸氢根≥18 mmol/L 或动脉血pH≥7.30。

③糖尿病乳酸性酸中毒：主要是体内无氧酵解的糖代谢产物乳酸大量堆积，导致高乳酸血症，进一步出现血 pH 值降低。其发生率较低，但病死率很高。

评定内容：a. 临床表现：疲乏无力，厌食、恶心或呕吐，呼吸深大，嗜睡等。大多数有服用双胍类药物史。b. 实验室检查：明显酸中毒，但血、尿酮体不升高，血乳酸水平升高。

（2）慢性并发症：

①糖尿病神经病变：是指在排除其他原因的情况下，糖尿病患者出现周围神经功能障碍相关的症状和（或）体征。临床分型有：远端对称性多发性神经病变、近端运动神经病变、局灶性单神经病变（或称为单神经病变）、非对称性的多发局灶性神经病变、多发神经根病变、自主神经病变。其中远端对称性多发性神经病变（DSPN）是具有代表性的最常见的类型。

评定内容：远端对称性多发性神经病变评定如下。明确的糖尿病病史；诊断糖尿病时或之后出现的神经病变;临床症状和体征与糖尿病周围神经病变的表现相符;有临床症状(疼痛、麻木、感觉异常等)者,5项检查(踝反射、针刺痛觉、震动觉、压力觉、温度觉)中任1项异常;无临床症状者,5项检查中任2项异常。

②糖尿病肾病:糖尿病患者中有20%～40%发生糖尿病肾病,是糖尿病患者肾功能衰竭的主要原因。早期糖尿病肾病的特征是尿中白蛋白排泄轻度增加(微量白蛋白尿),逐步进展至大量白蛋白尿和血清肌酐水平上升,最终发生肾功能衰竭,需要透析或肾移植。

评定内容:2型糖尿病患者在确诊糖尿病后每年均应做肾脏病变的筛查。通过检查尿常规,检测患者有无尿蛋白;通过检测血肌酐,来估算肾小球滤过率和评价慢性肾脏病的分期情况。

③下肢血管病变:是指下肢动脉病变,糖尿病患者常累及股深动脉及胫前动脉等中小动脉。其主要病因是动脉粥样硬化,因此糖尿病患者下肢动脉病变通常是指下肢动脉粥样硬化病变(LEAD)。

评定内容:对于50岁以上的糖尿病患者,应该常规进行下肢动脉粥样硬化病变筛查。伴有下肢动脉粥样硬化病变发病危险因素(如合并心脑血管病变、血脂异常、高血压、吸烟或糖尿病病程5年以上)的糖尿病患者应该每年至少筛查一次。对于有足溃疡、坏疽的糖尿病患者,不论其年龄,应该进行全面的动脉病变检查及评估。具体筛查路径见图5-2-1。

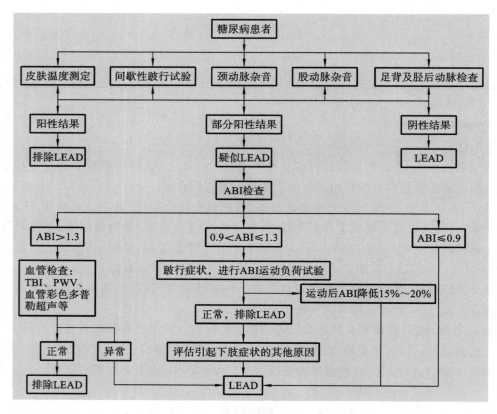

图 5-2-1 动脉病变检查及评估筛查路径

④糖尿病视网膜病变:是糖尿病高度特异性的微血管并发症,其患病率与糖尿病病程及血糖控制情况相关,严格控制血糖可以预防和减缓该并发症的发生与发展。

评定内容:糖尿病患者要注重眼底检查。无糖尿病视网膜病变的患者,1～2年进行一次检查;1型糖尿病患者,5年内需要散瞳进行眼底检查;2型糖尿病患者,应立即到眼科散瞳查眼底;妊娠期糖尿病患者,孕期不需进行眼底检查,但妊娠可加速1型或2型糖尿病视网膜病变的进程。

3. 日常生活活动能力评定 糖尿病患者日常生活活动能力评定可采用改良 Barthel 指数评定表,高级日常生活活动能力(包括认知和社会交流能力)的评定可采用功能独立性评定量表。

4. 心理状况评定 糖尿病患者心理障碍的发生率高达30%～50%,主要表现为抑郁症、焦虑症、恐惧症及强迫症等。可选择相应的量表进行测试评定,如汉密尔顿焦虑量表(HAMA)、汉密尔顿抑郁量表(HAMD)、简明精神病评定量表(BPRS)、症状自评量表(SCL-90)等。

三、功能障碍

(一)视力障碍

合并白内障、青光眼及视网膜病变时出现视力降低,严重者失明。

(二)肾功能障碍

出现蛋白尿,慢性肾功能衰竭,严重危害生命,影响生活质量。

(三)心血管功能障碍

糖尿病合并高血压、冠心病、心血管功能减退。尤其是冠心病发病后,患者往往减少体力活动,其结果会降低心血管系统的适应能力,导致循环功能降低。

(四)步行障碍

合并外周血管病变和糖尿病坏疽足,将影响患者的步行能力,因此而截肢者,更会造成步行障碍。

(五)心理功能障碍

糖尿病患者抑郁症患病率达 50%,其中有 4% 左右是需要治疗的抑郁症。伴有抑郁症的糖尿病患者血糖不易得到满意控制,微血管和大血管并发症发生的风险可能高于普通糖尿病患者。有证据表明,抑郁、焦虑等负性情绪可加重糖尿病的病情,抗抑郁治疗可改善糖尿病抑郁症患者的抑郁状态。

(六)日常生活活动能力受限

当患者处于疾病初期,未出现并发症时,日常生活活动能力受限不明显或轻度受限,随着病情的延长及病情的发展,一旦机体出现慢性并发症,累及到心、脑、肾、眼、血管和神经等,出现多功能异常,则会严重影响患者的日常生活活动能力。

四、康复治疗

糖尿病康复治疗目标:控制高血糖,使其达到或接近正常水平;纠正代谢紊乱,减轻或消除各种症状;防治各种并发症的发生和发展,减少患者的致残率和病死率;保证儿童、青少年患者的正常生长发育及育龄期妇女的正常妊娠、分娩;改善糖尿病患者的生活质量,使其保持正常的心理状态。

糖尿病的康复治疗主要包括医学营养治疗、运动疗法、药物治疗、血糖监测、心理治疗、手术治疗。其中,医学营养治疗、运动疗法和药物治疗起直接作用,而血糖监测和心理治疗是保证这三种治疗方法正确发挥作用的必要手段。目前外科手术也逐步用于治疗糖尿病,主要适用于 2 型糖尿病伴重度肥胖的患者。

(一)医学营养治疗

医学营养治疗总原则:①吃、动平衡,合理用药,控制血糖,达到或维持健康体重;②主食定量,粗细搭配,全谷物、杂豆类占 1/3;③多吃蔬菜,水果适量,种类、颜色要多样;④常吃鱼、禽,蛋类和畜肉适量,限制加工肉类;⑤奶类、豆类天天有,零食加餐合理选择;⑥清淡饮食,足量饮水,限制饮酒;⑦定时定量,细嚼慢咽,注意进餐顺序;⑧注重自我管理,定期接受个体化营养指导。具体方法如下。

1. 制定每日摄入的总热量 首先按患者身高计算出理想体重,理想体重(kg)＝[身高(cm)－100]×0.9,然后根据理想体重和工作性质,参考原来的生活习惯等因素,计算每日所需的总热量。成人卧床休息状态下每日每千克理想体重给予热量 105～126 kJ(25～30 kcal),轻体力劳动者为 126～146 kJ(30～35 kcal),中度体力劳动者为 146～167 kJ(35～40 kcal),重体力劳动者为 167 kJ(40 kcal)以上。青少年、孕妇、哺乳期妇女、营养不良和消瘦且伴有消耗性疾病者应酌情增加,肥胖者酌情减少。通过调整总热量的摄入量,使者的体重逐渐控制在理想体重±5% 范围内。

2. 营养素的热量分配 根据患者的病情、饮食习惯、生活方式等调整营养素的热量分配,做到比例合理化和个体化。比较合理的饮食结构为:膳食中碳水化合物提供的热量应占总热量的 50%~60%;脂肪提供的热量不超过饮食总热量的 30%,不饱和脂肪酸是较好的膳食脂肪来源,在总脂肪摄入中的供能比宜达到 10%~20%,多不饱和脂肪酸摄入不宜超过总能量摄入的 10%,食物中胆固醇摄入量<300 mg/d;肾功能正常的糖尿病患者,蛋白质的摄入量占总热量的 10%~15%,有显性蛋白尿者蛋白质的摄入量宜限制在每日每千克体重 0.8 g,肾小球滤过率下降者 0.6 g,孕妇、哺乳期妇女、营养不良及有消耗性疾病者,可酌情加至 1.5 g 左右,个别可达 2 g;膳食纤维每日摄入量,即 14 g/1000 kcal,豆类、富含纤维的谷物类、水果、蔬菜和全麦食物均为膳食纤维的良好来源。

3. 制定食谱 每日总热量及营养素的组成确定后,根据各种食物的产热量确定食谱。每克碳水化合物和蛋白质均产热 16.8 kJ(4 kcal),每克脂肪产热 37.8 kJ(9 kcal)。根据生活习惯、病情和药物治疗的需要,可按每日三餐分配为 1/5、2/5、2/5 或 1/3、1/3、1/3;也可按四餐分配为 1/7、2/7、2/7、2/7。

4. 其他 食盐摄入量限制在每日 6 g 以内,合并高血压患者应少于 3 g。糖尿病患者慎饮酒,应警惕酒精可能诱发的低血糖,避免空腹饮酒,女性每天饮酒的酒精量不超过 15 g,男性不超过 25 g(15 g 酒精相当于 450 mL 啤酒、150 mL 葡萄酒或 50 mL 低度白酒),每周不超过 2 次;糖尿病患者容易缺乏 B 族维生素、维生素 C、维生素 D 以及铬、锌、硒、镁、铁、锰等多种微量营养素,可根据营养评估结果适量补充。

（二）运动疗法

运动疗法的主要原则:①糖尿病运动疗法需掌握其适应证及禁忌证;②以中等强度、有氧运动为主,在每周至少 3 次、每次不低于 20 min 的基础上,强调多样性及趣味性;③运动处方进行个性化制定,做到因人而异;④需监测运动强度、运动实施状况、患者机体对运动的反应以及用药变化、运动后恢复期监测;⑤运动疗法计划的调整应遵循由少至多、由简至繁、有周期性、适度恢复的原则;⑥运动疗法应贯穿于糖尿病全过程。具体方法如下。

1. 适应证和禁忌证

（1）适应证:轻度和中度的 2 型糖尿病患者,尤其是肥胖者。病情稳定的 1 型糖尿病患者,在正确指导下也可进行运动锻炼。

（2）禁忌证:①糖尿病酮症酸中毒;②空腹血糖大于 16.7 mmol/L;③糖尿病增殖性视网膜病;④肾病(Cr>1.768 mmol/L);⑤严重心、脑血管疾病(不稳定性心绞痛、严重心率失常、短暂性脑缺血发作);⑥合并急性感染。

2. 运动前检查与评估 在给予糖尿病患者运动处方之前,首先要对接受处方的患者进行系统的身体检查,并了解其生活方式和运动习惯。然后根据各项检查结果,结合性别、年龄及运动经历做出运动处方,并对处方的执行做具体指导。评估内容如下。

①现在和过去的运动习惯(方式、频率、强度、持久力);

②目前对锻炼的积极性和主要障碍;

③偏爱的体育运动项目;

④关于锻炼风险和益处的看法;

⑤心脏基本的风险因素(高血压、糖尿病、高血脂、55 岁前患心脏病的家族史);

⑥因身体原因某些运动受限;

⑦运动诱发的身体不适症状;

⑧并发疾病(心脏、肺、骨骼肌肉、血管、精神方面等);

⑨对参与锻炼的社会支持;

⑩时间和计划表的考虑;

⑪用药史。

3. 运动处方

（1）运动方式：糖尿病患者选择运动方式应基于每个人的健康程度和平时的运动习惯。其中最有效的是有氧运动，即运用大肌群完成的持续或间歇性运动。主要包括步行、慢跑、自行车、游泳、跳绳、划船和爬楼梯等。运动方式的选择还取决于是否有相关的运动设施可供使用，如体育场馆、游泳池、健身中心等。表 5-2-4 和表 5-2-5 分别列举了不同运动方式及其各自的优点，其中大多数运动在中等或中等以下运动强度时都会对健康有益，但其对增强心肺功能不一定有效果，如要增强心肺功能，应适当增强运动强度。

表 5-2-4　建议推荐的身体运动方式

不同人群	基于大众健康的个人目标	推荐运动方式的选择
低运动强度的个人	灵活性	逐渐增加日常活动和伸展运动
	健康收益	逐渐开始低等至中等强度的运动锻炼
	身体状况	逐渐开始中等强度锻炼（有氧运动）
中等运动强度的个人	灵活性	继续调节性锻炼/伸展
	健康收益	继续低等至中等强度的运动锻炼
	身体状态	继续中等强度锻炼（有氧运动）
	肌肉强度和耐力	逐渐开始并坚持抗阻训练
较高运动强度的个人	灵活性	继续调节性锻炼/伸展
	健康收益	目标已完成
	身体状态	继续高强度锻炼（有氧运动）
	肌肉强度和耐力	继续抗阻训练
	竞技体育	加入竞技体育社团

表 5-2-5　运动方式选择指南

目的	肌肉强度	肌肉耐力	心肺耐力	灵活性	体质指数	速度/灵敏	协调
有氧运动		√	√	√	√		√
骑自行车		√	√			√	
做健美操		√		√	√		√
打高尔夫							√
滑雪	√	√	√	√	√		
慢跑		√	√		√		
打壁球			√	√	√	√	√
爬楼梯		√	√				
伸展							
游泳		√	√	√			√
快速行走			√				
举重	√	√				√	√

（2）运动强度：根据患者的目标量身制订，掌握合适的运动强度，是制订和执行运动处方的关键。对于有氧运动来说合理的强度应该是其最大摄氧量的 $40\%\sim70\%$，身体状况欠佳的患者应从 $40\%\sim50\%$ 开始。反映运动强度的生理指标包括运动时的心率、运动时摄氧量占最大摄氧量的百分数、运动时的代谢当量等。这些指标相互之间有着密切联系，但为了方便，常用心率作为标准。心率标准依年龄而不同（表5-2-6）。

表 5-2-6　运动强度与最大摄氧量、心率的关系

强度	最大摄氧量/(%)	代谢当量（METs）	心率（次/分）				
			20～29 岁	30～39 岁	40～49 岁	50～59 岁	60 岁以上
较高	80	10	165	160	150	145	135
	70	8	150	145	140	135	125
中等	60	6.5	135	135	130	125	120
	50	5.5	120	120	115	110	110
较低	40	4.5	110	110	105	100	100
	30	3	100	100	95	90	90

临床上将能获得较好运动效果，并能确保安全的运动心率称为靶心率。靶心率最好通过运动试验确定，即取运动试验中最高心率的 60%～80%作为靶心率，开始时宜从低运动强度开始，适应后逐步增至高限。如果无条件做运动试验，可通过以下公式获得：靶心率＝（220－年龄）×（60%～80%）或靶心率＝安静心率＋（最高心率－安静心率）×（60%～80%）。

（3）运动时机：糖尿病患者在按照运动处方建议的运动进行训练时应特别注意时机的选择。不要在注射胰岛素和（或）口服降糖药物发挥最大效应时做运动训练；1 型糖尿病患者不要在空腹时进行运动等。为防止糖尿病患者发生运动性低血糖现象，建议患者在进行运动时，身上常备些快速补糖食品（如糖块、含糖饼干等），以便及时补充糖分，预防低血糖出现昏迷。

（4）运动频率：合理的运动频率是每周 3～7 次。具体视运动量的大小而定。如果每次的运动量较大，可间隔 1～2 天，但不要超过 3 天，如果每次运动量较小且患者身体允许，则每天坚持运动 1 次最为理想。

4. 注意事项

（1）在运动处方的实施过程中，每次训练课都应包括三个部分：①准备活动，常采取 5～15 min 强度小的有氧运动和伸展体操（慢走、徒手操、关节伸展等），避免出现心血管、肺等内脏器官突然承受较大运动负荷而引起意外，预防肌肉、韧带、关节等运动器官的损失。②基本部分，是运动处方的主要内容，是达到康复目的主要途径，要按照规定实施。③整理活动，每次按运动处方进行锻炼时，都应安排 5 min 整理活动（散步、放松体操、自我按摩等），避免出现因突然停止运动而引起的心血管系统、呼吸系统、自主神经系统症状（头晕、恶心、重力性休克等）。

（2）在运动处方的实施过程中，应注意对运动强度的监控，一般采用的方法有自觉疲劳程度分级（RPE）、靶心率等。

（3）在运动处方的实施过程中，应该对治疗性运动处方的实施进行医务监督。具体注意事项如下：①当空腹血糖过高（>16.7 mmol/L）时，应待血糖控制后再开始运动。②在一个运动处方刚刚开始时，应监测患者运动前、运动中和运动后的血糖水平。③在运动开始前的 30～60 min 调节糖分的摄入，如血糖<5.6 mmol/L应适当补充糖水或甜饮料。④避免在空腹或使用降糖药物 60～90 min 后进行运动，以防低血糖的发生。⑤避免在参与运动的骨骼肌部位注射胰岛素。⑥尽量避免晚上运动，以免增加夜间低血糖发生的危险，或者进行相应的饮食和用药调整。

（三）药物治疗

药物治疗主要包括口服降糖药和注射胰岛素。目前常用的口服降糖药物大致分为三类：促胰岛素分泌剂、胰岛素增敏剂和 α-葡萄糖苷酶抑制剂。在这三类药物中促胰岛素分泌剂可引起低血糖，而后两类一般不引起低血糖。可根据病情选用一种或两种药物联合治疗。胰岛素分为短效胰岛素、中长效胰岛素和预混胰岛素，均在餐前 30 min 进行皮下注射；应根据病情选择合适的制剂和剂量，监测血糖，调整胰岛素用量。

（四）血糖监测

血糖监测已成为现代糖尿病治疗的重要组成部分,不仅成为医师调整治疗策略的依据,也在患者教育和自我管理、改变生活方式及降低低血糖和晚期并发症发生风险等方面发挥重要作用。毛细血管、组织间液甚至泪液中的葡萄糖都可成为监测对象;监测指标可反映该标本当时、连续三天或者 2～3 周或 2～3 个月平均血糖水平。

（五）心理治疗

糖尿病是一种慢性疾病,病程长,患者常会出现各种心理障碍,从而影响患者的情绪,不利于病情的稳定。因此,在治疗糖尿病的同时,必须重视心理康复治疗,减少各种不良心理刺激,并学会正确对待自身的疾病,树立信心,达到心理平衡,从而有利于控制糖尿病。常用的心理治疗方法有精神分析法、生物反馈疗法、音乐疗法等。

（六）手术治疗

研究表明,手术治疗可明显改善肥胖伴 2 型糖尿病患者的血糖水平,甚至可以使一些糖尿病患者的糖尿病症状缓解。此外,非糖尿病肥胖患者在接受手术治疗后发生糖尿病的风险也显著下降。因此,目前临床上逐步将手术治疗作为伴有肥胖的 2 型糖尿病患者的治疗方法之一,尤其对药物控制不理想的严重肥胖的 2 型糖尿病患者更有治疗价值。常用的手术方式有"腹腔镜下可调节胃束带术"和"腹腔镜胃旁路术"等。

五、糖尿病足的康复

根据 WHO 的定义,糖尿病足是由糖尿病引起的下肢远端神经异常和不同程度的周围血管病变,从而引起的足部感染、溃疡和(或)深部组织破坏的病变。糖尿病足是一种糖尿病慢性并发症,其患病率逐年增加,有数据显示我国糖尿病足溃疡年发生率为 8.1％,截肢率为 19.03％。截肢后预后极差,截肢患者 5 年死亡率可达 50％以上,给患者和社会带来严重伤害和沉重的经济负担。糖尿病足溃疡按照病变性质可分为神经性溃疡、缺血性溃疡和混合性溃疡。

（一）糖尿病足的分级与分期

根据病情的严重程度,糖尿病足可进行 Wagner 分级(表 5-2-7)。为了更好地判断糖尿病足的类型与预后,各国学者纷纷提出了一些新的糖尿病足诊断、分类标准,其中较为常用的是美国得克萨斯大学糖尿病足分类方法(表 5-2-8)。该分类方法涵盖了足溃疡深度、感染和缺血程度,考虑了病因与病情两方面因素。

表 5-2-7　糖尿病足的 Wagner 分级法

分级	临床表现
0 级	有发生足溃疡的危险因素,目前无溃疡
1 级	表面溃疡,临床上无感染
2 级	溃疡较深,常合并软组织炎,无脓肿或骨感染
3 级	深度感染,伴有骨组织病变或脓肿
4 级	局限性坏疽(趾、足跟或前足背)
5 级	全足坏疽

表 5-2-8(a)　美国得克萨斯大学糖尿病足分类方法(一)

分级	临床表现
1 级	有溃疡史,无溃疡
2 级	表面溃疡
3 级	溃疡累及肌腱
4 级	溃疡累及骨、关节

表 5-2-8(b)　美国德克萨斯大学糖尿病足分类方法(二)

分期	临床表现
A 期	无感染、缺血
B 期	有感染
C 期	有缺血
D 期	感染合并缺血

（二）糖尿病足的康复评定

1. 神经监测　其目的是了解患者是否仍存在保护性感觉。①SWME 检测：采用 10 g 尼龙丝检查法，检查结果不正常者可判定存在糖尿病神经病变，是发生足溃疡的高危人群。②表面痛觉检查：针刺足底 9 个不同部位和足背 1 个部位，2 个以上部位无感觉表明痛觉显著丧失。③振动觉试验：利用音叉或 Biothesiometer 测定振动觉，检查位置是大拇指和内踝，不能感知音叉震动者即存在异常。Biothesiometer 的功能与音叉类似，其探头与皮肤相接触（通常为大足趾），振动觉随电流的增大而增强，一般大于 25 mV 认为存在神经病变。④其他：检查跟腱反射和膝腱反射亦是检查神经病变的方法。

2. 皮肤温度检查　利用红外皮肤温度测定仪定量测量患者皮肤温度，评估患者足部对冷热温度的感知。一般认为患侧皮肤温度较对侧升高超过 3 ℃，则提示存在感染。

3. 压力测定　测定方法有 MatScan 系统、FootScan 系统等，让受试者站在有多点压力敏感器的平板上或将含有感受器的薄膜置于鞋内，当患者行走时动态测定鞋内压力变化。压力以数字表达，传送至计算机后转换为不同颜色，例如红色表示压力最高区域，绿色表示压力最低区域。这一方法有助于进行步态分析，为足压力异常的矫正以及制作、选择合适的鞋袜提供依据。正常人足底压力分布由大到小依次为：第 2 跖骨＞第 3 跖骨＞第 1 趾＞足跟＞第 4 跖骨＞第 1 跖骨＞第 5 跖骨＞第 2 趾＞足弓＞第 3～5 趾，两脚的足底压力参数（MPP）和压力分布无明显差异。

4. 周围血管检查　触及足背动脉和胫后动脉搏动了解足部大血管病变情况。动脉搏动消失往往提示患者存在严重病变，需要进行密切监测或深入检查。踝动脉-肱动脉血压比值（ABI）是反映下肢血压与血管状态的有效指标，正常范围为 1.0～1.4，0.7～0.9 为轻度缺血，0.5～0.7 为中度缺血，＜0.5 为重度缺血，重度缺血的患者容易发生下肢（趾）坏疽。正常情况下踝动脉收缩压稍高于或等于肱动脉，但如果踝动脉收缩压过高［例如＞200 mmHg(1 mmHg＝0.133 kPa)］或 ABI＞1.4，则应高度怀疑患者有下肢动脉钙化，此时应该测定足趾血压。

5. 经皮氧分压（$TcPO_2$）　反映微循环状态及周围动脉的供血情况。采用热敏感探头置于足背皮肤，$TcPO_2$＜30 mmHg 提示周围血液供应不足，足部易发生溃疡，或已有溃疡难以愈合。$TcPO_2$＜20 mmHg 的患者足溃疡无愈合可能，需要进行血管外科手术，改善周围血液供应。若吸入 100％氧气后 $TcPO_2$ 提高 10 mmHg，则说明溃疡预后良好。

（三）糖尿病足的治疗

糖尿病足一般采用综合治疗，包括内科治疗、外科治疗和康复治疗三个方面。治疗前，首先要鉴别溃疡的性质是属于神经性溃疡、缺血性溃疡还是感染性溃疡，再采取不同的治疗方法。神经性溃疡主要是减压，特别要注意患者的鞋袜是否合适。缺血性溃疡要重视改善下肢的血液供应，轻度、中度缺血的患者可以实行内科治疗，病变严重的患者可给予介入治疗或血管外科成形手术。对于合并感染的足溃疡，需定期去除感染和坏死组织，确保患者局部供血良好。根据创面的性质和渗出物的多少，选用合适的敷料，在细菌培养的基础上选择有效的抗生素进行治疗。

1. 内科治疗　控制血糖、控制感染，用药物改善下肢循环等。

2. 外科治疗　外科医生的及早介入有助于糖尿病足溃疡患者的保足保肢，包括动脉重建术、截肢术等。

3. 康复治疗　改善下肢循环及治疗感染溃烂的创口和坏疽。

（1）改善下肢循环：①按摩治疗：自感染溃烂或坏疽部位以上用适当的力量做向心性推摩，10～12 min，1～2次/天。有助于静脉血液和淋巴液回流，消退水肿。②运动治疗：a. 第一节：患者平卧，患肢伸直抬高45°，做足趾的背伸跖屈活动30次，1～2次/天。b. 第二节：患者平卧，患肢伸直抬高45°，做踝关节的伸屈活动30次，1～2次/天。c. 第三节：以患肢为左侧为例，患者平卧，身体左侧靠床沿，患肢伸直抬高45°维持2～3 min，最后平放于床上2～3 min。如此重复5～6次，1～2次/天。视病情轻重，患者可选做1～2节均可，持之以恒，会有效果。③正负压治疗：正负压治疗需借助一个正负压治疗仪来进行。将患肢放入一个有机玻璃舱内，然后用电脑控制，注入或吸出空气，使压强在－6.8～＋3.4 kPa之间交替进行，每相均维持30 s，每次1 h，1次/天。其治疗原理是，负相阶段下肢动脉灌注非常快而充分，正相阶段静脉血液和淋巴液回流非常快而充分。反复进行，下肢的血液循环可得到被动的有效加强。另外，在负相阶段，透过玻璃舱可看到感染深而积脓患足的脓液被吸引出来，以利于引流。经临床实践，在上述压强范围内，未发生脓毒血症或菌血症。

（2）感染溃烂创口和坏疽的处理：①对感染溃烂的创口最好进行旋涡浴治疗，视创口的大小、脓液的多少，每天治疗1～2次，每次30 min。其作用是将创口的脓、血、痂和腐烂组织清除干净，大大减少创面的细菌数量。②清创：糖尿病足的清创可采用蚕食的方式。每隔1～2天清创一次，把坏死、腐烂的组织剪去。当创面有肉芽组织形成时，应尽量撕去创面周边的痂皮，使创面周边皮肤生发层细胞匍匐地向中央爬行生长。

（四）糖尿病足的预防

积极控制糖尿病，严格控制高血糖，同时需严格控制高血脂及各种导致动脉粥样硬化的因素。糖尿病患者应定期进行足部检查，至少每年进行一次，对高危患者足部检查应3～6个月进行一次。保持足部卫生，每天用温水洗脚，但避免热水烫伤；鞋袜要清洁、宽松、柔软、合脚，通气要良好。第一次穿新鞋要试走1～2 min，以判断是否合脚；不宜赤脚行走和穿拖鞋外出。自行用刀片剪修胼胝要小心，不要削得太深，避免出血而引起感染；使用鸡眼膏要注意，因其是腐融性药物，腐融过深易引发感染。适当运动，戒烟。足部有畸形或其他足病时，要及时到足科或骨科就医，以获得科学专业的治疗。

六、功能结局

糖尿病可引起视力障碍、肾功能障碍、心血管功能障碍、步行障碍、心理功能障碍、日常生活活动能力受限。当患者处于疾病初期，未出现并发症时，日常生活活动能力受限不明显或轻度受限，随着病情的延长及病情的发展，一旦机体出现慢性并发症，累及到心、脑、肾、眼、血管和神经等时，糖尿病的控制除药物治疗外，还需要对血糖和其他心血管危险因素进行监测，以了解控制是否达标，并根据控制目标调整治疗。此外，由于糖尿病是一种终身性疾病，患者的行为和自我管理能力也是糖尿病控制是否成功的关键。

七、健康教育

健康教育被公认为治疗成败的关键。良好的健康教育可充分调动患者的主观能动性，积极配合治疗，有利于疾病控制，防止各种并发症的发生和发展，降低经济负担，使患者和国家均受益。

1. 教育管理的目标和形式　每位糖尿病患者一旦诊断即应接受糖尿病教育，教育的目标是使患者充分认识糖尿病并掌握糖尿病的自我管理能力。糖尿病教育可以是大课堂式、小组式或个体化，内容包括饮食、运动、血糖监测和自我管理能力的指导，小组式或个体化形式的针对性更强。这样的教育和指导应该是长期和随时随地进行的，特别是当血糖控制较差需调整治疗方案或因出现并发症需进行胰岛素治疗时，具体的教育和指导是必不可少的。教育应尽可能地标准化和结构化,为患者提供优质和连续的教育。为患者提供的教育项目最好应获得认证并定期进行项目评估和审计。

2. 教育管理的落实 每个糖尿病管理单位应有一名受过专门培训的糖尿病教育护士,设专职糖尿病教育者的岗位,以保证教育的质量。最好的糖尿病管理模式是团队式管理,糖尿病管理团队的主要成员应包括:执业医师(普通医师和(或)专科医师)、糖尿病教员(教育护士)、营养师、运动康复师、患者及其家属。必要时还可增加眼科、心血管、肾病、血管外科、产科、足病和心理学医师。

3. 糖尿病教育的内容 ①糖尿病的自然进程、糖尿病的临床表现、糖尿病的危害及如何防治急性、慢性的并发症;②个体化的治疗目标、个体化的生活方式干预措施和饮食计划;③规律运动和运动处方;④饮食、运动、口服药、胰岛素治疗及规范的胰岛素注射技术;⑤自我血糖监测和尿糖监测(当血糖监测无法实施时),血糖测定结果的意义和应采取的干预措施;⑥自我血糖监测、尿糖监测和胰岛素注射等具体操作技巧;⑦口腔护理、足部护理、皮肤护理的具体技巧;⑧特殊情况应对措施(如疾病、低血糖、应激和手术);⑨糖尿病妇女受孕必须有计划并全程监护;⑩糖尿病患者的社会心理适应。

小　结

　　糖尿病是由遗传因素和环境因素共同作用引起的以血糖升高为特征的代谢性疾病。其基本病理生理是绝对或相对胰岛素分泌不足和(或)作用缺陷。糖尿病未出现并发症以前,患者的器官功能无障碍,日常生活活动不受任何影响,一旦长期碳水化合物、蛋白质、脂肪、水及电解质等代谢紊乱引起多系统损害,可出现慢性并发症导致相应器官功能障碍,从而影响患者的日常生活活动和社会活动的参与。糖尿病的康复治疗以医学营养治疗、运动疗法为基础,根据不同的病情给予药物(降糖药、胰岛素)治疗;同时,自我监测血糖和健康教育是保证治疗实施的必要手段。总之,早期、长期、综合、个体化的康复治疗,不仅可以把血糖控制在正常水平,还可以防止或延缓并发症,减少心、脑血管事件,降低病死率和致残率。

案例解析

　　1. 康复治疗方案　此患者为2型糖尿病伴感冒,平素体胖,除血压150/100 mmHg,尿糖(±),空腹血糖7.1 mmol/L,餐后2 h血糖11.1 mmol/L外,无其他异常,故康复治疗以控制饮食及适当增加运动为主。具体实施方案如下:①医学营养治疗:首先制订王某每日摄入的总热量。算出理想体重,理想体重(kg)=[身高(cm)-100]×0.9,因王某为教师,平素体胖,所以按每日每千克理想体重给予热量126 kJ(30 kcal),通过调整总热量的摄入量,使患者的体重逐渐控制在理想体重±5%的范围内。其次合理分配营养素的热量。按照膳食中碳水化合物提供的热量应占总热量的50%~60%;脂肪提供的热量不超过饮食总热量的30%,蛋白质的摄入量占总热量的10%~15%的比例计算。最后确定食谱,按每日三餐分配为1/3、1/3、1/3执行。②运动疗法:在给予王某运动处方之前,首先要对其进行系统的身体检查,结合她的生活方式和运动习惯,给予中等强度的步行、慢跑、骑自行车、游泳、跳绳、划船和爬楼梯等有氧运动,每周至少3次,每次不低于20 min。

　　2. 健康教育内容　①让王某了解糖尿病的自然进程、糖尿病的临床表现、糖尿病的危害及如何防治急性、慢性的并发症;②告知她饮食方面和运动方面的注意事项;③让她平时做好自我血糖监测。

能 力 检 测

选择题

A_1 题型

1. 下列关于糖尿病的发病因素错误的说法是（　　　）。

A. 肥胖与 2 型糖尿病的发病相关

B. 克服各种错误的糖尿病心理障碍,有助于血糖尽早达标

C. 健康饮食方式不仅能降血糖,还有助于健康人群远离糖尿病

D. 运动减少与糖尿病发病没有明显关联

2. 以下哪项是糖尿病患者血糖达标的金标准？（　　　）

A. 空腹血糖　　　　　　B. 餐后血糖　　　　　　C. 糖化血红蛋白　　　　D. 睡前血糖

3. 以下关于糖尿病描述错误的是（　　　）。

A. 胰岛素分泌不足和（或）作用缺陷　　　　B. 外周组织胰岛素抵抗导致胰岛素利用障碍

C. 糖尿病患者一定有"三多一少"的症状　　　D. 以慢性高血糖为特征,可伴有慢性并发症

4. 下列哪些食物升高血糖的速度最快？（　　　）

A. 西兰花　　　　　　B. 粥　　　　　　C. 面包　　　　　　D. 烤肉

5. 下列关于糖尿病的运动疗法,错误的是（　　　）。

A. 运动疗法是糖尿病治疗的两大基石之一

B. 运动疗法可用于所有糖尿病患者

C. 要遵循因人而异,量力而行,循序渐进,持之以恒的原则

D. 糖尿病运动疗法应做有氧运动

参考答案

（陈燕芳）

第三节　肥胖症患者的康复

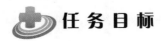 **案 例 导 入**

　　孙某,男,18 岁,因肥胖 8 年入院,8 年间体重增加约 50 kg,现患者体重 85 kg,有晨勃及遗精,余均阴性。查体,无胡须及腋毛,阴毛稀少,声音细,乳房发育,无肿块,外生殖器较同龄人小。余正常。诊断:肥胖引起的代谢综合征。

　　请对该患者存在的障碍进行康复评定,并提出合适的康复治疗方案,给予适当的康复治疗。

任 务 目 标

【知识目标】

1. 了解　肥胖症的病因和临床表现。

2. 熟悉　肥胖症的分类。

3. 掌握　肥胖症的概念、康复评定和康复治疗。

【能力目标】

1. 能判断肥胖症的临床分型。

2. 能对肥胖症患者进行康复评定。

3. 能制订肥胖症患者的初步康复治疗方案。

4. 能对肥胖症患者进行康复治疗和康复指导。

一、概述

肥胖症（obesity）是指当机体摄入热量多于消耗热量时，多余热量以脂肪形式贮存在体内，其量逐渐超过正常生理需要，且达到一定值时演变成的一组常见的代谢综合征。大量的研究表明，青少年时期的肥胖在成年后容易并发 2 型糖尿病。成年肥胖者普遍存在高甘油三酯血症和高胆固醇血症、低密度脂蛋白升高、合并高血压比例升高等症状，由此可见肥胖是威胁人类健康的重要因素，肥胖症的防治工作成为刻不容缓的任务。

（一）病因

研究结果显示，肥胖症的发病原因有内因和外因两大类：内因是指内分泌代谢紊乱引起肥胖症；外因以过量饮食、运动不足为主。除此之外，遗传、精神、文化差异等因素也与其有关。

1. 遗传　肥胖症与其他疾病相同，也是受基因因素和环境因素共同影响，流行病学调查发现，父母均是肥胖症者，其子女发生肥胖的概率高达 80％，而父母均不是肥胖症者，子女发生肥胖的概率仅 10％。同时将孪生兄弟安置在相同或不同环境中生活，发现孪生兄弟虽然生活在不同环境下，但同样发生肥胖，说明肥胖症有明显的遗传倾向。

2. 过量饮食　饮食结构不合理，摄入高热量的快餐类食物是人和动物肥胖的基本要素，膳食量的大小、进食次数和速度均与肥胖直接相关。当机体摄入的热量多于当天消耗热量时，多余的热量将以脂肪的形式贮存起来，日积月累肥胖症就形成了。物质生活的提高，膳食量的增加，尤其是快餐类食物和高能量饮料摄入比例的增加，均是导致肥胖症发生的因素。

3. 运动不足　普遍认为运动不足比过量饮食更易引发肥胖症。随着科学技术水平的提高和经济条件的改善，人们的体力活动明显下降，体力活动量减少的同时空闲时间增加，大多数人在空闲时间里静止不动，使本应该消耗能量的时间变成了进食堆积能量的时间，导致肥胖症的发生。

4. 生理和精神因素　饮食过量或不足，体内的自主神经会自动进行控制，当精神压力过大时，体内自主神经功能失常则不能控制食物摄入量，导致饮食过量，热量被贮存在体内发生肥胖症。

5. 其他　除了上述 4 种导致肥胖症的常见原因外，还有其他如甲状腺机能减退、颅脑损伤、胰岛腺肿瘤等病理原因可以导致肥胖症的发生。

（二）分类

1. 单纯性肥胖

（1）体质性肥胖：多为幼年起病，营养过剩，脂肪分布于全身，脂肪细胞数量增多和脂肪细胞体积增大。

（2）获得性肥胖：多为成年起病，营养过剩加运动不足，脂肪分布于四肢，脂肪细胞体积增大。

2. 继发性肥胖

（1）肝型（代谢紊乱型）：主要是肝脏代谢系统出了问题，血糖无法正常调控，蛋白质、脂肪、碳水化合物的正常代谢紊乱。

（2）内分泌型：主要是机体内分泌系统失调造成代谢紊乱，体内荷尔蒙水平不均衡，如雌激素和孕激素失衡，或甲状腺分泌功能异常等。

（3）水肿型（水液代谢不良型）：主要是机体组织内水分排泄途径和排泄过程出现障碍，或有时容易排泄过度,或有时水液潴留形成肢端末梢凹陷性水肿,此型和内分泌型、肝型往往复合发生。

（4）体虚型（营养不均型）：主要是机体饮食结构不均衡,营养摄入失衡。能量元素供给不足、正常或过量,但摄入的促进代谢的营养素数量都远少于能源代谢的需求,产生了相对或绝对的能量过剩,则造成脂肪过度堆积。此型患者往往体质比较虚弱。

（5）中枢型：主要是机体强迫增加进食以弥补纠正体内生化代谢紊乱。这一类型往往有特殊的病史,如戒烟或戒毒后因出现戒断反应,或因为抑郁症等精神系统及心理疾病而引起。

3. 先天性肥胖

先天性肥胖表现在基因检测存在肥胖基因,因父母为肥胖人群而遗传来的肥胖分型,这类人群体内往往继承了父代、母代的低瘦素水平而致肥胖。

（三）临床表现

肥胖症的临床表现包括一般表现和合并症。

1. 一般表现　单纯性肥胖可见于任何年龄,体质性肥胖多起病于幼年,获得性肥胖多起病于成年后20～25岁,脂肪堆积呈全身分布。临床女性以40～50岁中壮年为主,成年肥胖症者中约一半有幼年肥胖史。男性肥胖症患者脂肪堆积以颈部、躯干和头面部为主,女性则以腹肌、胸肌、臀部为主。

轻度、中度原发性肥胖症患者除体貌特征变化外,多无任何自觉症状,重度肥胖症患者多有怕热、运动呼吸急促、心悸、打鼾、便秘、月经失调等症状。此外还可有高血压、糖尿病及其他合并心血管、呼吸、代谢、内分泌等功能障碍。

2. 合并症

（1）心血管系统：肥胖是发生心血管疾病（CVD）的重要危险因素。其可通过相关疾病（2型糖尿病、高血压、脂代谢紊乱等）影响心血管系统,还可直接影响心脏的结构和功能。肥胖发生时基础代谢率加大,心排血量增加,这种增加不是通过提高心率,而是通过增加每搏输出量来实现的,长期的高心排血量状态导致心脏负荷加重,影响心脏功能。向心性肥胖导致内脏脂肪代谢紊乱,炎症因子（TNF-α、白细胞介素6（IL-6)和血管活性物质）分泌增多直接作用于心血管系统,造成心血管系统损害。

（2）呼吸系统：体重的增加,使大量脂肪组织沉积在胸廓和腹部,导致肺的静态顺应性下降。肥胖症患者用通气驱动来代偿顺应性下降,当驱动增强到一定程度尚不能代偿顺应性下降时（即驱动相对减弱）便出现通气功能不足影响呼吸功能。临床主要变现为不能平卧、心悸、口唇发绀、水肿、呼吸困难等症状,重度肥胖症患者可出现窒息、猝死。

（3）糖、脂质代谢系统：肥胖症患者脂代谢活跃,糖代谢受限,易形成胰岛素抵抗,伴胰岛素抵抗的高胰岛素血症,表现为糖耐量异常,严重者发展为糖尿病。脂质代谢紊乱可引发患者出现高三酰甘油血症、高胆固醇血症及低高密度脂蛋白胆固醇血症等。

（4）内分泌系统：肥胖可通过雄激素过多、伴胰岛素抵抗的高胰岛素血症、高瘦素水平等代谢紊乱损害女性的生育能力,使不育症的发病率增加,成年女性可出现月经紊乱或闭经。肥胖还可导致生长激素释放减少,使肥胖儿童出现体格生长发育不充分等症状。

二、功能障碍

（一）运动功能障碍

肥胖症患者由于体重增加,双下肢负重增加,常见合并下肢膝关节、踝关节的骨性关节炎发作,加之心肺功能障碍,严重影响其运动功能,常表现步态不稳,平衡、协调能力下降等。

（二）日常生活活动障碍

中度、重度肥胖症患者由于其运动功能、心肺功能均较差,导致日常生活活动障碍,常表现在转移、洗漱、如厕、穿脱衣等方面。

（三）社会功能障碍

肥胖症不仅影响到患者的社会交往、人际关系的建立和社区活动的参与，还会影响患者的择业与就业，重度肥胖症患者不仅因日常生活活动能力受限影响生活质量，甚至丧失劳动能力与就业机会。

（四）心理障碍

肥胖症患者常伴有各种消极的心理状态，如自卑、焦虑、悲观、抑郁等不良心态，这些心理负担可导致患者出现失眠、沟通障碍、头痛等症状。

三、康复评定

肥胖症的康复评定内容包括标准体重、体质指数、腰臀比、体脂肪率等。

（一）标准体重

根据标准体重值及脂肪层所占的百分比，可将肥胖分为轻度、中度和重度三级（表 5-3-1）。成人标准体重（kg）＝［身高（cm）－100］×0.9；肥胖度＝（实际体重（kg）－标准体重（kg)）÷标准体重（kg)×100％。

表 5-3-1　肥胖度的划分

体重分类	正常	超重	轻度	中度	重度
肥胖度	±10％	＞10％	20％～30％	30％～50％	＞50％

（二）体质指数

体质指数（BMI），是目前国际上常用的衡量人体胖瘦程度以及是否健康的一个标准。主要用于统计用途，当我们需要比较及分析一个人的体重对于不同高度的人所带来的健康影响时，BMI 值是一个中立而可靠的指标。具体计算方法是体重（kg）除以身高（m）的平方，BMI＝体重/身高的平方（kg/m^2）。依据世界卫生组织（WHO）公布的标准：BMI 值 18.5～24.9 为正常，BMI≥25 为超重，BMI≥30 为肥胖（表 5-3-2）。我国常用的 BMI 标准：BMI 值 18.5～23.9 为正常，BMI≥24 为超重，BMI≥28 为肥胖（表 5-3-3）。

表 5-3-2　WHO 对成人 BMI 的划分

体重分类	正常	超重	肥胖	Ⅰ级肥胖	Ⅱ级肥胖	Ⅲ级肥胖
BMI	18.5～24.9	≥25	≥30	30～34.99	35～39.99	≥40

表 5-3-3　我国对成人 BMI 的划分

体重分类	体重过低	正常	超重	肥胖
BMI	＜18.5	18.5～23.9	≥24	≥28

（三）腰臀比

1. 腰围　腰围是反映脂肪总量和脂肪分布结构的综合指标。具体测量方法：患者取站立位，两脚自然分开 25～30 cm，取第 12 肋下缘与髂前上棘连线中点为测量位置，皮尺要紧贴皮肤，但不能压迫软组织，读数精确到 0.1 cm。根据世界卫生组织标准，男性≥94 cm、女性≥80 cm 诊断为肥胖；我国的诊断标准是男性≥85 cm、女性≥80 cm 为肥胖。

2. 腰臀比（WHR）　腰臀比是腰围和臀围的比值，是判定向心性肥胖的重要指标。臀围具体测量方法：患者取站立位，两脚自然分开 25～30 cm，皮尺环绕臀部取最高点计数。根据世界卫生组织标准：男性 WHR≥1.0、女性 WHR≥0.85 诊断为向心性肥胖，我国的诊断标准：男性 WHR≥0.9、女性 WHR≥0.85 诊断为向心性肥胖。

（四）体脂肪率

体脂肪率是指人体脂肪含量占总体重的百分比,体脂肪率的监测结合 BMI 得出的肥胖诊断结果最客观,是衡量人体肥胖程度的常用方法之一。常用方法有间接测量法和直接测量法,诊断标准:男性＞25％、女性＞33％为肥胖。

1. 间接测量法　该方法采用公式进行计算,体脂肪率(％)＝1.2×BMI＋0.23×年龄(岁)－5.4－10.8×性别(男＝1,女＝0)。

2. 直接测量法　该方法包括密度测量法、皮肤褶皱厚度测量法和生物电阻测量法。

（1）密度测量法:测量患者水下体重的方法,该方法需要特殊设备,结果易受肺残气量、腹腔内气体及体液总量的影响。该方法数据精准,但费用高。

（2）皮肤褶皱厚度测量法:测量肱三头肌肌腹、肩胛下角下方 5 cm 处皮下脂肪厚度的方法,两处相加数值即可作为诊断依据。诊断标准:男性＞4 cm,女性＞5 cm 为肥胖。该方法简单,但精确度差。

（3）生物电阻测量法:该方法与 BMI 相比并没有显著的优势,因此使用不多。

四、康复治疗

肥胖症患者的康复治疗主要以增加热量消耗,减少热量摄入为基础,强调行为、饮食、运动相结合的综合治疗,必要时可行手术或药物治疗。

（一）饮食疗法

饮食疗法是通过限制能量的摄入,动员体内贮存能量释放,减少脂肪贮存量,达到减重目的的方法。该方法是肥胖症患者康复治疗的基础,贵在长期坚持,科学饮食、改变不良生活习惯、配合适当运动方能达到预期目的。

1. 饮食限制疗法　该方法适合于超重和轻度肥胖症患者,主要是控制患者总热量的摄入。控制摄入总热量在 1200～1800 kcal 之间。可采用高蛋白质、低脂肪、低糖类饮食,或高糖类、低蛋白质、低脂肪饮食。应注意的是蛋白质供能应控制在总热量的 40％～50％,脂肪供能应控制在总热量的 25％～30％,低糖类供能应控制在总热量的 20％～25％。以上两种方案中第一种方案热量低,但有生酮作用,会出现体重降低的假现象。第二种方案强调水果、蔬菜、谷类,不用奶制品、砂糖,用低钠、铁、必需脂肪酸和脂溶性维生素,该方法脂肪含量低、热量低且蛋白质充足,是临床常用的饮食方案之一。

2. 低热量饮食疗法　该方法适合于中度肥胖症患者,每日总热量控制在 600～1200 kcal 之间。饮食中应给予高生物价蛋白质,蛋白质比例控制在 25％、糖类 20％、脂肪 20％。该饮食方法保证了常量元素和微量元素的供给,且具有抗生酮作用。患者易于接受,可在长时间内达到减重效果。

3. 超低热量饮食疗法　该方法仅适合于重度肥胖症和低热量饮食控制无效的肥胖症患者,在保证人体所必需的蛋白质、微量元素、维生素外,每日总热量摄入量控制在 600 kcal 以内,多采用胶原作为蛋白质成分。此方法通常减肥效果明显,减肥幅度大,早期效果好,随着时间的延续效果会减弱,反弹严重。三种饮食疗法比较见表 5-3-4。

表 5-3-4　三种饮食疗法比较

比较项目	饮食限制疗法	低热量饮食疗法	超低热量饮食疗法
热量/(kcal/(kg·d))	20～30	10～20	＜10
每日/kcal	1200～1800	600～1200	＜600
体重减少效果	小,缓慢	—	大,急速
长期治疗	可能	可能	困难
治疗方法	门诊	以门诊为主	以病房为主
营养素平衡	容易	稍困难	困难,确保蛋白质摄取

续表

比较项目	饮食限制疗法	低热量饮食疗法	超低热量饮食疗法
副作用	无	几乎无	多
体重反弹	较少	易出现	多见

4. 绝食疗法 该方法适用于重度肥胖症患者或低热量饮食结合运动干预无效的肥胖症患者,一般采取间歇绝食或完全绝食,这种方法有一定的危险性,因此应用很少。

(二)运动疗法

饮食疗法对轻度或超重肥胖症患者减肥效果显著,中度、重度肥胖症患者需在控制饮食的基础上配合运动锻炼。运动减肥的效果已经得到科学证实,也越来越受到人们的重视,但是在运动过程中一定要注意科学健身,合理饮食,避免因运动不当造成二次损伤或增加心血管发病风险,运动处方是专业人员对肥胖症患者制订的科学的运动内容和运动量的处方,是有目的、有计划、科学锻炼的一种方式。运动处方的内容包括运动类型、运动强度、运动时间及频率、注意事项等。

1. 运动类型 以大肌群参与的动力型、节律性的有氧运动为主,易于接受的运动形式有跑步、徒步、快走、健身操、自行车、游泳等,有助于维持能量的平衡,长期坚持下去可以保持体重避免反弹,有利于提高患者的心肺功能。其中游泳运动是最适合肥胖症患者的运动,但往往受场地限制,不利于坚持。力量训练可以起到塑形,增强肌肉力量的作用,因此建议有氧运动结合力量训练,两者结合既可以促进健康又可以起到健美的作用。

2. 运动强度 运动强度是运动处方中的重要内容,是运动处方安全性和有效性的评定标准。运动强度可以用靶心率、代谢当量(METs)、最大吸氧量($VO_{2,max}$)来表示。

3. 运动时间及频率 不同的运动项目、运动强度所选取的运动时间和频率不同,低强度有氧运动项目的运动时间多为 10~15 min,运动频率 3~4 次/周;中强度耐力训练时间多为 30 min,运动频率 4~5 次/周;高强度间歇性训练时间多为 2~5 min,3~6 组,每组间隔 1~2 min,间隔可以休息,运动频率 4~5 次/周。

4. 注意事项 每一个完整的运动处方,必须包含运动注意事项,主要说明运动的安全问题,肥胖症患者在运动康复过程中要注意以下几点:①运动训练要循序渐进,不能急于求成,不能超过身体的负荷;②运动过程中随时观察患者的反应,出现不良反应应立即停止运动;③要做好充分的准备工作,避免发生运动性损伤和心血管意外;④选择适合的运动项目,要注意营养的供给。

五、健康教育

1. 疾病预防 鼓励患者合理饮食,坚持体育锻炼,采取健康的生活方式,维持体重在正常范围内,尤其是有肥胖史、家族史的儿童,产后及绝经期妇女,中年男性或疾病恢复期等人群,应注意早发现、早干预、早指导,积极预防和控制肥胖症的发生、发展,达到健康教育的目的。

2. 疾病知识普及 向患者讲解肥胖症对健康的影响及危害,全面了解肥胖症与心血管疾病、糖尿病等的关系,让患者认识到减肥的重要性。实施饮食疗法时强调不要采用饥一餐饱一餐的方法,应尽量减少甜食、热量及脂肪摄入。在制订运动量、运动强度和项目类型时,应注意个体化原则。

3. 其他 要指导患者每天进行自我监督并记录饮食和运动情况,尽量每天进行体重测量,理解肥胖症患者,鼓励他们战胜疾病,克服恐惧心理。

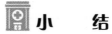 小 结

本节主要介绍肥胖症的定义、病因、临床表现及相应的康复评定、康复治疗的原则和方法,主要侧

重于肥胖症的康复评定及康复治疗,重点针对糖尿病患者饮食疗法和运动疗法进行详细阐述。通过学习本节可以使学生掌握肥胖症相关的评定方法和治疗方法。

案例解析

　　根据该患者的病史、症状、体征及表现一般不难作出诊断,该患者为肥胖引起的代谢综合征。目前主要的问题是体重超标,激素水平失调。针对上述问题,应该进行肥胖症严重程度的评估,综合各种评定结果,制订合理的康复治疗方案。康复评定的内容应包括标准体重、体质指数、腰臀比、体脂肪率和常规临床检查等。康复治疗的内容:饮食控制,控制能量的摄入,采用低脂低糖饮食;运动控制,选取适合患者的运动项目,注意运动强度和频率的选取。进行健康教育,教育患者时刻监控自己的各项指标,宣传肥胖症的各种危害。

能力检测

一、选择题

A₁ 型题

1. 体质指数(BMI)的计算公式为( )。

A. $BMI=身高(m)/[体重^2(kg)]$　　　　B. $BMI=体重(kg)/[身高^2(m)]$

C. $BMI=身高^2(m)/[体重(kg)]$　　　　D. $BMI=身高^2(m)/[体重^2(kg)]$

E. $BMI=体重^2(kg)/[身高(m)]$

2. 下列不属于皮脂测定方法的是( )。

A. 密度测定法　　　　B. 皮脂厚度测量法　　　　C. 双能X线吸收法

D. 腰臀比　　　　E. 生物电阻测量法

二、名词解释

肥胖症

三、简答题

试述肥胖症患者的功能障碍。

参考答案

（刘尊）

第六章 儿童疾病患者的康复

第一节 脑性瘫痪儿童的康复

案例导入

高某,男,19个月,因不能独站入院就诊。患儿系第1胎第1产,孕32周生产,母亲孕期无感染、无妊高征等病史。出生体重约1.9 kg,出生后无黄疸、癫痫、窒息史。患儿运动发育落后,翻身10个月,坐13个月,爬15个月,现仍不能独站及行走,曾于其他医院治疗2个月,效果不理想遂来本院就诊。检查发现患儿精神状态良好,智力正常,全身肌张力增高,下肢肌张力增高明显,折刀征(+),双侧膝腱和跟腱反射亢进,立位平衡反应(-),下肢关节活动范围明显受限,坐位时脊柱扭曲呈弓背,扶站立位时髋关节屈曲,内收内旋,尖足,手指抓握、捏物不灵活,手眼协调性差,说话发音不准,吐字不清。头部CT检查显示双侧侧脑室轻度扩大,余未见异常。

1. 请问患者可能考虑诊断为什么?
2. 主要的功能障碍有哪些?
3. 请提出合适的近期康复治疗方案。

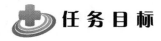

任务目标

【知识目标】

1. 了解 脑性瘫痪的概念、病因、预防。
2. 熟悉 脑性瘫痪的临床分型、临床表现。
3. 掌握 脑性瘫痪的概念、脑性瘫痪的康复评定、康复治疗目标和康复治疗。

【能力目标】

1. 能判断脑性瘫痪的临床分型。
2. 能对脑性瘫痪儿童进行康复评定。
3. 能制订脑性瘫痪儿童的初步康复治疗方案。
4. 能对脑性瘫痪儿童进行康复治疗和康复指导。

一、概述

脑性瘫痪(cerebral palsy,CP)简称脑瘫,是以中枢性运动功能障碍为主的致残性疾病。目前,尚无统一定义。根据中国康复医学会儿童康复专业委员会、中国残疾人康复协会小儿脑瘫康复专业委员会2006年提出的定义,脑性瘫痪是指自受孕开始至婴儿期非进行性脑损伤和发育缺陷所导致的综合征,主要表现为运动障碍及姿势异常。脑瘫可伴有行为异常、感知觉障碍、癫痫、精神发育迟滞、语言障碍及其他异常。应特别注意的是,脑瘫患儿在婴儿期便会表现出中枢性瘫痪和姿势异常,并且其脑部病理改变是非进行性的、永久性的。儿童时期是大脑发育的特殊时期,婴幼儿期更是脑快速生长发育的重要阶段,因此,脑瘫患儿的临床表现将会随之改变。

脑瘫的发病率全球为1.5‰~4‰,我国为1.5‰~5‰。据统计,我国脑性瘫痪的发病率高,多为中轻度患者,但近50年重症患者比例有增多的趋势,城乡差异小,男性发病率略高于女性。

（一）病因

脑瘫发病的直接原因是在脑发育成熟之前各种因素造成的脑损伤和(或)发育缺陷。导致脑瘫的这些因素多发生在三个时期:出生前、围生期、出生后。

1. 出生前　由受精卵开始至妊娠28周。

（1）母体因素:母亲有不良生活习惯如吸毒、吸烟、酗酒;患有癫痫、脑瘫、重度贫血、梅毒、流感、带状疱疹、泌尿系统感染等疾病;孕期使用雌激素、利尿剂等药物;患有妊娠期疾病,如妊娠期高血压、妊娠期糖尿病等。

（2）遗传因素:近年来,遗传因素越来越被重视,已确认的有共济失调症类疾病、痉挛-舞蹈症、基因突变等。

（3）其他因素:孕早期先兆流产、放射性物质、理化因素也可致发育中的大脑受损。

2. 围生期　妊娠期满28周至出生后7天。

（1）胎儿因素:胎龄<32周、出生体重<2000 g、胎龄>42周、出生体重>4000 g、脐带或胎盘异常、产道感染、胎儿误吸羊水胎粪、胎儿与母体血型不合等。

（2）母体因素:营养不良、中毒、休克、重症蛋白尿、重症感染、胎盘梗死等。

（3）分娩期因素:产程过长、产位异常、多胎等。

3. 出生后　出生后8天至18个月。

（1）导致脑组织缺血、缺氧的因素:呼吸障碍、癫痫、休克、中暑、高热、持续惊厥、一氧化碳中毒、新生儿窒息、黄疸等。

（2）小儿误服毒物或药物。

（3）小儿颅脑外伤或急性脑病。

（二）临床分型

1. 按照临床表现分类

（1）痉挛型:最常见,占脑瘫患儿的60%~70%。受损部位主要为锥体系,但部位不同,临床表现也有差异。表现为肌张力不同程度增高,肌肉僵硬,被动活动肢体时有"折刀"样表现,各种原始反射持续存在,患儿随意运动困难甚至消失,在激动或者做复杂动作时,肌张力会明显增高。由于肌张力高,患儿多表现为异常姿势。上肢表现为肩关节内收,肘关节屈曲,前臂旋前,腕关节掌屈,手指关节屈曲,手握拳,拇指内收。下肢表现为髋关节屈曲、内收、内旋,膝关节屈曲或过伸,足内、外翻,行走时大腿内收、足尖着地,呈剪刀步(图6-1-1)。躯干常因肌张力异常导致脊柱扭曲畸形。患儿可伴有不同程度的智力低下、内向性格等。临床体检可见锥体束征,腱反射亢进。

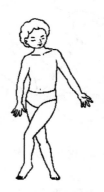

图 6-1-1　痉挛型脑瘫异常模式

（2）不随意运动型:主要损伤部位在锥体外系,约占脑瘫的20%。患儿通常表现为不可控地全身不自主运动,常伴语言障碍、吞咽困难、流涎及眨眼、皱眉等独特的面部表情。进行随意运动时,不自主、不协调和无效的动作增多。头颈部控制较差,难以与躯干完成分离运动。因原始反射强烈持续存在,患儿多以非对称性紧张性颈反射姿势为显著特征。本型可表现为手足徐动、舞蹈样动作、肌张力失调、震颤等,也可同时具有以上几种表现。

(3)强直型:较为少见,主要损伤部位在锥体外系。患儿肢体僵硬,活动减少。因屈肌和伸肌张力均增高,故被动活动肢体时,肌张力呈现铅管状或齿轮样增高。

(4)共济失调型:不多见,多与其他型混合,主要损伤部位在小脑。患儿肌张力低下,动作不协调,步态不稳,多醉酒步态,步幅小,方向不准确,易跌倒。常见眼球震颤,也可见手及头部轻微震颤。语言徐缓,缺少抑扬声调。指鼻试验、对指试验、跟-膝-胫试验均难以完成。

(5)肌张力低下型:也称软瘫型,主要表现为肌张力低下,肌力降低,四肢呈软瘫状,此类儿童往往比较安静,自主运动少,仰卧位时四肢外展外旋,状似仰卧的青蛙,俯卧位难以抬头。本型多为脑瘫的早期症状,患儿过了两三岁往往会发展成痉挛型或手足徐动型。

(6)混合型:同时存在两种或两种类型以上障碍的患儿,以痉挛型与不随意运动型同时存在多见。

2. 按照瘫痪部位分类

(1)单瘫:一个肢体瘫痪如一侧上肢或一侧下肢的瘫痪。

(2)双瘫:两侧肢体均受累,但下肢运动障碍重于上肢。多为手足徐动型脑瘫。

(3)三肢瘫:三个肢体的瘫痪,多为双侧下肢与一侧上肢瘫痪。

(4)偏瘫:一侧上下肢的瘫痪。

(5)四肢瘫:四肢均受累,上下肢受累程度相似。

(三)临床表现

1. 脑瘫的早期表现 脑瘫是由于发育中的大脑受损而引起,因而在新生儿期和婴儿早期便会出现相应症状。脑瘫的表现又因损伤部位、程度及类型不同,表现各异,现概括如下。

(1)易激惹,吮乳无力,哺乳困难;常无缘由持续哭闹,或异常安静,哭声细微,吞咽困难,体重增加不良。

(2)身体发软,自发运动少,肌张力过低,出生一个月可见,若肌张力低下,持续超过4个月,则提示重度脑损伤、智力低下。

(3)身体僵硬,动作不协调,肌张力过高,出生1个月可见,如持续4个月以上,具有重要的诊断意义。

(4)极度紧张不安、烦躁,对外界刺激反应强烈,哭闹不止。

(5)因肢体僵硬,穿衣、洗澡困难,身体扭曲,呈倒"U"形(图6-1-2)、角弓反张,头部控制不良,下肢腿难分开,患儿紧握拳,不能伸手抓物。

(6)翻动身体,如滚木样表现。

(7)抱举时,尖足,用足尖站立。

2. 各阶段脑瘫症状的表现

(1)新生儿期:出生后第1个月,往往表现出不同程度的肌张力低下,患儿哭声细弱,吮吸反射、觅食反射减弱。若患儿肌张力严重增高,也比较容易诊断,他们与正常新生儿有显著差异,表现为肌痉挛,伸肌张力过高或出现角弓反张,并可伴有肌阵挛。仰卧位下,患儿身体僵直,被动活动困难,头颈伸直,双肩外展,肘屈曲,双手握拳。但痉挛体征在新生儿期较为少见。

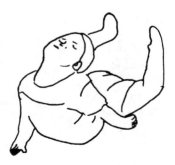

图6-1-2 倒"U"形姿势

(2)3个月:患儿若双手紧握拳,拇指内收握于掌中,或一手紧握一手能松开均提示脑瘫的存在。俯卧位下不能抬头也为异常现象。

(3)6个月:若患儿不能翻身,应特别注意。本时期患儿肌张力常随患儿身体状况波动,安静时低,活动时高,故难以识别脑性瘫痪。可在安静状态下,通过触诊肌肉及被动活动肢体评估肌张力状况以协助诊断。

（4）7～8 个月：不会爬，不能坐，有诊断意义。

（5）10 个月：不能独站，尖足站立。

（6）1 岁：不能迈步。

3．各型脑瘫的临床表现（表 6-1-1）

表 6-1-1　各型脑瘫的临床表现

型别	典型表现	体征	损伤部位
痉挛型	上肢屈曲、内旋、内收，拇指内收、握拳、两上肢后伸躯干前屈、圆背坐（拱背坐） 髋关节屈曲、膝关节屈曲、下肢内收、内旋、交叉、尖足、剪刀步、足外翻	腱反射亢进 踝阵挛（＋） 折刀征（＋） 锥体束征（＋）	大脑皮层运动区、锥体系
不随意运动型	不随意运动以末梢为主 非对称姿势 肌张力变化（静止时减轻，随意运动时突然增高） 对刺激反应敏感、表情奇特、挤眉弄眼、颈不稳定 构音与发音障碍、流涎、摄食困难 婴儿期多表现为肌张力低下 可伴有手足徐动和（或）舞蹈症	腱反射正常 锥体外系征（＋） TLR（＋） ATNR（＋）	锥体外系、基底节
强直型	肢体僵硬、活动减少 肌张力增强呈持续性 被动运动时屈曲或伸展均有抵抗 抵抗在缓慢运动时最大	腱反射正常 肌张力呈铅管状或齿轮状增高	锥体外系
共济失调型	运动笨拙不协调 可有意向性震颤及眼球震颤 平衡障碍，站立时重心在足跟部，基底宽 醉酒步态 运动速度慢，头部活动少，分离动作差 肌张力可偏低	闭目难立（＋） 指鼻试验（＋） 腱反射正常	小脑
肌张力低下型	肌强力低下，被动运动时可稍强 仰卧位呈蛙状体位，W 状上肢对折坐位 将来可能转为其他类型	围巾征（＋） 足跟耳试验（＋） 肌肉松软 关节伸展度和摆动度增大	
混合型	一个患儿有两种或两种以上类型 多为痉挛型与不随意运动型混合		

（四）诊断

1．脑瘫的诊断条件

（1）引起脑性瘫痪的脑损伤为非进行性。

（2）引起运动障碍的病变部位在脑部。

（3）症状在婴儿期出现。

（4）可合并智力障碍、癫痫、感知觉障碍、交流障碍、行为异常及其他异常。

（5）除进行性疾病所致的中枢性运动障碍及正常小儿暂时性运动发育迟缓外。

2. 脑瘫的诊断依据

（1）多存在高危因素。

（2）发育神经学异常，即运动发育落后或异常、肌张力异常、肌力异常、姿势异常、反射发育异常。

（3）婴儿期内出现脑瘫的临床表现。

（4）可有影像学、电生理学等辅助检查的异常。

二、康复评定

脑瘫的评定是脑瘫儿童康复的关键环节，通过全面、综合的评定可了解患儿的运动、心理和社会功能，分析其功能状况，掌握功能障碍的特点，为制订康复治疗计划、判定康复治疗效果提供依据。

（一）评定目的及原则

1. 评定目的

（1）收集有关患儿身体状况、家庭和社会环境的信息，掌握脑瘫患儿功能障碍的特点。

（2）对患儿所具有的能力进行分析和量化。

（3）分析功能障碍的特点、程度及关键因素。

（4）为制订康复治疗方案提供依据。

（5）对康复治疗效果提供客观、科学的依据。

（6）对判定残疾等级提供依据。

（7）为享有平等权利、义务及参与社会提供客观依据。

2. 评定原则

（1）注重全面性，既要评定生理功能、心理功能，又要评定社会功能。

（2）强调整体性，既要评定运动功能，还要评定言语、认知、感知觉等能力。

（3）重视脑瘫儿童异常发育的特点，注意患儿的原发损伤及继发障碍，需重视患儿的现存功能及潜能。

（4）以循证医学为指导，重视客观依据及量化指标。

（5）以评定为导线，将评定贯穿于整个治疗过程中。

（二）康复评定内容

1. 身体状况的评定　主要为患儿一般状况、精神心理状态及感认知的评定。通过评定一般状况，了解患儿的身体素质情况，了解患儿发育滞后的程度和时间及对治疗的耐受能力；通过精神心理状态的评定，了解患儿情绪、注意力、记忆力水平；通过感认知功能的观察及分析，掌握患儿感认知发育的特点，以便进行针对性治疗；患儿若智力障碍将影响康复疗效，则智力的评定有助于制订合理、有效的康复治疗计划。

2. 运动功能评定

（1）肌力评定：脑瘫儿童运动发育早期因主动运动少，肌力评定意义不大，待患儿可以坐、站、行走时，再进行肌力评定，对康复治疗目标的确定和治疗计划的制订有着非常重要的指导价值。脑瘫儿童的肌力检查常受到肌痉挛、肌张力异常、患儿配合程度等因素的影响，往往不作为主要的参考资料。临床上多采用 Lovett 提出的徒手肌力检查法（MMT）（表 6-1-2），通过 0～5 级共六个等级对肌力情况进行评分，也可采用 MMT 肌力检查详细标准，即在六级分级的基础上以"＋""－"进行细化。

表 6-1-2　Lovett 六级肌力评定标准

级别	名称	标准	正常肌力
0	零(zero,Z)	无可测知的肌肉收缩	0%
1	微缩(trace,T)	有轻微的肌肉收缩,但不能引起关节活动	10%
2	差(poor,P)	在减重状态下能做关节的全范围运动	25%
3	尚可(fair,F)	在抗重力状态下能做全范围的关节运动,但不能抗阻力	50%
4	良好(good,G)	能在抗重力和中等阻力状态下,做全范围的关节活动	75%
5	正常(normal,N)	能在抗重力和全部阻力状态下,做全范围的关节活动	100%

(2)肌张力评定:肌张力包括静止性肌张力、姿势性肌张力和运动性肌张力三种表现形式,正常状态下相互协调、有机结合,有效维持和保证人体正常姿势及运动。脑瘫儿童均存在不同程度的肌张力异常,三种肌张力协调紊乱。评定患儿肌张力,可进一步了解神经系统的发育状况及损伤程度。脑瘫儿童肌张力评定的指标量化较为困难,目前多采用肌张力评定分类表进行评定(表 6-1-3)。

表 6-1-3　肌张力评定分类表

检查方法			评定	
			肌张力亢进	肌张力低下
安静时	肌肉形态	望诊:肌肉的外观	丰满	平坦
	肌肉硬度	触诊:肌肉的硬度	硬	软
	伸展性	过伸检查,被动检查	活动受限 抗阻力↑	关节过展 抗阻力↓
	摆动度	摆动运动检查	振幅减少	振幅增加
活动时	姿势变化	姿势性肌张力检查	肌紧张	无肌紧张变化
	主动运动	主动运动检查	过度抵抗	关节过度伸展

①静止性肌张力评定:静止性肌张力是肌肉处于安静时的肌肉张力。在患儿精神不紧张、不哭闹、安静状态下进行评定。多采取仰卧位,观察肌肉外观是否丰满,触诊肌肉检查软硬度,被动活动肢体感受阻力情况、肢体摆幅大小及伸展度。

②姿势性肌张力评定:姿势性肌张力是在主动活动或被动活动时,姿势变化产生的肌张力。姿势性肌张力在姿势变化时出现,安静时消失。可利用四肢的各种姿势变化及各种平衡反应观察患儿肌张力,也可转动患儿头部,观察发生姿势改变时肌张力的变化。姿势性肌张力异常多见于不随意运动型脑瘫儿童。

③运动性肌张力评定:运动性肌张力评定多在身体运动时,观察主动肌与拮抗肌之间的肌张力变化。利用主动或被动伸展四肢,检查肌张力的变化。当锥体系损伤时,被动活动各关节,开始抵抗增强然后突然减弱,表现为折刀现象,肌张力增高有选择地分布于上肢,以屈肌及旋前肌明显,下肢多以伸肌明显;锥体外系损伤时,被动活动时抵抗始终增强且均一,表现为铅管样或齿轮样运动,可有活动时肌张力的突然增高。

④常见异常肌张力的评定方法:检查时,患儿处于安静清醒状态,仰卧位,头部中立位,身体放平,充分暴露患儿的肢体。

a.抱持:治疗师通过抱患儿时的手感,一定程度上了解患儿肌张力情况。肌张力高时,手感僵硬、抵抗。肌张力低时,手感沉重。

b.被动运动:治疗师被动移动患儿肢体,若患儿肌张力低,会感到沉重,无阻力,肢体缺乏控制能力;若患儿肌张力高,治疗师会感到有明显强直抵抗感。

c.姿势:正常情况下,超过 3 个月大的婴儿仰卧位下会自然躺着,可保持一定的体位和姿势,并不停对抗重力进行自主活动。患儿肌张力低时,在仰卧位,下肢常屈曲、外展,呈 W 状、蛙状,缺乏主动活动;而肌张力高的患儿,若置于仰卧位时,常出现不对称的异常姿势、角弓反张、尖足等特殊体征。

d.触诊:通过触诊患儿肌肉硬度了解肌张力情况。肌张力低的患儿,肌肉组织松弛、软绵,对触诊的手指有较少抵抗,肌张力高的患儿肌肉紧张、僵硬,对触诊的手指有较大抵抗。上肢常触诊肱二头肌、肱三头肌,下肢触诊股四头肌、小腿三头肌。

目前临床上对于肌张力高的评定标准多采用 Ashworth 痉挛分级量表或改良的 Ashworth 痉挛分级量表(表 6-1-4)。

表 6-1-4 改良的 Ashworth 痉挛分级量表

级别	评级标准
0	无肌张力增高
1	肌张力轻度增高:被动活动患侧肢体在 ROM 终末呈现最小阻力或突然卡住
1+	肌张力轻度增高:被动活动患侧肢体在 ROM 后 50% 内突然卡住,然后出现较小的阻力
2	肌张力较明显地增高:被动活动患侧肢体在大部分 ROM 内均有阻力,但仍能比较容易地进行被动活动
3	肌张力显著增高:被动活动患侧肢体在整个 ROM 内均有阻力,被动活动困难
4	僵直:患侧肢体呈僵直状态,不能完成被动活动

⑤关节伸展度:婴幼儿大多根据上下肢关节伸展度来表示肌张力的变化,方法如下。

a.头部侧向转动试验:正常时下颌可达肩峰,左右对称,肌张力增高时阻力增大,下颌难以达肩峰。

b.臂弹回试验:使小儿上肢伸展后,突然松手,正常情况下在伸展上肢时有抵抗,松手后马上恢复原来的屈曲位置。

c.围巾征:将小儿手通过前胸拉向对侧肩部,使上臂围绕颈部,尽可能向后拉,观察肘关节是否过中线,新生儿不过中线,4~6 个月小儿过中线。肌张力低下时,手臂会像围巾一样紧紧围在脖子上,无间隙;肌张力增高时肘不过中线(图 6-1-3)。

d.腘窝角:小儿仰卧位,屈曲大腿使其紧贴到胸腹部,然后伸直小腿,观察大腿与小腿之间的角度。肌张力增高时角度减小,降低时角度增大。正常 4 月龄后小儿该角应大于 90°(图 6-1-4)。

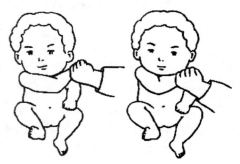

图 6-1-3 围巾征

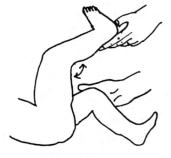

图 6-1-4 腘窝角

e.足背屈角:小儿仰卧位,检查者一手固定小腿远端,另一手托住足底向背推,观察足从中立位开始背屈的角度。肌张力增高时足背屈角减小,降低时足背屈角增大(图 6-1-5)。

f.足跟耳试验:小儿仰卧位,检查者牵拉小儿足部尽量靠向同侧耳部,骨盆不离开观察足跟与髋关节的连线与桌面的角度。正常 4 月龄后小儿该角度应大于 90°或足跟可触及耳垂。

g.股角(又称内收肌角):小儿仰卧位,检查者握住小儿膝部使下肢伸直并缓缓拉向两侧,尽可能达到最大角度,观察两大腿之间的角度,左右两侧不对称时应分别记录。肌张力增高时角度减小,降低时角度增大,正常 4 月龄后小儿应大于 90°(图 6-1-6)。

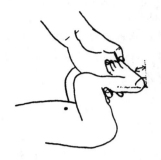

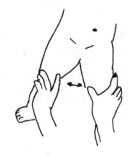

图 6-1-5　足背屈角　　　　　　　　　图 6-1-6　股角

h. 牵拉试验：小儿呈仰卧位，检查者握住小儿双手向小儿前上方牵拉，正常小儿 5 个月时头不再后垂，上肢主动屈肘用力。肌张力低下时头后垂，不能主动屈肘。

1 岁以内婴幼儿各关节伸展度参考值见表 6-1-5。

表 6-1-5　1 岁以内婴幼儿的关节伸展度

项目	1～3 个月	4～6 个月	7～9 个月	10～12 个月
股角	40°～80°	70°～110°	100°～140°	130°～150°
腘窝角	80°～100°	90°～120°	110°～160°	150°～170°
足背屈角	60°～70°	30°～45°	0°～20°	0°～20°
足跟耳试验	80°～100°	90°～130°	120°～150°	140°～170°

（3）关节活动度评定：关节活动度评定是在被动活动时进行的。当患儿关节活动受限时，应同时测量主动关节活动度，并与主动关节活动度相对比。脑瘫儿童由于异常肌张力常导致关节挛缩、变形，因此对于关节活动度的评定也是至关重要的。测量时可用目测法，但为数据精准多使用通用量角器。目前对于 1 岁以内的婴幼儿关节活动情况多根据关节伸展度进行判断。

（4）反射发育的评定：正常情况下，在妊娠后期、新生儿期及出生后一段时间里会陆续出现一些神经反射，这些反射与人体运动发育过程密切相关，这类反射被称为发育性反射。中枢神经系统的发育水平可通过反射发育程度准确地判断，如果某一时期这些发育反射左右不对称，该消失时持续存在，该出现时不出现，或出现病理反射，均提示中枢神经系统发育异常或受损。

①原始反射：原始反射中枢位于脊髓、延髓和脑桥，是新生儿与生俱来的非条件反射，也是特有的一过性反射。随着中枢神经系统的发育及逐渐成熟，原始反射被抑制，取而代之的是新的动作和运动技能的获得。原始反射多于出生后 2～6 个月消失。脑瘫患儿的原始反射多延迟消失或残存。

a. 觅食反射。

检查方法：检查者用手指触摸小儿的口角或上下唇皮肤。

反应：小儿将头转向刺激侧，出现张口寻找乳头动作。

存在时期：0～4 个月。

意义：该反射减弱或消失，或持续存在提示脑损伤。

b. 握持反射。

检查方法：小儿取仰卧位，上肢半屈曲，将手指或其他物品从婴儿手掌的尺侧放入并稍加按压。

反应：小儿该侧手指屈曲握物。

存在时期：0～4 个月。

意义：持续存在提示脑损伤。

c. 拥抱反射（Moro 反射/惊吓反射）（图 6-1-7）。

检查方法：小儿取仰卧位，有多种引出方法：可通过用力敲打桌子发出声音；抬高小儿头部 15 cm 后突然下落；平托起小儿，令头部向后倾斜 10°～15°；用手指轻弹小儿足底；拉手法拉小儿双手上抬，使头后仰，当肩部略离开桌面2～3 cm,头并未离开桌面,突然将手抽出。

反应:分为两型。拥抱型(图6-1-7(a)):小儿两上肢对称性向两侧伸展外展,躯干伸直,下肢伸直,手张开,然后两上肢屈曲内收于胸前呈拥抱状。伸展型(图6-1-7(b)):又称不完全型,小儿受到刺激后,双上肢突然伸直外展,迅速落于床上,多见于3个月以上的婴儿。

存在时期:拥抱型0～3个月;伸展型4～6个月。

意义:6个月后仍不消失,提示有脑损伤。

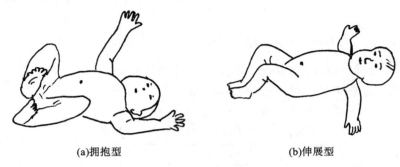

(a)拥抱型   (b)伸展型

图6-1-7　拥抱反射

d. 踏步反射(步行反射)(图6-1-8)。

检查方法:检查者双手于小儿腋下扶持呈直立位,使其一侧足踩在桌面上,并将重心移到此下肢。

反应:负重侧下肢屈曲后伸直、抬起,类似迈步动作。

存在时期:0～3个月。

意义:痉挛型脑瘫患儿此反射可亢进并延迟消失。

e. 侧弯反射(躯干内弯反射)(图6-1-9)。

检查方法:小儿处于俯卧位或俯悬卧位,检查者用手指刺激一侧脊柱旁或腰部。

反应:小儿出现躯干向刺激侧弯曲。

存在时期:0～6个月。

意义:肌张力低下难以引出,脑瘫患儿或肌张力增高可持续存在,双侧不对称具有临床意义。

f. 紧张性迷路反射(前庭脊髓反射,TLR)(图6-1-10)。

检查方法:将小儿置于仰卧位及俯卧位,观察其运动和姿势变化。

反应:仰卧位(图6-1-10(a))时身体伸肌张力增高,呈过度伸展,头后仰;俯卧位(图6-1-10(b))时身体屈肌张力增高,以屈曲姿势为主,头部前屈,臀部凸起。

存在时期:0～4个月。

意义:持续存在提示脑损伤。

g. 非对称性紧张性颈反射(ATNR)(图6-1-11)。

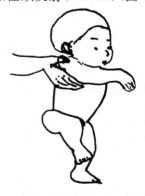

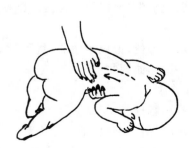

图6-1-8　踏步反射　　　　　　　图6-1-9　侧弯反射

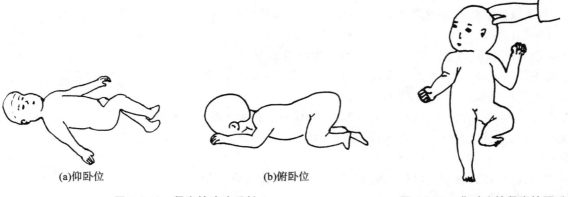

(a)仰卧位 (b)俯卧位

图 6-1-10 紧张性迷路反射 图 6-1-11 非对称性紧张性颈反射

检查方法:小儿取卧位,头中立,上下肢伸展,检查者将小儿头部向一侧转动。

反应:颜面侧上下肢伸展或伸肌张力增高,另一侧上下肢屈曲或屈肌张力增高。

存在时期:0~4 个月。

意义:持续出现则提示有脑损伤。

h. 对称性紧张性颈反射(STNR)(图 6-1-12)。

检查方法:检查者用手托起小儿胸腹部,或者趴于检查者腿上。

反应:将小儿头前屈时,上肢屈曲或屈肌张力增高,下肢伸展或伸肌张力增高(图 6-1-12(a));将头后伸时,上肢伸展或伸肌张力增高,下肢屈曲或屈肌张力增高(图 6-1-12(b))。

存在时期:0~4 个月。

意义:持续出现则提示有脑损伤。

i. 交叉伸展反射(图 6-1-13)。

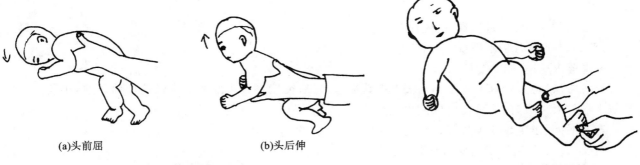

(a)头前屈 (b)头后伸

图 6-1-12 对称性紧张性颈反射 图 6-1-13 交叉伸展反射

屈曲位姿势检查方法:小儿仰卧位,头中立位,一侧下肢伸展,另一侧屈曲,检查者将小儿伸展位下肢屈曲。

反应:伸展位下肢一屈曲,屈曲位下肢立即伸展。

存在时期:0~2 个月。

意义:2 个月以后仍呈阳性者,提示神经反射发育迟滞。

伸展位姿势检查方法:小儿仰卧位,头中立位,双下肢伸展。检查者轻叩一侧大腿内侧。

反应:对侧下肢伸展、内收、踝跖屈。

存在时期:0~2 个月。

意义:2 个月以后仍呈阳性者,提示神经反射发育迟滞。

j. 阳性支持反射。

检查方法：使小儿保持立位，足前掌着桌面数次。

反应：下肢伸肌肌张力增高，踝关节跖屈，也可引起膝反张。

存在时期：0～2个月。

意义：3个月以后仍呈阳性者，提示神经反射发育迟滞。

②调正反应：当小儿身体的位置在空间发生变化时，头颈部、躯干和肢体立即恢复到正常姿势的反应。

a. 头部调正反应。

检查方法：小儿仰卧，头正中位，上下肢伸展，检查者把小儿的头部转向一侧。

反应：小儿的整个身体会随即向转头方向翻转。

存在时期：0～6个月。

意义：此反射在完成翻身动作上起重要作用。持续出现提示脑损伤。

b. 躯干旋转调正反应。

检查方法：小儿呈仰卧位，头正中位，上下肢伸展。检查者握住小儿两下肢向一侧回旋成侧卧位。

反应：此时小儿头部也随着躯干转动，并有头部上抬的动作。

存在时间：6～18个月出现。

意义：持续出现提示脑损伤。

c. 视觉调正反应。

检查方法：检查者将小儿抱起并竖直，分别做前、后、左、右倾斜。

反应：向前、后、左、右倾斜时，小儿会调整头部的位置以保持头部直立，两眼位置保持在同一水平线上。

存在时间：3～5个月出现，终生存在。

意义：6个月的小儿仍不出现该反射，提示神经系统发育迟缓。

d. 头部迷路调正反应（图6-1-14）。

检查方法：蒙住小儿双眼，检查者抱起小儿并竖直，分别向前、后、左、右倾斜。

反应：向前、后、左、右倾斜时，小儿会调整头部的位置以保持头部直立，两眼位置保持在同一水平线上。

存在时间：2～3个月出现，终生存在。

意义：4～6个月仍不出现为异常。

e. 降落伞反应（图6-1-15）。

检查方法：检查者双手置于小儿腋下将其抱起，然后突然将其头部和上身快速向前屈曲，小儿立即出现双上肢伸展外展，向下呈支撑保护状。

存在时间：出生后6个月开始出现该反射，终生存在。

意义：10个月后仍不出现为异常。

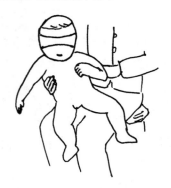 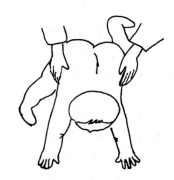

图6-1-14　头部迷路调正反应　　　　图6-1-15　降落伞反应

（3）平衡反应：神经系统发育的高级阶段，出现皮层水平的平衡反应。当身体重心移动或支持面发生改变时,机体通过各种代偿性动作及肌张力的调整,以维持自身正常姿势的反应。平衡反应是人站立和行走的重要条件,多在调正反射出现后不久逐步出现和完善,并终生存在。

a.卧位平衡反射。

检查方法:小儿仰卧或俯卧在平衡板上,检查者慢慢抬高一侧平衡板,使小儿的身体倾向一侧。

反应:小儿会迅速地把头和躯干向平衡板翘起的一侧弯曲,同时翘起侧的上下肢伸展、外展,对侧出现保护性伸展反应,以保持身体的平衡。

存在时间:在出生后 6 个月左右出现,终生存在。

意义:1 岁时仍不出现为异常。

b.坐位平衡反射。

检查方法:小儿取坐位,检查者用手向一侧牵拉小儿的上肢,使其失去平衡。

反应:小儿的头部和躯干会向拉力相反方向倾斜,受牵拉侧出现保护性伸展反应,受牵拉肢体对侧上下肢会迅速地伸展、外展以保持身体的平衡。

存在时间:出生后 8~10 个月出现该平衡反应,终生存在。

意义:1 岁后仍不出现为异常。

c.站立位平衡反射。

检查方法:小儿取站立位,检查者分别向前、后、左、右轻推小儿,使其失去平衡。向前后推时,小儿会主动向前后迈步;向两侧推时,小儿被推侧的下肢会伸展外展,头颈调整,以保持身体的平衡。正常情况下,前方平衡反射在 12~15 个月出现;侧方平衡反射在 18 个月左右出现;后方平衡反射在 24 个月左右出现。

意义:超过正常小儿应当出现该反射时段半年以上仍未出现则提示异常。

(5)运动发育评定:运动发育的评定主要通过观察粗大运动和精细运动。常见运动发育异常表现为发育落后和发育分离。

①粗大运动发育又称姿势运动发育,其发育的顺序遵循如下规律:a. 由上到下:动作沿着抬头、翻身、坐、爬、站、走和跳的方向发育;b. 由近到远:离躯干近的姿势运动先发育,然后是离躯干远的姿势运动的发育;c. 由泛化到集中、由不协调到协调发育;d. 由粗到细:先学会抓握东西,然后才会放下手中的东西;e. 先能从坐位拉着栏杆站起,然后才会从立位到坐下;f. 先学会向前走,然后才会向后倒退着走。评定时主要观察是否遵循小儿运动发育规律,根据小儿的年龄,判断是否存在发育落后或异常。

临床上可采用较为公认的,信度、效度好的评定量表,如:格塞尔发育量表、粗大运动功能评定量表(GMFM)、Peabody 运动发育量表(PDMS)等。GMFM 评估脑瘫儿童从卧位与翻身能区、坐位能区、爬和跪立位能区、立位能区、行走与跑跳 5 个能区的粗大运动技能。每一项均为 4 级评分:0 分,完全不能进行要求的动作;1 分,可完成要求动作的一部分,仅 10% 以下;2 分,完成部分动作,10%~90%;3 分,可完成全部动作。由于本量表没有按照年龄建立常模,不能评估运动发育的水平。

②精细运动的发育是指个体主要凭借手以及手指等部位的小肌肉或小肌群的运动,在感知觉、注意等心理活动的配合下完成特定任务的能力。发育中的儿童的许多活动如捏物、写字、画画均离不开精细运动能力。3 岁前是精细运动能力发育极为迅速的时期。精细运动能力作为神经系统发育成熟度的重要指标之一,更能指导小儿进行早期教育,因此评定脑瘫儿童的精细运动能力具有重要意义。

有学者发现,精细运动发育有一定顺序性。我们可按照精细动作发育顺序从以下几个方面进行评定。

a.抓握动作:新生儿期,由于握持反射的存在,1 个月内抓握很紧。2 个月,用手指触碰手掌,能握住手指不松手。3 个月,握持反射消失,将手指放在小儿手掌中,能握住数秒。

b.抓住动作:3 个月,仰卧位能用手指抓自己的身体、头发和衣服。4 个月,手与玩具接触时,手会主动张开来抓,并握住、摇动及注视玩具。5 个月,能抓住近处的玩具。6 个月,两只手能同时各抓住一个小玩具。7 个月,能伸手抓住远处的玩具。

c.耙抓动作:6 个月起能够伸手去触摸小玩具并抓住拿起来。7 个月,所有的手指都可弯曲地做耙抓的动作,并能成功地抓住小玩具。

　　d.倒手动作:7个月,先给一个小玩具,待拿住后再给另一个玩具,会把第一个玩具换到另一只手里,再去接第二个玩具。8个月后倒手的动作更加熟练。

　　e.对捏动作:8个月起逐渐形成拇指和其他手指,特别是拇指和示指的对捏。如果将一粒小丸放在桌面上,能用拇指和其他手指捏起小丸。9个月,将小丸放在桌面上,能用拇指和示指捏起小丸。10个月,能用拇指和示指的指端捏起小丸,动作比较熟练、迅速。12个月,给一粒小丸,会捏起并往瓶子里投放,但不一定准确。

　　f.翻书动作:15个月开始在大人鼓励下出现翻书动作。24个月,能用手捻书页,每次一页,可以连续翻3次以上。

　　g.折纸动作:24个月,会将一张纸折成两折或三折,但不成规则。30个月,能将纸叠成方块,边角基本整齐。36个月,能折正方形、长方形和三角形,边角整齐。

　　对于精细运动能力的评定,临床上常采用格塞尔发育量表,此量表测试适应性行为、粗大运动、精细动作、语言和个人社交五个方面,结果用发育商表示婴幼儿的生长发育程度,适用于4个月至3岁的小儿。也可使用peabody运动发育量表进行测试,本量表适用于0~5岁小儿的运动能力,包括反射、姿势、移动、实物操作、抓握及视觉运动整合6个分测验,抓握及视觉运动整合两个分测验主要用于评定小儿的精细运动功能。抓握分测验包含26项,通过观察小儿对指、握笔、系纽扣、解纽扣等活动,对其手功能进行评分。视觉运动整合分测验包含72项,如翻书页、涂鸦、搭塔等,评定小儿手和眼配合的能力。

　　3. 感知认知评定　　脑瘫儿童虽主要表现为运动功能障碍,但在大脑发育阶段,感知认知功能障碍会影响运动功能发育,所以在评定过程中不可忽视对感知、认知发育的观察,以达到整体评定的目的。感知、认知检查可采用一般临床检查方法,由于脑瘫患儿年龄小,可能伴有智力低下等情况,检查较为困难。

　　4. 言语功能评定　　脑瘫儿童的主要言语功能障碍包括语言发育迟缓及运动性构音障碍。对于语言发育迟缓可采用修订的中国汉语版S—S检查法,对于运动性构音障碍常用Frenchay构音障碍评定法。

　　5. 智力评定　　智力测验可以评定脑瘫儿童的智力水平,常采用量表评定,智力筛查最常用的是丹佛发育筛查测验,6岁以内的儿童均适用,智力诊断时采用我国修订的韦氏儿童智力量表、斯坦福-比奈智力量表等。

　　6. 日常生活活动能力评定　　脑瘫儿童最基本的康复目标是回归家庭,日常生活活动能力评定可以帮助了解患儿生存所必需的最基本活动能力。对脑瘫儿童来说,主要包括进食、穿衣、如厕、洗漱等活动能力的评定。

　　(1)进食评定:用手持器具进食,拿水杯喝水,预备餐具和桌椅。

　　(2)如厕评定:脱裤子,坐下便盆,控制大小便,擦净,从便盆起身,穿裤子。

　　(3)梳洗评定:洗手,洗脸,刷牙,开(关)水龙头,梳头。

　　(4)穿衣评定:自己脱上衣(裤子、鞋子、袜子),自己穿上衣(裤子、鞋子、袜子)。

　　7. 特殊感觉评定　　可粗略评估患儿有无听力障碍,视力是否正常,是否伴有弱视、斜视、散光等异常症状。

　　8. 精神心理评定　　患儿情绪是否稳定,是否容易激惹,或是特别安静,均需注意。

三、功能障碍

(一)主要功能障碍

　　1. 中枢性运动障碍和发育缺陷　　脑瘫患儿表现为运动发育落后,抬头、翻身、坐起等粗大运动及抓、捏等精细运动发育落后或停滞。动作僵硬,主动运动困难,常出现各种异常的运动模式。如痉挛型脑瘫常以全身屈曲模式为主,肌张力高,易出现联合反应,下肢分离运动不充分,足着地时难以支撑体重。

　　2. 姿势异常　　由于原始反射和异常肌张力的持续存在、病理反射的出现、运动发育迟滞等问题,患儿的异常姿势多种多样。如持续头背屈、斜颈、四肢痉挛、拇指内收、手握拳、剪刀步、尖足和角弓反张等。

3. 肌张力异常

（1）肌张力高：患儿躯体僵硬，动作困难，活动少，常呈"折刀"样。

（2）肌张力低：患儿肌肉松软无力，无法维持正常体位，无法坐、站。

（3）肌张力忽高忽低：屈肌和伸肌张力不断变化，一般静止时肌张力低，活动时突然增高，伴不随意运动。

（4）肌张力不协调：全身肌群共同运动时不协调，各肌群肌张力配合差，患儿平衡、协调障碍，不能保持某一个固定姿势，共济失调。

4. 反射异常　常表现为原始反射持续存在，病理反射出现，保护性反应和平衡反应延迟出现或减弱。如痉挛型脑瘫患儿腱反射亢进，部分患儿可引出 Babinski 征及踝阵挛。

（二）合并障碍及继发障碍

1. 智力障碍　脑瘫儿童中约有 25％智力正常，约 50％出现轻度或中度智力障碍，余下 25％为重度智力障碍学习困难。

2. 视觉损害　脑瘫患儿常见的视觉障碍有斜视、视力缺损、弱视等。应早期发现，尽早干预。

3. 听力障碍　多见于不随意运动型脑瘫患儿，属于中枢性听力障碍，虽无有效方法修复受损神经，但也应积极治疗。

4. 知觉障碍　据统计，41.7％～72.3％的脑瘫患儿合并有知觉障碍，多见于痉挛型的脑瘫患儿。

5. 语言障碍　四肢瘫患儿发生语言障碍的概率较高。往往先表现出吞咽困难、吮吸困难，然后出现发音不清，构音障碍或失语症。

6. 学习障碍　患儿因大脑损伤，智力、视力、听力、知觉障碍，注意力不集中，对外界环境刺激的感知和应答能力减弱，学习热情不高，学习能力较差。

7. 情绪及行为异常　脑瘫患儿很容易因某事受挫或发怒，难以继续，甚至放弃，常内向、孤僻、依赖他人。

8. 癫痫　脑瘫患儿中有约 40％会出现癫痫症状，可在任意年龄段发作，多见于痉挛型脑瘫和四肢瘫患儿。常在刚入睡或清晨发作，发作时，双眼呆滞，全身强直，口吐白沫，四肢抽搐。

四、康复治疗

（一）治疗原则

1. 三早原则　早期发现异常，早期诊断，早期干预能让患儿取得最佳康复效果。婴幼儿时期的大脑发育迅速，有很强的可塑性，是学习及获得技能的关键时期。在这一时期若从外界给予合适有效地刺激性治疗和功能锻炼，可帮助患儿不断纠正异常姿势及运动模式，学习建立正常的模式和功能，开发智力，达到最佳康复治疗效果。

2. 综合性康复原则　综合性康复是以患儿为中心，组织各科专家、康复治疗师、康复护士、特殊教育老师、家长等共同制订全面系统康复训练计划，综合运用物理治疗、作业治疗、手术、康复工程及药物治疗等手段，进行综合性康复，以达到患儿的身心全面康复。

3. 与日常生活相结合　脑瘫患儿的异常运动和姿势模式体现在日常生活中，因此康复必须与日常生活紧密结合。除了正规的康复训练外，还要培训家长和看护者，开展家庭康复，日常生活活动作注意采用正确的抱姿和转移方式，注意患儿的营养状况、免疫功能、生活环境和条件，预防并发症，制作和采用简单适用的辅助器具等。使患儿不仅学会日常生活能力，而且学习和注意保持正常运动和姿势模式，抑制异常模式，积极主动地参与到康复训练中。

4. 符合儿童发育特点及需求　儿童是个特殊的群体，处在生长发育期的他们都有着儿童的天性，脑瘫患儿也一样，他们需要轻松愉快的氛围，他们需要趣味及游戏，需要引导及不断学习，需要不停感受、感知、探索及发现,从而达到身心发育。因此,脑瘫患儿的康复治疗要符合儿童生长发育的特点和需求。在康复治疗中,既要考虑到影响患儿的各种内外在因素,又要最大限度地引导患儿建立正确的模式,并应充分尊重患儿的感受,治疗方案要符合患儿的心智特点,选用科学有效的康复治疗方法,帮助患儿最大限度地康复。

5. 遵循循证医学的原则 脑瘫康复治疗要遵循循证医学的原则,禁止盲目地应用某些治疗方法或仪器设备。应重视康复医学的团队作用,应积极学习和引进各类先进有效的现代康复方法,也应努力探索、挖掘中华民族传统医学中的精华,实现真正意义上的中西医结合康复训练。

6. 积极推进小儿脑瘫的社区康复 我国康复事业起步较晚,而脑瘫儿童数量多,脑瘫儿童的康复体系尚未形成,相关康复机构及设施也不能满足需求,因此开展社区康复和家庭康复,并与社区医疗、社会环境改造以及教育等社会活动相结合,逐渐形成适合我国国情的小儿脑瘫康复体系,是实现所有脑瘫患儿享有康复服务的必由之路。

(二) 治疗目标

通过医疗康复、教育康复、职业康复、社会康复等手段,最大化地改善患儿功能,提高独立性,提高生活质量,争取在身体、心理、职业、社会等方面得到最大限度的恢复和补偿,使患儿回归家庭,回归社会。

(三) 治疗方法

1. 运动治疗 运动治疗是脑性瘫痪康复治疗的主要手段。目前,已有多种康复治疗技术应用于脑瘫儿童的康复,如软组织牵伸技术、肌力训练、关节松动术,再如 Bobath 法、Vojta 法、Peto 法(引导式教育法)等神经发育疗法,治疗师可根据脑瘫儿童的情况酌情选用。

脑瘫儿童的运动能力主要通过粗大运动和精细运动的训练,包括抬头、翻身、坐、爬、站立、行走、跑、上下台阶、抓握、捏取、系纽扣等。常用的方法如下。

(1) 头部控制能力的训练:通过头部控制能力的训练,增强脑瘫患儿的自我控制能力,预防脑瘫患儿颈肩肌群痉挛可能导致的挛缩及变形的危险,促进患儿正常屈伸头颈的能力。头部控制训练可在仰卧位、俯卧位、坐位交替进行,每个动作重复 2～3 次。

①仰卧位头部控制训练:患儿双下肢屈曲,治疗师用腿夹住患儿双腿以固定,并将患儿两上肢交叉抱于胸前,双手握住患儿肘部缓缓拉起,诱导患儿抬头,待头稍后仰时停止。

②俯卧位头部控制训练(图 6-1-16):治疗师跪在患儿后方,使患儿俯卧并屈曲髋关节,治疗师双腿夹住患儿骨盆固定,双手置患儿肘部使其伸展,提醒患儿抬头。也可让患儿趴于枕头或者楔形垫上,高的一侧垫在胸下方,让患儿双肘支撑,在前方诱导抬头。或让患儿肘支撑位俯卧于 Babath 球上,通过前后移动 Babath 球,促进患儿头上抬。在训练时,可选用玩具或水果放于患儿头前方或上方,发出"抬头、抬头"的指令,诱导患儿抬头。

③坐位头部控制训练(图 6-1-17):治疗师坐于垫上,双腿屈曲,与患儿面对面或患儿背朝治疗师,患儿双腿分开骑跨在治疗师双腿上,治疗师通过伸屈双腿与患儿游戏,训练其抬头、低头、头部旋转。训练时应保持患儿下肢外展外旋位。

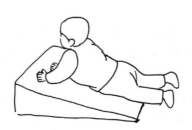

图 6-1-16 俯卧位头部控制训练

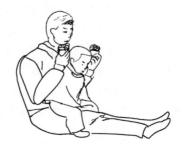

图 6-1-17 坐位头部控制训练

（2）翻身训练：脑瘫患儿躯干控制能力差，不协调，往往难以独立完成翻身动作，常需辅助。待患儿头部控制能力良好时，便可开始翻身训练。

①仰卧位翻身训练：治疗师站在患儿头侧，双手握住患儿一侧肩部，使肩部做旋转，从而带动躯干、骨盆和下肢旋转，完成翻身。

②俯卧位翻身训练：治疗师用双手分别握住患儿两侧踝部，让患儿的双腿交叉带动髋部，使骨盆旋转，并以骨盆旋转带动躯干、肩部旋转，使患儿完成从俯卧位到仰卧位的翻身。

③诱导翻身训练：治疗师用色彩鲜艳的玩具吸引患儿，让其转头、抓玩具，同时发出"翻身、翻身"的声音鼓励患儿完成翻身动作。

（3）从仰卧位到坐位的训练：训练患儿先从仰卧位翻身成侧卧位，然后用上肢撑地，将上身推起成不对称的坐姿。注意要使患儿学会从仰卧位到坐起，须具有翻身动作，还须具备在俯卧位用上肢支撑负重的能力。

（4）坐位训练：通过训练提高患儿坐位保持及坐位平衡能力，训练时可采用关键点控制等方法尽可能摆正患儿头部，并挺直腰背（图 6-1-18）。

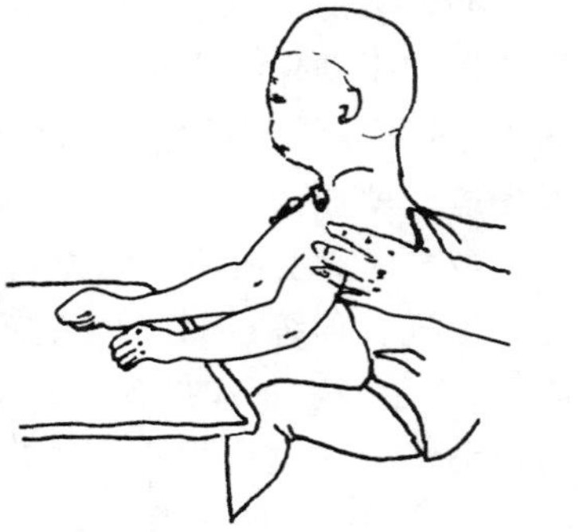

图 6-1-18 坐位下肩部关键点控制

①坐姿训练：a. 痉挛型：患儿坐位，两腿分开，躯干前倾，治疗师在患儿身后将自己双臂从患儿腋下穿过，双臂顶住患儿双肩的同时将大腿外旋，接着将患儿双下肢压直，鼓励患儿坐稳。b. 手足徐动型：治疗师将患儿两腿并拢弯曲坐，双手抓住患儿肩膀，向前内方转动，让患儿双手撑在身体两侧支撑。c. 肌张力低下型：治疗师抱住患儿，用双手在患儿的腰椎部位向下压，并用大拇指压放在脊柱两旁，给以固定力，可促进头及躯干的伸直。

②坐位平衡训练：当患儿学会坐稳后，可让其在坐位下做游戏，训练坐位平衡。患儿坐在 Babath 球上，通过球的滚动诱发患儿保护性伸展反应，并维持平衡。治疗师也可向前、后、左、右推动患儿，让患儿学会在动态中保持平衡。

（5）爬行训练：良好的爬行能力是站立和行走的基础。爬行训练前需进行膝手位重心转移及姿势的训练，以改善膝手位平衡，对于爬行大有益处。爬行训练时，患儿用双手及双膝支撑，肘关节伸直，治疗师用手固定患儿骨盆，然后轻轻将骨盆向上提，左右交替，助于爬行。待患儿逐渐学会爬行，治疗师双手可置于患儿双侧踝部，刚开始患儿左手前伸时，治疗师推左腿向前，患儿右手前伸时，治疗师推右腿向前，手脚同侧往前运动，然后逐渐过渡到左手右脚及右手左脚式的交替爬行。爬行时在患儿前方放置玩具以诱导。

（6）跪立位训练：脑瘫患儿因平衡差，跪立位时常双腿分开，使大腿、小腿的内侧及臀部触地，形成 W 坐姿。此姿势可能会导致髋关节半脱位。

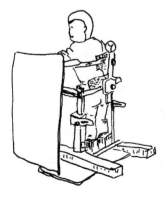

图 6-1-19 站立训练

训练时，治疗师双手控制患儿髋部使髋部充分伸展，维持直跪姿势，然后在直跪基础上，训练左右半跪，使患儿能够将重心由后腿移到前腿，充分伸展髋关节、膝关节，为站立打下基础。

（7）站立训练：训练患儿从椅子上站起时，治疗师将患儿的脚稍分开，使重心往前倾，屈曲髋关节，重心前移，当患儿的双眼与脚趾在同一垂直平面上时，让患儿伸展髋关节和膝关节，从椅子上站起。

在站立时，让头部保持正中位，躯干直立，髋膝关节伸展，两脚分开，足掌平放于地面，治疗师可扶住髋部以稳定。开始训练时，可让患儿扶物站、靠物站、利用平行杠或站立架进行站立训练（图6-1-19）。治疗师向侧方轻轻推动患儿，使其完成重心转移，向前、后、左、右推动患儿，训练站立位平衡能力。

（8）行走训练：当患儿能够将重心由两条腿向一条腿转移时，即可开始进行行走训练。步行训练时，治疗师站在患儿身后，使患儿背部紧靠自己身体，然后治疗师双手抓住患儿上臂近腋窝处，也可控制骨盆，治疗师的腿慢慢往前迈步，带动患儿的腿迈步。下肢功能稍好的患儿也可利用平行杠、助行器等进行步行训练,以后逐渐减少扶持和帮助,逐渐过渡到独立步行。患儿学习独立行走时,常显步态蹒跚,双腿分开过大,手腿动作不协调,因此必须进行步态矫正。

2. 作业治疗 脑瘫患儿的作业治疗主要包括上肢功能训练、日常生活活动能力训练、脑瘫患儿的抱法。

(1)上肢功能训练:包括上肢粗大运动功能及精细运动功能,训练时应特别注意精细动作的训练及手眼协调能力的训练。上肢粗大运动功能训练时,可让患儿俯卧于治疗师腿上,治疗师固定其肩胛骨,鼓励患儿做伸手动作。也可让患儿在俯卧位下,双肘支撑身体,做前、后、左、右重心转移的运动。可让患儿捡珠子、拼图、玩智力玩具、捏橡皮泥等,进行手的精细动作训练对于已发育成长、即将就业的脑性瘫痪者,应考虑进行就业前的作业训练;对存在心理问题的患者,可相应进行心理作业治疗。

(2)日常生活活动能力训练:

①进食训练:训练时,治疗师可辅以下颌控制技术,以改善口、颌控制能力。方法是:将手置于患儿下颌处,用手指对下颌施加向上的推力,并保持一段时间。可常用手指叩击患儿上唇,或牵拉肌肉,训练患儿闭口动作。通过食物诱导患儿伸舌,增加咀嚼能力。

②穿、脱衣训练(图 6-1-20):训练时一般先穿功能障碍较重的一侧,另需注意患儿是否左右对称,尤其在仰卧位下,防止 ATNR 影响穿、脱衣。训练先由成人辅助,患儿可扶墙壁、椅子等进行穿、脱衣训练,然后让患儿模拟穿、脱衣,或帮助大玩具娃娃穿、脱衣服,培养自己穿、脱衣服的兴趣,逐步完成独立穿、脱衣。不同类型脑瘫患儿情况差异较大,应视具体情况而定。

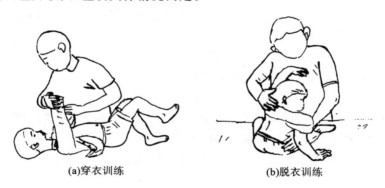

(a)穿衣训练   (b)脱衣训练

图 6-1-20 穿、脱衣训练

③如厕训练(图 6-1-21):包括向下脱裤、坐于便盆上、大小便控制、便后擦拭、从便盆上站起、提裤这一过程。训练前应确定患儿是否具备大小便控制能力、头颈及躯干的控制能力、是否能在凳子上坐稳、是否有足够的合作及理解能力。训练中应注意使患儿养成定时排便的习惯。

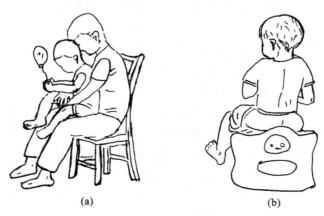

(a)   (b)

图 6-1-21 如厕训练

（3）脑瘫患儿的抱法：对于不同类型的脑瘫患儿，功能障碍情况不同，应用正确的抱法和技巧，不仅省力，而且也能有效促进患儿头颈控制能力，还可纠正患儿不正确的姿势及模式。不同类型的脑瘫患儿，应采取不同的抱法。

①痉挛型患儿抱法：对躺着时经常呈现双臂弯曲、两腿处于伸直状态的患儿，抱的方法应是：让患儿双臂伸直，髋部和膝屈曲，将他滚向一侧并扶着他的头，抱起他靠近治疗师的身体，使患儿的双臂围住治疗师的颈部或伸向治疗师的背部，把患儿的双腿分开放在抱持者腰部两侧。

对于长期处于僵直状态的患儿，抱的方式应是：先把患儿蜷曲起来，也就是把患儿双腿先分开，再弯起来；双手分开，头略微下垂；也可以让患儿把头枕在治疗师肩上，这样可以不断地加强治疗师与患儿的感情交流。

对于经常蜷曲的患儿，可以先让患儿偏向一侧，然后用一只手从患儿一侧的腋下伸出，抓住患儿的手臂使双臂伸直，另一只手伸到两腿中间，用手掌托住患儿的腹部抱起，使患儿的臀部紧贴抱持者的上腹部，这样抱会使患儿有安全感。抱痉挛型患儿时，不要从腋下把患儿托起，因为那样容易加重患儿双下肢的肌张力，使痉挛加重。

②徐动型患儿抱法：此患儿的抱法与痉挛型患儿有很大的不同，主要区别在于：将患儿的双手合在一起，双腿靠拢，髋膝屈曲，尽量靠近胸部。做好这一姿势后，治疗师再把患儿抱在胸前，也可以抱在身体的一侧。

③弛缓型患儿抱法：此患儿身体软弱无力，头颈部无自控能力，抱时除了帮助他把双腿屈曲，头微微下垂外，最重要的是给他一个很好的依靠。亦可采用徐动型患儿的抱法，也可以把手从患儿的腋下穿过，手掌托住他的臀部。这种抱法不仅可使患儿双手的活动范围增大了，还可诱导患儿出现伸手去抓物的意识，达到患儿手自主活动的目的，同时躯干的控制能力也会得到提高。

3. 理疗　进行物理因子治疗时应注意禁忌证和适应证。脑瘫患儿常选用功能性电刺激疗法、神经肌肉电刺激疗法等电疗，以及传导热疗法、水疗法和冷疗法。

4. 感觉统合训练　感觉统合训练是通过利用各种感觉刺激，如视觉、听觉、嗅觉、本体觉、皮肤触压觉、前庭觉等，将这些感觉刺激与运动相结合，促使中枢系统进行感觉和运动的整合，引导儿童对感觉刺激作出适当地反应。感觉统合训练的目的并非是增强运动技能，而在于改善脑细胞对感觉信息的处理及组织并构成感觉信息的能力。训练时可运用滚筒、滑板、吊缆、平衡台等设计患儿感兴趣的游戏活动，让儿童在积极快乐的情绪中玩耍、学习，帮助感觉功能向正常发展。

5. 言语治疗　言语治疗包括早期语言发育刺激、言语理解能力训练、呼吸功能训练、语音训练、发音训练和构音器官训练等。要发展言语功能，应尽早开始接受各种刺激。不管患儿对所说的话能不能反应，都要和其交谈，反复多次训练，患儿可逐渐懂得自己发出声音的意义。言语训练时，需注意发音训练、语言模仿能力和语言沟通能力的训练。语言词汇量训练内容见图6-1-22。

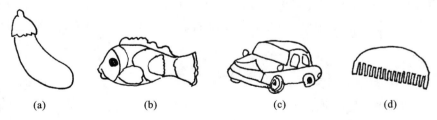

(a)　　　　　　(b)　　　　　　(c)　　　　　　(d)

图 6-1-22　语言词汇量训练

6. 支具和辅助器具的应用　针对患儿运动功能障碍，选用适当的日常生活自助具、矫形器、助行器、书写辅助器具及沟通用具等，代偿或补偿已丧失的功能，鼓励发展残存及代偿功能，预防关节变形，使患儿最大可能地实现生活自理（图6-1-23）。

7. 其他治疗

（1）中医治疗：常用推拿按摩、针灸等方法。

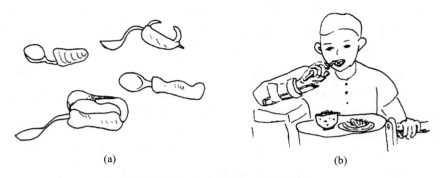

(a)　　　　　　　　　　　　　　(b)

图 6-1-23　支具和辅助器具的应用

（2）药物治疗：伴有癫痫的患儿需根据病情选择抗癫痫药物。若患儿存在痉挛，可在痉挛肌注射肉毒毒素 A，以减缓肌肉痉挛，注射后配合运动训练和矫形器，可以获得较好的疗效。注射剂量应根据肌肉大小和肌肉痉挛程度来调整。也可选用改善脑功能的药物以促进神经细胞的发育，但 1 岁以后的患儿建议以康复训练为主，不主张使用改善脑功能的药物。

（3）手术治疗：一般认为 4～5 岁前不需要进行手术治疗，此时期患儿通过康复训练可以得到较好的疗效。若经过系统康复治疗仍无效或已严重痉挛和挛缩，可通过手术，缓解矫正畸形，但也需慎重选用。术后应尽可能早地进行活动和系统的运动训练。

五、功能结局

经过早期积极、科学、系统的康复治疗，可使大多数患儿功能障碍得以改善，部分轻微患儿还可以治愈，但恢复时间比较漫长。脑瘫患儿受累的肢体越多其功能恢复也越差，痉挛型双瘫预后相对较好，手足徐动型患儿和痉挛型四肢瘫患儿预后较差。如果患儿 6 岁还不能独立行走，以后恢复行走的可能性也不大。如能在小儿出生后 6～9 个月内进行早诊断、早治疗，患儿功能会大大改善，生活质量也会大大提高，所以早诊断、早干预、早康复，其预后也越好。

六、健康教育

通过对脑瘫患儿及其家属进行健康教育，弥补对脑瘫相关知识的缺乏，可更大程度上增加康复治疗效果，减少并发症，提高患儿的生活质量。

在入院时便向家长介绍脑瘫的病因、病理、临床表现等医学知识，让家属充分认识脑瘫，并告知患儿康复期间的注意事项及日常护理的方法，如给予患儿高热量、高蛋白质、高纤维、易消化的饮食；患儿抵抗力较低，应注意预防呼吸道、消化道的感染；康复历程较漫长，一定要有耐心和信心；治疗时应循序渐进，不能急于求成。另外也要鼓励家长要融入患儿的康复训练中来，积极配合治疗师的工作，以便患儿得到最大限度的康复。

🏥 小　结

脑性瘫痪简称脑瘫，是以中枢性运动功能障碍为主的致残性疾病。脑性瘫痪是自受孕开始至婴儿期非进行性脑损伤和发育缺陷所导致的综合征，主要表现为运动障碍及姿势异常。脑瘫发病的直接原因是在脑发育成熟之前各种因素造成的脑损伤和（或）发育缺陷。按照临床表现分为痉挛型、不随意运动型、强直型、共济失调型、肌张力低下型、混合型；按照瘫痪部位分为单瘫、双瘫、三肢瘫、偏瘫、四肢瘫 5 型。脑瘫的评定包括身体状况的评定、运动功能评定、感知认知评定、言语功能评定、智力评定、日常生活活动能力评定等。治疗原则有三早原则、综合性康复原则、与日常生活相结合、符合儿童发育特点及需求、遵循循证医学的原则、积极推进小儿脑瘫的社区康复。治疗目标是通过医疗康复、教育康复、职业康复、社会康复等手段，尽最大化改善患儿功能，提高独立性，提高生活质量，争取在身体、心理、职业、社会等方面得到最大限度的恢复和补偿,回归家庭,回归社会。治疗方法包括运动治疗、作业治疗、理疗、感觉统合训练、言语治疗、支具和辅助器具的应用等。早诊断、早干预、早康复,脑瘫患儿的功能可以得到很大程度的改善和提高,预后也越好。

案例解析

　　根据患者病史、临床表现及 CT 检查不难判断患者为痉挛型脑瘫。其目前主要的功能障碍有运动发育落后、肌张力增高、姿势异常、精细运动发育落后、言语发育落后。根据患者功能障碍和评定的结果,设定康复目标:①实现独站及扶走;②提升手眼协调能力,能灵活抓物,能搭 2～3 层积木;③能够说出由 3 个字组合起来的词。具体康复治疗方法:①运动治疗,采用神经发育学疗法,每日各 1 次;②感觉统合训练,每日 1 次;③作业治疗,每日 1 次;④按摩推拿治疗,每日 1 次;⑤言语治疗,每日 1 次;⑥康复工程,选用踝足矫形鞋;⑦水疗,每日 1 次。

能 力 检 测

选择题

A₁ 型题

1. 脑性瘫痪的临床分型中最常见的是(　　)。

A.手足徐动型　　　　　　　B.低张力型　　　　　　　C.共济失调型

D.混合型　　　　　　　　　E.痉挛型

2. 下列哪一项不是脑瘫治疗的关键点?(　　)

A.早期发现　　　　　　　　B.早期干预　　　　　　　C.早期治疗

D.早期诊断　　　　　　　　E.早期手术(6 个月之内)

3. 脑瘫的表现不包括(　　)。

A.静止性震颤　　　　　　　B.手足徐动　　　　　　　C.共济失调

D.痉挛　　　　　　　　　　E.运动发育滞后

4. 脑瘫的诊断依据不包括(　　)。

A.中枢性运动障碍　　　　　B.姿势异常　　　　　　　C.反射异常

D.肌张力增高　　　　　　　E.进行性加重的病程

5. 脑性瘫痪最常用的康复方法(　　)。

A.神经发育疗法　　　　　　B.手术疗法　　　　　　　C.传统康复疗法

D.药物疗法　　　　　　　　E.言语疗法

6. 下述哪项是新生儿异常反射的表现?(　　)

A.腹壁反射阴性　　　　　　B.踝阵挛阳性　　　　　　C.Babinski 征阳性

D.握持反射阴性　　　　　　E.Kernig 征阳性

7. 下述哪项不是脑性瘫痪的治疗方法?(　　)

A.引导式教育　　　　　　　B.Bobath 法　　　　　　C.Domain 法

D.Maitland 法　　　　　　　E.Vojta 法

8. 下列儿童运动的发育规律,错误的是(　　)。

A.自头端向足端发展　　　　B.从泛化到集中　　　　　C.协调运动自远到近

D.由粗大动作到精细动作　　E.由反射到随意动作

9. 脑性瘫痪不是围生期的高危因素的有(　　)。

A.早产、过期产、新生儿窒息　　B.新生儿缺血、缺氧性脑病,感染,黄疸

C.巨大儿、胎盘功能不全　　　D.低血糖症、异常分娩

E.产程过长

10. 下列哪项不是原始反射？（　　　）

A.觅食反射、吸吮反射　　　　　　　　　　　B.莫罗反射、握持反射

C.新生儿阳性支持反射、侧弯反射　　　　D. TLR

E.坐位平衡反应

A_2 型题

11～13 共用题干

患儿，男，3 个月，生后 Apgar 3 分，现竖头不稳，抬头无力，下颌可离床，对声、光反应尚可，围颈征阴性，内收肌角（髋外展角）90°，原始反射正常，腱反射活跃。

11. 最可能的诊断是（　　　）。

A.肌张力低下型脑瘫　　　　B.正常儿　　　　　　　C.脑瘫高危儿（可疑脑瘫）

D.小儿麻痹症　　　　　　　　E.先天性肌弛缓症

12. 功能评定可选择（　　　）。

A. Weber 量表　　　　　　　B.儿童 FIM 量表　　　　C.粗大运动功能量表（GMFM）

D.格塞尔发育量表　　　　　E. Fugl-Meyer 量表

13. 目前最需要的治疗是（　　　）。

A.脑细胞营养药　　　　　　　　　　　　　　　B.头部磁疗

C.早期干预，功能训练　　　　　　　　　　　D.高压氧疗

E.引导式教育

参考答案

（耿姣姣）

第二节　儿童智力低下患者的康复

 案 例 导 入

　　患儿，男，4 岁，因言语减少，唤名无反应，兴趣减少半年入院。患儿为第一胎第一产，足月顺产，出生时体重 3.1 kg。2 岁时会说"爸爸、妈妈、妈妈抱"等，近半年不爱说话，叫他名字时没有反应，好像没听见，对大人的话似乎不理解，反应迟钝；难以辨识人与物，也不能区分亲人和陌生人；兴趣减少，只对个别事物感兴趣；沉默寡言，词汇较贫乏，不会用言语表达个人的欲望和需求，多为无意义的表达。体格检查和辅助检查无明显异常。

　　请问患儿考虑为什么疾病，如何评定，治疗方法有哪些？

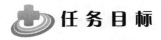 任 务 目 标

【知识目标】

1. 了解　儿童智力低下的病因、预防。

2. 熟悉　儿童智力低下的临床表现。

3. 掌握　儿童智力低下的功能障碍的概念、康复评定、治疗方法。

【能力目标】

1. 能对智力低下患者进行康复评定。

2. 能为智力低下患者制订康复治疗方案。

一、概述

智力低下也称为弱智或精神发育迟缓。智力低下儿童是指在生长发育期,智力发育低于同龄儿童的平均水平,同时伴有明显的社会生活适应能力困难的儿童。在出生缺陷中,智力低下儿童发病率高。智力低下诊断时应注意,生长发育期一般指的是 18 周岁以下;智力明显低于平均水平即智商一般在 70 以下;适应性行为包括个人生活能力和履行社会职责。

据估计,全世界智力低下患者约有 1.5 亿。美国智力低下协会(AAMD)和世界卫生组织(WHO)报道,儿童智力低下的患病率为 1‰~2‰。我国儿童智力低下患病率约为 1.2‰,农村患病率高于城市,男性患病率高于女性。

(一) 病因

儿童智力低下的病因复杂,和遗传因素及环境因素关系密切。

1. 遗传因素　高龄产妇、近亲婚配、染色体异常,以及引起智力低下的遗传病如呆小病、小头畸形及苯丙酮尿症等。

2. 围产因素　包括早产、产伤、产程过长、感染、缺氧及窒息等。

3. 孕期因素　母亲孕期受到风疹病毒、疱疹病毒、巨细胞病毒、弓形虫等的感染,或受到铅、汞、有机氯化合物、电离辐射等理化因素影响。

4. 营养不良　母亲孕期营养缺乏会明显影响胎儿脑部发育,进而累及神经和精神的发育,而儿童 14 岁之前营养缺乏,会明显阻碍脑部发育,这些因素都会导致智力低下的发生。

5. 后天因素　患有脑部疾病如脑炎、癫痫、脑膜炎,受到感染,颅脑外伤等。

6. 社会环境因素　社会环境中尤其是家庭因素对智力发育影响较大,研究发现,单亲家庭、贫困家庭、父母文化水平低、父(母)患有精神病或残疾、福利院等会不同程度影响儿童的智力发育和社会生活能力的养成。

(二) 临床表现

我国根据智商(IQ)和社会适应行为将智力低下分为 4 类,即轻度、中度、重度、极重度。每种类型的临床表现介绍如下。

1. 轻度智力低下　IQ 50~70,适应行为为轻度缺陷。发育较一般儿童稍迟缓,反应较迟钝,对外界的环境变化不能做出积极应答,遇事缺乏主见,易循规蹈矩,缺乏逻辑分析能力,对抽象的东西难以理解,学习成绩较差,只能进行简单的运算,只会死记硬背,对应用题难以理解,言语功能发育较晚,可应用基本生活用语,经强化教育后,可在家长指导和帮助下做一些家务和从事简单的劳动。

2. 中度智力低下　IQ 35~49,适应行为为中度缺陷。发育较正常儿童迟缓,早年运动发育较为滞后,阅读能力差,词汇缺乏,言语表达能力差,有简单的思维,但对抽象的概念不能理解,对事物的辨识能力差,计算能力差,只能进行极为简单的加减运算。经长期教育训练后,能学会简单的人际交往,能够掌握基本卫生知识和安全知识,可以做一些简单的手工劳动。

3. 重度智力低下　IQ 20~34,适应行为为重度缺陷。早年发育迟缓,发音含糊,表达能力极差,对周围事物反应迟钝,理解能力差,抽象思维缺乏,动作很笨拙,常反复做些无目的的动作,但能躲避明显的危险,多伴有严重的感觉和运动障碍,没有计算能力,情感幼稚,生活常不能自理。经长期训练后,可学会简单的卫生习惯,进行简单的生活,在别人的监督和指导下,做一些简单的体力劳动。

4. 极重度智力低下　IQ 20 以下,适应行为极度缺陷。发育不佳,不能言语,多用哭泣、尖叫表达需求,感知觉能力很差,不能辨识人和周围的环境,关节僵硬,运动功能明显障碍,不能行走,伴有多种疾病,抵抗力差,不能躲避危险,生活根本不能自理,需依赖别人,经训练患者可有反应,但不能从事任何劳动。

二、康复评定

对于儿童智力低下的评定通常采用智力测验。

1. 筛查性测验

(1)丹佛发育筛查测验(DDST):适用于0~6岁的婴幼儿,有105个项目,通过测查婴幼儿应人能(小儿对周围人的应答能力和料理自己生活的能力)、应物能(小儿看的能力,用手指物和画图的能力)、言语能(婴幼儿听和理解语言的能力)及动作能(婴幼儿坐、行走和跳跃的能力)4种能区进行筛查。

(2)画人测验:画人测验是一种简便易行且能激起患儿兴趣的智力测验,适用于4~12岁儿童。方法:要求被试儿童画一个人体全身像,然后根据所画的头、头发、耳、眼睛、鼻子、口、脸、颈、躯干、上肢、手、下肢、足部、衣着、连接、画线、侧位等17个方面进行详细评分,算出总分后按量表规定换算成智商。

(3)50项测验:量表分成回答问题和操作两大类,共50个测试题,包括自我认知能力、运动能力、记忆能力、观察能力、思维能力、常识等6类能力。操作简便,用时短,评分标准容易掌握。该量表适用于4~7岁儿童。

2. 诊断性测验

(1)格塞尔婴幼儿发育量表(GDS):适用于出生至5岁的婴幼儿,测试时间约30 min。主要诊断动作能、应物能、言语能、应人能4个方面的能力。GDS不仅适用于测量幼儿的发展水平,而且还适用于伤残儿。

(2)贝利婴儿发展量表(BSID):适用于2个月到30个月的儿童,施测时间大约45 min。该量表包括3个分量表:智能量表(测量知觉、记忆、学习、问题解决、发育、初步的语言交流、初步的抽象思维活动、社会能力)、运动量表(测量坐、站、走、爬楼、操纵双手和手指的粗大运动能力)及婴幼儿行为记录表。

(3)我国0~3岁小儿精神发育检查表:该量表由中国科学院心理研究所负责设计,并与首都儿科研究所协作制定,量表所用项目大部分来自GDS、贝利婴儿发展量表、DDST量表,一小部分来自自己的经验。

(4)韦克斯勒量表:是目前最重要的智力量表。全套量表由韦氏成人智力量表(WAIS)、韦氏儿童智力量表(WISC-R)、韦氏学前和学龄初期儿童智力量表(WPPSI)3个智力量表互相衔接组成。韦氏儿童智力量表适用于6~16岁的少年儿童,韦氏学前和学龄初期儿童智力量表(WPPSI)适合测查3岁10个月至6岁10个月儿童。

韦氏智力量表包括言语量表和操作量表,测查被试者的一般智力水平即总智商(FIQ)、言语智商(VIQ)、操作智商(PIQ)。言语量表包括5~6个分测验。操作量表包括4~5个分测验。各类量表分测验项目有所不同。

3. 行为评定量表　适应行为是指个体适应自然和社会环境的有效性。

(1)婴儿-初中学生社会生活能力量表:全量表分成6个领域,即独立生活能力、运动能力、作业能力、沟通能力、社会化、自我管理,一共132个项目。适用于6个月至15岁儿童。

(2)儿童社会适应行为评定量表:适用于3~12岁儿童。包含城市和农村2种常模,独立因子、认知功能因子和社会或自制3个因子,以及感觉运动、生活自理、语言发展、个人取向、社会责任、时空走向、劳动技能、经济活动8个分量表,量表共包含59个项目近200种行为。

4. 弱智儿童的诊断　不同年龄段儿童应酌情选择合适的方法,各年龄儿童测查项目选择参考表6-3-1。

表 6-3-1　各年龄儿童测查项目选择参考表

目的	项目	界值	年龄组（岁）								
---	---	---	0～	1～	2～	3～	4～	5～	6～	7～	8～
筛查	画人测验	70				3岁10个月	★	★	★	7岁3个月	
	50项测验	70				3岁10个月	★	★	★	7岁3个月	
	婴幼儿智力发育量表		★	★	★	★					
	丹佛发育筛查测验	可疑	★	★	★	★	★	★	★		
	我国0～3岁小儿精神发育检查表		★	★	★	★					
确诊	格塞尔婴幼儿发育量表	65	2周	★			★	★			
	贝利婴儿发展量表	68	2个月	★	2岁6个月						
	韦氏学前和学龄初期儿童智力量表（WPPSI）	70				3岁10个月	★	★	★		
	韦氏儿童智力量表中国修订本（WISC-CR）	70							★	★	★
	婴儿-初中学生社会生活能力量表	8	6个月	★	★	★	★	★	★	★	★
	儿童社会适应行为评定量表	70			★	★	★	★	★		★

三、功能障碍

智力低下儿童有以下一种或几种障碍，不同类型患儿表现不同。

（一）感知觉障碍

感知觉能力差，难以辨识人与物，对周围环境的改变不能做出应答，不能躲避危险，白天黑夜颠倒等。

（二）记忆障碍

记忆力差，容易遗忘，记不得做过的事情，甚至记忆消失等。

（三）言语障碍

发育迟缓，发音不清楚、不准确，词汇贫乏，不能表达意思，多为无意义的表达，有的常以哭闹、尖叫表达需求和不满，或语言丧失等。

（四）思维障碍

思维简单、理解能力差，缺乏想象与推理，不能分辨具体和抽象的概念，反应比较迟钝、有时思维丧失等。

（五）运动障碍

关节僵硬，常有肢体畸形，活动困难，手不能拿物，站立和行走困难，走路时左右摇摆、不稳，蹒跚步态，有的只能坐着或躺着等。

（六）行为意志障碍

性格孤僻，沉默寡言，对任何事情不感兴趣，意志消沉，生活懒散等。

（七）情感障碍

感情淡漠，情绪不稳，难以和他人建立感情，麻木不仁，常消极悲观，有时紧张、恐惧，有时抑郁、焦虑等。

四、康复治疗

（一）康复治疗目标

提高智力、提高社会适应能力是最终目标。不同类型智力低下康复目标不同。

1. 轻度智力低下　接受一般学校教育，培养一般社会适应能力，能适应一般的社会生活，培养一般的职业技能，可自食其力。

2. 中度智力低下　接受康复治疗和特殊教育，学习基本的社会适应能力，生活自理，可做简单工作。

3. 重度智力低下　主要接受生活适应能力训练，养成基本的卫生习惯，提高自我照顾能力和交往沟通能力。

4. 极重度智力低下　主要接受康复治疗，提高运动能力和感知觉能力。

（二）康复治疗方法

强调家庭康复与医疗康复和教育（特殊教育或一般教育）相结合。

1. 家庭强化训练

（1）运动能力的训练：将游戏融于训练中，按照运动发育的规律进行翻身、坐起、站立、跑、跳等运动能力的训练。

（2）感知能力的训练：多采用游戏的方式，如拼图游戏、木棒推球游戏、连线游戏等，通过刺激患儿视觉、听觉、触觉等，训练其感知能力。

（3）认知能力训练：通过设计游戏如指点身体器官、揭盖子、识物、请客游戏等，完成作业，熟悉家庭成员、学会分享等。

（4）生活自理能力的训练：训练患儿自己吃饭、自己大小便、养成按时睡觉的习惯、学习穿衣、洗脸等日常生活活动，提高生活自理能力。

（5）社会适应能力的训练：多带患儿到不同的环境中去体验，以适应环境和社会。

（6）语言交往能力训练：语言障碍必须找到病因，然后针对病因进行训练。语言交往能力训练包括呼吸训练、声带促发音训练、正常的发音姿势训练、正确发音训练、发音矫正训练、矫正构音部位训练、语句训练、交谈式训练、言语代替训练、纠正口吃的训练等。

2. 推拿按摩和被动运动

（1）推拿和按摩：选择穴位按揉，如百会穴、丹田穴、大椎穴、命门穴、三阴交穴、足三里穴、涌泉穴等，可提高轻度智力低下患儿的智力水平。通过采用按法、压法、点法、推法等按揉患儿肌肉，促进肌肉发育。

（2）被动运动：通过对肩、肘、腕、髋、膝、踝等关节被动运动训练，可有效缓解患儿过高或过低的肌张力，改善关节僵硬、活动受限的情况，改善步态。

3. 开办特殊学校或康复训练专业班

特殊学校或康复训练专业班可集运动治疗、作业治疗、言语治疗、感知觉运动结合和个别音乐、游戏教学为一体,将康复训练与康复教育有机地结合,使受训的智力低下患儿的运动、语言、日常生活、感知、认知、社会适应等方面都得到全面康复。康复教育和康复训练由综合素质较高的康复医师和康复引导员指导,他们在与患儿心理沟通的基础上,对患儿做出各项功能评估,制订具体的教学和康复计划,并与患儿交朋友,然后再按计划具体实施。应注意:训练时间一般维持在 30 min,训练内容要根据患儿的年龄、病情的特点,做到适量,特别注意视、听相结合,多次重复,不断强化,稳扎稳打,巩固提高,以达到好的效果。

（三）预防

1981 年联合国儿童基金会提出了智力低下三级预防的概念,三级预防的是将预防、治疗和服务紧密结合起来。

一级预防:消除引起智力低下的病因,预防疾病的发生。

二级预防:早期发现伴有智力低下的疾病,尽可能在症状未出现之前,做出诊断,进行早期干预,使其不发生缺陷。

三级预防:在脑损伤之后,应采取综合治疗措施,正确诊治脑部疾病,以预防其发展为智力残疾。

要实现三级预防,需要政府、社会、家庭各方面协作进行综合性预防。

五、功能结局

儿童智力低下原因不明且较为复杂,给诊断、治疗和康复带来困难。但儿童时期是脑结构发育的高峰期,也是脑组织生长发育的可塑期。如能积极寻找病因,去除危险因素和导致疾病的各种病因,积极对患儿进行早期干预,利用患儿大脑可塑性开发其智力、语言、社会适应和运动能力,充分挖掘患儿潜能,可使患儿病情得到很大改善。儿童智力低下重在预防,一旦发现脑部疾病,应积极治疗,为儿童正常智力发展提供机会,降低或减少因疾病所引起的智力低下,从而最大限度地改善其预后。

六、健康教育

智力低下儿童的康复离不开家庭的教育,应将患儿的训练与日常生活联系起来,并指导患儿家属积极参与治疗,指导家长学会患儿养护的内容及方法,并落实到患儿的全部生活中,促进其康复。同时家长也能更全面地了解孩子的病情、增强对孩子的理解,提高对孩子康复的信心。家长要为他们营造一个愉快、和谐的家庭环境,紧密联系康复机构、学校,这样才能更好地促进患儿的健康、快乐成长。

🏥 小　结

智力低下也称为弱智或精神发育迟缓。智力低下儿童是指在生长发育期,智力发育低于同龄儿童的平均水平,同时伴有明显的社会生活适应能力困难的儿童。儿童智力低下的病因复杂,和遗传因素及环境因素关系密切。我国根据智商(IQ)和社会适应行为将智力低下分为 4 类,即轻度、中度、重度、极重度。智力低下儿童有一种或几种障碍,如感知觉障碍、记忆障碍、言语障碍、思维障碍、运动障碍、行为意志障碍、情感障碍等。对于儿童智力低下的评定通常采用智力测验,包括筛查性测验和诊断性测验。筛查性测验有丹佛发育筛查测验(DDST)、画人测验、50 项测验;诊断性测验有格塞尔婴幼儿发育量表(GDS)、贝利婴儿发展量表(BSID)、我国 0～3 岁小儿精神发育检查表、韦克斯勒量表、行为评定量表。康复治疗最终目标是提高智力、提高社会适应能力。康复治疗方法强调家庭康复与医疗康复和教育相结合,主要有家庭强化训练、推拿按摩和被动运动、开办特殊学校或康复训练专业班。儿童智力低下重在预防,一旦发现脑部疾病,应积极治疗,为儿童正常智力发展提供机会,降低或减少因疾病所引起的智力低下,从而最大限度地改善其预后。

案例解析

　　根据患儿症状和体征可考虑为智力低下,为进一步明确可以选择智力测验和行为评定量表进行评定,智力测验包括筛查性测验和诊断性测验,筛查性测验可选丹佛发育筛查测验(DDST)、画人测验,诊断性测验可选格塞尔婴幼儿发育量表(GDS)、韦克斯勒量表。康复治疗方法有:①家庭强化训练:包含运动能力、感知能力、认知能力、生活自理能力、社会适应能力、语言交往能力的训练。②推拿按摩和被动运动:穴位按揉,肌肉按揉,可促进肌肉发育。③康复训练专业班:由综合素质较高的康复医师和康复引导员指导康复教育及训练,在与患儿心理沟通的基础上,对患儿作出功能评估,制订具体的教学和康复计划,再按计划具体实施,训练时间一般维持 30 min。

能 力 检 测

选择题

A₁ 型题

1. DDST 可早期发现智力发育问题,可对高危儿进行发育检测,适用于(　　)的儿童。

A.2～3 岁　　　　　　　　　B.0～5 岁　　　　　　　　　C.0～8 岁

D.3～6 岁　　　　　　　　　E.0～6 岁

2. 评价幼儿园的儿童智力水平或诊断智力低下的重要方法是(　　)。

A.斯坦福-比奈量表　　　　　B.韦氏儿童智力量表　　　　C.发育量表

D.贝利婴儿发展量表　　　　　E.韦氏学前儿童智力量表

3. 防止伤后出现残疾的是(　　)。

A.一级预防　　　　　　　　　B.二级预防　　　　　　　　　C.三级预防

D.四级预防　　　　　　　　　E.都不是

4. 患儿智商测得 39,请问属于(　　)智力低下。

A.极重度　　　　　　　　　　B.重度　　　　　　　　　　　C.中度

D.轻度　　　　　　　　　　　E.无法判断

5. 下列哪一项不是儿童智力低下的康复治疗方法?(　　)

A.推拿按摩　　　　　　　　　B.运动能力训练　　　　　　　C.感知能力训练

D.社会适应能力训练　　　　　E.神经发育疗法

6. 对于轻度智力低下儿童康复目标描述下列不恰当的是(　　)。

A.接受一般学校教育

B.接受特殊教育和康复训练

C.能适应一般的社会生活

D.培养一般的职业技能,可自食其力

E.培养一般社会适应能力

参考答案

(耿姣姣)

第七章　恶性肿瘤患者的康复

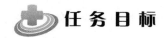案例导入

　　张某,女,40 岁。发现右乳肿块 5 天,无疼痛发热。体检发现右乳房外上象限近乳晕区有一 3 cm×2 cm 的肿块,质硬,边界不清,活动度差,无压痛。右腋下可触及一枚 1.5 cm×1 cm 质韧淋巴结。取活检病理报告为乳腺癌。在全麻下行右乳癌改良根治术,现为术后第 2 天。T37.2 ℃、P 88 次/分、R 24 次/分、BP 125/80 mmHg,胸部用绷带加压包扎,皮瓣下置引流管持续引流,患者诉伤口疼痛,且现在不能自己洗漱、进餐、如厕等,患者向家人和医生诉说不能接受一侧乳房切除的事实。

　　1. 请针对目前患者的功能情况,简述如何进行康复评定?

　　2. 请给出康复治疗方案?

任务目标

【知识目标】

1. 了解　恶性肿瘤的病因、诊断和临床治疗。

2. 熟悉　恶性肿瘤的康复评定;常见恶性肿瘤术后的康复治疗。

3. 掌握　恶性肿瘤康复的基本概念;恶性肿瘤的康复治疗目标;恶性肿瘤的康复治疗原则和方法。

【能力目标】

1. 能对肿瘤患者进行康复评定。

2. 能制定乳癌术后患者的初步康复治疗方案。

3. 能对肿瘤疼痛患者进行康复治疗和康复指导。

第一节　概　　述

　　肿瘤是机体成熟或发育中的正常细胞在各种致瘤因素作用下,呈现过度增生或异常分化而形成的新生物,局部常形成肿块,一般分为良性肿瘤和恶性肿瘤两大类。良性肿瘤一般称为“瘤”,恶性肿瘤来自上皮则称为“癌”。

　　世界卫生组织报告显示,2008 年全世界约有 1270 万癌症新增患者,760 万死于癌症,尤其在发展中国家,癌症新增例数达 56%;据推测到 2020 年前,全球癌症发病率将增加 50%,即每年将新增 1500 万癌症

患者。不仅如此，全球癌症的死亡人数也在迅猛上升，2030 年这个数字可能会增至 1320 万。随着社会经济发展，人口增长及老龄化加剧，我国居民的癌症发生率和死亡率正处于快速上升期，到 2020 年，预计中国新发癌症病例为 388 万，死亡人数为 276 万。

随着医学科学及相关学科的发展，恶性肿瘤的早期诊断及可选择的抗肿瘤治疗水平不断提高，使得恶性肿瘤患者的生存时间不断延长。然而，尽管目前抗肿瘤治疗手段在向减少创伤及保留功能方向发展，但是在恶性肿瘤患者中仍有较高的致残率。调查数据显示，最常见的致残原因中，恶性肿瘤位列第 13 位。因此，每一个恶性肿瘤患者都需要后续的康复治疗。

一、基本概念

Baldonado 与 Stahl 将恶性肿瘤患者的康复定义为肿瘤患者在整个疾病过程中的预防、维持、恢复、再教育的过程。恶性肿瘤患者康复的目的是提高恶性肿瘤治愈率、延长患者生存期、改善功能状况、提高生活质量，帮助患者回归家庭和社会。

二、病因

恶性肿瘤的病因尚未完全清楚。多年的流行病学研究及实验和临床观察发现，环境与行为对人类恶性肿瘤的发生有重要影响。据估计约 80% 以上的恶性肿瘤与环境因素有关。同时机体的内在因素如遗传、内分泌及免疫功能等在肿瘤的发生、发展中也起到重要作用。恶性肿瘤的发生是内外因素长期共同作用的结果。

（一）外界因素

1. 化学因素 如烷化剂、多环芳香烃类化合物、氨基偶氮类、亚硝胺类、真菌毒素和植物毒素等，可诱发肺癌、皮肤癌、膀胱癌、肝癌、食管癌和胃癌等。

2. 物理因素 电离辐射，如 X 线可引起皮肤癌；白血病等，紫外线可引起皮肤癌；石棉纤维与肺癌有关；滑石粉与胃癌有关；烧伤深瘢痕和皮肤慢性溃疡均可能发生癌变等。

3. 生物因素 主要为病毒，其中 1/3 为 DNA 病毒，2/3 为 RNA 病毒。DNA 病毒如 EB 病毒与鼻咽癌、伯基特淋巴瘤有关，人类乳头状瘤病毒感染与宫颈癌有关，乙型肝炎病毒与肝癌有关。RNA 病毒可与成人 T 细胞白血病、淋巴瘤细胞白血病、淋巴瘤等有关。此外，幽门螺杆菌感染与胃癌发生也有关系。

（二）内在因素

1. 遗传因素 真正直接遗传的肿瘤只是少数不常见的肿瘤，遗传因素在大多数肿瘤发生中的作用是增加了机体发生肿瘤的倾向性和对致癌因子的易感性，如结肠息肉病、乳腺癌、胃癌等。

2. 免疫因素 先天性或后天性免疫缺陷易发生恶性肿瘤，如丙种球蛋白缺乏症患者易患白血病和淋巴造血系统肿瘤，肾移植后长期应用免疫抑制剂的患者，肿瘤发生率较高，但大多数恶性肿瘤发生于免疫机能"正常"的人群，主要原因在于肿瘤能逃脱免疫系统的监视并破坏机体免疫系统，机制尚不完全清楚。

3. 内分泌因素 如雌激素和催乳素与乳腺癌有关，生长激素可以刺激癌的发展。

三、临床表现

恶性肿瘤早期多无明显症状，即便有症状也常无特征性，等患者出现特征性症状时，肿瘤常已经属于晚期。一般将恶性肿瘤的临床表现分为局部症状和全身症状两个方面。

（一）局部症状

局部症状主要有局部肿块、疼痛、溃疡、出血、梗阻和转移症状等。

（二）全身症状

恶性肿瘤早期多无明显的全身症状，或仅有非特异性的全身症状，如贫血、低热、消瘦、乏力等。若肿瘤影响营养摄入,如消化道梗阻,或继发感染、出血等,则可出现明显全身症状。恶性肿瘤晚期常出现恶病质、全身衰竭。

四、诊断

早期诊断对于改善患者预后非常重要,根据肿瘤资料的可靠程度诊断,肿瘤的诊断依据可分为以下五级:

1. 临床诊断 一般根据临床症状、体征,参考疾病发展规律,在排除非肿瘤性疾病后所做出的推测诊断。一般不能作为治疗依据。

2. 理化诊断 在临床上符合癌症表现,并有理化检查阳性结果支持,如 X 线、B 超、CT 和 MRI 核磁共振检查,或癌胚抗原、甲胎蛋白测定等。

3. 手术诊断 经手术或各种内镜检查,仅以肉眼看到的肿物而做出的诊断,未经病理学证实。

4. 细胞病理学诊断 根据各种脱落细胞、穿刺细胞检查而做出的诊断。

5. 组织病理学诊断 各种癌症经粗针穿刺、钳取、切取、切除后,制成病理切片后的诊断。

在这五级中,其诊断的可靠性依次增加,以第五级最理想,是我们应该追求的目标。

五、临床治疗

恶性肿瘤的临床治疗主要包括手术治疗、化学治疗和放射治疗,被称为肿瘤传统三大治疗方法,其他的治疗方法有生物治疗、中医中药治疗、综合治疗等,但任何其他治疗方法都不能替代传统三大治疗方法。

（一）手术治疗

手术治疗亦称外科治疗,是通过手术的方法将肿瘤病灶清除,达到治疗目的。大部分尚未扩散的肿瘤常可通过手术治疗治愈,同时手术可以了解肿瘤的准确部位和分期,指导下一步治疗。对于多数早、中期恶性肿瘤患者来说,手术是首选的、有效的治疗方法。根据手术的目的不同,可分为以下几种:根治性手术、姑息性手术、减瘤手术、探查性手术和预防性手术。

（二）化学治疗

化学治疗简称化疗,即用化学药物治疗恶性肿瘤。多种化学药物作用于细胞生长繁殖的不同环节,可抑制或杀灭肿瘤细胞,达到治疗目的。随着临床研究及应用的增多,化疗已从姑息性治疗向根治治疗过渡。

（三）放射治疗

放射治疗简称放疗,是通过电离辐射来杀死肿瘤细胞,达到治疗肿瘤的目的。放疗在肿瘤治疗过程中发挥着重要作用,大约有 70% 以上的恶性肿瘤需要使用放疗。目前临床上应用的放射线有 X 线和 γ 线两种。

（四）生物治疗

肿瘤的生物治疗是通过调动宿主的自然防御机制给予机体某些物质,起到抗肿瘤作用。生物治疗是一种新兴的、具有显著疗效的癌症治疗模式,是一种自身免疫抗癌的新型治疗方法。生物治疗是继手术、放疗和化疗之后的第四大癌症治疗技术。

（五）中医中药治疗

中医中药治疗恶性肿瘤为综合治疗手段之一,多应用祛邪、扶正、化瘀、软坚、散结、清热解毒、化痰、祛湿及通经活络等治疗方法。

第二节 康复评定

恶性肿瘤患者的病情较重,治疗给患者带来极大的心身功能障碍,因此为了康复治疗的有效进行,需要进行康复评定。恶性肿瘤患者的心理、疼痛、各系统器官功能、全身活动功能状态的评定方法与一般伤病的评定基本相同,但具有恶性肿瘤的特点。

一、心理评定

恶性肿瘤患者心理常有剧烈变化,心理康复须贯穿于癌症确诊后及治疗前后的全过程中。

(一)心理评定方法

恶性肿瘤患者的心理评定方法与一般伤病相同。

1. 情绪测验 采用汉密尔顿抑郁量表、汉密尔顿焦虑量表。

2. 人格测验 采用艾森克人格问卷。

(二)心理障碍过程

1. 确诊前后 有些患者误认为恶性肿瘤等于死亡,对发生恶性肿瘤的思想准备不足而产生害怕、恐惧、抑郁、焦虑、悲观,有的出现否认、淡漠等异常情绪,处于心理休克期、冲突期。

2. 治疗前后 恶性肿瘤患者对手术、放疗、化疗的治疗作用,以及治疗后可能出现的副作用、后遗症常存在疑问、焦虑、恐惧等心理障碍。治疗后出现严重功能障碍、残疾、毁形、毁容时,常再次出现震惊、混乱。

3. 终末期 有些患者进入恶性肿瘤晚期后,因可能即将失去生命而出现个性改变,出现极大的悲观失望。癌痛患者因不能耐受剧烈疼痛而出现精神崩溃,不能自控,有的甚至要求提前结束生命。

二、疼痛评定

肿瘤长大压迫邻近的神经、血管、内脏,肿瘤浸润周围组织,手术、放疗、化疗致神经等组织损伤,均可引起疼痛;肿瘤转移至骨骼所引起的疼痛最重、最多见。这些疼痛均称为癌痛。

(一)通用的疼痛评定法

疼痛评定多采用目测类比评分法(VAS)、数字疼痛评分法(NPS)、McGill疼痛问卷法等。

(二)癌痛的五级评定法

根据恶性肿瘤患者应用镇痛剂的种类和方式,将癌痛分为0~4级,共五级(表7-2-1)。

表 7-2-1 癌痛五级评定法

级别	应用镇痛剂情况
0级	不痛
1级	需非麻醉性镇痛剂
2级	需口服麻醉剂
3级	需口服与(或)肌内注射麻醉剂
4级	需静脉注射麻醉剂

三、躯体功能评定

（一）恶性肿瘤患者的躯体功能障碍

恶性肿瘤所引起的躯体功能障碍可分为两大类。

1. 恶性肿瘤本身所致功能障碍　①原发性损伤：如骨关节肿瘤破坏骨关节致肢体活动功能障碍；②继发性损伤：如恶性肿瘤对体质的消耗引起营养不良、贫血，长期卧床缺乏活动引起肌力减退、肌肉萎缩、关节纤维性挛缩、下肢静脉血栓形成等。

2. 恶性肿瘤治疗所致功能障碍　①手术损伤：如喉癌全喉切除术后丧失发声、言语交流能力；乳腺癌根治术后肩关节活动障碍与上肢淋巴性水肿；肺癌肺叶切除术后呼吸功能降低。②化疗损伤：如骨髓造血功能抑制、多发性神经病变。③放疗损伤：骨髓造血功能抑制，鼻咽癌放疗后腮腺唾液分泌减少、颞下颌关节活动功能障碍。

（二）躯体功能评定方法

根据恶性肿瘤患者病情的原发性反应和继发性反应的特点，恶性肿瘤患者各系统器官的功能评定有关节活动度评定、肌力评定、步行能力评定、肢体围度测量、骨折的评定和中枢神经功能、周围神经功能、心肺功能、排尿功能、排便功能等评定以及压疮等并发症的评定。恶性肿瘤患者躯体功能评定的原则和方法与一般伤病的功能评定相同。

四、活动功能评定

1. 日常生活活动能力评定　采用日常生活活动能力 Barthel 指数测定、功能独立性测定（FIM）等。

2. Karnofsky 患者活动状况评定　主要按照患者生活能否自理、是否需要他人照顾、能否进行正常生活和工作的情况进行评定，实行百分制（表 7-2-2）。

表 7-2-2　Karnofsky 患者活动状况评定分级标准

分数	表现	活动独立性
100	正常，无疾病表现	不需特殊照顾
90	能正常活动，有轻微症状、体征	
80	勉强能正常活动，有某些症状、体征	
70	能自我料理生活，但不能胜任正常工作	不能工作，基本能生活自理
60	需他人帮助，生活基本自理	
50	需要一定帮助和护理	
40	不能活动，需特殊照顾	不能自我照料，病情发展，需特殊照顾
30	严重不能活动，需住院照料	
20	病情严重，需住院积极治疗	
10	病危，濒临死亡	
0	死亡	

五、生活质量评定

根据患者的肿瘤是否得到治疗、控制及残疾状况，将肿瘤患者的生活质量分三级（表 7-2-3）。

表 7-2-3　Raven 生活质量分级

肿瘤状况	残疾状况	生活质量
肿瘤已控制	无残疾	能正常生活
肿瘤已治疗，得到控制	因肿瘤治疗而出现残疾： 器官的截断或截除（如截肢、乳房切除、生殖器官切除等） 器官的切开或大手术（如气管造口、结肠造口、回肠导管、颌面术后缺损、器官成形或重建术后等） 内分泌置换治疗（如甲状腺切除、肾上腺切除、垂体切除等） 心理反应、精神信念改变等 其他，如家庭、职业、社会活动等问题	生活质量好
	因肿瘤本身而出现残疾： 全身性反应（如营养不良、贫血、恶病质、疼痛、焦虑、恐惧等） 局部残疾（如软组织与骨的破坏、病理性骨折、膀胱与直肠功能障碍、周围神经瘫痪、四肢瘫、截瘫、偏瘫等） 其他如：家庭、职业、社会活动等问题	生活质量好
肿瘤未得到控制	因肿瘤本身治疗而出现残疾	生活质量较差，生存期有限

Raven 生活质量分级只能对肿瘤患者的残疾大致分类，对其生活质量大体分级，没达到量化评定。

第三节　康复治疗

一、康复治疗目标

肿瘤患者康复治疗的总目标是提高生存率，延长生存期，改善生活质量，是对疾病、心理全身状况、功能及形体外貌的全面康复。但在不同病期、不同情况下康复目标也有所不同，因此，将康复目标分为以下四类。

（一）预防性康复

广泛普及防癌、治癌的知识，采取积极措施预防癌症的发生。癌症患者尽早确诊、尽早治疗，可预防或减轻身心功能障碍的发生。

（二）恢复性康复

癌症患者得到治疗控制，进入恢复期时要使患者的身心功能障碍减轻到最低程度或得到代偿，得以自理生活，参加力所能及的工作和活动，回归社会，提高生存质量。

（三）支持性康复

治疗后患者癌症没有得到控制而带癌生存或病情继续进展时，尽量减缓癌症的发展，预防或减轻并发症，延长存活期，改善健康和心理状况，减轻功能障碍。

（四）姑息性康复

患者进入癌症晚期时应尽可能减轻症状（尤其是癌痛），预防和减轻并发症，使其精神得到支持和安慰,直至临终。

二、康复治疗原则

(一) 全面康复

肿瘤的康复治疗应包括肿瘤本身或治疗对患者造成的心理障碍、身体残疾、功能障碍的康复,全身健康的康复、形体外貌的康复及职业的适应等。

(二) 综合措施

肿瘤的康复应采取心理治疗、物理疗法、运动疗法、作业疗法、整形治疗、康复工程、言语矫治、营养支持疗法及康复护理等综合措施。

(三) 早期开始、长期坚持

肿瘤确诊后,开始治疗前即应开始康复治疗,并在治疗过程中、治疗结束后、终末期的各个不同阶段长期坚持进行,不应等到肿瘤治愈或形成残疾后才开始。因此,肿瘤的康复治疗是一个贯穿于全程的系统的康复过程。

(四) 团队协作

肿瘤康复治疗的任务应由有关临床科室、康复科、矫形外科、康复工程部门人员以及患者的家属亲友、工作单位、社会福利部门等共同配合来完成,其中以临床科和康复科为主。民政部门、中国残疾人联合会、中国癌症研究基金会等可以进行社会的组织动员,并提供有力的支持。康复志愿者及其组织也是可发挥特殊作用的力量。

三、康复治疗方法

恶性肿瘤患者在抗肿瘤治疗前后多存在不同程度的身心功能障碍,需要康复治疗,改善身心功能,增进身体健康,提高生存质量。恶性肿瘤的康复治疗日益受到重视,已成为抗肿瘤治疗和康复医学的重要组成部分。

(一) 心理治疗

1. 心理治疗方法

(1) 支持性心理疗法:倾听患者的叙述,观察其表现,帮助分析,给予疏导、安慰、鼓励,使其得到心理支持,能正确面对现实,度过心理危机。

(2) 行为疗法:针对患者的病态心理、异常表现和不良行为,通过强化良好行为、纠正不良行为,建立正确行为。

(3) 其他康复治疗:对有躯体功能障碍、癌痛、形象缺陷者进行有针对性的康复治疗,减轻痛苦,改善躯体功能与外观形象,可使患者的心理达到新的适应与平衡。

2. 各阶段的心理治疗

(1) 确诊前后:针对患者对癌症不正确的认识进行分析引导,使其能正确认识和对待癌症,迅速通过心理休克期、冲突期进入适应期。同时动员患者的家属和单位,配合医务人员消除患者的顾虑,解决实际困难,达到心理康复。

(2) 治疗前后:治疗癌症前使患者了解治疗的目的、方法、可能出现的副作用、功能障碍、残疾及其处理、康复治疗方法,治疗后能很快适应和正确对待。对有严重功能障碍、毁容和癌症复发者更应加强心理康复,使其尽快通过再次的心理休克期、冲突期。必要时请同类病情的病友来现身说法,可能会有现实的引导作用。

(3) 终末期:对能正确对待疾病和生命的晚期患者要给予最大的帮助和支持,使其尽可能完成最后的心愿。对悲观绝望的患者要安排安静舒适的环境,通过细致周到的护理,给予充分的关怀和安慰,也可配合采用放松技术和必要的药物。对有剧烈癌痛的患者给予镇痛治疗和精神支持,减轻其身心痛苦,直到临终。

(二)癌痛治疗

1. 药物疗法 药物疗法是最常用的镇痛措施。应根据世界卫生组织推荐的癌症疼痛三级阶梯治疗法方案进行。

(1)轻度至中度疼痛:采用非阿片类镇痛剂,可先用阿司匹林、对乙酰氨基酚等解热镇痛剂,效果不明显时改用布洛芬、吲哚美辛等非激素类镇痛剂。

(2)中度至较重疼痛:采用弱阿片类镇痛剂,如可待因、芬太尼等。

(3)严重疼痛:采用强阿片类镇痛剂,如吗啡、哌替啶、美沙酮等。

在上述各阶梯给药时适当辅以非甾体抗炎药、三环类抗抑郁药、抗组胺剂、抗痉挛剂、肌肉松弛剂以及破坏神经的药物和激素类药物,联合用药可增强镇痛效果,减少麻醉性镇痛剂的级别和剂量。

进行药物治疗时要注意药物特性(镇痛强度、效应时间、控制能力等)、应用途径(口服、皮下注射、肌内注射、植入式可控微量注射泵等)、合理剂量(从小剂量开始,逐步加量,以"需要"为基础,规律给药,维持血液有效浓度),尽量减少毒副作用的产生,避免产生耐药性、成瘾性。

2. 放射疗法 对癌症尤其是骨转移的癌痛有较好的止痛效果,可在数日内缓解疼痛,同时还有控制癌痛的作用。

3. 物理疗法 高频电高热、毫米波、冰袋冷敷、冷空气吹风、经皮神经电刺激、脊髓电刺激、制动固定等对癌痛有一定的效果,但禁止在肿瘤局部进行热敷、一般温热疗法、强电流刺激、按摩等。

4. 中医疗法 针刺远隔的相关穴位有一定镇痛效果,但禁止在肿瘤局部针刺。

5. 介入疗法 采用末梢神经阻滞、神经根阻滞、交感神经阻滞、蛛网膜下腔阻滞、硬膜外腔阻滞等方法。阻滞剂可选用局部麻醉剂、6%石炭酸(苯酚)、10%石炭酸甘油、无水酒精等,也可进行脊神经后根的冷冻或射频凝固。

6. 手术疗法 对顽固的严重疼痛可进行病灶切除或部分切除术、神经松解术、神经切断术、脊神经后根切断术、脊髓前柱切断术等。

7. 心理疗法

(1)对患者进行引导,解除忧虑,可降低痛阈和疼痛敏感性。

(2)指导患者屈髋、屈膝、放松腹肌,或采用腹式呼吸、缓慢深呼吸等放松技术。

(3)生物反馈疗法、催眠疗法、言语暗示等对心理性疼痛有一定效果。

(4)对极端疼痛的晚期癌症患者要关怀备至,给予充分的精神支持,绝对不能对患者厌烦或训斥。

(三)躯体功能康复

1. 康复护理 长期卧床的患者需定时翻身,保持适当体位,防止皮肤受压摩擦,做好皮肤卫生,防止压疮。叩打振动背部,促使排痰。还要做好口腔护理、二便护理等基础护理。

2. 营养康复 按照患者全身情况和消化系统功能,给予经胃肠道或胃肠道外的合理营养。

3. 运动疗法 进行适于患者全身情况的运动。体质较弱的卧床患者可在床上进行呼吸体操、肢体躯干活动,防止坠积性肺炎,肌肉萎缩、关节挛缩、下肢静脉血栓形成等并发症的发生。能下地活动者可进行健身操、步行、上下楼、健身跑、骑自行车等较低强度的耐力运动,运动的强度和时间循序渐增,逐步增强心肺功能,增强体力。贫血及心肺功能下降者需控制运动强度,注意监测疲劳水平。血小板计数低下者需谨慎运动,过低者禁忌运动。白细胞计数降低者只能做轻度活动,并应注意适当的消毒隔离。骨转移癌与严重骨质疏松者应谨慎运动或使用适当的辅助用具,注意监护,防止跌倒,已发生病理性骨折者禁忌患部运动。

4. 造血功能康复 放疗、化疗后骨髓造血功能受抑制,白细胞计数下降者可在营养治疗、药物治疗的同时进行大椎、血海、膈俞等穴位毫米波辐射,促进造血功能康复。

5. 作业疗法 进行日常生活活动能力训练,提高生活自理能力。

6. 职业康复 对处于就业年龄、癌症病情稳定、全身状况恢复较好的患者可根据其功能状况、劳动能力进行职业技能训练,以恢复原来的工作或更换其他合适的工作。

7. 形象康复　癌症治疗后因组织器官缺损形象严重受损而形成心理、功能障碍者,及时安装假体或整形、整容,尽可能进行补偿,有利于心理与功能康复,回归社会。

（四）各系统器官功能康复

1. 各系统器官功能康复评定　与一般伤病的各系统器官功能康复评定相同。根据患者的原发性病症和继发性病症的特点,癌症患者各系统器官的功能评定多着重于:关节活动范围、肌力、肌张力、步行能力、肢体围径、骨转移、骨折等;中枢神经功能、周围神经功能、疼痛、言语功能、吞咽功能等;心功能、肺功能、排尿功能、排便功能等;压疮等并发症的评定。

2. 各系统器官功能康复治疗　与一般伤病的康复治疗相同,但具有各癌症的特点。

（五）关于物理因子治癌

手术疗法、放射疗法、化学疗法、免疫疗法、中医疗法等都是癌症治疗的重要手段。为了进一步提高疗效,国内外学者对物理因子治癌技术及其临床应用进行了研究,如高频电（短波、超短波、分米波、厘米波）的高热疗法,高频电（射频、厘米波）的组织凝固疗法,高能聚焦超声疗法,高能激光疗法,光敏诊治法,冷冻疗法,直流电化学疗法,毫米波疗法,磁疗法,组织间感应热疗法等。这些物理因子治癌方法中有的与放疗、化疗、手术相结合,有的只需单独一次治疗;多数疗法在体外局部治疗,有的在体腔内或经内镜治疗,有的在术中治疗。与其他治癌方法相比,物理因子治癌的操作相对简便易行,对患者的损伤小,全身不良反应小或无,易为患者所接受,也有利于健康的恢复和功能的康复。但有些治疗技术、测温技术等有待进一步改进,癌症多处转移的全身性治疗方法也需继续探索和研究。

第四节　常见恶性肿瘤患者术后的康复治疗

一、肺癌患者术后康复

肺癌的发病率与病死率高,在某些城市占恶性肿瘤的首位,常用手术治疗,术后患者呼吸功能减弱。

（一）康复评定

1. 心理评定　患者对肺癌的预后以及术后的呼吸、咳嗽顾虑较多。

2. 肺功能评定　由于手术切除肺叶或一侧全肺会造成肺功能明显减退,因此,应根据临床表现对患者进行肺通气功能、换气功能评定及呼吸肌力量测定、运动负荷试验等。通过评定,可以明确呼吸功能减退程度,预测耐受呼吸康复训练的能力,制订康复治疗方案,评价康复治疗效果等。

（二）康复治疗

1. 心理治疗　向患者说明手术和术后呼吸训练的必要性,并对有关康复治疗技术进行指导。

2. 呼吸道护理　①术后使患者采取有利于呼吸道分泌物排出的体位,拍打振动背部,鼓励患者咳嗽。②患者应忌烟酒与辛辣食物,保持周围环境空气清新,温度、湿度适中,无烟尘刺激,也可行超声雾化吸入,保持呼吸道湿润。

3. 呼吸训练　①术前应对患者进行术后所必需的膈式呼吸、咳嗽、咳痰动作的训练。②术后胸部包扎不得过松过紧,以不影响呼吸时胸部的扩张为度。平卧时头与躯干抬高 $30° \sim 45°$,以免腹腔脏器向上顶妨碍横膈运动而压迫肺叶下部。每 1 h 翻身 1 次,防止呼吸道分泌物坠积。③胸部伤口痛时先做腹式呼吸,以后改为自然的胸式呼吸。伤口拆线后胸部深呼吸,并过渡至吹瓶等有阻力的呼吸。④不同手术部位的呼吸训练方式不同:为加强肺上部通气,可双手叉腰,放松肩胛带进行深呼吸;为加强肺下部通气和膈肌运动,深吸气时高举双臂,呼气时还原;为加强一侧肺下部通气和膈肌运动,躯干屈向对侧深呼吸,吸气时高举同侧上肢,呼气时还原。

4. 下肢运动 卧床期间多做下肢运动,能下地时尽早步行、登梯,以增大肺通气量,并防止下肢深静脉血栓形成。

5. 矫正胸廓、脊柱畸形 术后出现两侧胸廓不对称、脊柱侧弯时可进行矫正畸形的体操。

二、乳腺癌患者术后康复

乳腺癌在妇女特有癌症中占第 2 位,目前多采用手术治疗。根治术切除胸部、腋部大量组织,胸腋部皮肤张力高,术后早期影响呼吸、咳嗽,并致肩关节活动受限;淋巴结被大量切除,术后粘连压迫可致术侧上肢静脉、淋巴回流障碍,发生淋巴性水肿。

（一）康复评定

1. 心理评定 患者对术后的肩关节活动受限及上肢淋巴性水肿产生焦虑,年轻患者因术后乳房缺如的形象缺陷产生抑郁。

2. 肩关节活动范围测定 做术后肩关节被动与主动活动范围的测定,并与健侧作对比。

3. 上肢围径测定 测定术后上臂、前臂围径,并与健侧作对比。

（二）康复治疗

1. 心理康复 向患者说明手术的必要性,并对有关的康复治疗技术进行指导。

2. 呼吸功能康复 ①术后定时改变患者的体位,叩打背部,促使排出呼吸道分泌物。②鼓励患者深呼吸,促使肺叶扩张,既能防止肺部感染,又有利于胸部术区皮肤放松。

3. 肩关节活动功能康复 ①术后使术侧肩置于功能位,术后第 2 天做肩部被动活动,起初外展、前屈不得超过 40°,第 4 天开始每天增加 10°～15°,但不能超过耐受度。手术切口引流条撤除前,肩外展应限制在 45°以内,以后逐渐增加,内旋、外旋不受限制。切口引流条撤除后即可开始用术侧上肢洗漱、梳头、进食。②术后 2 周切口拆线后可逐步加大活动范围,做深呼吸运动、耸肩旋肩运动、上肢钟摆样运动、双臂上举运动、手指爬墙运动、护枕展翅运动,并可适当增加抗阻运动和器械运动。③出院回家后逐步增加日常生活活动项目和负荷量,从个人卫生到打扫房间、烹饪,直至背包、提包、进行轻度适量体育活动。

4. 淋巴性水肿康复 ①术后经常抬高术侧上肢,第 1 天即可做伸指、握拳活动,第 2～3 天做屈肘活动。在做肩关节活动功能训练的同时做术侧上肢各关节的主动活动、静力性等长收缩,并做向心性按摩。②术侧上肢可用弹性绷带、弹性袖套或序贯性间断性压力袖套,根据需要每天应用 2～12 h。③避免在患肢测量血压、静脉抽血、输液。④注意保持患侧上肢清洁卫生,避免受压、抓伤、割伤、蚊虫叮咬,不能使用腐蚀性洗涤剂,有破损或感染时及时对症处理。

5. 形体康复 ①衣物修饰,穿宽松上衣掩饰胸部不对称的缺陷。②切口愈合后在乳罩下放海绵或使用外用的乳房假体,以后必要时可植入乳房假体或进行乳房重建术。

6. 幻乳觉康复 ①心理康复。②使用乳房假体。③局部轻柔抚摸。④经皮神经电刺激疗法,但应避免强电流与强热。

三、结肠直肠癌患者术后康复

结肠直肠癌占胃肠道癌症的 1/4,以手术治疗为主,根治术后部分患者腹壁造口,排便途径改变。

（一）康复评定

1. 心理评定 患者因排便途径改变,佩戴粪袋,操作不便,感到不卫生,怕泄漏,不愿意参加社会活动,情绪抑郁、烦躁。

2. 排便功能评定 饮食种类、大便性状次数、粪袋使用情况评定。

3. 造口评定 造口及周围皮肤状况、造口直径评定。

（二）康复治疗

1. 心理康复　向患者说明手术的必要性，并对有关的康复治疗技术进行指导，帮助调整饮食、适应新的排便方式。

2. 排便功能康复　①术后开始进食后即参照患者过去的排便习惯，每天定时灌肠，促进定时排便规律建立。②根据患者大便的性状随时调整饮食的种类，选用低脂肪、高蛋白、高热量、对肠道刺激小、产气少的细软食物，保持足够的进水量，防止大便干结嵌塞或稀泻。

3. 粪袋护理　①教会患者安装粪袋，使粪袋紧贴腹壁造口处不泄漏。②使用一次性粪袋。需要更换的粪袋要及时清洗晾干，妥善保存。

4. 腹壁造口的护理　①保持造口及周围皮肤干燥清洁，避免粪便浸渍刺激。②造口周围皮肤发生糜烂、湿疹、感染、过敏时需及时对症处理。③术后1～2周即需探查扩张造口，每1～2周1次，持续2～3个月，使造口直径保持2.5 cm左右。

四、食管癌患者术后康复

食管癌是全世界高发恶性肿瘤之一，我国是世界食管癌发病率和死亡率最高的国家，年平均死亡率约为17.19/10万，占全部恶性肿瘤死因的第四位，严重地威胁人们的健康和生命。目前早期、中期的食管癌主要采用手术治疗，患者手术后的生存率不断提高，但术后健康的全面恢复、生活质量的提高，还需要采取有效的康复治疗措施。

（一）康复评定

1. 心理评定　患者常因术后不能正常进食、疼痛等而抑郁、焦虑。

2. 躯体功能评定　关节活动度评定、肌力评定等。

（二）康复治疗

1. 心理康复　患者多见的情绪障碍为抑郁、焦虑，因此，术前应让患者了解手术效果和可能出现的并发症及预防措施，使其有心理准备。必要时可请接受过类似手术且取得良好效果的患者现身说法，同时要取得亲属的积极配合和支持。控制情绪反应对于顺利开展治疗和术后康复是非常重要的。心理治疗方法主要以支持治疗为主，适当配合认知疗法、放松训练等，必要时配合药物治疗。

2. 术侧肢体功能康复　患者术后完全清醒后可取半卧位，指导患者开始做五指同时屈伸、握拳运动，每次3～5 min；术后第1天开始肘部屈伸运动，鼓励患者用患侧手刷牙、洗脸；术后第2天开始做梳头运动，颈部不要倾斜，肘部抬高，保持自然位置；术后第3天开始做患侧上肢上举过头等上臂运动；术后第4天开始做肩关节旋转运动，每日3次，每次3～5 min，并随着体质的恢复，逐渐增加运动量。术后及时进行肢体功能康复训练可避免因长期卧床及术中切断斜方肌等原因引起肢体产生废用性肌肉萎缩。

3. 进食训练　食管癌术后，患者消化道的正常生理状态被改变，胃被上拉至胸腔形成"胸胃"；支配胃蠕动功能的迷走神经被切断，术后患者可能没有饱和饿的感觉；胃-食管吻合口没有贲门括约肌的功能，平卧时容易引起胃内容物反流而导致反流性食管炎的发生；重新吻合的食管结构特殊和脆弱，一旦饮食方面处理不当就会导致术后吻合口瘘或吻合口狭窄的情况发生，所以患者术后应遵医嘱循序渐进地进食。具体步骤如下。

（1）禁食期：术后早期，由于胃肠功能没有恢复及吻合口生长的需要，患者需要留置胃管进行胃肠减压，此期应绝对禁食。医生会根据患者的情况选择静脉输注高营养物或通过肠内营养管输注由营养室特别配制的肠内营养液，输注肠内营养液的量和速度由少、慢逐渐增加和加快。在此过程中，应密切观察患者，了解有无腹痛、腹胀、腹泻等情况发生，随时调整营养液的配方、输注的速度和每天的量。

（2）流质期：术后1周左右，患者的胃肠功能开始逐步恢复，有肛门排气或大便，食管吻合口也逐渐生长愈合，这时需作X线钡餐检查，以确认吻合口生长无异常后，可将胃管与负压瓶分离，并嘱咐患者分次试饮少量的温开水观察1天，无呛咳、腹胀等不适后，第2天将胃管拔掉，通知患者开始少量多餐进食流质食物,一般的标准是每次 50 mL,每隔 2 h 一次。刚开始进食时,由于胃肠道较长时间没有消化食物,主张以浓稠的米汤为主,不宜过早喝营养丰富的肉汤类,待胃肠重新适应食物的消化后,可开始喝一些营养丰富的肉类汤(包括肉米汤),每 3 h 一次,每次100 mL,逐渐增加至 200 mL,并延长时间间隔。

(3)半流质期:经过 3～5 天的流质期饮食后,患者开始进食少渣、易消化的肉末粥、面条、鸡蛋羹、豆腐等半流质食物,进食时应细嚼慢咽。

(4)正常饮食期:一般从开始进食后的第 2 周起,患者就应尝试进食以馒头、蛋糕、软饭等成团状的普通食物,辅以炖烂的肉菜、香蕉等比较柔软的食物,以维持均衡的营养。避免进食过长、过粗、过硬以及带刺的食物,禁止进食煎炸、辛辣的食物,尽量减少甜食摄入。每日进食 5～7 餐,餐后应漱口并且饮 50 mL 温开水,以达到清洁食管的作用。

4. 胃肠功能的维护　食管癌术后,患者应少量多餐,循序渐进地进食,每天以 5～7 餐为宜,进餐后 2 h 不能平卧,30 min 内应适当散步,睡觉前 2 h 禁食,睡觉时床头抬高30°,避免胃内容物反流。

五、喉癌患者术后康复

喉癌在头颈部癌症中占第 2 位,以手术治疗为主,切除全喉,颈前做气管造口。术后患者无喉,失去发声言语交流能力。术中损伤或切断副神经致斜方肌麻痹、肩下垂、肩活动障碍。

（一）康复评定

(1)心理评定:患者无喉,失去发声言语交流能力,十分痛苦、抑郁、焦虑、烦躁。

(2)吞咽功能评定:评定吞咽时舌骨活动的次数和幅度以及进食时是否噎呛、声音是否变化。

(3)言语功能评定:评定发声的清晰度、音色、声时、连贯性、流畅性。

(4)肩关节活动范围测定、斜方肌肌力评定。

(5)斜方肌强度-时间曲线与肌电图测定。

（二）康复治疗

1. 心理康复　向患者说明手术的必要性,并对有关的康复治疗技术进行指导,帮助调整生活方式与交流方式。

2. 气管造口护理　①定时清除气管套管内的分泌物,保持套管内清洁通畅,防止分泌物与干痂堵塞套管,并注意保持管口周围清洁,防止感染。每天更换套管进行消毒。②拔去套管后,气管造口前方覆盖一块双层清洁湿纱布,保护造口,防止呼吸道感染。③患者应忌烟酒和辛辣食物,避免刺激。保持周围环境空气清新,温度、湿度适中,无烟尘刺激。也可行超声雾化吸入,保持呼吸道湿润。

3. 吞咽功能康复　①术后患者鼻饲,第 4 天开始训练吞咽动作,吞咽少量唾液,每 3 h 练习 3～5 min。②术后第 7～10 天开始进食,先小口吃糊状食物,咀嚼后堵住造口再咽下。少量多餐,适应后加量并改变食物性状。

4. 言语功能康复　①非言语方式交流:术后先用手势、书写、文字画板等方式进行无声的非言语方式交流。②食管言语训练:术后第 7～10 天开始学习咽食管发声,患者堵管深吸气,使咽缩肌收缩形成类似声带的皱襞,使空气进入食管,以嗳气的方式徐徐放出气体,使皱襞振动而发出基音,再经颊、腭、舌、齿、唇等构音器官加工成言语。一般 4～6 个月训练即可掌握。食管音的清晰度较好,但基音低,音量较小。③食管发声训练失败者可安装人工发声装置。④有条件时进行发声重建术。

5. 肩关节活动功能康复　①可采用吊带支持肩带,防止畸形。②斜方肌肌力训练、神经肌肉电刺激、按摩。③必要时行神经移植术。

小　结

　　恶性肿瘤患者康复的目的是提高恶性肿瘤治愈率、延长患者生存期、改善功能状况、提高生活质量,帮助患者回归家庭和社会。恶性肿瘤患者的病情较重,恶性肿瘤或恶性肿瘤治疗给患者带来的心身功能障碍往往较重,需要进行心理评定、疼痛评定、躯体功能评定、活动功能评定、生活质量评定等。康复原则是:全面康复、综合措施、早期开始、长期坚持、团队协作。

　　本节主要论述恶性肿瘤基础知识,主要功能障碍特点、评定方法和治疗技术及肺癌、乳腺癌、结肠直肠癌、食管癌等常见恶性肿瘤患者术后的康复治疗,肿瘤患者康复治疗的总目标是提高生存率,延长生存期,改善生活质量,是对疾病、心理状况、功能及形体外貌的全面康复。

案例解析

　　1. 患者乳腺癌术后的康复评定:(1)心理评定;(2)肩关节活动范围测定;(3)上肢围径测定。
　　2. 康复治疗方案:(1)心理康复。(2)呼吸功能康复:①术后定时改变患者的体位,叩打背部;②鼓励患者深呼吸,促使肺叶扩张。(3)肩关节活动功能康复:①术后使术侧肩置于功能位;②术后 2 周切口拆线后可逐步加大活动范围;③出院回家后逐步增加日常生活活动项目和负荷量。(4)淋巴性水肿康复:①术后经常抬高术侧上肢;②术侧上肢可用弹性绷带、弹性袖套或序贯性间断性压力袖套;③避免在患肢测量血压、静脉抽血、输液。④注意保持患侧上肢清洁卫生。(5)形体康复:①衣物修饰;②切口愈合后在乳罩下放海绵或使用外用的乳房假体。(6)幻乳觉康复。

能力检测

选择题

A₁ 型题

1. 以下康复不属于癌症康复的是(　　)。

A. 预防性康复　　　　　　　　B. 恢复性康复　　　　　　　　C. 支持性康复
D. 姑息性康复　　　　　　　　E. 重建性康复

2. 癌症患者的心理障碍可分为(　　)个阶段。

A. 1　　　　　　　　　　　　B. 2　　　　　　　　　　　　C. 3
D. 4　　　　　　　　　　　　E. 5

3. 根据世界卫生组织推荐的癌症疼痛治疗方案,分为(　　)级阶梯进行。

A. 1　　　　　　　　　　　　B. 2　　　　　　　　　　　　C. 3
D. 4　　　　　　　　　　　　E. 5

4. 患者,男性,50 岁,声嘶半年入院,行纤维喉镜见声门下区肿物,取病理活检提示为高分化鳞癌。予以行全喉切除术,术程顺利,术后复查正常。现予以患者行发音重建治疗,属于癌症康复的(　　)。

A. 预防性康复　　　　　　　　B. 恢复性康复　　　　　　　　C. 支持性康复
D. 姑息性康复　　　　　　　　E. 重建性康复

5. 患者,男性,35 岁,因发现左颈部肿物 2 月入院。查体见左上颈淋巴结肿大,鼻咽顶后壁肿物。经行鼻咽纤维镜取活检确诊为鼻咽癌。患者可完全自理,除发现左颈部肿物外无其他症状,根据 Karnofsky 患者活动状况评定分级标准,该患者的分数是(　　)。

A. 100　　　　　　　　　　　B. 90　　　　　　　　　　　C. 80
D. 70　　　　　　　　　　　E. 60

6. 结肠癌最应重视的早期症状是(　　)。

A. 腹痛　　　　　　　　　　　B. 贫血　　　　　　　　　　　C. 排便习惯改变
D. 粪便带脓血或黏液　　　　　E. 肿块

7. 肿瘤外科手术用于(　　)。

A. 肿瘤的诊断   B. 肿瘤的治疗   C. 肿瘤的预防

D. 肿瘤的康复、重建   E. 以上均对

8. 肿瘤患者康复的目的不包括（   ）。

A. 提高治愈率   B. 延长生存期   C. 改善生活质量

D. 回归社会   E. 减轻痛苦，增强抵抗

9. 对恶性肿瘤具有确诊意义的检查是（   ）。

A. 肿瘤标志物   B. PET/CT   C. 病理学

D. MRI   E. 螺旋 CT

10. 关于肿瘤康复治疗和临床治疗的关系，下列描述不正确的是（   ）。

A. 二者采用的措施可以是相同的

B. 临床治疗后才考虑康复治疗

C. 二者的目的有相同之处

D. 临床治疗本身可以起到心理康复作用

E. 二者不能截然分开

参考答案

（张智慧）

第八章 烧伤患者的康复

案例导入

患者,男,34 岁,于 2016 年 3 月 1 日不慎被火焰灼伤,出现左侧肢体烧伤,急送当地医院,诊断为大面积烧伤,经清创、注射破伤风抗毒素等初步治疗后,患者神志清,紧张,焦虑,大声呼痛,烦躁不安。面部、颈部、前胸、左上肢分别有深Ⅱ度烧伤,面积约 30%,Ⅲ度烧伤面积约 10%。心率 100 次/分,律齐;体温 36.5 ℃;血压 110/80 mmHg;呼吸 36 次/分。患者入院后立即给予创面涂磺胺嘧啶银软膏后,安置于烧伤病房,采用暴露疗法。入院后 1~2 天患者创面有大量液体渗出,经计算制订出补液方案。按计划输入晶体和胶体溶液后,患者安全度过休克期。伤后第 4 天开始,先后 3 次进行切痂和自体皮肤移植术。治疗期间患者出现剧烈疼痛、发热、食欲下降、消瘦以及情绪波动等情况,及时止痛、降温、预防性应用抗生素、营养支持等治疗;并适时进行心理康复,缓解紧张、焦虑情绪;创面处理严格无菌操作,保持干燥,并严密观察病情变化,按时翻身。患者病情逐渐好转,左侧肢体逐渐恢复活动,于病后第 14 天(2016 年 3 月 15 日)进入康复治疗室,进一步康复治疗。

请对该患者存在的障碍进行康复评定,并提出合适的康复治疗方案,给予适当的康复治疗。

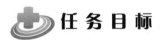

任务目标

【知识目标】

1. 了解 烧伤定义;临床处理。

2. 熟悉 烧伤的临床分期;康复评定;常见功能障碍。

3. 掌握 康复治疗分期;康复治疗目标;正确的体位摆放、ROM 训练和挛缩的处理;早期和后期的创面治疗;肥厚性瘢痕的压力治疗。

【能力目标】

1. 能对烧伤患者进行康复评定。

2. 能制订烧伤患者的初步康复治疗方案。

3. 能对烧伤患者进行康复治疗和康复指导。

第一节 概 述

烧伤是由于热力(火、热气、热液或固体等)、电、光、化学物质及放射线等引起的人体皮肤和黏膜甚至肌肉、骨骼的损伤。皮肤热损伤后发生的一系列局部和全身反应以及临床过程取决于患者的烧伤面积、部位和烧伤深度。身体部位的烧伤以头、颈和上肢部位较常见,这些部位的烧伤常常导致毁容和功能障碍,影响患者的工作和生活。在烧伤救治过程中早期介入康复治疗,不仅可以促进创面愈合,而且可以缓解肥厚性瘢痕的形成和关节的挛缩,减少和减轻并发症的发生,使患者早日重返社会。

一、临床分期

根据烧伤后的病理生理和临床特点,一般将烧伤的临床过程划分为四期,即体液渗出期、急性感染期、创面修复期及康复期。

(一)体液渗出期

急性体液渗出期即休克期。烧伤后早期改变为体液渗出,持续时间一般为 36～48 h,严重烧伤时可延至 48～72 h。在烧伤面积较大,尤其是抢救不及时或不得当时,人体不足以代偿迅速发生的体液丧失,循环血量明显下降,易发生低血容量性休克。

(二)急性感染期

皮肤烧伤创面的坏死组织和富含蛋白的渗出液是细菌的良好培养基。深度烧伤区的血栓形成,致局部组织发生缺血和代谢障碍,人体的抗感染因素如白细胞、抗感染药物等均难以到达局部,有利于细菌的繁殖。加之严重烧伤后,机体的抗感染能力降低,导致感染机会增加。创面感染的主要原因为创面污染,其次是残存在毛囊、皮脂腺和周围健康皮肤细菌皱褶中的细菌。此期一直延续到伤后 3～4 周,待健康肉芽屏障形成后,感染机会才逐渐减少。

(三)创面修复期

伤后 5～8 天开始进入创面修复期,直至创面愈合,与感染期并行存在。防治感染和促进创面愈合是此期治疗的关键。浅度烧伤(包括Ⅰ度和浅Ⅱ度)创面能自行愈合,而深度烧伤(包括深Ⅱ度和Ⅲ度)创面需要脱痂植皮修复。

(四)康复期

烧伤创面愈合后需要一个恢复锻炼过程称为康复期。康复期长短根据具体情况而定,一般需要经过 6～18 个月。

二、常见功能障碍

烧伤后由于组织器官的损害、长期制动带来的影响、并发症的出现、心理状态的改变等,常会带来一系列的康复问题,严重影响患者的功能恢复,如不及时处理或处理不得当,将会造成新的或更严重的功能障碍。

(一)运动功能障碍

较大面积或深度烧伤可严重影响患者的肢体功能,出现关节活动受限、肌力下降和废用萎缩、软组织挛缩、畸形和皮肤瘢痕、姿势异常等,从而导致患者运动功能障碍。

(二)感觉障碍

烧伤后患者的感觉障碍主要表现为疼痛不适、触觉异常,严重者可有温度觉、压觉、本体觉的丧失。

(三)心理障碍

烧伤后患者由于疼痛、隔离、不能自理、身体毁容和畸形、损伤时的惊恐场面、经济上的压力等原因感到极度痛苦,产生强烈的情绪反应,主要表现为患者担心永久性畸形和毁容、慢性疼痛感、缺乏自信、情绪压抑、烦躁、愤怒、敌意、依赖等。

(四)日常生活活动障碍

较大面积或深度烧伤可严重影响患者的肢体功能,从而导致患者日常生活活动障碍,日常生活活动障碍的程度主要取决于烧伤的部位、深度、面积及其对肢体功能产生的实际影响,患者的心理状态,家庭成员的态度,患者所处的环境等。

(五) 工作能力障碍

患者通常数月甚至数年不能工作,有的不能重返原工作岗位,有的甚至永久性丧失工作能力。

三、临床处理

小面积烧伤(成人Ⅱ度烧伤面积小于 20%,儿童小于 10%)伤情轻,治疗重点在于处理好创面;面积超过上述限度的大面积烧伤,由于伤情严重,必须兼顾全身治疗和创面处理。

(一) 全身治疗

大面积深度烧伤的全身治疗措施包括复苏、液体疗法、抗感染治疗、全身支持治疗及防治并发症。

1. 复苏　烧伤患者可能存在严重的复合伤,如窒息、大出血、脑外伤、血气胸等,因此,需要立即估计患者的呼吸和循环功能情况,进行必要的急救和复苏处理,并给予镇静止痛以防止神经源性休克,然后再详细询问病史和进行体格检查,以判断患者的伤情。

2. 液体疗法　创面的大量渗液引起严重的低血容量性休克,需要快速足量补液,迅速恢复有效的循环血量,使患者度过休克期。

3. 抗感染治疗　消毒隔离、正确处理创面、全身支持疗法和合理使用抗生素是防治烧伤感染的基本措施。选用敏感的抗生素,并根据血液和创面细菌培养与药物敏感试验的结果调整用药,以确保抗生素治疗有效。

4. 全身支持治疗　烧伤患者处于高消耗的负氮平衡状态,全身营养状况低下,红细胞破坏严重,体液失调,因此需每日或隔日输新鲜血,补充高能量、高蛋白和多种维生素,纠正体液平衡失调。

5. 防治并发症　严重烧伤几乎包括了全身各系统的并发症,但以肺部并发症占首位,如肺部感染、肺水肿、肺不张,其次是急性肾衰竭、应激性溃疡等,重者发生多器官功能衰竭。上述并发症多与休克或感染同时发生,因此抗感染和抗休克治疗是防治并发症的基础,其余措施包括:补碱利尿、防治急性肾衰竭;维持呼吸道通畅和吸氧,防治肺部并发症;抗酸和保护胃黏膜,防治应激性溃疡等。

(二) 创面处理

正确处理创面是烧伤治疗成败的关键,处理原则如下。

1. Ⅰ度烧伤　保持创面清洁和防止创面的进一步损伤,3~5 天创面即可愈合,不遗留瘢痕。

2. 浅Ⅱ度烧伤　清创后,创面外涂抗生素和具有收敛作用的烧伤药物,再酌情选用包扎疗法或暴露疗法,如无感染,创面可于 2 周左右痊愈,不留瘢痕。

3. 深Ⅱ度及Ⅲ度烧伤　清创后,原则上尽可能采用暴露疗法,争取去痂(大面积分次去痂)植皮修复创面。植皮创面瘢痕愈合,不同程度地影响容颜和人体生理机能,需要进一步地康复治疗。

第二节　康复评定

烧伤的康复功能评定内容包括烧伤面积、深度、程度,肥厚性瘢痕、关节活动度、日常生活活动能力、职业能力、心理功能等。

一、烧伤面积的评定

烧伤面积的评定目前比较常用的是中国九分法,小面积烧伤可采用手掌法计算。

（一）中国九分法

以身体不同部位面积占体表面积的百分数表示（表 8-2-1 和图 8-2-1）。

表 8-2-1　中国九分法表

部位		占成人体表面积/（%）		占儿童体表面积/（%）
头颈部	面部	3	1×9＝9	9＋（12－年龄）
	发部	3		
	颈部	3		
双上肢	双上臂	7	2×9＝18	2×9
	双前臂	6		
	双手	5		
躯干	躯干前面	13	3×9＝27	3×9
	躯干后面	13		
	会阴	1		
双下肢、臀部	臀	5	5×9＋1＝46	5×9＋1－（12－年龄）
	双大腿	21		
	双小腿	13		
	双足	7		

（二）手掌法

患者本人一个手掌（指并拢）的面积相当于其体表面积的 1%，以此来估计烧伤面积。一般用于小面积的烧伤（图 8-2-2）。

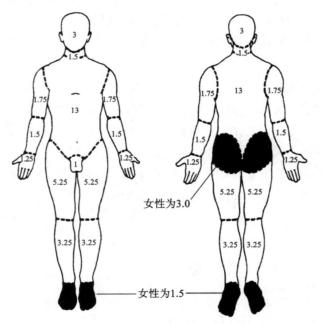

图 8-2-1　成年各部位体表面积估计/（%）

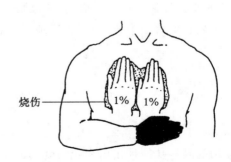

图 8-2-2　手掌估计法

二、烧伤深度的评定

烧伤深度的评定采用三度四分法，即Ⅰ度、浅Ⅱ度、深Ⅱ度和Ⅲ度（表 8-2-2 和图 8-2-3）。

表 8-2-2 三度四分法

深度	损伤深度	临床特点	创面愈合过程
Ⅰ度（红斑型）	表皮层	局部红斑，轻度红肿，表面干燥，无水疱、疼痛和烧灼感	3～5 天可痊愈，不留瘢痕
浅Ⅱ度（水疱型）	伤及真皮浅层，生发层健存	水疱较大，渗出较多，基底红润，剧痛	2 周可痊愈，有色素沉着，不留瘢痕
深Ⅱ度（水疱型）	伤及真皮深层，尚残留皮肤附件	小水疱，基底红白相间，感觉迟钝	3～4 周痊愈，愈后留有瘢痕
Ⅲ度（焦痂型）	伤及皮肤全层，可达皮下、肌肉，甚至骨骼	创面无水疱，苍白或焦黄，皮革样焦痂，可见树枝状血管栓塞，感觉消失	需创面植皮愈合，愈后遗留瘢痕

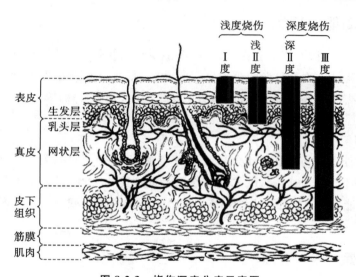

图 8-2-3 烧伤深度分度示意图

三、烧伤严重程度的评定

（1）轻度：总烧伤面积小于 10％的Ⅱ度烧伤。

（2）中度：总烧伤面积 11％～30％；或Ⅲ度烧伤面积小于 10％。

（3）重度：烧伤总面积 31％～50％或Ⅲ度烧伤面积 11％～20％或烧伤面积小于 31％，且有下列情况之一者：①全身情况较重或已有休克；②复合伤或中毒；③中度、重度吸入性损伤。

（4）特重度：烧伤总面积大于 51％或Ⅲ度烧伤面积大于 21％或存在严重并发症。

四、肥厚性瘢痕的评定

肥厚性瘢痕是烧伤后遗症，处于关节部位的肥厚性瘢痕发生挛缩，可造成患者关节活动受限，甚至关节强直。肥厚性瘢痕评定可分为临床评定和仪器评定两方面。

（一）临床评定

肉眼观察和照相比较肥厚性瘢痕的颜色、弹性质地、厚度、面积。瘢痕颜色分稍红、粉红、红、紫红、深紫红；弹性分很软、软、稍硬、硬、坚硬；弹性可用弹力计测定；厚度分很薄、薄、稍厚、厚、很厚；是否伴随痒、痛症状的评定分为无、偶有、需药物控制3个等级。

（二）仪器评定

1. 超声波测量　高分辨率脉冲超声波的分辨率达0.05 mm，频率在10～15 MHz之间，根据两个主要波峰间的距离计算出瘢痕的厚度。

2. 经皮氧分压（TCPO₂）测定　可反映肥厚性瘢痕的代谢状况。用血氧测量计测定瘢痕的TCPO₂，肥厚性瘢痕的TCPO₂高于正常瘢痕和正常皮肤，且与治疗效果成反比。

五、关节活动度的评定

深度烧伤创面愈合后，因瘢痕的过度增生和挛缩，引起关节活动范围减少甚至丧失。治疗前后对患者全身各关节尤其是受累关节活动范围进行评定，可以了解关节活动障碍的程度，为临床选择针对性的治疗方法和判断治疗效果提供有力依据。

六、日常生活活动能力评定

严重烧伤的患者由于疼痛、关节活动受限、心肺功能及肌力下降等原因，日常生活活动能力严重受影响。而康复训练的目的就是要改善患者的日常生活活动能力，所以必须首先进行ADL的评定，以了解患者的功能状况。评定方法通常采用Barthel指数分级法或Katz指数分级法。

七、职业能力评定

烧伤患者能否自强、自立，能否重返社会与他人平等地生活，能否重新就业是关键环节。影响就业能力的因素主要有智能、体能和技能因素，欲了解烧伤者就业能力的受损和残存情况，就要评定患者的就业能力。在残疾者就业能力评定方面，目前国际上多用的是美国国际残疾人中心研究出来的康复中工作评定和定向试验。

八、心理功能评定

烧伤患者在经历了严重的创伤后，乃至在以后的康复过程中，可能出现强烈的情绪反应，表现如下。

（一）焦虑

在早期，患者会庆幸自己脱离了灾害现场，但仍面临死亡的威胁，又开始担心自己能否生存下去，这些都给患者构成了巨大的精神压力。剧烈的疼痛、难以适应的隔离治疗环境以及死亡的威胁，使患者处于焦虑之中。评价焦虑的程度，可以根据患者躁动、恐惧等表现做出判断。客观评定常采用国际通用的汉密尔顿焦虑量表进行评定。

（二）抑郁

患者知道自己的伤情，面对艰难的创面修复和可能产生的后遗症时，对自己的愈后悲观失望，甚至丧失康复的信心，表现为抑郁、悲观，并可由此导致行为的倒退，如烦躁、停止服药、不服从治疗等。评价时可根据患者的临床表现，如情绪低落、冷漠、失眠等作出判断。客观评价可使用国际通用的汉密尔顿抑郁量表进行评定。

第三节 康复治疗

一、康复治疗分期、康复目标及禁忌证

（一）康复治疗分期

烧伤患者的康复治疗可分为三个时期。

第一期（早期或急性期）：烧伤时起至Ⅱ度烧伤愈合或Ⅲ度烧伤去痂为止。

第二期（制动期）：自植皮时起至移植物血管化时止。

第三期（愈合成熟期）：新生上皮或移植皮肤稳定地覆盖创面，有瘢痕形成，此期可持续达两年或数年之久。

康复治疗的三个时期相互重叠，且并不是所有的烧伤患者都要按顺序经过这三个时期，如浅Ⅱ度烧伤不合并感染者，2周内即可痊愈，并不需要经过第二期和第三期；大面积深Ⅱ度或Ⅲ度烧伤患者由于供皮区有限，植皮必须分阶段进行，因此会出现三期同时存在的情况。

（二）康复目标

大面积烧伤患者的伤情严重而复杂，早期治疗以抢救生命和促进创面愈合为主要目的，而后期的创面瘢痕及有瘢痕挛缩引起的畸形和功能障碍则需要通过康复治疗来恢复，将由烧伤引起的生理上、精神上、社会功能上的残障通过康复治疗达到较高水平。康复治疗应从烧伤早期开始，不仅可以促进创面的早期愈合，预防增生性瘢痕的形成和关节挛缩畸形，促进肢体功能恢复，更有利于改善患者的心理状态，帮助患者早日重返社会。烧伤康复要达到的具体目标如下。

（1）度过休克期和感染期，并完成创面修复。

（2）消除焦虑、抑郁情绪，恢复正常的精神情绪状态，积极配合康复治疗。

（3）尽力恢复日常生活活动能力，患者能够完成日常生活活动的一些基本动作。

（4）抑制瘢痕的过度生长，减轻瘢痕引起的毁容和畸形。

（5）防止瘢痕挛缩，保持关节的功能体位和正常活动范围，最大限度地恢复运动功能。

（6）恢复就业能力和消除由畸形或毁容引起的自卑心理，最终实现患者的社会回归。

（三）禁忌证

患者出现休克、严重全身性感染、肺水肿、肺功能不全、脑水肿等不稳定的临床情况时，禁忌进行肌力练习、耐力训练等。手背烧伤、关节或肌腱暴露、关节深部疼痛及皮肤移植5~7天内，运动疗法要慎重进行。

二、烧伤早期的康复治疗

（一）康复目的

（1）防治休克和感染，控制创面水肿，促进创面愈合。

（2）设计矫形器维持功能体位。

（3）采用运动疗法预防挛缩畸形，维持关节和皮肤的活动度，维持肌力和耐力。

（4）改善自理活动，促进自我照顾技能的发展。

（5）对患者及家庭进行教育，告知患者及家属关于创面的愈合过程及植皮和瘢痕的表现。

（二）康复方法

1. 体位摆放和矫形器应用 由于烧伤后患者多采取长期屈曲和内收的舒适体位，极易导致肢体挛缩

畸形,因此抗挛缩体位多为伸展位,但对不同的烧伤部位,体位摆放也有差异。为减轻水肿,减少疼痛,可将烧伤部位抬高。一般采用枕头、泡沫垫等将肢体维持在伸展和抗重力位置,有条件者可应用矫形器帮助体位摆放。在体位固定和矫形器应用期间,每日需两次去除矫形器,观察创面愈合情况,并进行运动治疗,每日锻炼时间一般不超过 4h。注意大面积烧伤患者应每隔 2h 变换体位一次,需要时可用翻身床、气水混合床等(表 8-3-1)。

表 8-3-1　烧伤后体位摆放和矫形器应用

部位	体位摆放	矫形器类型
颈部	颈前烧伤时,去枕头部充分后仰;颈后或两侧烧伤时,取颈部中立位,口部闭合	软的颈围,或内加塑胶海绵的低温热塑颈围
肩部	上肢外展 60°～90°,腋下烧伤时,肩外展 90°(<100°)和外旋	上肢牵引或腋部矫形器,两肩胛骨间垫枕,肩部轻度旋后
肘部	上肢屈侧烧伤时取肘伸展位,背侧烧伤允许肘屈 20°,前臂中立位	肘伸展位矫形器
手部	腕关节背伸 20°～30°,掌指关节屈曲 90°,拇指外展对指位,指间关节伸直,手指单独包扎	手功能位矫形器,必要时可间断固定,白天取下活动
脊柱	保持脊柱成一条直线,以预防脊柱侧弯,尤其是身体一侧烧伤者	
髋部	髋关节中立伸展位,大腿内侧烧伤,髋外展 15°～30°	两膝间加棒的髋外展矫形器
膝部	伸直位	夜间用膝伸直位矫形器
踝部	踝关节背屈位,防止跟腱挛缩	足下垂矫形器

2. 理疗　对烧伤创面除进行清创、去痂、抗生素应用外,配合适当的理疗,有助于促进创面愈合,防治感染。常用的治疗方法包括以下几种。

(1)紫外线照射:可加快局部组织的血液循环,抑制细菌生长,刺激结缔组织和上皮细胞生长,可消肿止痛、预防感染、促进坏死脱落。伤后即可采用,越早疗效越好,其剂量根据病情而定。当创面脓性分泌物或坏死组织多,肉芽生长不良时,用中或强红斑量照射;分泌物较少或脱痂露出新鲜肉芽组织时,减至阈红斑量;浅而新鲜的创面可用亚红斑量照射,直至创面愈合。

(2)红外线照射:能减少创面渗出,促进创面干燥结痂,防治感染,并有一定的保温作用。红外线照射的距离以患者有舒适的温热感为准,每次照射 10～30 min,每日 1 次,15～20 次为 1 个疗程。

(3)电光浴:大面积烧伤可用全身电光浴照射法,温度 30～33 ℃或稍高些,照射时间 20～30 min,每日 1 次,疗程根据病情来定。电光浴能促进创面干燥、结痂,减少血浆渗出,预防及控制感染,具有一定的保温作用。

(4)超短波:可使局部血管扩张,单核-巨噬细胞系统功能增强,白细胞和抗体增加,抑制细菌繁殖,加速结缔组织再生,因而能促进坏死组织分离脱落,控制炎症。超短波常采用并置法或对置法,微热量,每次 10～15 min,常用于小创面的治疗。

(5)冷疗法:对中、小面积和较浅的烧伤,特别是四肢的表浅烧伤,可进行冷水浸泡、冲洗或冷敷,能减少组织中的热量,收缩周围血管,减轻热对组织的进一步损害,并能减轻疼痛。冷疗温度以 5～10 ℃为宜,持续 30 min 以上,以去除冷疗后创面不痛或稍痛为准。

(6)水疗:水的温热作用可以减轻疼痛,清除创面分泌物,减轻感染,促进坏死组织脱落,有利于创面愈合。35～36 ℃漩涡浴有利于创面焦痂脱落。局部烧伤的治疗,水温可稍高,37.7～38.8 ℃,每次 30 min。患者可在水中先浸泡 5～10 min,清理创面后开始主动运动,从小关节开始至大关节逐步进行,然后由治疗师对患者每个关节进行被动活动,活动至最大范围,每次治疗 30～60 min。水浴的禁忌证为:体温低于 36.7℃或高于 38.3 ℃者;有严重电解质失衡者;在水浴中血压、心率、体温等突然改变者。

(7)高压氧治疗:可以促进创面愈合、植皮的生长,减少增生性瘢痕的形成。

3. 运动疗法

(1)被动关节活动:被动关节活动可预防组织粘连和关节挛缩。对患者所有关节做全范围被动活动练习,每天至少 3 次,有条件者,上午一次在水中进行,下午在床上进行,每一关节活动至少 10 次,要求达到全关节活动范围。睡前也应进行一次活动。

(2)主动关节活动和助力关节活动:能自行活动的患者可进行主动关节活动和助力关节活动,除增加关节活动度外,还可改善血液循环,减轻水肿,保持肌肉力量。鼓励身体情况允许的患者早期下床和做最大范围的主动活动,必要时给予辅助器具,如助行器、踝矫形器等。还可进行等长、等张和抗阻训练,着重提高肩关节周围肌群和股四头肌力,训练时要注意肌腱是否完整。

(3)呼吸功能训练:对长期卧床、尤其是有呼吸道损伤的患者,应指导患者进行呼吸练习,重点训练腹式呼吸,一日多次,或每小时数次深呼吸,配合体位引流,胸部颤摩和拍击,躯干的伸屈、旋转练习等,可促进排痰,减少肺部并发症。

4. 心理治疗　安慰、开导患者,稳定患者情绪,克服急躁心理,向患者及家人介绍烧伤康复的有关知识,鼓励患者积极配合治疗。

三、制动期的康复治疗

(一)康复目的

保持肢体正确的位置,预防静脉炎、肺炎、挛缩等并发症,纠正患者的心理障碍。

(二)康复方法

1. 矫形器　自体皮植皮期间,植皮部位及其远端和近端一个关节需停止活动。在此期间,可利用矫形器进行上述部位的固定,直至移植皮肤着床为止。根据烧伤的部位不同,矫形器的设计也不同。

2. 运动疗法　植皮后矫形器一般应持续固定 5~7 天,术后 7~9 天可在辅助下做主动活动,9~12 天可做被动伸展活动,并逐步增加活动范围。每日需检查植皮区,注意有无意外损伤。其余非制动肢体的活动不受影响。

3. 心理康复　教育患者及家人了解正常伤口愈合的过程,植皮后局部皮肤和关节功能的发展和转归,鼓励患者战胜伤痛,积极主动地进行功能训练。

四、烧伤后期(愈合成熟期)的康复治疗

(一)康复目的

(1)抑制瘢痕的过度生长。

(2)矫正挛缩畸形,恢复或改善肢体的活动功能;恢复正常的肌力和耐力。

(3)恢复日常生活活动能力;恢复社交和就业能力。

(二)康复方法

1. 压力治疗　不同时期的瘢痕所需施加的压力不同,一般以 1.33~3.33 kPa 为宜。治疗必须持续进行,除洗涤、进食(去手套和面具)外,每天宜加压治疗 23~24 h,持续 6~18 个月,直至瘢痕成熟。压力治疗的方法主要有弹力绷带、烧伤压力衣等。

(1)弹力绷带:弹力绷带加压包扎可促进血液回流,减轻水肿,且操作方法简单。弹力绷带由远及近做"8"字形缠绕肢体、躯干。在弹力绷带内可放置夹板或加压敷料,优点是压力的大小可根据边缘组织隆起的程度判断,缺点是压力不均匀,且易松散脱落。

(2)压力衣:为烧伤患者特制的压力衣是更有效的加压方法,每天 24 h 穿着。如压力衣弹性丧失或患

者身材有改变,应重新量体定做。

压力治疗的效果取决于压力的合适与否和患者的合作态度,二者缺一不可。压力治疗效果肯定,但也有不足之处:费用较高,部分患者难以承受;使用时间长,给患者生活带来不便,难以坚持使用;特殊部位如关节、面部、腹部等难以维持有效压力;有一定并发症,如手部长期压力治疗可破坏手掌弓形结构,影响手的功能,儿童长期使用可影响其局部生长发育。

2. 物理治疗　为止痒、止痛、松解粘连,软化瘢痕,可采用磁疗、音频、激光、超声、蜡疗等方法。

3. 运动疗法　植皮愈合后,患者能自主活动时,应尽早进行最大限度的主动活动,目的是改善循环,减轻水肿和炎症反应,防止关节功能障碍,主要方法如下。

(1)增加关节活动度训练:可以采取主动运动、助力运动、被动运动、抗阻运动等运动形式。主动运动可采用徒手体操、固定自行车、滑车重锤等方式。如果存在关节挛缩,可采取关节松动术进行手法松解。

(2)牵伸运动:运用手法、夹板、重物等对瘢痕部位关节进行缓慢、温和、持续的牵伸治疗,使瘢痕逐渐变软,纠正关节挛缩,恢复关节功能。

(3)肌力训练:对于长期肢体制动引起的废用性肌萎缩,可采用肌力训练增强关节周围肌群肌肉力量,加强关节的稳定性。依据肌肉力量的分级采取相应的肌力训练方法。训练形式可采用等长收缩、等张收缩和抗阻训练等。肌力 2～3 级时行助力运动和主动运动,肌力 4 级时主要采取抗阻运动。训练时要注意肌腱是否完整。

(4)耐力训练:有氧训练能提高患者的心、肺功能,增强体力,增加耐力,可采用步行、固定自行车、划船器等形式进行锻炼。

4. 作业治疗　对大面积烧伤后创面愈合的患者进行日常生活活动能力的训练,包括翻身训练、离床活动、洗漱和吃饭训练、穿脱衣训练、如厕和洗澡训练等,对于完成活动有困难者,可以提供辅助器具。如上肢烧伤的患者,烧伤创面愈合、肘屈曲达到 90°,即可开始吃饭训练,若患者握匙有困难,可将餐具用绷带等固定在手上练习吃饭。对于需要工作的患者,根据患者目前的职业能力评估,选择适宜的工作性质,进行有针对性的职业训练,并提供模拟的工作环境,提高患者的职业能力。

5. 手法按摩　对新生的瘢痕组织进行按摩,能起到软化瘢痕的作用,由于上皮较娇嫩,易起水疱,要求动作轻柔,用按压、摩揉等手法,治疗前局部涂羊脂膏。随着瘢痕组织的不断成熟,可适当加大按摩力度,增加推、提、拿、捏等手法。

6. 矫形器　由于运动或牵张后瘢痕仍要紧缩,应用矫形器可以保持已获得的活动度,并帮助患者的挛缩关节重新获得活动功能。根据患者的具体情况设计适宜的矫形器,严重的挛缩畸形往往需要设计系列矫形器,定期予以更换。

7. 心理治疗　针对此期的心理状况,适时地给予正确的心理疏导,使患者保持一种积极乐观的心态,可以保证康复治疗顺利实施。同时教育患者正确面对已出现的伤残,减轻患者的心理障碍,使其坚持长期锻炼,使肢体功能的恢复达到最佳状态,提高生存质量。对精神过度抑郁患者可适当应用抗焦虑药或抗抑郁药。

五、健康教育

烧伤是一种常见的灾害性疾病,早期正确而恰当的院外处理至关重要,不仅能减轻损伤程度,还能为后续入院治疗提供有利的基础。因此,应该在人群中普及一些关于烧伤的常识,具体列举如下。①迅速脱离热源。②冷疗,自来水即可(时间以冷疗停止后不再剧痛为止)。但大面积烧伤者应慎用。③化学物品烧伤者以大量清水冲洗。④电烧伤者立即切断电源,或者用绝缘体拨离电源。⑤若出现呼吸、心跳停止,应立即行体外心脏按压及口对口人工呼吸。⑥创面处理可用清洁的衣物、被单等。⑦大面积烧伤者可以口服含盐饮料。

另外,烧伤患者往往因肢体功能受限、毁容、瘙痒等一系列问题出现心理障碍,对治疗的依从性较差,加之患者及家属对烧伤相关康复护理知识的缺乏,致使并发症增多、治疗周期明显延长,增加了康复治疗的难度。因此,应该从多方面对烧伤患者进行健康宣教,提高患者及家属对该病的认识,使其积极配合康复治疗,争取早日回归家庭和社会。

六、预后

烧伤的预后,除了与烧伤的面积和深度有关外,还与创面处理和后期的康复治疗是否得当有关,积极的创面处理能使患者早日完成创面修复,适当的康复治疗措施能最大限度地恢复患者日常生活活动和劳动能力。我国在烧伤救治方面积累了丰富的经验,处于世界领先水平,即使烧伤面积在90%以上的患者也能获得救治,并达到功能恢复,使患者重返家园,重返社会。

小 结

烧伤是由于热力(火、热气、热液或固体等)、电、光、化学物质及放射线等引起的人体皮肤和黏膜甚至肌肉、骨骼的损伤。烧伤后常见功能障碍有运动功能障碍、感觉障碍、心理障碍、日常生活活动障碍、工作能力障碍。针对患者具体的功能障碍,临床常用的康复功能评定包括烧伤面积、深度、程度,肥厚性瘢痕、关节活动度、日常生活活动能力、职业能力、心理功能等。康复治疗应从烧伤早期开始,不仅可以促进创面的早期愈合,预防增生性瘢痕的形成和关节挛缩畸形,促进肢体功能恢复,更有利于改善患者的心理状态,帮助患者早日重返社会。本节主要论述烧伤基础知识,主要功能障碍特点、评定方法和治疗技术,并重点介绍了烧伤患者运动障碍的性质、特点、评定方法及康复治疗的各种技术。

案例解析

该患者诊断为烧伤。目前主要的功能障碍为心理障碍、感觉障碍、关节活动度受限、日常生活活动障碍。针对上述功能障碍,应该进行心理评定、关节活动度评定、肥厚性瘢痕评定、日常生活活动能力评定、职业能力评定等方面的评定,综合各种评定结果,制订合理的康复治疗方案。康复治疗的内容如下:①压力治疗:不同时期的瘢痕所需施加的压力不同;②物理治疗:为止痒、止痛、松解粘连,软化瘢痕,可采用磁疗、音频、激光、超声、蜡疗等方法;③运动疗法:应尽早进行最大限度的主动活动;④作业治疗:据患者目前的职业能力评估,选择适宜的工作性质,进行有针对性的职业训练;⑤手法按摩:对新生的瘢痕组织进行按摩,能起到软化瘢痕的作用;⑥心理治疗。

能力检测

选择题

A₁ 型题

1. 组织烧伤后的体液渗出一般持续到伤后( )。

A. 24 h　　　　　B. 72 h　　　　　C. 8 h　　　　　D. 48 h

2. 关于烧伤急救正确的是( )。

A. 火焰烧伤可用双手扑灭火焰　　　　B. 不能用冷水冲洗

C. 可以奔跑呼救　　　　　　　　　　D. 用冷水冲洗

3. 根据中国九分法,某成年人面部、双手被烫伤、烧伤面积为( )。

A. 5%　　　　　B. 7%　　　　　C. 8%　　　　　D. 9%

4. 以下哪项不是Ⅰ度烧伤的症状?( )

A. 创面红　　　B. 有较多小水疱　　　C. 疼痛火热感　　　D. 愈后无瘢痕

5. 烧伤休克的主要原因( )。

A. 大量细胞成分丢失　B. 水分自创面蒸发　　　　　C. 疼痛　　　　　　　D. 大量体液渗出

6. 防止烧伤休克的主要措施是(　　　)。

A. 保暖　　　　　　　B. 镇静镇痛　　　　　C. 创面处理　　　　D. 补液疗法

7. 患者手指并拢一手掌面积为(　　　)。

A. 0.5%　　　　　　B. 0.75%　　　　　C. 1.0%　　　　D. 1.25%

8. 深Ⅱ度烧伤的临床特点是(　　　)。

A. 剧痛、有水疱　　　　　　　　　　B. 创面均发红、水肿

C. 痛觉过敏、创面苍白、干燥　　　　D. 痛觉迟钝,创面苍白、间有红斑

9. 头颈部及会阴部严重烧伤患者创面处理应采用(　　　)。

A. 半暴露疗法　　　　　　　　　B. 包扎疗法

C. 浸泡疗法　　　　　　　　　　D. 暴露疗法

10. 一名火焰烧伤者,现场急救哪项措施最佳?(　　　)

A. 大声呼叫灭火　　　　　　　B. 立即用手扑打灭火

C. 就地翻滚,扑灭火焰　　　　　D. 奔跑离开火焰

参考答案

(张智慧)

第九章　常见病症患者的康复

第一节　慢性疼痛患者的康复

知识链接

案例导入

张某,男,20岁。2个月前行左大腿中段截肢术,术后一直疼痛难忍,生活质量较差。口服非甾体抗炎药双氯芬酸钠肠溶片,每次50 mg,每日3次,疗效不佳;每晚需服用地西泮方能勉强入睡,睡眠质量较差。患者不堪忍受折磨曾意图自杀,被家人及时阻止。为缓解患者的疼痛,提高生活质量,现给予吗啡缓释片,每次15 mg,每日2次,疼痛明显缓解,睡眠质量明显改善,情绪好转。随访2个月,患者食欲增加,活动增多,情绪良好。诊断为:左大腿中段截肢术后残肢痛。请对该患者存在的障碍进行康复评定,并制订合适的康复治疗方案进行治疗。

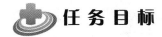

任务目标

【知识目标】

1. 了解　慢性疼痛的概念和病因。
2. 熟悉　慢性疼痛的特征;各种治疗慢性疼痛的方法。
3. 掌握　慢性疼痛的康复评定方法。

【能力目标】

1. 能对慢性疼痛患者进行康复评定。
2. 能运用康复治疗技术治疗慢性疼痛。

一、概述

痛感常与人的躯体感觉、情绪、认知等因素有关,属于患者的一种主观感受。1986年,国际疼痛研究协会(IASP)将其定义为:疼痛(pain)是与现存或潜在的组织损伤有关的或可用损伤来描述的一种不愉快的感觉和情绪体验。从生理学角度看包含痛觉和痛反应,痛觉是指存在躯体某一部位的厌恶和不愉快的感觉,属于个人的主观知觉体验,表现为痛苦、焦虑等;痛反应是指机体对疼痛刺激产生的一系列生理病理反应,如呼吸急促、血压升高、瞳孔扩大、心率加快以及出汗、骨骼肌收缩等。在2002年8月第10届国际疼痛大会上，与会专家达成基本共识——慢性疼痛是一种疾病。

疼痛是患者初次就诊时的常见主诉，是迄今尚未被完全理解的外周和中枢神经系统相互影响的复杂过程。疼痛总是主观的，是机体对伤害性刺激产生的一系列感觉反应，是个体经受或叙述有严重的躯体不适或不舒服，伴有不愉快感。

（一）病因

1. 疾病或刺激　疼痛伴发于持续存在的疾病或刺激、外周和中枢神经系统的敏感化、受损神经元的自发性放电活动、慢性刺激所引起的脱髓鞘变化等。常见的有慢性神经源性疼痛，如痛性多发性神经源性疼痛、痛性单神经病、中枢性疼痛、幻肢痛、疱疹后神经痛、外周神经痛、糖尿病性神经痛和交感神经性疼痛综合征等；慢性退化性疾病痛和无菌性炎性疼痛，如慢性骨骼肌疼痛、纤维肌痛、肌筋膜痛综合征、外周血管病的疼痛、慢性下腰背痛、慢性关节炎痛、癌痛，以及 AIDS 和其他疾病所引起的疼痛等。

2. 心理因素　情感、社会、经济、文化和动机状态都会对疼痛产生较大影响。有学者认为不坚强或不健康的人可能会显示出对疼痛刺激耐受力下降，更多地抱怨疼痛。也有观点认为疼痛是一种内疚感和困惑的表现；而性别也可以影响人们对疼痛的体验，许多研究显示女性痛阈较男性低，而且对疼痛的耐受性也较差，女性更易体验反复的疼痛，且更易因疼痛引起劳动能力丧失；相关的恐惧增加了某种生理上的反应，而此种生理上的反应可能会对疼痛的严重程度和持久性产生作用。积极乐观心态的人较消极心态的人更易于有效地减轻疼痛，心理创伤和慢性疼痛的发生也高度相关，在受过严重的精神创伤后，患者也可能会将精神伤痛错误地当做躯体上的病痛。

（二）临床分类

疼痛的分类可根据疼痛的病因、部位、发作频率、强度、持续时间和病理等进行不同的分类。从临床角度来看，常根据疼痛持续时间将其分为急性疼痛和慢性疼痛。

1. 急性疼痛　急性疼痛主要有明确的伤害性刺激，具有局限性特点，常表现为锐痛，如皮肤、深部组织、内脏疾病和（或）损伤所致的疼痛，病程一般不超过 3 个月。但若未接受正规治疗或治疗不当，则会引起疼痛的持续存在，导致急性疼痛发展为慢性疼痛。

人体急性疼痛的反应是机体对伤害性刺激所做出的一种正常的防御性反应，这种内在的主观经验是预防和警告潜在伤害的基础，是一种有用的生物效应，可对受损的机体进行保护。当有害刺激被消除后，急性疼痛通常也会得到控制。

2. 慢性疼痛　慢性疼痛的界定意见不一，大多数学者将其定义为持续 6 个月以上的疼痛，也有学者以 3 个月为界。可以将慢性疼痛分为两大类：一类是进行性机体组织破坏所致，如癌症性疼痛；另一类虽有持续的疼痛，但却没有进行性机体组织破坏，称之为慢性良性疼痛综合征，临床上常见的有头痛、关节炎、创伤性疼痛、肌筋膜性疼痛、神经病理性疼痛等。这类疼痛在康复治疗中最多见。

（三）慢性疼痛的特征

慢性疼痛与急性疼痛相比而言，存在着一定的差异。急性疼痛是疾病的一种症状，而慢性疼痛不仅是一种症状，其本身还是一种疾病，导致患者出现躯体功能障碍、心理障碍、治疗障碍等问题；心理反应不同，急性疼痛常伴随着焦虑，而慢性疼痛常伴随抑郁；一旦形成慢性疼痛，则疼痛完全缓解的可能性极小，且容易出现药物成瘾。

慢性疼痛可对患者的生活产生多方面影响，如疼痛组织的代谢、运动控制不良、自主神经功能不良、中枢神经系统功能不良、自我感觉差、心理障碍等。慢性疼痛持续存在、反复发作，可影响患者的睡眠，改变患者的情绪，特别表现为焦虑和抑郁，同时由于对疼痛的害怕也会引发患者行为的改变，使患者的生活活动能力降低,严重影响生活质量。因此疼痛、睡眠、情绪被称为慢性疼痛三联征,具体表现为情绪抑郁或焦虑、易疲劳、活动减少、性欲下降、失眠、大量使用药物和酒精、对他人产生依赖以及损伤不相称的功能障碍等。慢性疼痛多见于女性,有心理疾病者、缺乏家庭及社会关爱者、不愿意工作或对工作状况不满意者、失业者等亦多见。

二、康复评定

临床上对疼痛进行评定的主要目的就是要了解疼痛的性质、部位、疼痛发作情况和时间进程以及诱发原因与伴随症状等,协助对疼痛的病因进行诊断,以便确定最有效的疼痛控制方法。

疼痛的评定方法分为两大类:①直接法:依据刺激-反应的原则,直接给患者以某种致痛性刺激所测得的痛阈,包括压痛评定法、肢体缺血性痛测定法、激光测痛法、电测痛法、温度痛阈评定法等;②间接法:让患者自己描述或评定其现有疼痛的性质和程度的方法,包括视觉模拟评分法、口述分级评分法、问卷法、行为评定法等。临床上多以间接法评定疼痛为主。

(一) 视觉模拟评分法

视觉模拟评分法(visual analogue scale,VAS)也称为目测类比评分法,是在白纸上画一条长 10 cm 的线段,线段左端表示无痛(0),右端表示极痛(10)。应用视觉模拟评分法的关键是医生或检查人员在使用前需要对患者进行详细的解释工作,让患者理解该方法的操作以及该评估方法与疼痛的关系,然后让患者在直线上相应的部位标出自己疼痛的强度。但此方法对那些理解能力较差的患者会有一定的困难。

(二) 数字类比评分法(NRS 量表)

数字类比评分法用于疼痛缓解程度的评价,是指将疼痛程度用 0~10 这 11 个数字表示。0 表示无痛,10 表示最痛。患者根据个人疼痛感受在其中相应数字上做记号,程度分级标准为:0 为无痛,1~3 为轻度疼痛,4~6 为中度疼痛,7~10 为重度疼痛。此方法在国际上较为通用。

NRS 量表:无痛 0—1—2—3—4—5—6—7—8—9—10 最剧烈的痛

疼痛缓解度=接受治疗前疼痛程度-治疗后疼痛程度/接受治疗前疼痛程度

0—未缓解;

5—轻度缓解(疼痛程度下降 25%);

6—中度缓解(疼痛程度下降 50%);

7—明显缓解(疼痛程度下降 75%);

8—完全缓解(疼痛消失)。

(三) 口述分级评分法

口述分级评分法(verbal rating scale,VRS)是另一种评价疼痛强度和变化的方法。特点是列举一系列从轻到重依次排列的关于疼痛的描述性词语,让患者从中选择最能形容自身疼痛程度的词语,VRS 是由简单的形容疼痛的字词组成,所以能迅速被医生和患者双方接受。口述分级评分法包括 4 级评分法、5 级评分法、6 级评分法、12 级评分法和 15 级评分法,这些词通常按疼痛从最轻到最强的顺序排列(表 9-1-1)。

表 9-1-1　口述分级评分法

4 级评定法	5 级评定法	6 级评定法	12 级评定法	15 级评定法
1 无痛	1 无痛	1 无痛	1 不引人注意的痛	1 无痛

4级评定法	5级评定法	6级评定法	12级评定法	15级评定法
2 轻度痛	2 轻度痛	2 轻度痛	2 刚刚注意到的疼痛	2 极弱的痛
3 中度痛	3 中度痛	3 中度痛	3 很弱的痛	3 刚刚注意到的疼痛
4 严重痛	4 严重痛	4 严重痛	4 弱痛	4 很弱的痛
	5 剧烈痛	5 剧烈痛	5 轻度痛	5 弱痛
		6 难以忍受的痛	6 中度痛	6 轻度痛
			7 强痛	7 中度痛
			8 剧烈痛	8 不适性痛
			9 很强烈的痛	9 强痛
			10 严重痛	10 剧烈痛
			11 极剧烈痛	11 很强烈的痛
			12 难以忍受的痛	12 极剧烈的痛
				13 很剧烈的痛
				14 不可忍受的痛
				15 难以忍受的痛

最轻程度疼痛的描述常被评估为 0 分，以后每增加 1 级即增加 1 分，因此每个描述疼痛的形容词都有相应的评分，以便定量分析疼痛。这样，患者总疼痛程度评分就是最适合其疼痛水平有关的形容词所代表的数字。此方法简单，适用于临床上简单的定量评测疼痛强度以及观察疗效的指标。但由于缺乏精确性、灵敏度，不适于科学研究。

（四）McGill 疼痛问卷和简式 McGill 疼痛问卷

McGill 疼痛问卷（McGill pain questionnaire，MPQ）是由 Melzack 和 Torgerson 在 1971 年提出，该问卷除了解患者一般情况外，共列出 78 个描述疼痛性质的形容词，分为 4 类 20 组，每组 2～6 个词。1～10 组为感觉（sensory）类，即对身体疼痛的感觉；11～15 组为情感（affective）类，即是主观的感觉；16 组为评价（evaluation）类，即对疼痛的程度的评价；17～20 组为其他相关类，即对多方面因素进行评定。此外还设有疼痛与时间的关系、影响因素、痛对生活的影响等项目。目前多数学者认为，此方法敏感性强，结果可靠，不仅能顾及疼痛体验的多个方面，而且对疼痛的治疗效果和不同诊断亦十分灵敏，是目前应用较为广泛的测痛工具，多用于科学研究。

但 McGill 疼痛问卷（MPQ）过于烦琐、费时，临床上应用不便，1987 年 Melzack 在此基础上提出了简化的 McGill 疼痛问卷（short-form of McGill pain questionnaire，SF-MPQ），称为简式 McGill 疼痛问卷，是由 11 个感觉类和 4 个情感类对疼痛的描述词以及疼痛分级指数（PRI）、视觉模拟评分法（VAS）和现实疼痛强度（PPI）三部分组成。简式 McGill 疼痛问卷内容如下（表 9-1-2）。

表 9-1-2　简式 McGill 疼痛问卷

Ⅰ 疼痛分级指数(pain rating index,PRI)评定

疼痛性质	疼痛程度			
A 感觉项	无	轻	中	重
1.跳痛	0	1	2	3
2.刺痛	0	1	2	3
3.刀割痛	0	1	2	3
4.锐痛	0	1	2	3
5.痉挛牵扯痛	0	1	2	3
6.绞痛	0	1	2	3
7.烧灼痛	0	1	2	3
8.持续固定痛	0	1	2	3
9.胀痛	0	1	2	3
10.触痛	0	1	2	3
11.撕裂痛	0	1	2	3
B 情感项				
1.软弱无力	0	1	2	3
2.厌烦	0	1	2	3
3.害怕	0	1	2	3
4.受罪、惩罚感	0	1	2	3

感觉项评分(S)：　　　　　　　　　　情感项评分(A)：

疼痛总分(T＝S＋A)：

Ⅱ 视觉模拟评分法(VAS)

无痛(0) |————————————————————————| 剧痛(10)

Ⅲ 现时疼痛强度(present pain intensity,PPI)评定

0 无痛	3 痛苦
1 轻痛	4 可怕
2 不适	5 极痛

总评：S＝；A＝；T＝；VAS＝；PPI＝

进行表中的Ⅰ项时,由检查者逐项提问,患者可根据个人感受选择"无痛""轻度痛""中度痛""重度痛",检查者根据患者的回答将相应的级别(0、1、2、3)上作记号;进行表中Ⅱ项时,让患者用笔根据自己的疼痛程度在 10 cm 长的线段上画出相应的点,不求十分准确,以能反映患者自觉地疼痛程度为准;进行表中Ⅲ项时,根据患者主观感受,在相应分值上做上记号。

总评时 PRI 感觉项和情感项总分越高,表示疼痛越严重;VAS 的点越靠近 10,表示疼痛越严重;同样 PPI 分值越高,表示疼痛越严重。

（五）压力测痛

压力测痛多用于肌肉骨骼系统的疼痛评定,评定方法是使用压力测痛计在患者手指关节等处逐渐施加压力,并听取患者的疼痛反应,记录诱发疼痛出现时所需压力的强度(kg/cm^2),出现疼痛的压力强度为痛阈。继续加压至患者不能耐受时,记录到的最高疼痛耐受限度所需的压力强度,即为耐痛阈值。

（六）癌性疼痛的评定

这是美国对晚期恶性肿瘤多采用的一种评价方法,主要是根据患者应用镇痛药、麻醉剂情况将癌症疼

痛分为五级(表 9-1-3)。

表 9-1-3 癌症疼痛五级评定标准

级别	应用镇痛药情况
0 级	无痛
1 级	需非麻醉性镇痛药
2 级	需口服麻醉剂
3 级	需口服与(或)肌内注射麻醉剂
4 级	需静脉注射麻醉剂

三、功能障碍

(一)生理功能障碍

1. 疼痛 多以弥漫性疼痛为主诉,也有表现为阵发性疼痛或持续性疼痛,疼痛性质可以是隐痛、钝痛、压榨痛、刺痛、撕裂性疼痛、绞痛、烧灼样痛等,影响患者睡眠和正常生活。

2. 运动功能障碍 原发病(如骨、关节或肌肉)所致的运动障碍,也可由于疼痛采取不良姿势和减少活动,随时间增加导致关节僵硬及肌肉挛缩,重者造成运动功能障碍,需要他人照顾。

3. 心肺功能下降 疼痛、运动能力下降,进而使患者心肺功能适应性下降。

(二)心理功能障碍

患者承受着生理和心理的巨大痛苦,且易因疼痛引起劳动能力丧失,相关的恐惧增加了某种生理上的反应,可导致患者沮丧、抑郁、焦虑甚至绝望。

(三)日常生活活动能力受限

疼痛、运动功能障碍和肢体畸形严重者,会影响患者的日常生活活动能力,如衣、食、住、行,影响患者打理个人卫生和家务等日常生活,甚至误用、滥用或过量用药和不适当地应用支具,过度依赖医生和家庭成员。

(四)社会参与能力受限

疼痛、心理功能障碍、运动功能障碍和肢体畸形等会影响患者的生活质量、工作能力和社会交往能力,对以前的许多工作不能胜任,社会交往也会受到限制,不仅对患者本人造成危害,甚至会影响患者的家庭乃至社会的和谐。

四、康复治疗

(一)治疗原则

在疼痛的急性期即应强调预防性干预,一旦发现慢性疼痛的危险因素要及时处理。在慢性疼痛的治疗中,康复医生首要的职责就是要确实证明患者的疼痛是良性的,没有进行性的破坏性疾病存在。然后根据全面评估的结果,针对存在的问题,确定治疗目标,为患者制订和实施合理的治疗方案。由于慢性疼痛是一个非常复杂的问题,是由许多因素造成的,因此,其治疗应该从多方面入手,采用综合的康复治疗方案。

(二)治疗目标

慢性疼痛患者康复治疗的目标是消除疼痛行为的强化因素,缓解或控制疼痛反应,提高功能水平和日常生活活动的能力,减少药物使用,防止慢性症状的复发,提高生活质量。

(三)治疗方法

1. 物理因子治疗 物理因子在治疗慢性疼痛方面具有重要的作用。物理因子治疗可以协助缓解疼痛,降低肌肉痉挛,减少疼痛介质的释放等,可根据患者的具体情况选择其中的 2～3 种治疗方法。

(1)电疗法:电疗法治疗疼痛首选经皮神经电刺激疗法,其他的还可选用经皮脊髓电刺激疗法、间动电疗法、干扰电疗法、感应电疗法、音频电疗法、调制中频电疗法、高频电疗法、直流电药物离子导入疗法。

（2）热疗和冷疗：热疗包括电热垫、电光浴、热水袋、热水浴、中药熏蒸等。其可以抑制疼痛反应，提高痛阈；可使肌梭兴奋性下降，减轻肌肉痉挛；也可以改善血液循环，促进炎症吸收。冷疗包括冷敷、冷喷、冰按摩、冰水浴等，可以降低肌张力，减慢肌肉内神经传导速度，从而减轻肌肉痉挛，缓解疼痛。

根据病情可以选取单一方法，或冷疗和热疗交替使用。

（3）光疗法：使用红外线、红外偏振光、激光、紫外线等进行治疗。

（4）超声波疗法：特别适合治疗神经肌肉、骨骼系统所引起的疼痛。

（5）生物反馈法：常采用肌电生物反馈疗法，手指皮肤温度生物反馈疗法，帮助患者体会紧张和放松的感觉，学会对疼痛的自我调节和控制。经过训练，有些患者可以达到无须仪器帮助就可以自行放松肌肉和对疼痛进行调控。

2. 运动疗法　一些骨骼肌肉疾病引发的慢性疼痛主要是由长期处于某一不良姿势或反复进行某一活动造成局部慢性劳损，使得骨骼肌肉的力量关系不平衡所致。运动疗法和手法治疗主要是通过促进骨骼肌肉正常生物力学关系的恢复，改善运动组织的血液循环和代谢，恢复肌肉的正常张力、肌力和关节的正常活动范围，增加柔韧性，纠正功能障碍，以达到止痛的目的。运动疗法还可以产生良好的心理效应，消除或减轻疼痛。

（1）手法治疗：根据引起的疼痛病因，使用一系列相应的治疗技术（如被动运动、主动-助力运动、主动运动、牵伸运动、放松训练、牵引、关节松动术、PNF技术等）。对软组织、关节以及肌肉进行手法治疗，可以减轻患者疼痛，松解粘连，改善局部循环和增加软组织的伸展性，从而达到治疗疼痛的目的。

（2）肌力训练：可以保持和促进肌力恢复，改善人体运动功能，用于各种原因引起的肌肉萎缩及肌力减弱。

（3）有氧运动：训练时要针对不同病因和不同目标，选择不同的方案。慢性疼痛的患者一般都缺乏劳动，有氧锻炼可以改善机体耐受性，提高机体适应水平。对于那些没有特异性损伤的慢性疼痛患者来说，有氧锻炼是一种极佳的治疗方案，可增加全身的内啡肽水平，降低对疼痛的敏感性。主动锻炼是慢性疼痛康复治疗的基本方式。有氧运动的项目包括集体参加的医疗体操和太极拳、徒步、瑜伽、有氧健身操、打羽毛球、游泳等。

3. 传统康复疗法　传统康复疗法主要包括针灸、推拿、拔罐等。小针刀是一种介于手术治疗和非手术治疗之间的闭合性松解术，在治疗部位刺入，深入病变处进行切割、剥离等不同刺激，以达到止痛祛病的目的，其适应证主要是软组织损伤性病变和骨关节病变。

4. 药物治疗　药物治疗是疼痛治疗中较为基本的、常用的方法，目的是使疼痛尽快缓解，有利于患者尽早恢复或获得功能性活动。镇痛药是主要作用于中枢神经系统、选择性抑制痛觉的药物，包括非阿片类药物、阿片类药物、辅助性镇痛药物等。

5. 心理治疗　50%～70%的慢性疼痛患者均伴有认知行为和精神心理的改变，从而进一步加重疼痛，不进行干预易形成恶性循环。对于慢性疼痛患者，其重要的一个治疗目标是降低心理不良应激，控制病态行为（如减少用药量和就诊次数），改善生活习惯以获得良好的适应行为，改变对人、对己、对事物的错误思想观念，从而改善个人与生活环境的关系，强化健康行为（如增加体能锻炼及日常活动、逐步恢复工作等）。为此，必须阻断伤害性刺激的输入，缓解紧张和压抑，引导患者重新安排和强化新的健康行为。心理治疗是针对慢性疼痛患者的综合性、多方面的治疗，可采用的方法有心理支持疗法、认知行为矫正、放松训练、疼痛想象转移、注意力训练等。

6. 局部神经阻滞　应用局部麻醉剂如利多卡因等注射于周围神经干、神经根或神经节以阻断疼痛向中枢传导的方法称为神经阻滞疗法，这也是中、重度疼痛的有效治疗方法之一。神经阻滞疗法的机制是通过阻断痛觉的神经传导通路，阻断疼痛的恶性循环，以达到镇痛的目的。也可采用100%酒精、苯酚等神经破坏性药物进行神经阻滞，产生长期止痛效果。临床上也可选用麻醉剂、激素、维生素等注射于疼痛点，或在腱鞘内、关节内、骶管内等处行局部注射以缓解疼痛。随疼痛部位不同而宜选用的神经阻滞方法如表9-1-4所示。

表 9-1-4　康复治疗中较常用的神经阻滞

神经	治疗目的
三叉神经	三叉神经痛
星状神经节	肩手综合征(反射性交感神经营养不良)、灼性神经痛
肋间神经	肋间神经痛
腹腔神经丛	腹腔内脏痛
腰交感神经节	下肢灼痛、幻肢痛、下肢周围血管病
上肢肌皮神经	脑卒中、颅脑损伤等引起上肢偏瘫时的屈肘痉挛及痛
正中神经	脑卒中、颅脑损伤等引起的屈腕、指痉挛及痛
尺神经	脑卒中、颅脑损伤等引起的屈指痉挛及痛
闭孔神经	截瘫、脑瘫等引起的内收肌痉挛及痛
胫神经	偏瘫、截瘫、脑瘫等引起的足跖屈痉挛及痛

7. 手术治疗　严重的且经保守治疗无效的顽固性疼痛,可考虑用手术方法破坏神经通路,以达到止痛的目的。但手术除痛方法需慎重选择,理想的手术要求如下:①只切断痛觉纤维,而不损伤其他感觉纤维或运动纤维;②手术对周围正常组织无侵袭;③术后无疼痛复发。然而到目前为止,尚无一种手术能同时满足上述三条要求。目前较常用的有交感神经切断术、脊神经后根切断术、脊髓前外侧柱切断术等。另外,还可以进行外科冷冻神经、手术置入刺激器治疗慢性疼痛。

8. 其他治疗

(1)作业治疗:作业治疗主要目的是减轻疼痛及其相关的残障,使其日常生活能力达到理想状态,避免过度休息和被他人过度保护。作业治疗通常是利用人们日常生活的活动,可选择打扮自己、做家务、购物和工作等适当方式,使患者在家庭生活中得到训练,也应创造条件参加社会活动、文体活动和到大自然中锻炼自己。

(2)康复辅助具:对有些慢性疼痛的治疗可利用一些支具减轻疼痛,如关节和韧带损伤性疼痛,可选择关节支具,如用膝关节的矫形器减轻膝关节的压力,并且可以调节膝关节内外侧应力。脊柱支具可以稳定椎体关节,减轻疼痛,也可根据具体情况选择支具或矫形器。必要时可以为患者提供适当的穿戴用品和助行器。

五、功能结局

(一)引发睡眠问题

疼痛使患者感到难以忍受,影响睡眠质量,久治不愈可使患者出现睡眠障碍。

(二)运动功能下降

常由于疼痛使患者活动减少,长时间的运动减少,造成关节和肌肉僵硬痉挛,可逐渐出现肌肉萎缩、关节挛缩,使患者进食、穿衣、行走以及个人卫生等日常生活能力受到影响,甚至导致畸形和残疾。

(三)出现心理功能

长期疼痛的患者也会出现严重的心理问题,主要表现为焦虑、抑郁、沮丧,甚至绝望。

(四)社会参与能力下降

心理障碍、运动能力下降不仅会影响患者的生活质量,还可影响患者的就业能力、工作能力和社会交往等能力,对以前的许多工作不能够胜任等。

六、健康教育

现代人类所患疾病的病因中有 50% 左右与生活方式有关,如饮食不合理、盐和油脂摄入过多、运动减少、精神压力过大、生活不规律和吸烟饮酒等,这些不利于健康的生活方式,导致了慢性疾病患病率的逐年升高。因此,在康复宣教中应鼓励人们建立健康意识和健康的生活方式。

（一）健康的生活方式

形成积极的心态,提高自我保健能力,有效地培养健康的生活方式,注意"心理平衡、合理膳食、适量运动、戒烟限酒",终止不健康的行为,消除致病危险因素,预防疾病、促进健康。

（二）正确认识原发病

利用宣传板、宣传册、健康讲座、媒体等对患者进行宣传教育,教育患者正确认识疼痛和原发疾病,掌握治疗疼痛和原发疾病的基本知识,积极配合医务工作人员治疗各种疾病。

（三）宣泄不良情绪

让患者学会控制自己的不良情绪及对压力的反应方法,适当宣泄。多从事一些休闲性活动如园艺活动、户外散步、观赏风景、听轻音乐等,以分散大脑对疼痛的注意力。要劳逸结合,确保睡眠的时间和质量,保持充沛的精力。热爱生活,充分享受生活的乐趣,使自己拥有愉快的心情。

小　结

慢性疼痛是人类健康的常见问题,也是临床多学科面临的医学难题之一。慢性疼痛的诊断与治疗都比较困难,常给患者带来身体和精神上等诸多方面的负担。由于慢性疼痛是一个比较复杂的问题,是由多种因素造成的,因此其治疗应该从多方面入手,综合应用药物治疗、物理因子治疗、运动疗法、传统康复疗法、心理治疗、手术治疗等方法。

案例解析

根据该患者的病史、症状,不难作出诊断。患者目前主要的功能障碍为残肢痛、睡眠质量差,且有情绪问题。针对上述功能障碍,应该进行疼痛评定、关节活动度评定、肌力评定、睡眠质量评定、情绪评定,综合各种评定结果,制订合理的康复治疗方案。该患者诊断为左大腿中段截肢术后残肢痛,其康复治疗的内容如下:①关节活动度训练:双髋关节各个运动方向上的被动关节活动度训练,每个运动方向训练10～20次,每天训练1～2次,重点是后伸和内收运动训练。②肌力训练:主要训练伸髋肌、髋外展肌和髋内旋肌,尤其是髋关节的伸肌。③电疗法:电疗法治疗疼痛首选经皮神经电刺激疗法,其他的还可选用经皮脊髓电刺激疗法、间动电疗法、干扰电疗法、感应电疗法、音频电疗法、调制中频电疗法、高频电疗法、直流电药物离子导入疗法。每日一次,10次为1个疗程。④传统康复疗法:主要包括针灸、推拿、拔罐等。每日一次,10次为1个疗程。⑤药物治疗:药物治疗是疼痛治疗中较为基本的、常用的方法,目的是使疼痛尽快缓解,有利于患者尽早恢复或获得功能性活动。吗啡缓释片属于阿片类药物,镇痛作用强,常用于治疗顽固性疼痛,这类药物还有哌替啶、可待因、芬太尼等。但此类药物具有成瘾性,应遵医嘱选用。

能力检测

选择题

A_1 **型题**

1. 下列有关目测类比测痛法的叙述错误的是（　　）。

A. 简单、快捷、准确、易操作　　　　　　　　　　B. 用来测定疼痛的强弱程度

C. 可以测定疼痛的缓解程度　　　　　　　　　　D. 能做患者之间的比较

E. 能对患者治疗前后做评价

2. 慢性疼痛三联征主要表现为（　　）。

A. 疼痛、睡眠与情绪异常　　　　　　　　　　　　B. 疼痛、焦虑与抑郁

C.疼痛、睡眠障碍与焦虑　　　　　　　　　　　　D.疼痛、异常感觉与 Tinel 征

E.疼痛、情绪异常与 Tinel 征

3. 理疗治疗慢性疼痛的作用是（　　　）。

A.减少急性损伤反应

B.抑制水肿产生

C.降低神经纤维和痛觉感受器的敏感性

D.尽快并最大限度地缓解和消除疼痛

E.减少组胺等疼痛介质的释放

4. 使用药物来治疗疼痛时，下列错误的是（　　　）。

A.可以联合用药　　　　　　　　　　　　　　　　B.从小剂量开始

C.吗啡的止痛效果最好，可以多使用吗啡　　　　　D.个体化给药

E.按阶梯给药

5. 用给予压力强度及反应剧烈程度来判断疼痛程度的方法是（　　　）。

A.视觉模拟评分法　　　　　B.简式 McGill 疼痛问卷　　　　C.痛阈测痛法

D.目测类比法　　　　　　　E.世界卫生组织疼痛分级

参考答案

（尚经轩）

第二节　痉挛患者的康复

案 例 导 入

　　张某，男，43 岁。因突然头痛伴左侧肢体功能障碍入院治疗。患者自诉突然头痛，伴左侧肢体乏力，左上肢不能持物，左下肢不能行走，恶心伴呕吐胃内容物数次。入院体格检查：神清，BP 185/95 mmHg，HR 80 次/分，律齐，EKG 示窦性心律。对答切题，双眼向右凝视，双瞳孔等大等圆，对光反射存在，左鼻唇沟浅，伸舌略偏左。左侧肢体肌张力增高，左侧腱反射略亢进，左侧肌力Ⅲ，右侧肢体肌张力正常，肌力Ⅴ。左侧巴氏征（＋），右侧病理征（－）。颈软，克氏征（－）。头颅 CT 示右侧颞叶血肿。诊断为右侧颞叶出血（轻度）。请对该患者存在的障碍进行康复评定，并提出合适的康复治疗方案，给予适当的康复治疗。

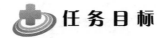

任 务 目 标

【知识目标】

1. 了解　痉挛的病因病例以及诱发因素。

2. 熟悉　痉挛的基本概念、临床分类以及治疗目标等。

3. 掌握　痉挛对人体的影响、康复评定以及康复治疗措施。

【能力目标】

1. 能判断痉挛的性质。

2. 能对痉挛患者进行康复评定。

3. 能制订痉挛患者的康复治疗方案。

一、概述

痉挛(spasticity)常为神经系统疾病及损伤后继发的症状,多发生在脑或脊髓损伤之后。关于痉挛的定义,国际上尚未统一。Lance(1980)对痉挛的定义曾经被普遍采用,即"痉挛属于上运动神经元综合征的运动障碍表现之一,是一种由牵张反射高兴奋性所致的、以速度依赖的紧张性牵张反射增强且伴腱反射亢进为特征的运动障碍。"所谓牵张反射是指外力牵伸骨骼肌时,能反射性地引起受牵伸肌肉收缩的现象,其机制为兴奋了肌梭,通过γ环路引起梭外肌的收缩。其速度依赖是指伴随肌肉牵伸速度的增加,痉挛肌的痉挛程度随之增高。

近年来随着对痉挛认识的不断深入,人们发现痉挛不仅仅只是运动障碍,它还常常伴随有感觉的异常,如痉挛肢体的疼痛、对温度异常敏感等。因此,2005年Pandyan把痉挛重新定义为:痉挛是一种由于上运动神经元损害所致的、感觉运动控制障碍,表现为间歇性或连续性的肌肉不随意激活。

据最新的文献报道,目前全世界有超过1.2亿人受到了痉挛的影响,仅在英国就超过了10万人,半数以上的痉挛需要治疗。严重的痉挛不仅导致运动功能的障碍,且易发生一系列并发障碍。临床上多表现为患者姿势异常和运动模式异常,以及日常生活活动障碍。因此,认识痉挛的发生、发展及其临床特点,合理处理痉挛是康复医疗中常需重点解决的问题之一。

(一) 病因

引发痉挛的病因是多方面的,主要见于脑卒中、颅脑损伤、脑性瘫痪、脊髓损伤、多发性硬化等中枢神经性疾病中。

1. 脑卒中　在脑血管意外发生后,常因缺血或出血使病灶周围的脑组织损伤,引起病灶对侧肢体瘫痪,之后随着疾病的恢复,瘫痪肢体出现对紧张反射兴奋性增高而形成痉挛性瘫痪。

2. 颅脑损伤　颅脑损伤常因脑损伤部位、范围和程度的不同导致不同程度和各种类型的肌张力障碍。严重的颅脑损伤后痉挛会不确定的持续存在。

3. 脑性瘫痪　脑性瘫痪主要见于痉挛性脑性瘫痪。因病灶部位和范围不同,有单肢痉挛型瘫、双肢痉挛型瘫、三肢痉挛型瘫、截瘫和四肢痉挛型瘫。

4. 脊髓损伤　脊髓损伤患者主要为脊髓损伤平面以下脊髓所支配的骨骼肌发生的痉挛性瘫痪。

5. 多发性硬化　多发性硬化是中枢神经系统白质脱髓鞘病变,导致一系列综合性中枢神经功能障碍,同时引发阵挛、痉挛等障碍,且以下肢痉挛性瘫痪为多见。

(二) 病理

骨骼肌的痉挛是在多种中枢神经系统疾病和损害的发生、发展、转变过程中出现的症状。其发生机制目前不是十分清楚,主要原因可能是由于脑或脊髓等上运动神经元损伤后,引起高位运动中枢对低位的脊髓水平牵张反射调控发生障碍,使中枢抑制作用减弱以致低位脊髓前角α运动神经元兴奋性增强,致使牵张反射的兴奋性增高,牵张反射过敏和反应过强,表现为肌肉发生不自主的较强或强烈的收缩。

(三) 分类

根据病变部位不同,痉挛分为脑源性痉挛、脊髓源性痉挛、混合性痉挛。

1. 脑源性痉挛　如脑卒中、脑外伤和脑瘫引起的痉挛。当病变损害到皮质、基底节、脑干及其下行运动径路的任何部位,均可出现瘫痪肢体的肌张力增高或痉挛。脑源性痉挛的主要特点如下:①单突触传导通路的兴奋性增强;②反射活动快速建立;③抗重力肌倾向过度兴奋并形成偏瘫的异常姿势。其临床表现为肌张力呈持续性增高状态,通过反复牵拉刺激可暂时得到缓解,但维持时间较短。痉挛严重影响肢体的协调性,使精细活动困难,尤其在下肢行走时,此种障碍表现得更为突出,常出现典型的画圈步态,且由于上肢屈肌肌群张力高而下肢伸肌肌群张力高,呈现上肢屈曲内收和下肢固定伸展。脑瘫儿童则由于内收肌的痉挛出现特有的剪刀步态。脑源性痉挛一般在发病后3~4周内出现,比脊髓源性痉挛较早出现。

2. 脊髓源性痉挛　根据脊髓损伤的程度不同,又可分为完全性痉挛和不完全性痉挛两类。脊髓损伤可波及上运动神经元和与之形成突触的中间神经元,以及下运动神经元。颈、胸段的脊髓完全损伤可阻断全部上运动神经元下行的指令,而出现痉挛;腰、骶段的脊髓完全损伤常伤及下运动神经元,临床表现为迟缓性瘫痪。脊髓源性痉挛的主要特点和临床表现如下:①节段性的多突触通路抑制消失;②通过对刺激和兴奋的积累,兴奋状态缓慢、渐进地提高;③从一个节段传入的冲动可诱发相邻的多个节段的反应;④屈肌和伸肌均可出现过度兴奋。脊髓源性痉挛极易被皮肤刺激诱发。有研究表明不完全性脊髓损伤的 Frankel 分级的 B、C 级比完全性脊髓损伤的 Frankel 分级的 A 级更易引起严重痉挛。脊髓源性痉挛一般在发病后 3～6 个月内出现,比脑源性痉挛出现的时间晚。

3. 混合性痉挛　多发性硬化往往累及脑白质和脊髓的轴突,从而出现运动通路不同水平的病变而导致痉挛的症状和体征。

二、康复评定

痉挛是在多种神经系统病损过程中出现的,且为一种动态性的现象,评定过程中应注意痉挛的出现,痉挛的程度与其发病时间、体位变化、功能训练与用药情况、患者情绪状况以及原发疾病的其他障碍因素有关,应综合考虑评定选项和分析评定结果。为了便于痉挛的治疗效果的比较和治疗方案的制订,痉挛的临床评定应尽量以量化的形式记录下来。

（一）体格检查

1. 望诊　望诊可以发现躯体和肢体姿势的异常,痉挛时常表现出刻板的运动模式和各种持续存在的静态姿势。

2. 被动运动检查　被动运动检查可发现肌肉对牵张刺激的反应。肌张力正常时肢体很容易被移动,评定者很容易改变患者的肢体的运动方向和运动速度;存在痉挛时,评定者会感到患者的肢体僵硬,难以改变速度,肢体有抵抗。

3. 摆动试验　摆动试验是功能评价常用的方法,以肢体一个关节作为中心,被动地摆动使其主动肌和拮抗肌交互快速收缩。快速摆动,观察摆动幅度的大小以评定其痉挛的程度。肌张力低下时,摆动振幅增大;肌张力增高时,摆动振幅减小。

4. 放射检查　主要检查各种肌腱反射,观察是否存在反射亢进。

（二）痉挛的定量评定

1. 改良的 Ashworth 量表　改良的 Ashworth 量表是目前临床上应用最多的痉挛评定量表,具有良好的效度和信度。该量表将肌张力分为六级,使痉挛评定由定性转为定量。评定标准见表 9-2-1。

表 9-2-1　改良 Ashworth 分级量表

级别	评定标准
0 级	无肌张力增加
1 级	肌张力略微增加,受累部分被动屈伸时,在关节活动末突然卡住,然后呈现最小的阻力或释放
1＋级	肌张力轻度增加,表现为被动屈伸时,在 ROM 后 50％范围内突然卡住,然后均呈现最小的阻力
2 级	肌张力较明显增加,通过大部分关节活动范围时肌张力均较明显的增加,但受累部分仍能较容易的被移动
3 级	肌张力严重增高,被动活动困难
4 级	僵直,受累部分被动屈伸时呈现僵直状态,不能活动

2. Penn 分级法　以自发性痉挛发作频度评定痉挛严重程度,评定标准见表 9-2-2。

表 9-2-2　Penn 分级法评分标准

级别	评定标准
0 级	无痉挛
1 级	刺激肢体时,诱发轻、中度痉挛
2 级	痉挛偶有发作,每小时<1 次
3 级	痉挛经常发作,每小时>1 次
4 级	痉挛频繁发作,每小时>10 次

3. Clonus 分级法　以踝阵挛持续时间长短分级评价痉挛程度,评定标准见表 9-2-3。

表 9-2-3　Clonus 分级法标准

级别	评定标准
0 级	无踝痉挛
1 级	踝痉挛持续 1~4 s
2 级	踝阵挛持续 5~9 s
3 级	踝阵挛持续 10~14 s
4 级	踝阵挛持续≥15 s

4. 被动关节活动度(PROM)检查　快速进行关节被动运动,感受肢体出现阻力时所在的位置和经过的时间,对其进行评价,评定标准见表 9-2-4。

表 9-2-4　被动关节活动度检查标准

级别	评定标准
Ⅰ轻度	在 PROM 的后 1/4,即肌肉靠近它的最长位置时出现阻力
Ⅱ中度	在 PROM 的后 1/2,即出现阻力
Ⅲ重度	在 PROM 的后 1/4,即肌肉在其最短的位置时已出现阻力,使 PROM 难以完成

评定痉挛的量表较多,对痉挛采用量表评定时应遵循各量表的检查条件和检查程序,结合患者病情和功能障碍的综合因素合理地使用各量表,避免呆板套用。

(三) 痉挛的仪器评定

1. 屈曲维持试验　用于上肢痉挛的评定。

2. 钟摆试验　钟摆试验主要用于下肢股四头肌与腘绳肌的痉挛程度的定量评定。

3. 便携式测力计　对于长期痉挛的患者可采用此评定方法。通过不同速度下的被动运动,记录达到被动运动终点时便携式测力计的读数,来表达痉挛的程度。

4. 等速装置评定　可分别用等速摆动试验和等速被动测试对痉挛速度的依赖性做出评定。

除上述方法之外,还可以使用多通道动态肌电图、计算机步态分析等设备来客观评定痉挛。

(四) 痉挛的功能评价

1. ADL 评价　评价基础 ADL 和实用 ADL,并标明其他所需的辅助技术和帮助。

2. 移乘能力　对日常生活中可能的所有移乘活动的能力进行评估。

3. 休息位的评价　测定关节在坐位、站立位和运动过程中的角度,以及在床、椅和轮椅上的适应位置。

4. 关节活动度检查　记录主动和被动的关节活动范围。

5. 平衡能力的测定　记录坐位、站立位和行走时的身体平衡能力。

6. 耐力 略。

7. 支具 评价现有的支具或夹板的贴附性、功能和关节的位置。

8. 睡眠类型 评价痉挛对睡眠的影响,如每晚进入睡眠后有多少次痉挛等。

9. 步态的分析 评定步态的类型、代偿能力和异常的偏离,同时应评价上肢的位置和摆动对患者步态以及行走的影响。

三、功能障碍

(一)压疮

因瘫痪少动,致使长时间受压部位皮肤发生压疮。如脊髓损伤患者常会在运动障碍的同时合并感觉障碍,而因痉挛少动、长时间地维持某一种体位容易导致皮肤出现压疮,其压疮发生率最高的部位常在坐骨结节处,增加了日后康复训练的困难,并且更容易继发感染。

(二)运动受限

因痉挛部位肢体活动的阻力增大,使得其运动范围严重缩小而造成日常生活活动不能随意进行,甚至受到较大的限制。

(三)肢体畸形

因长期痉挛少动,使关节长期维持在痉挛的特有姿势状态下而导致关节囊和肌腱的胶原纤维挛缩产生关节畸形。上运动神经元损伤性瘫痪所致四肢骨骼肌痉挛多表现为上肢屈肌痉挛和下肢伸肌痉挛的典型特征。

(四)其他问题

一定程度的痉挛会引发疼痛、导致失眠。长期痉挛容易导致异位骨化、骨质疏松,增加骨折发生的危险性。

四、康复治疗

在临床实践中,单从痉挛不能决定是否需要治疗,是否治疗痉挛以及如何积极实施有效措施,应以患者功能状态为指导。只有当运动能力、体位摆放、照顾或舒适程度受痉挛的影响达到一定程度时,才需要进行以降低肌张力为目的的抗痉挛治疗。当痉挛影响了患者的 ADL、步态、睡眠、个人卫生或当痉挛引起严重疼痛,导致关节挛缩时,要给予积极处理。但是,制订一个合适的临床治疗方案是复杂的,并且需要综合考虑多方面的因素。首先应考虑痉挛是否有必要治疗,在某些情况下痉挛是有用的。例如,下肢痉挛在转移或步行中可起到支撑体重的作用,上肢痉挛在辅助穿衣时是有用的。还需考虑治疗的严重副作用,尤其是口服抗痉挛药物,有时可能引起肌无力或疲劳,这比不处理痉挛更为不利。

(一)治疗目标

增加关节活动度,改善活动能力及 ADL 能力;减轻痉挛、疼痛;增加矫形器佩戴的合适程度,改善矫形位置,提高耐力;改善强迫体位、改善在床上或在椅上体位摆放,让患者自觉舒适;消除有害刺激因素,预防压疮发生或促进其更快愈合;预防或减轻与肌张力异常有关的并发症等,延迟或避免外科手术;最终提高患者及其照顾者的生存质量。

(二)治疗原则

痉挛在不同患者之间表现差异很大,因此治疗方案必须个体化。治疗计划(包括短期、长期的目标)应清晰,而且患者及其家属、照顾者必须能够接受。痉挛的处理措施是综合性的,应以康复治疗与药物治疗为主,必要时辅以手术治疗。

(三)治疗方法

临床上将痉挛的处理比作上阶梯,共分为七个步骤,简称"七阶梯方案"。

1. 第一阶梯方案

（1）预防伤害性刺激：在痉挛康复治疗中，要尽量消除增加肌痉挛严重程度的各种诱发因素，如寒冷、精神紧张、情绪激动以及尿路感染、尿潴留、皮肤受压、压疮等。脑卒中、颅脑损伤患者存在各种不同障碍的同时，约有半数以上的患者会并发精神问题，常因焦虑使瘫痪肢体痉挛加重，亦会因压疮的存在或便秘而使痉挛加重，由此影响康复训练的进行；痉挛型脑瘫的儿童多容易发生激惹而情绪激动，使痉挛程度增大；脊髓损伤的截瘫患者，会因轻度的皮肤刺激、衣服穿戴过紧、小便潴留或大便秘结而引起严重痉挛的发生。因此，对此类因上运动神经元损伤性疾病所导致瘫痪的康复，治疗师应对可引发或加重痉挛的各有害性刺激有充分的认识，同时指导患者及其家属在日常生活的各个方面予以密切关注。

（2）康复教育：中枢神经疾病所致的痉挛性瘫痪常因上运动神经元损害，导致肢体骨骼肌长期呈高肌张力状态，极易引发和（或）加重痉挛。因此，对患者要进行如何有效预防痉挛的发生和减小痉挛程度基本知识教育。

①使患者清楚痉挛的可防性和可控性，减轻患者的精神压力和思想负担。

②教会患者日常生活中常需掌握的防护知识，如需要合理的卧位、坐位姿势，可将 Bobath 技术的各种抗痉挛体位、反射性抑制体位应用到日常生活活动中，以起到良好的自我控制作用；指导患者学会自我观察易受挤压部位的皮肤，防止出现压疮。

③学会自我保护，如对有尿潴留、习惯性大便秘结者，能够自我导尿和物理手段排解大便，及时做好个人皮肤卫生清洁以减少诱因的存在。

④积极主动地配合康复治疗。通过宣教使患者能够认识到康复治疗和康复训练的重要性，增强战胜功能障碍的信心和提高生活质量的欲望，树立长期康复的信念，坚定意志，实现全面康复的目标。

2. 第二阶梯方案　第二阶梯方案的内容和方法除了医护人员要掌握外，还应让患者和照顾他们的家属或护工掌握基本的方法。

（1）正确的体位：患者在床上、椅子上、轮椅上采取正确的体位和动作，可以防止或减轻痉挛、挛缩和压疮。保持正确的体位对于不能活动的患者尤为重要。若痉挛已经产生，良好的抗痉挛体位还具有缓解痉挛的作用。例如，脑卒中患者采用卧位抗痉挛模式；对脑瘫儿童采取正确的抱姿，并使其有正确的坐、卧姿，可预防肌痉挛的加重，水平和前倾坐位有可能减轻下肢的肌张力。SCI 患者使用斜床站立可减轻下肢肌痉挛。此外也应避免采用各种可加重痉挛的体位。

正确坐姿的基本要求是身体可维持在一个平衡、对称和稳定的体位上，既舒适又可发挥最大功能。采用不同类型的坐姿最终目的都是保持骨盆稳定，不会倾斜，微微前倾，这样脊柱可以保持腰椎前屈、胸椎后曲和颈椎前曲，髋、膝和踝通常维持在 90°。有严重痉挛的患者为了维持这种体位需要进行一系列坐姿装置的改进，如足带、膝关节控制板、内收环、腰部支撑，以及躯干侧面支撑及一系列头和颈的支撑系统的帮助等。

（2）关节被动活动：进行关节被动活动时动作要轻缓，不能超出关节的正常活动范围。活动顺序从大关节到小关节循序渐进，每日被动活动关节 2～3 次，每个关节各活动 5～10 次。

（3）牵伸技术：采用温和、缓慢、持续的牵张手法对痉挛的肢体进行牵拉，可降低肌张力，有利于进行其他功能训练，只是维持的时间较短（约 10 min）。

3. 第三阶梯方案

（1）物理因子疗法：物理因子疗法目前应用的种类较多，可归纳为温热疗法、冷疗法、功能性电刺激疗法、生物反馈疗法和振动疗法。

①温热疗法：温热疗法具有止痛、扩张末梢循环以及抑制痉挛的作用，常用的方法有温水浴、沙疗、中药热敷、超短波、红外线及远红外等等。

②冷疗法：寒冷因子的刺激能够抑制肌梭的活动，使神经传导及传导速度降低。冷疗法常用的有冷水槽法及冰块致冷法。冷水槽法是将患肢直接浸泡在冰水中 15～20 s，然后用毛巾擦干，反复 5～6 次至皮

肤发红；冰块致冷法是使用冰块在痉挛部位的皮肤上间接性反复快速刺激至皮肤发红，能够有一过性缓解痉挛的效果。

③生物反馈疗法：应用相应的声、光仪器仪表的反馈信号系统，让患者直接看到自身瘫痪肢体的痉挛问题并使其尝试放松痉挛的肌群，努力根据反馈指示进行主动活动。

④振动疗法：其是一种促进主动肌的手段，将振动理疗仪频率设置在 100 Hz 左右、振幅 0.5～3.5 mm 的振动上，施于拮抗肌的肌腱或肌腹处，持续 10～15 min。因反射性的交互抑制原理使痉挛减轻。

⑤功能性电刺激疗法：功能性电刺激能够促进上运动神经元瘫痪的主动肌运动和抑制主动肌痉挛。常采用对痉挛肌的拮抗肌群进行电刺激，通过神经的交互支配反射性地降低痉挛肌的张力。功能性电刺激配合肉毒杆菌毒素药物的治疗，比单纯用肉毒杆菌毒素效果更佳。近年来研究显示，下肢功能性电刺激具有活化中枢神经的作用。

⑥水疗：水疗也可以起到暂时缓解痉挛的作用，可以根据条件选择使用。

（2）神经生理学疗法：

①Rood 技术：具体的方法有挤压法、牵拉法、运动控制法。a. 挤压法：如对因为肩带肌的痉挛引发的肩胛后缩、肩关节内收、外旋、疼痛时，可采用挤压盂肱关节的手法使肌群张力降低，疼痛缓解；对于痉挛型脑瘫的小儿可用轻压背部的骶棘肌的手法以放松全身肌张力；对脑损伤、脑血管意外、脊髓损害等各类中枢性瘫痪所致的四肢肌肉痉挛，均可应用肌腱加压法，在相应痉挛肌的肌腱部垂直持续加压可引起肌肉的放松。b. 牵拉法：持续牵拉或将已经延长的肌肉保持在被延长的位置上数分钟、数天甚至数周（应用系列夹板），以抑制或减轻痉挛。如对偏瘫患者上肢屈曲痉挛所致的手伸展障碍，可用系列手伸展夹板予以缓慢牵拉使其缓解。c. 运动控制法：分别用关节的重复运动、关节周围肌群的共同收缩、远端固定近端活动和技巧性动作等训练以抑制痉挛，促进正常的运动模式和正常运动能力的巩固。

②Bobath 技术：Bobath 理论认为，痉挛的治疗不仅是单纯的抑制和降低痉挛，更重要的是通过应用易化技术促进正常运动模式建立，以抑制异常的运动反射活动，从根本上改变痉挛状态。基本方法如下：采用控制关键点、姿势反射和反射性抑制等治疗技术使痉挛缓解、肌张力降低，再实施神经易化技术以建立正常的运动模式。

③Brunnstrom 技术：Brunnstrom 将因高位中枢损害引发的运动障碍的运动恢复现象分为六个阶段，痉挛的发生和发展相当于 Brunnstrom 的 Ⅱ～Ⅳ 阶段，其降低痉挛的治疗方法是应用紧张性颈反射和紧张性迷路反射以及借用共同运动和联合反应抑制偏瘫侧肢体的痉挛。

④PNF 技术：PNF 技术是以正常的运动模式和运动发展为基础，采用肢体和躯干的螺旋形式和对角线主动、被动、抗阻力运动，类似于日常生活活动中的功能活动，并通过手的接触、语言命令、视觉引导进行的全面运动治疗，不仅能有效地抑制痉挛，而且可以更好地促进正常运动功能的产生。

（3）主动运动：应用重量负荷、关节压缩等方法改善肌张力和运动控制的同时，也可指导患者加强主动肌的活动以抑制拮抗肌的痉挛。也可让患者自主地完成一些日常生活动作。日常生活中的功能性活动训练包括床上翻身动作、坐位或立位平衡的维持、站起和步行训练等。

痉挛可导致痉挛肌本身和其拮抗肌肌力减弱。如果可能，还应进行痉挛肌的拮抗肌肌力训练。肌力训练可在一定程度上恢复受累肌肉尤其是痉挛肌的拮抗肌肌力水平，这有助于改善患者运动控制功能。

（4）按摩：也可以采用中医的按摩手法来治疗痉挛，深入且较长时间的肌肉按摩对缓解痉挛有一定的帮助，如推法、按揉法、擦法和挤压法等进行综合应用可以降低肌肉痉挛。

（5）针刺：针刺是中医常用的治疗肌痉挛的方法。近年来，有人用电生理技术评价针刺的效果，发现针刺能明显延长 H 反射的恢复时间。

（6）矫形器的使用：矫形器用以治疗痉挛的目的是保护抑制痉挛的肢位和防止及矫正痉挛导致的挛缩。在肌肉痉挛状况下，矫形器能在一定程度上通过对痉挛肌的持续牵伸，保持骨骼、关节的稳定，达到减缓肌痉挛、疼痛，预防和（或）矫正畸形，防止关节挛缩，促进正常运动模式建立的作用。如用于内收肌痉挛的外展支架、用于屈肘肌痉挛的充气压力夹板等。常用的矫形器能够将痉挛的肢体固定在抗痉挛位或功能位,将挛缩的危害降到最小。如针对手指屈曲、腕掌屈痉挛的分指板,能够固定腕关节背屈、拇指伸展、手指保持外展和指关节伸展位;踝足矫形器对纠正足的跖屈、内翻,保持足的中立位有效。在使用过系列夹板之后,挛缩肢体的活动度可获得明显的提高。

4. 第四阶梯方案

(1) 抗痉挛的药物治疗:使用抗痉挛药物是治疗痉挛的主要方法之一。一方面使用方便,解除痉挛的效果明显;另一方面缓解痉挛,维持时间相对较长,便于康复的运动治疗和训练。通过药物治疗可使康复治疗更顺利地进行,提高康复治疗效果,预防并发症(如关节挛缩)等。常用的抗痉挛药物有如下几种。

①巴氯芬(Baclofen):用于治疗脊髓损伤、多发性硬化、脑瘫、脑卒中及脑外伤后肢体痉挛状态等。剂量应个体化,成人5 mg,每隔3~5天总量增加5 mg,直至起作用,保持此剂量;老年人剂量宜从2.5 mg,每日3次开始。剂量一般不超过80 mg/d,但也有120 mg/d的报道。②地西泮(Diazepam):在脊髓损伤和多发性硬化中可用于缓解症状,如屈肌、伸肌痉挛,僵硬,疼痛等。治疗剂量5~40 mg/d。③硝苯呋海因(丹曲林,Dantrolene):其作用在骨骼肌,对心肌和平滑肌无明显作用。用于缓解症状,特别是阵挛,适用于所有原因引起的上运动神经元综合征(UMN)。治疗剂量75~400 mg/d,成人剂量从25 mg/d开始,渐增量至100 mg,每日3次,可用于脑源性痉挛状态,也可作为脊髓源性痉挛状态的辅助用药。④替扎尼定(Tizanidine):此药为中枢性肌肉松弛药,主要作用于脊髓,通过抑制神经末梢兴奋性氨基酸的释放,以抑制引起肌张力过高的多突触反射,从而达到缓解痉挛的作用。根据患者需要作出剂量调整,初始剂量不应超过6 mg/d(每日3次),通常为每2~4天增加2~4 mg。通常用量为12~24 mg/d(每日3~4次)。最大剂量不能超过36 mg/d。⑤可乐定(Clonidine):其对治疗脊髓损伤引起的痉挛效果好。开始剂量0.1 mg/d(每日2次),逐渐加量至0.2~0.4 mg/d;经皮贴剂开始剂量为每周0.1 mg,以后缓慢加至每周0.3 mg。需注意的是药物应在临床医生的指导下使用。

(2) 神经化学阻滞疗法:

①局麻药:多使用利多卡因、丁哌卡因,可通过增加钠离子渗透性(细胞膜去极化时)产生数小时的神经传导阻滞。它被用于判定是否由于挛缩或肌张力增高引起的关节活动度降低,以及用于评估应用神经阻滞的长期疗效和外科治疗的效果。

②化学神经破坏剂:如含水石炭酸(2%~6%溶于水、盐或甘油)、纯乙烷基乙醇(45%~50%),可阻滞痉挛6~12个月或更长,由于注射部位神经末梢的重建,通常注射4~6个月后便失效。石炭酸和乙醇可重复1~2次,以后效果不明显。石炭酸可引起皮肤脱落和组织坏死,注入血管可发生严重的全身反应,而乙醇则不会。

常用的乙醇或酚阻滞的局部注射部位有:胫后神经封闭、闭孔神经封闭、坐骨神经封闭、L2~L4神经根封闭、股神经和上肢神经封闭、肌皮神经封闭、正中神经封闭、尺神经封闭及蛛网膜下腔注药法。

③神经毒素(Botulinum toxin,BTX):肉毒杆菌毒素是由革兰阳性厌氧梭形芽孢杆菌产生的细菌外毒素,是一种大分子蛋白毒素,也是一种神经毒素。在全世界范围内广泛用于治疗脊髓损伤、多发性硬化和脑卒中引起的痉挛,并表现出良好的疗效。注射后痉挛现象改善,肌张力下降,伴随的疼痛缓解,关节活动度增加。

目前,临床上使用的是A型肉毒素,它是从A型肉毒梭菌的培养液中提取的。通常在注射2~3天内见效,有些患者可在数小时内见效,而另一些人则需要1周,疗效持续8~12周。

5. 第五阶梯方案

(1) 鞘内注射药物:20世纪80年代开始使用鞘内注射巴氯芬(IT-B)的方法治疗痉挛,其后美国批准应用于脑源性严重痉挛状态的治疗。研究发现,鞘内注射巴氯芬对改善肌张力、大小便障碍与日常生活活动等有显著作用。

(2) 选择性脊神经后根切断术(SDPR):1978年,临床首次尝试用脊神经后根切断术治疗脑瘫肌痉挛,现已被广泛用于治疗脑瘫、脑卒中、偏瘫、截瘫、脑外伤后遗症和多发性硬化等。术后85%患者的肌肉张力、活动度、姿态、功能状况等都有改善。

6. 第六阶梯方案

（1）矫形外科手术：手术方法有肌腱切开术、肌腱延长术、肌腱转移术、肌肉切开术、关节固定术、神经切除术等，可以改善患者功能（转移、抓握、穿衣等），增加关节活动范围（便于自我护理和他人护理），矫正畸形，减少疼痛或满足美容的需要。这些手术成功用于保留有自主运动功能的患者（如 CP、中风、TBI、脊柱裂、SCI 等），这些手术应在患者病情基本稳定后再实施（如中风后至少 6 个月，TBI 后 12～24 个月）。

（2）周围神经切断术：这是临床用于对周围神经传导的阻滞性治疗手术，在治疗严重的痉挛时采用。较多用于治疗下肢痉挛，很少实施上肢周围神经切断术。下肢常用的手术有选择性胫神经切断术，以缓解踝关节痉挛；选择性闭孔神经切断术，以缓解髋关节屈曲内收痉挛。

（3）中枢电刺激：中枢电刺激包括硬膜外电刺激和小脑电刺激，已开始应用，通过刺激降低痉挛，其长期客观疗效和功能改善已被证实。

7. 第七阶梯方案 包括脊髓切开术、脊髓前侧柱切断术、脊髓侧索切断术等手术，但由于很容易造成严重的肌萎缩、膀胱直肠功能障碍等不良后果，故很少使用。

五、功能结局

痉挛对患者的活动和日常生活所造成的影响存在不利和有益两个方面。

不利的方面：因发生痉挛的部位不同以及痉挛程度的变化，会妨碍患者的基本运动功能和正常的日常生活活动，如上肢的严重痉挛使患者无法正常完成日常生活的基本动作，下肢屈曲痉挛使患者不能站立和行走，并且常会因为患者对长期需要特殊处理的日常活动缺乏基本的认识和正确处理能力，由此而继发更多的障碍。

有益的方面：对于瘫痪的患者，肢体痉挛在一定程度上可减慢肌萎缩的速度，因阵发性肌肉痉挛的存在，能促进血液循环，可防止深静脉血栓形成；下肢伸肌痉挛有助于截瘫患者进行站立、转移，甚至步行等动作。因此，康复医疗实施中要在严格的功能评定前提下，准确掌握痉挛的程度及部位，并与肢体的功能相结合，综合地对痉挛进行康复。

六、健康教育

见本节康复治疗中"第一阶梯方案"。

🏥 **小　结**

痉挛是在多种中枢神经系统疾病的过程中出现的症状，更多见于脑卒中、颅脑损伤、小儿脑性瘫痪、脊髓损伤、多发性硬化等中枢神经性病损过程中。痉挛的发生和长期存在对患者的基本活动和日常生活带来许多不利的影响，并因痉挛继发更多的功能障碍，严重影响患者的生活。应在全面功能评定的基础上，制订综合性康复医疗方案，采用各种合理的康复方法和技术，最大限度地改善患者异常的姿势，纠正异常运动模式，恢复患者维持姿势平衡和有目的的运动的能力，提高患者的生存质量。阶梯式治疗方案的基本原则是如果能使用上一阶梯方法控制痉挛，就尽量不使用下一阶梯的方法，大多数患者可利用物理治疗与局部神经肌肉阻滞或肉毒素注射相结合的方式来解决，有时需加用一些剂量相对较小的口服药物。更进一步的鞘内注射或手术较少，除非由于早期不正确的治疗造成或并发症较多。另外，痉挛的处理需要各相关专业的医务人员通力协作，以康复小组方式进行，尤其是物理治疗师、矫形器师、康复医师将发挥重要的作用。

案例解析

　　根据该患者的病史、症状、体征,不难作出诊断。目前主要的功能障碍为痉挛、关节活动度受限。针对上述功能障碍,应该进行肌张力评定、关节活动度评定、日常生活活动能力评定等方面的评定,综合各种评定结果,制订合理的康复治疗方案。该患者诊断为脑出血伴左上肢痉挛,康复治疗的内容如下:①康复治疗中要注意预防伤害性刺激,对患者及家属进行康复教育,学会在生活中减轻痉挛的基本方法。②关节活动度训练:左侧上下肢关节各个运动方向上的被动关节活动度训练,每个运动方向训练10～20下,每天训练1～2次,重点是屈、伸运动训练。③日常生活能力训练:主要针对左侧上下肢进行体位转移、洗漱、如厕等训练,每天半小时。④手法治疗:使用牵伸技术、神经生理学疗法等方法对左侧肢体进行治疗,每次20～30 min,以不引起患者疲劳为限。每日训练1～2次。⑤药物治疗:遵医嘱服用巴氯芬、地西泮等药物。⑥理疗:超短波治疗,微热量或温热量,每次10～20 min,10次为1个疗程;生物反馈疗法,每次10～20 min,10次为1个疗程;正压循环顺序疗法,每次10～20 min,10次为1个疗程。也可以使用冷疗法、振动疗法、水疗等方法。

能 力 检 测

选择题

A_1 型题

1. 下列属于增加和加重痉挛的因素是( )。

A. 长期制动　　　　　　　B. 尿潴留、严重便秘　　　　　C. 长期卧床

D. 过多运动　　　　　　　E. 感觉障碍

2. 发生痉挛的原因主要是( )。

A. 高血压、糖尿病、脊髓损伤　　　　　　　　　B. 脑卒中、颅脑损伤、小儿脑性瘫痪

C. 高血压、颅脑损伤、糖尿病　　　　　　　　　D. 吸烟和酗酒、心脏病

E. 以上都不是

3. 痉挛的主要表现为( )。

A. 认知障碍、平衡障碍、肌张力异常

B. 肌力低下、巴宾斯基征、行为障碍

C. 姿势异常、运动模式异常、日常生活活动障碍

D. 肌张力异常、运动缓慢、共济失调

E. 以上都不是

4. 对痉挛评定的体格检查方面包括( )。

A. 观察　　　　　　　　　B. 反射检查　　　　　　　　　C. 被动运动检查

D. 摆动检查　　　　　　　E. 以上都是

5. 姿势反射和反射性抑制技术属于什么技术?( )

A. 促进运动的控制能力　　B. 温热疗法　　　　　　　　　C. Bobath 技术

D. PNF 技术　　　　　　　E. 以上都是

参考答案

(尚经轩)

知识链接

第三节　挛缩患者的康复

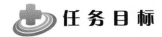

患者，男，30 岁。主诉"外伤后左侧肩、肘关节活动受限 1 月余"，一个半月前因不慎摔倒，造成左侧肱骨干粉碎性骨折，行左肱骨干骨折切开复位内固定术，术后石膏外固定 6 周，拆除石膏后发现肩、肘关节活动均受限，现来就诊。查体：神志清，全身状况良好，左侧上肢可见手术切口，切口处皮肤愈合良好，肩、肘关节疼痛，活动受限，活动时疼痛加剧，VAS 评分 6 分。各关节活动度测量结果如下。肩关节：前屈 0°～90°，后伸 0°～20°，外展 0°～70°，内旋 0°～45°，外旋 0°～25°；肘关节：主动屈伸 40°～90°，被动屈曲 40°～100°，伸展受限；前臂：内外旋 0°～45°；其余关节活动正常。左上肢肩关节前屈、后伸、外展、内收肌力均为 4 级；肘关节屈、伸肌力均为 3 级；前臂外旋肌力为 3 级。左上肢深、浅感觉正常。ADL95 分。请对该患者存在的障碍进行康复评定，并制订合适的康复治疗方案进行治疗。

任务目标

【知识目标】

1. 了解　挛缩的手术治疗。
2. 熟悉　挛缩的分类、病因。
3. 掌握　挛缩的基本概念、主要功能障碍、康复评定以及治疗措施。

【能力目标】

1. 能对挛缩患者进行康复评定。
2. 能制订康复治疗方案治疗挛缩患者。

一、概述

挛缩（contracture）是外伤、手术或疾病等各种原因需长期制动所导致的关节周围的软组织、肌肉、韧带和关节囊等失去原有弹性，引起关节的主动和被动活动范围受限的一种临床症状。其主要表现为肌张力高、关节畸形、关节活动度差。

（一）病因

关节挛缩的形成不仅与肢体瘫痪及限制活动有关，也与痉挛及重力的影响使四肢处于不适当的强制体位有关。挛缩的常见病因如下：①关节病损：常见疾病有骨折、关节病变与损伤、滑膜及腱鞘疾病、骨性关节病等；②肌肉痉挛：常见的疾病有脑卒中、脑外伤、脊髓损伤、脑瘫等；③深度烧伤：常见疾病为烧伤；④肌肉无力：肌肉的创伤、感染、退行性变和周围神经病损等；⑤长期卧床：因长期患病和损伤而导致卧床不起的状态。

（二）病理

挛缩常见于骨骼、关节和肌肉系统损伤，以及疾病后出现各种类型的神经瘫痪、烧伤、长期乘坐轮椅或卧床的老年患者。其发病机制如下：限制关节活动导致肌纤维间结缔组织、胶原纤维增生；关节囊纤维化，疏松结缔组织变为致密结缔组织使关节周围软组织短缩，活动范围减小；关节变得僵硬，甚至强直畸形，严重者关节可能完全不能活动。

（三）分类

根据挛缩发生的组织及其性质，可将挛缩分为以下几种。

1. 肌静力性挛缩　肌肉、肌腱缩短，关节活动范围明显受限，但没有明确的组织病理学表现，通常在较短的时间内通过牵伸治疗即可见效果。

2. 纤维性瘢痕挛缩　当肌肉、肌腱、关节囊或皮肤损伤后，组织的纤维性病变而形成的挛缩称为纤维性粘连。一部分由于瘢痕组织粘连引起的挛缩，可以通过锻炼来预防或减轻。但纤维挛缩存在的时间越长，正常肌肉组织被粘连组织、瘢痕组织取代的就越多，缓解就变得非常困难。

3. 不可逆性挛缩　正常软组织或结缔组织如果由于某些病理性原因被大量的非伸展性组织（如骨、纤维组织）所替代，使软组织永远失去了延长的能力，称为不可逆性挛缩。常见于关节长期慢性炎症、异位骨化、骨性关节炎。

4. 假性肌静力性挛缩　中枢神经损伤引起的肌张力增高可使肌肉处于一种不正常的持续收缩状态而引起关节活动受限，称为假性肌静力性挛缩。

二、康复评定

对患者进行康复评定时应详细了解关节挛缩的致病原因、发生、发展的过程及治疗的情况；仔细检查关节周围瘢痕的情况及特点，烧伤后的肥厚性瘢痕应注意其质地、弹性、色泽、感觉和厚度等；严重的关节挛缩和皮肤瘢痕常会导致关节脱位和畸形，应结合 X 光片，了解骨关节及挛缩周围软组织的异常改变。除此之外还有运动功能、日常生活活动能力、疼痛和精神心理评定等。

（一）运动功能评定

1. 关节活动度评定　关节活动度是指关节活动时所通过的运动弧。被动关节活动范围检查是评价挛缩最常用的方法。对烧伤所导致的关节挛缩评价，如受累部位仅局限于单一关节，应对其关节活动度进行评价；如受累部位较多，还应该进行上肢或下肢整体功能的评价。

2. 肌力评定：常采用徒手肌力测定法，按 0～5 级肌力记录检查结果，并与健侧对比，肌力达到 3 级以上时，也可用器械测定法。

3. 痉挛评定　常采用改良的 Ashworth 痉挛量表进行评定。

（二）日常生活活动能力评定

日常生活活动能力（ADL）评定包括躯体的日常生活活动能力（PADL）和工具性日常生活活动能力（IADL）。PADL 评定常选用改良 Barthel 指数量表（MBI），该量表不仅可以评定功能，还可以判断预后。IADL 常采用修订后的功能活动问卷（FAQ），需要全面评定 PADL 和 IADL 时，常采用功能独立性评定（FIM）量表。

（三）疼痛评定

常采用视觉模拟评分法（visual analogue scale，VAS）对疼痛进行评定。

（四）精神心理评定

常采用简易智能精神状态检查量表（MMSE）评定认知功能，采用汉密尔顿焦虑量表（HAMA）和汉密尔顿抑郁量表（HRST）评定患者的心理状态。

三、功能障碍

挛缩对机体的主要危害为影响机体的运动功能和完成日常生活活动的能力，包括关节活动范围受限、肌力下降、日常生活活动能力降低等。

1. 运动功能障碍 人体正常活动能力的维持与关节、肌肉、韧带的灵活性与柔韧性密切相关,其很好的维持了关节和软组织的运动功能。挛缩导致这些组织结构发生了病理性改变,造成运动功能障碍,主要包括关节活动障碍、肌力减退、痉挛、加重瘫痪肢体的功能障碍等。

2. 日常生活活动能力受限 挛缩可严重影响日常生活活动能力,涉及上肢会影响患者的个人卫生、穿衣、进食、写字、烹饪等日常生活及工作;涉及下肢会影响患者的行走、上下楼梯、如厕、乘坐交通工具等生活中所需要频繁产生的动作和功能活动。

3. 疼痛 原发病及挛缩均可致肢体疼痛。疼痛可为持续性,也可能为活动时加重,休息后减轻,导致患者更不愿意活动患肢而影响其功能的恢复。

4. 心理障碍 挛缩所导致的各种功能障碍均会对患者造成不同程度地心理障碍。原发病、长期的肌肉肌腱以及关节局部病理性改变使患者感到痛苦;烧伤瘢痕、关节功能障碍等也会不同程度地影响个人形象,加重患者的心理负担;治疗进展缓慢的患者往往会放弃康复治疗。基于以上原因,在治疗期间应注意给予患者心理疏导,使患者增强战胜功能障碍的信心,主动配合治疗,提高生活质量。

四、康复治疗

（一）关节挛缩的预防

挛缩多由关节活动受限或肢体长期固定于一种体位等因素造成。挛缩一旦形成,治疗效果不理想且病程较长,造成的功能障碍较多,患者也需要承受很大的痛苦。如果从早期即开始注意减少导致挛缩形成的病因,应用体位摆放技术和关节活动维持训练技术,即可达到预防或减少挛缩的出现,完全或部分改善挛缩的目的。因此,预防关节挛缩出现要比发生挛缩后的治疗省时、省力而且简单得多,是保持患者运动功能正常的重要措施。

1. 体位摆放 体位摆放是防止不正确体位导致肌肉、韧带等长期处于短缩状态,失去伸缩性和弹性所采取的预防措施。在早期卧床阶段,为了预防挛缩形成或者减轻挛缩的后果,必须保持关节处于正确的体位,使肌肉萎缩和关节囊的挛缩粘连处于最低限度,而且必须是 24 h 连续进行,可以借助枕头、毛毯等软性织物保持关节的位置。根据导致挛缩形成的疾病的性质不同,正确的体位摆放可分为功能性和良肢位两种,区别见表 9-3-1。

表 9-3-1 功能位与良肢位的区别

关节	功能位	良肢位
肩关节	外展 45°、屈曲 20°、内旋 25°位	仰卧保持前伸位,侧卧保持屈曲 90°位
肘关节	屈曲 100°位	伸展位
腕关节	背伸 10°～30°位	背伸 10°～30°位
手指	对掌位	伸展位
髋关节	屈曲 20°、外展 10°、外旋 10°位	仰卧保持伸展位,侧卧保持屈曲位
膝关节	屈曲 20°位	屈曲 10°位
踝关节	跖屈 10°或 0°位	背屈位

功能位是从功能需要的角度出发而设计的可长期保持的永久性体位,即使出现了关节的挛缩或强直也可以发挥肢体的最佳功能状态。良肢位是为了防止或对抗中枢神经系统损伤后痉挛模式的出现,早期诱发随意运动而设计的一种临时性治疗体位,患者运动功能达到分离运动阶段后即可不必再进行良肢位摆放。

2. 关节活动度维持训练 关节活动度维持训练是防止发生活动受限所采取的预防措施,其目的是确保肌肉和关节软组织的柔韧性,维持关节的正常活动范围,防止因关节长期制动而导致挛缩形成。根据关节的解剖特点和生理运动范围,进行各个轴位的关节全范围的活动;每天必须把所有受累肢体未制动的关节都活动一遍,每一关节重复活动 10 次左右。活动关节时要耐心而轻柔,且控制在无痛范围内,注意保存重要关节的活动范围。

（二）挛缩的康复治疗

出现挛缩的患者在疾病早期都因为各种原因被迫制动造成挛缩,挛缩又导致患者活动水平下降而被迫制动,以致形成恶性循环。挛缩可通过被动运动、关节松动和被动牵伸技术、关节牵引术,使关节周围软组织和关节囊松弛,恢复弹性,能使轻、中度的瘢痕组织变得柔软、有弹性,长度得到延伸。

1. 被动运动　被动运动是矫治关节挛缩的最基本、最简单的手段,主要是利用软组织的可塑性,使其产生弹性和塑性延长,防止纤维挛缩和松解粘连,既具有预防作用,也具有治疗作用。

（1）持续被动运动(CPM):应用 CPM 治疗仪进行持续被动运动,此方法能改善局部血液、淋巴循环,促进关节软骨再生和修复,促进韧带和肌腱的修复,防治制动导致的关节挛缩。使用时注意速度由慢到快,关节活动角度可根据患者的耐受程度逐渐增加,直至最大关节活动范围,使用时间可以每日持续 15~16h,也可每次连续 1h,3 次/日,连续 2~4 周。

（2）手法治疗:

①关节松动术:关节松动术是在患者关节活动允许范围内完成的一种治疗手法,目的是治疗关节活动受限、僵硬、挛缩等,是由治疗师被动完成的恢复关节生理运动(屈伸、内收与外展、内旋与外旋)和附属运动(滑动、滚动、分离等)的活动。关节松动术共Ⅳ级手法,每次治疗时一种手法可以重复 3~4 次,治疗的总时间为 15~20 min,每天 1 次。

②被动牵伸:被动牵伸是通过外在力量拉长挛缩组织,以增加挛缩组织长度和关节活动范围的方法,目的是使组织纤维在牵伸力的作用下发生弹性延长和塑性延长。由治疗师控制牵伸的方向、时间和速度,其基本治疗原则有两点:一是每次牵伸要达到关节当时所能达到的最大范围;二是用力程度以患者疼痛能耐受为限。一般每次牵伸持续 10~30s,重复 10~20 次。

（3）牵引:利用牵引的重力作用,使挛缩和粘连的纤维产生更多的塑性延长,改善关节功能状态的方法。常采用滑轮、绳索、墙壁拉力器等器械,在挛缩肢体远端按需要方向施加适当重量进行牵引;一般中度挛缩可以每日牵引 2 次,每次 20~30 min,严重时可以增加。牵引前可在关节囊或肌肉肌腱结合部加热,增加牵引的治疗效果。

2. 主动运动　主动运动可改善血液循环,强化肌肉力量,促进神经支配的恢复,预防挛缩形成或改善挛缩造成的功能障碍。

（1）肌力训练:从疾病急性期开始,在保证制动关节稳定的情况下,未制动的关节即要进行主动运动,制动关节可进行肌肉等长收缩训练;制动解除后,病变关节应立即开始进行关节活动训练和肌力增强训练,关节活动在每个活动平面上都要进行,每天 2~3 次,每次每个轴位活动 10~20 次。已出现挛缩的关节可先进行被动运动,再进行肌力增强训练,根据肌力情况选用主动-助力运动、主动运动和抗阻运动训练,以增加关节活动范围和肌肉收缩力量。还可以进行关节体操训练和日常生活活动训练,以提高肢体功能、增加耐力、提高生活自理能力。活动的时间视病情而定。

（2）步行训练:因关节僵硬和挛缩、肌力减退、肢体瘫痪等原因,常可出现步态的改变和行走障碍,应将增加关节活动度、增强肌力训练和步态训练结合起来。可应用拐杖、助行架等辅助装置,增加患者站立行走的时间,纠正错误步态。

3. 物理因子治疗　包括超短波、蜡疗、水疗、红外线、压力等疗法。这些方法能够促进血液循环,减少组织肿胀,增进损伤组织的修复;具有镇痛,缓解肌肉痉挛,软化瘢痕,松解粘连,改善胶原纤维韧性,增加挛缩组织的延展性,减少运动阻力的作用。主动或被动运动之前应进行热疗,关节松动术和被动牵伸后用冷疗。

4. 应用矫形器　矫形器是矫治挛缩最为有效的方法,利用挛缩组织蠕变的原理,逐渐降低结缔组织的抵抗,增加其可塑性和关节活动范围,尤其在关节被动运动后,应用矫形器可将其固定在关节活动极限位,进行持续的牵伸,以保持治疗效果。因为是以保持肢体功能为目标,故最好在制动早期即开始将矫形器作为预防手段加以应用,而不应在发生了关节挛缩后才开始使用。常用的矫形器有静态矫形器、动态矫形器、低温热塑板矫形器。

（三）手术治疗

如果关节挛缩程度较严重,限制了关节的功能,则需要进行松解手术。正确的手术治疗效果快,而且可靠。可根据挛缩的具体情况,采取不同的手术方式,但手术治疗前,应使用一切康复手段以减小手术的规模、增加手术的效果。常用的术式有关节镜下松解术和手术松解术。

五、功能结局

应尽早对患者进行被动运动或适当的功能锻炼,将关节、肢体放于一定位置并及时更换体位;应用药物、理疗或关节功能牵引等措施减轻机体疼痛;这些方法是防治挛缩发生的重要措施。挛缩后期的临床治疗不太理想,常常后遗关节活动功能降低或消失,不仅影响康复,还可造成患者日常生活的严重障碍,影响患者的生活质量。

六、健康教育

教育患者及家属在卧床或生活中注意保持良肢位是非常重要的;同时做好关节功能锻炼,初期活动范围不要过大,用力不要太猛,循序渐进地按医护人员训练的方法进行锻炼。身体状态较好的患者应坚持作业治疗及 ADL 训练,如穿衣、梳洗、用餐等轻度作业训练,剪纸、捏泥人、编织手工艺等活动,打字、持锤、书写等职业作业活动。注意皮肤的清洁,保护新生皮肤,每天用 75％酒精及消毒液状石蜡交替擦洗,有预防破溃感染的作用。康复锻炼应持之以恒。治疗师及患者家属应给予患者精神上和生活上的关心,使其保持有规律的生活和健康的心态,提高康复的信心。

小　结

挛缩是严重影响患者生活质量的重要因素,也是康复医生和康复治疗师在处理具体问题时遇到的较棘手的临床问题。应深入地理解挛缩功能障碍的类型和特点,选择合理的评定方法,全面判断其功能障碍的类型和特点,为选择有效康复治疗方法提供理论基础和依据。挛缩是可以预防的,早期即应在全面功能评定的前提下制订综合性康复医疗方案,采用各种合理的康复技术和方法,最大限度地预防挛缩的形成,改善挛缩造成的功能障碍,恢复关节的运动,增强患者日常生活活动自理能力,提高患者的生存质量。

案例解析

根据该患者的病史、症状、体征及 X 线表现不难作出诊断。目前主要的功能障碍为左侧肩、肘关节疼痛、关节活动度受限以及部分肌力减弱。针对上述功能障碍,应该进行疼痛评定、肌力评定、关节活动度评定、日常生活活动能力评定等方面的评定,综合各种评定结果,制订合理的康复治疗方案。根据该患者的病史、症状、体征及 X 线表现,其康复治疗的内容如下。①关节活动度训练:左侧上肢进行各个运动方向上的主、被动关节活动度训练,每个运动方向训练 10～20下,每天训练 1～2 次,重点是肩、肘关节运动训练。②关节松动训练:主要针对关节运动明显受限时使用,根据患者具体的功能受限必要时使用。③肌力训练:主要训练肩、肘、前臂等部位肌肉力量,恢复患者左侧上肢功能。④牵伸训练:主要针对关节运动明显受限时使用,根据患者具体的功能受限必要时使用。⑤理疗:可使用红外线太阳灯进行治疗,距离治疗部位 30～40 cm,每次

20～30 min,10 次为 1 个疗程;也可以使用蜡疗。⑥传统疗法:可采用温针灸、按摩等方法活血化瘀、消肿止痛。每日 1～2 次,10 次为 1 个疗程。⑦药物治疗:遵医嘱选用布洛芬、萘普生、双氯芬酸、美洛昔康等非甾体抗炎药进行治疗。

能力检测

选择题

A₁ 型题

1. 挛缩的运动功能障碍不包括( )。

A.关节活动度障碍   B.肌力减退   C.痉挛

D.加重瘫痪肢体功能障碍   E.日常生活活动能力障碍

2. 关于挛缩的康复治疗下列错误的是( )。

A.持续被动运动   B.关节松动   C.被动牵伸

D.主动运动   E.长期制动

3. 下列因关节病损导致挛缩的疾病不包括( )。

A.骨折   B.类风湿性关节炎   C.滑膜炎

D.腱鞘炎   E.烧伤

4. 为预防挛缩形成,需进行良肢位摆放的疾病是( )。

A.关节创伤   B.脊髓损伤   C.老年性关节炎

D.腱鞘炎   E.大面积深度烧伤

5. 由瘢痕增生造成挛缩的病因为( )。

A.骨折   B.脑卒中   C.老年性关节炎

D.腱鞘炎   E.大面积深度烧伤

参考答案

(尚经轩)

第四节 吞咽障碍患者的康复

知识链接

案例导入

张某,男,70 岁。主诉"右侧肢体不能活动伴饮水呛咳 7 天余",以脑梗死收入院。头部 MRI 检查示:右侧基底节区陈旧性梗死灶,左侧基底节区新发脑梗死。患者 7 天前出现头晕,右侧肢体不能活动,不能言语,饮水呛咳而就诊。查体:意识清,运动性失语,鼻饲流质饮食,右鼻唇沟变浅,口角下垂,流涎,伸舌不能,软腭下垂,饮水时水从口中溢出,呛咳,水经鼻腔反流,饮水试验分 Ⅳ 级。坐位平衡 1 级;肢体 Brunnstrom 分级右上肢 1 级,右手 1 级,右下肢 1 级;Ashworth 分级右上肢 1 级,右下肢 1 级,右侧 Babinski 征阳性。请对该患者存在的吞咽障碍进行康复评定,并制订合适的康复治疗方案进行治疗。

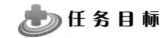

任务目标

【知识目标】

1. 了解　吞咽障碍的仪器检查。

2. 熟悉　吞咽障碍的临床分类。

3. 掌握　吞咽相关解剖、人体吞咽过程,吞咽障碍的康复评定以及康复治疗。

【能力目标】

1. 能对吞咽障碍的患者进行康复评定。

2. 能制订康复治疗方案治疗吞咽障碍的患者。

一、概述

吞咽障碍(dysphagia)是一个总的症状名称,是指由于下颌、双唇、舌、软腭、咽喉、食管口括约肌或食管功能受损,不能安全、有效地将食物由口腔送到胃内获取足够营养和水分,即进食困难。

一般应符合下列标准:①食物或饮品由口腔送到胃的过程中出现问题;②食物误吸入气管,形成误吸性肺炎,引起肺部反复感染;③口腔及咽部肌肉控制不良或不能协调收缩而未能正常吞咽。吞咽障碍的康复是指针对吞咽障碍患者上述各个环节的功能异常,以循序渐进的原则进行训练的过程。

（一）吞咽相关的正常解剖

正常生理性吞咽动作是由中枢神经系统和Ⅴ、Ⅶ、Ⅸ、Ⅺ、Ⅻ脑神经及颈丛神经共同参与完成的,与吞咽有关的正常解剖结构主要包括口腔、咽部、食管(图 9-4-1)。

1. 口腔　口腔是吞咽器官的起始部分,口腔前部为口唇,唇部以口裂为界与外界相通,后经咽颊与咽部相通,侧面为脸颊,其上壁为腭,下壁为肌性的口底。口腔又被牙槽突和牙分为口腔前庭和固有口腔。口腔前庭是位于唇、颊与牙槽突之间的间隙。固有口腔是位于含有牙弓的内侧。口腔从外向内依次由唇、上颌骨和下颌骨、颊、牙及牙龈、舌和腭等结构组成。咽峡由腭垂、腭帆游离缘、两侧的腭舌弓、腭咽弓及舌根共同组成。

2. 咽部　咽部分为上、中、下三部分,上方通鼻腔,中上方通口腔,下方通喉部、食管,是呼吸道和消化道的组成部分。

咽腔分别以软腭与会厌上缘为界,分为鼻咽部、口咽部和喉咽部三部分(图 9-4-2)。鼻咽介于颅底与软腭之间,与鼻腔相通,其两侧壁距下鼻甲后端约 1 cm 处,有咽鼓管咽口,通中耳鼓室。口咽介于软腭至会厌上缘平面之间,经咽峡与口腔相通。喉咽位于会厌上缘至环状软骨下缘平面之间,经喉口与喉腔相通。会厌与舌根间的缝隙称会厌谷。从正面看,喉部的两侧、食管通道处的会厌与甲状软骨内面间的浅沟为梨状隐窝。

3. 食管　食管是与咽部相连的管腔,上端与环状软骨后部持平,由食管入口开始,下端位于食管裂口下部,为贲门,与胃部相连。可分为颈部食管、胸部食管、腹部管道三个部分,并有各自狭窄的区域。

（二）正常人的吞咽过程

正常人的吞咽运动可分为五个阶段:口腔前期、口腔准备期、口腔期、咽部期、食管期。

1. 口腔前期　口腔前期又称为认知期、先行期,是摄取食物的前阶段。在口腔前期,患者通过视觉和嗅觉感知食物(认识到所摄食物的硬度、一口量、温度、味道等),继而决定进食速度和食量,预测口腔处理方法,进行摄食程序的编制,用餐具、杯子或手指将食物送到口中。

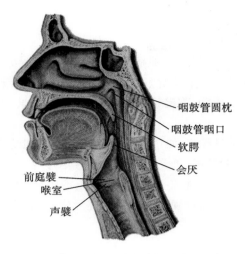

图 9-4-1　鼻腔、口腔、咽和喉的正中矢状断面

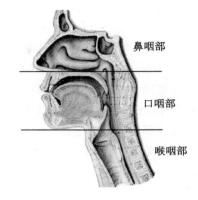

图 9-4-2　咽腔上、中、下三部

2. 口腔准备期　口腔准备期指食物摄入口腔至完成咀嚼这一过程,是为吞咽做准备的阶段。食物经由唇、齿、颌、舌、颊肌、硬腭、软腭等参与摄入口腔,经咀嚼形成食团。食物在口腔内进行加工处理时,口腔呈一封闭空间,前方口唇关闭,后方舌根与软腭相接(舌腭连接),防止食物坠入咽部。

3. 口腔期　这是由舌的反复运动使食块随意向咽腔输送的时期,此时软腭伸向后上与咽后壁咽缩肌同步收缩形成隆起。

在吞咽的口腔期,预备好的食团经口腔向咽推动。唇及颊肌收缩向后传递食团,同时舌与硬腭接触向后推动食团,驱动食团通过口腔到舌根部。食团在口腔传递的时间为 1～1.25 s。

4. 咽部期　即食团由咽部向食管移送的阶段,标志着吞咽反射的开始,意味着"无折返",一旦开始,就会继续,直到全部动作完成。

食团入咽后,通过舌根的推挤,食团在中咽被舌、软腭和咽壁包围。此时,喉部抬高、喉腔封闭,会厌呈水平状。随着咽部的收缩到达中咽,软腭下垂封闭咽峡,舌骨及喉部最大限度地移向前上方,会厌下倾,食团经下咽进入食管。随后,咽部的收缩进至下咽,食团完全进入食管。此刻中咽由于咽壁、舌根及软腭的紧贴完全封闭,咽喉依然封闭。直至食团被送入颈段食管,各器官位置开始复原,呼吸道重新开通。正常情况下,吞咽反射在 1 s 内完成。

5. 食管期　食管期开始于食团通过环咽肌。食管产生顺序蠕动波推动食团通过食管,同时在重力的作用下,位于食管下端的下食管括约肌随之放松,食团进入胃。

(三) 病因

支配吞咽的神经肌肉运动障碍、食团没有充分地咀嚼或湿润、呼吸与吞咽协调性不一致、食管动力学的变化等各种原因均可引起吞咽障碍。50%吞咽障碍的患者为脑卒中引起的,其严重程度与脑卒中的严重程度有关。

1. 神经性疾病　如脑卒中、脑干病变、脑肿瘤、脑挫裂伤等,中枢性脱髓鞘,帕金森病,周围神经损伤。

2. 肌肉无力　废用性萎缩。

3. 黏膜干燥　干燥综合征、放化疗后引起黏膜损伤、分泌减少。

4. 食管疾病　食管下段狭窄、胃食管返流性疾病、食道癌、食管憩室。

5. 外伤性损伤　头颈部手术、颈部外伤、舌骨大角脱臼。

6. 认知功能障碍　如颅脑外伤、老年痴呆等。

7. 药物治疗的副反应　如镇静药物、抗胆碱类药物或神经激活药物。

8. 心理及社会因素　特别是老年人,由于牙齿脱落,咀嚼功能减退及神经反射迟缓而引起吞咽障碍。

（四）分类

依据病因，一般将吞咽障碍可分为三类。

1. 功能性吞咽障碍 由中枢神经系统或周围神经系统损伤、肌病等引起运动功能异常，无器官解剖结构改变的吞咽障碍。功能性吞咽障碍包括：①肌肉病变：如重症肌无力、多发性肌炎、肌萎缩侧索硬化症、颈部肌张力障碍等；②食管动力性病变：如胃食管反流病、弥漫性食管痉挛；③心理因素：如患者害怕吞咽，对吞咽表现出一种癔症性反应或拒绝吃东西。

2. 器质性吞咽障碍 器质性吞咽障碍是与吞咽相关器官（如口、咽、喉、食管等）解剖结构异常引起的吞咽障碍。常见的有吞咽通道及邻近器官的炎症、损伤、肿瘤、外伤手术或放射性治疗等。

3. 神经源性吞咽障碍 神经系统疾病引起的与吞咽功能有关的肌肉无力、不协调、瘫痪或运动不精确等可造成吞咽困难。主要有脑卒中、痴呆、帕金森病、多发性硬化或运动神经元病等。

二、康复评定

（一）摄食前的一般评价

1. 基础疾病 把握不同基础疾病（如脑损伤、肿瘤、重症肌无力等）的发生发展，有利于采取不同的康复手段。

2. 全身状态 注意有无发热、脱水、低营养，呼吸状态、体力、疾病稳定性等方面的问题，确认患者是否属于适合摄食的状态。

3. 意识水平 用格拉斯哥昏迷评分法（GCS）等来评价意识状态，确认患者的意识水平是否可进行清醒进食，是否随着时间发生变化。

4. 高级脑功能 观察患者语言功能、认知、行为、注意力、记忆力、情感或智力水平有无问题。可采用不同量表进行分析。

（二）口面部功能评定

常采用 Frenchay 构音障碍评定法，对与吞咽过程有关的口腔肌肉活动功能进行评定，包括唇、舌、喉、软腭的运动，下颌的位置等。

1. 口腔直视检查 观察唇、颊黏膜、唇沟及颊沟是否正常，硬腭结构，软腭和悬雍垂的体积，腭咽弓和舌咽弓的完整性，舌的外形及表面是否干燥、结痂，是否合并白色念珠菌感染等。

2. 口腔器官运动及感觉功能检查 检查项目：①观察静止状态时唇、颊部、下颌、舌的位置及是否流涎；②观察反复交替发"u""i"音和说话时唇的动作；③观察言语和咀嚼时下颌的位置及能否抗阻力运动；④观察伸舌、舌抬高、舌向两侧移动、言语时的位置及能否抗阻力运动；⑤观察发"a"音时软腭的抬升、言语时鼻腔是否有漏气等。

（三）吞咽功能评定

1. 反复唾液吞咽测试（PSST） 其是一种评定吞咽反射诱发功能的方法。患者坐位、卧床时采取放松体位。检查者将手指放在被检查者的喉结及舌骨处，让其尽量快速反复吞咽，观察30 s内喉结及舌骨随着吞咽运动越过手指，向前上方移动再复位的次数。如果喉上下移动小于2 cm，可视为异常；高龄患者30 s内完成喉上抬动作2次即可。

2. 饮水试验 患者取坐位，先让他单次喝下2～3茶匙水，如无问题，再让他像往常一样喝下30 mL温水，注意观察患者饮水过程中有无呛咳并记录饮水所用时间。饮水状况的观察包括啜饮、含饮、水从口唇流出、边饮边呛、小心翼翼地喝等表现，以及饮后声音变化、患者反应、听诊情况等。

评定标准如下：①Ⅰ级（优）：5 s之内一饮而尽，无呛咳，诊断为正常；②Ⅱ级（良）：超过5 s分两次以上喝完，无呛咳，诊断为可疑；③Ⅲ级（中）：能一次喝完，但有呛咳；④Ⅳ级（可）：分两次以上喝完，且有呛咳；⑤Ⅴ级（差）：常常发生呛咳，难以全部喝完。Ⅲ、Ⅳ、Ⅴ级诊断为异常，此试验可作为能否进行吞咽造影检查的筛选标准。

3．进食功能评定

（1）口腔期：①不能把口腔内的食物送入咽喉，从口唇流出，或者仅通过重力作用送入咽喉（0 分）。②不能形成食块流入咽喉，只能形成零散状流入咽喉（1 分）。③不能一次就把食物完全送入咽喉，一次吞咽动作后，有部分食物残留在口腔内（2 分）。④一次吞咽就可完成，将食物送入咽喉（3 分）。

（2）咽喉期：①不能引起咽喉上举，会厌的闭锁及软腭弓闭合，吞咽反射不充分（0 分）。②在咽喉凹及梨状窝存有多量的残食（1 分）。③少量残食滞留，且反复几次吞咽可将残食全部吞咽入咽喉下（2 分）。④一次吞咽就可完成，将食物送入食管（3 分）。

（3）误咽程度：①大部分误咽，但无呛咳（0 分）。②大部分误咽，但有呛咳（1 分）。③少部分误咽，无呛咳（2 分）。④少量误咽，有呛咳（3 分）。⑤无误咽（4 分）。

程度判断：重症为 0 分，正常为 10 分。

（四）吞咽造影录像检查

吞咽是一种瞬间发生的反射动作，应用造影录像可以反复观察、分析吞咽动作的过程，有利于对吞咽功能作出全面评估。在不同性状的食物中，加入适量造影剂备用（如用钡作为造影剂，流质可用 40% 钡液；半流质可在酸奶或粥中掺入适量钡液；固体食物可用面粉和钡粉以 6∶4 的比例制作成饼干备用）。要分别在垂直坐位、30°及 60°坐位对患者进行吞咽造影录像检查（VF）。注意观察软腭、舌骨、舌根的运动；有无吞咽反射减弱、喉闭合不良及环咽肌肌张力过低的表现；梨状隐窝、会厌谷是否有食物滞留等。吞咽造影录像检查除了可以确定有无吸入或误咽之外，还可以掌握患者吞咽的最佳体位、食物放入口中的最佳部位以及患者适宜选择的食物性状。

（五）其他评定方法

1．吞咽视频内镜检查　将内镜经由一侧鼻腔抵口咽部，可直接观察舌、软腭、咽和喉部的解剖结构及其功能。通过吞咽用亚甲蓝染色的流质、半流质及不同黏稠度的固体食团，观察吞咽启动的速度、吞咽后会厌谷及梨状隐窝的食物残留，有无会厌下气道染色等，以评估患者的吞咽能力及发生吸入的程度。

2．超声波检查　与 X 线检查相比，超声波检查可使患者免受放射线的辐射，且设备便携、操作简单，广泛用于摄食-吞咽障碍的诊断。检查时，通过放置在颏下的超声波探头，能适时地观察舌、软腭等口腔内器官的运动、食团的输送、咽腔食物残留情况以及声带的内转动等。

3．吞咽压检查　通过环周压力感受器，对吞咽时咽部内压的变化进行定量分析。每次吞咽过程，压力传感器都会将相应的信息输入电脑，通过整合、分析，显示咽收缩峰值压及时间、上食管括约肌静息压、松弛率及松弛时间等。分析相关数据，可以判断有无异常的括约肌开放、括约肌的阻力和咽推进力。环咽肌弛缓障碍的患者，测压可表现为不同程度的上食管括约肌残余压升高，提示上食管括约肌松弛不全。

4．表面肌电图检查　口咽部神经肌肉功能障碍是造成吞咽障碍的常见原因。通过表面肌电图检查，可直接、无创的评估吞咽过程中口咽部神经肌肉的功能，同时可以利用肌电生物反馈功能进行吞咽活动训练。

三、功能障碍

主要表现为进食速度慢，出现吞咽反射延迟，吞咽费力、小口多次咽下、进食或饮水呛咳、误吸入气管、吞咽时有梗阻感；并发症状有发音困难、嘶哑、气短、喉咙痛、胸部不适等症状。最常见的继发障碍为饮食习惯改变、误吸性肺炎、营养失调、体重减轻等。临床不同分期的主要特点如下。

1．口腔准备期　口唇闭合不全，流涎，食物从口中溢出，咀嚼无力或不能咀嚼，舌活动不灵活等。

2．口腔期　舌的波浪式运动不能完成，食团形成困难及向咽部运送困难，吞咽反射延迟，仰头吞咽或侧头吞咽，液体或固体食物吞咽后口腔内有残留等。

3．咽期　进食后出现梗阻感，食物经鼻腔反流、呛咳，咽部遗有残留食物等。

4. 食管期　进食后反流、呕吐是此期最主要的症状,另外还有胸部堵塞感、胸痛、慢性胃灼热感等。

神经系统病损引起的吞咽困难,除有上述表现外,患者还可表现为面部两侧肌肉不对称,颈部痉挛性倾斜,进食时头颈部常做出某种动作,试图吞咽时产生情绪变化、反复吞咽、不愿意在公共餐厅用餐等。

四、康复治疗

(一) 治疗目标

恢复或提高患者的吞咽功能,改善身体的营养状况,消除因不能经口进食所产生的心理恐惧与抑郁,增加进食的安全,减少食物误咽以及误吸性肺炎等并发症的发生。

(二) 治疗方法

训练可分为不用食物旨在改善基本吞咽功能的间接训练(基础训练),以及通过摄食观察、调整进食体位及食物种类并应用辅助吞咽动作改善吞咽功能的直接训练(摄食训练)。

1. 间接训练　间接训练从预防废用性功能低下、改善摄食-吞咽相关器官的运动及协调动作入手,为经口腔摄取做必要的功能性准备。由于间接训练法不使用食物,误咽、窒息等危险很小,不仅对轻度患者,对严重的摄食-吞咽障碍患者也可进行。

(1) 感觉刺激:

①触觉刺激:用手指、棉签、压舌板、纱布等在面颊部内外、唇周、整个舌部实施按摩、摩擦、振动、拍打等刺激,可以增加这些器官感受器的敏感度,进而提高中枢神经在吞咽过程当中的敏感度及功能性的调节能力。

②冷刺激:一般采取对吞咽反射区进行冷刺激,将长柄金属勺子放于冰水 10 s 或放置在冰箱中,使金属勺子的温度达到 4 ℃左右,取出后放置在前咽门,刺激患者吞咽反射活动;或将 10 支无菌棉签用 5％葡萄糖溶液 5 mL 浸润,平铺在一次性输液器包装袋中,冰冻 2 h 以上备用。常规口腔消毒后,用冰冻棉签蘸少许水,轻轻地长时间触碰,刺激患者前后腭弓、软腭弓、舌根部及咽后壁,然后让其做空吞咽动作,再上、下进行 20 次,使触发吞咽反射的区域变得敏感,这样能有效强化吞咽反射,使之易于诱发有力的吞咽,每日 3 次。若出现呕吐反射则应终止,以免呛咳、误吸。进行基础训练有效后,方可进行口摄法。停止刺激后,指导患者舌尖抵上齿龈,同时用鼻深吸气 2 次。操作时,注意棉签在口腔内停留不超过 5 s,冰棉签现取现用,防止棉签解冻或掉入口中。

③味觉刺激:用棉签蘸不同味道果汁或菜汁(酸、甜、苦、辣等),刺激舌面部味觉,增加味觉敏感性及食欲。

(2) 口、颜面功能训练:

①口唇闭锁训练:口唇运动训练可以加强唇的运动控制、力量及协调,改善食物或水从口中漏出,从而提高进食吞咽的功能。具体做法:a. 让患者面对镜子紧闭口唇,经鼻呼吸,通过视觉反馈模仿这一过程。对无法主动闭锁口唇的患者,可将无毒的肥皂泡在患者的嘴唇上爆破,也可用软毛牙刷快速刷口唇以引出患者主动闭合或皱起双唇的动作;b. 当患者可以主动闭锁口唇后,可让患者口内衔一系线的大纽扣,治疗师牵拉细线,患者紧闭口唇进行对抗,尽量不使纽扣脱出;c. 将压舌板放于嘴唇一侧,患者紧闭双唇用力夹紧,对抗治疗师拉出的阻力,然后换另一侧嘴唇做同样动作,再将压舌板放于双唇中间做,各重复 5～10次;d. 压舌板横于患者两唇之间,使患者双唇紧紧夹住压舌板,根据唇的力量在压舌板两端放置不同重量的硬币,维持 25 s;e. 紧闭双唇,通过发"p""b"的音,而快速实现唇的开启及闭合;f. 其他练习包括双唇向前撅起、嘴角上翘(做微笑状)、抗阻鼓腮、吹哨子,抿起嘴唇发"嗯"、隆起嘴唇发"乌"等音。

②下颌运动训练:可加强上、下颌的运动控制、稳定性、力量及协调,从而促进咀嚼功能的提高。具体做法:a. 尽量张大口,维持 5 s,然后放松;b. 下颌向左、右两侧移动,先移向一侧,维持 5 s,然后放松,同法练习另一侧;c. 患者尽量夸张地做咀嚼动作,重复 10 次;d. 让患者尽量夸张地张口说"呀",然后迅速合上,重复 10 次;e. 让患者紧闭双唇之后鼓腮,维持 5 s,然后做将空气在左、右面颊快速转移的动作,重复

5～10次;f.对于张口困难者,可对痉挛肌肉进行长时间冷刺激或轻柔按摩,使咬肌放松;通过主动、被动运动让患者体会打开下颌的感觉;g.为强化咬肌力量,可让患者做以臼齿咬紧压舌板的练习,也可练习咀嚼口香糖。

③舌部运动训练:可以加强舌头运动控制、力量及协调,促进对食物的控制及向咽部输送的能力。具体做法:a.向前及两侧尽力伸舌(患者动作完成很好后可用压舌板压向舌尖,做舌对抗阻力训练);b.快速地做伸舌伸缩运动;c.舌尽量贴紧硬腭向后回缩到口腔内;d.张开口,使舌尖抬到门牙后面;e.舌面贴硬腭向后方卷;f.练习发"t、d""ch""k、g""da、ga、la"等音进行舌部运动练习;g.伸舌不充分时,可用纱布裹住舌尖轻轻牵拉,同时让患者仔细体会舌运动,在治疗师牵拉的同时,患者舌主动参与运动,然后让患者用力缩舌以促进舌的前后运动,也可用温度和压力刺激促进上述舌的动作,每个动作均要求做到最大幅度后维持5 s,之后放松,再重复进行,每个动作重复5～10次。

(3)声门闭锁训练:声门关闭是防止误吸的一种有效措施。此方法不仅可以训练声门的闭锁功能,强化软腭的肌力,防止食物进入气管,而且有助于去除残留在咽部的食物。具体做法:①患者训练发元音"i",音调由低音逐渐至高音,发音时间由短促逐渐延长,患者努力使发出的音质保持连贯一致,直至可使用各种音调进行持续性的发音,以训练喉的上抬及促进声带最大限度的闭合;②患者坐在椅子上,深吸气后屏气,同时双手掌用力推压椅面,憋气5 s。此时胸廓固定、声门紧闭。继之突然松手,声门大开,呼气发声,强化声门的闭锁训练。

(4)咳嗽训练:吞咽困难患者由于肌力和体力下降,声带麻痹,咳嗽会变得无力。强化咳嗽训练有利于排出吸入或误咽的食物,促进喉部闭锁。练习腹式呼吸,维持5～10 s,做一次咳嗽,根据循序渐进的原则,按患者对动作的领悟能力及体力而决定训练的次数及强度。

(5)声门上吞咽训练:声门上吞咽又称"屏气吞咽",其作用是在吞咽前及吞咽时关闭呼吸道,防止误吸,吞咽后立即咳嗽,清除吞咽时残留在声带处的食物残渣。具体做法:由鼻腔深吸一口气,然后屏住气,将食团放在口腔内的吞咽位置,保持屏住气的状态做吞咽动作。吞咽之后、吸气之前立即咳嗽,然后进行下一次吞咽。

(6)促进吞咽反射训练:用手指上、下按摩甲状软骨至下颌下方的皮肤,可引起下颌的上、下运动和舌部的前后运动,继而引发吞咽。此方法可用于口中含有食物却不能产生吞咽功能的患者。

(7)门德尔松训练法:此法是为了增加喉上抬的幅度与时间,并借此增加环咽肌开放的时间与宽度的手法,可改善整体吞咽的协调性。具体训练方法:喉部上抬无力的患者,治疗师将示指与拇指放于环状软骨的下方,上推喉部来促进其吞咽。注意的是应先让患者感到喉部上抬,再给予助力,尽量让患者有意识地参与动作并保持喉上抬的高度。

2. 摄食训练　对用才藤测试法评定为吞咽障碍3级以上的患者,可以进行摄食训练。进食时采取的措施包括进食体位和姿势、食物的形态、食团入口位置、食物性状、一口量、进食速度、吞咽辅助手法及进食的提醒、进食环境等,注意进食前后清洁口腔、排痰。此法适用于患者意识清醒、全身状态稳定、能产生吞咽反射、少量吸入或误咽能通过随意咳嗽咳出的人群。进食训练时,首先要准备好吸引器、氧气等抢救物品,并向患者解释以取得合作。进食时环境要安静,使患者注意力集中,不要讲话以免呛咳。

(1)体位:正确的进食体位为端坐位,双上肢放在前方桌面上,此体位易于放松喉周围肌肉,使口腔内咀嚼及舌推动食物的动作易于完成。但由于口腔阶段及咽期同时存在功能障碍的患者,开始训练时应选择既有代偿作用且又安全的体位。对于不能坐位的患者,一般采用躯干抬高30°的仰卧位,头部前屈,偏瘫患者侧肩部以枕垫起,喂食者应位于患者健侧。这样食物不易从口中漏出,有利于食物向舌部运送,减少逆流和误咽。对尚能下床者,取坐直头稍前屈位,身体亦可倾向健侧30°,可使舌骨肌的张力增高,喉上抬,食物容易进入食道。

(2)食物性状:食物的性状应根据吞咽障碍的程度及部位,本着先易后难的原则来选择,还要考虑不引起误咽等安全方面的因素。适宜吞咽障碍者的食物首要条件是易于口腔内移送和吞咽,不易误咽。其特征如下:柔软,密度及性状均一;有适当黏度,不易松散;易于咀嚼;通过口腔和咽部时容易变形;不易粘在黏膜上造成残留等。训练应根据患者的具体情况及饮食习惯进行选择，一般先选择糊状食物或半流食，如米粉、蛋羹、米糊等，其次是固体食物，最后是流食，同时兼顾食物的色、香、味及温度等。

一般冷食比热食佳，冷食可以促进舌比较快速地向后运动，每餐前可饮用30～50 mL冰水，然后进食。

（3）食团在口中的位置：进食时应将食物放在口腔最能感觉食物的位置，且能最适宜促进食物在口腔中保持及输送。最好将食物放在健侧舌后部或健侧颊部，这样有利于食物的吞咽。这种做法不仅适合部分或全部舌、颊、口、面部有感觉障碍的患者，也适用于所有面舌肌肉力量弱的患者。

（4）一口量：摄食时最适于吞咽的每次入口量。一般正常人每次入口量：流质1～20 mL，果汁5～7 mL，糊状食物3～5 mL，肉团平均为2 mL。对患者进行训练时，如果一口量过多，不是从口中漏出，就是引起咽部残留而导致误咽；如果一口量过少，则会因刺激强度不够，难以诱发吞咽反射。一般先以小量试之（液体3～4 mL），然后酌情增加，为防止吞咽时误吸，可结合声门上吞咽法训练。

（5）进食速度：为减少误咽的风险，需以较常人缓慢的速度进行摄食、咀嚼和吞咽；前一口吞咽结束后再进行下一次吞咽，避免出现两次食物重叠入口吞咽的现象；一般每餐进食的时间控制在45 min左右为宜。根据患者不同的吞咽功能情况，治疗师应指导患者适应和改善饮食习惯，提醒进食过快的患者放慢速度，以防止误咽。

（6）辅助吞咽动作：目的是去除残留在咽部的食物残渣，减少或避免误咽的发生。

①空吞咽：当咽部已有食物残留，如继续进食，则残留积累增多，容易引起误咽。因此每次进食吞咽后，应反复做几次空吞咽，使食块全部咽下，然后再进食。

②交互吞咽：让患者交替吞咽固体食物和流食，或每次吞咽后饮用极少量的水（1～2 mL），这样既有利于刺激诱发吞咽反射，又能达到去除咽部残留食物的目的。

③侧方吞咽：主要适用于单侧吞咽功能减弱的患者，咽部两侧的梨状隐窝是吞咽后容易残留食物的地方，吞咽后让患者下颏向左右转，同时做吞咽动作，可除去隐窝部的残留食物。

④点头样吞咽：是指下颌和胸骨柄接触的一种吞咽方式。会厌谷是另一处容易残留食物的部位。当颈部后伸，会厌谷变得狭小，残留食物可被挤出，反复进行几次形似点头样的动作，同时做空吞咽，便可去除残留食物。此方法不能用于吞咽功能较差的患者。

3. 物理因子治疗

（1）神经肌肉低频电刺激：神经肌肉低频电刺激治疗是使用一种专门针对吞咽障碍治疗的电刺激器，经过皮肤对颈部吞咽肌群进行低频电刺激，维持或增强吞咽相关肌肉的肌力，并通过增强肌力和提高速度而改善喉的提升功能，从而改善吞咽功能。

（2）肌电生物反馈技术：对于运动和协调性降低所致的生理性吞咽障碍的患者，可将生物反馈训练作为首选，而由于解剖结构破坏，如头颈部癌症导致的吞咽障碍，其功能恢复的可能性较小。

4. 球囊扩张术　球囊导管扩张术是20世纪80年代中期发展起来的介入技术，其操作简单、损伤小，对如先天性狭窄、术后吻合口狭窄、化学灼伤性狭窄、肿瘤放疗后单纯瘢痕性狭窄、消化性狭窄、贲门失弛缓症等的治疗效果是肯定的。

传统方法是选用不同直径的管子（通常球囊导管直径为8～40 mm，长度为30～100 mm），球囊内的压力最大可达10个大气压，自上而下插入，通过食管上括约肌使环咽肌逐渐扩张。

5. 采用辅助器具进行口内矫治　因口腔器官（舌、下颌）器质性病变行手术治疗后，口腔器官有缺损的患者，或双侧舌下神经麻痹的神经性疾病患者，导致软腭上抬无力影响进食吞咽功能，可以使用口腔辅助器具等代偿性方法改善吞咽功能。这些辅助器具需要与口腔科合作制作。其主要方法有腭提升术和腭成形术等。

6. 针灸治疗　常用的穴位有风池、翳风、廉泉、人迎、合谷、内关、金津、玉液等。

7. 替代进食

（1）鼻饲法：经鼻腔插入胃管摄食，方法简单，但会使口腔、咽喉部分泌物增加，并妨碍吞咽活动，不宜长时间使用。

（2）间歇性口腔-食管插管摄食：患者痛苦少，且可以避免留置插管对患者造成的不良心理影响，便于保持鼻腔、口腔和咽部的卫生。因为食物经食管摄入，符合生理规律，有促进和改善吞咽功能的效果。

8. 手术治疗 经康复治疗 3 个月以上,吞咽功能无改善的患者应转诊耳鼻喉科或外科会诊,必要时采用手术治疗。其常用的方法有环状咽肌切断术、喉上抬术、咽瓣成形术和胃造瘘等。

五、功能结局

吞咽障碍可影响患者的摄食及对营养的吸收,还可使食物误吸入气管导致吸入性肺炎,严重者危及生命。其中,脑卒中的急性期吞咽障碍的发生率很高,随着疾病的自然恢复,多数患者的吞咽功能可逐渐恢复,但仍大约有 10% 患者的吞咽障碍不能自行缓解,需要进行专门的康复治疗。

六、健康教育

(一)吞咽障碍康复知识宣教

有吞咽障碍的患者会发生很多改变,医务人员应注意对吞咽障碍患者及其家属进行健康教育及指导,接受有关预防吞咽障碍并发症的教育,并指导家属如何协助医护人员帮助患者,对患者渡过难关和恢复会有所帮助。家属能做的事情包括以下几方面:①熟悉患者的吞咽治疗项目和吞咽指导;②和工作人员沟通;③在患者进行吞咽治疗过程中给予患者支持和鼓励;④为患者提供治疗师要求性状的饮食;⑤注意一般情况下患者进食时需要坐起,除非治疗师有特别的要求;⑥鼓励患者小口进食;⑦允许患者有足够的进食时间;⑧在进食更多食物时要确信患者前一口食物已经吞咽完全;⑨如果患者出现窒息立即停止喂食;⑩一般进餐后让患者坐位休息 20～30 min。

(二)心理疏导

做好心理疏导是康复训练的基础和保证。吞咽障碍患者多同时伴有不同程度的肢体偏瘫、失语或语言不清等,易出现烦躁、易怒和抑郁情绪,有的拒绝进食。所以,在进行饮食训练时应针对不同患者的性格特点、文化程度和社会阅历等进行有的放矢的心理疏导。做好患者及家属的思想工作,鼓励患者增强康复的信心,积极主动配合训练。

小 结

吞咽障碍是一个总的症状名称。吞咽障碍的症状因病变发生的部位、性质和程度不同而有很大的差别。轻者仅感吞咽不畅,重者滴水难进,严重影响患者的生存质量。应熟悉口腔、咽部、食管的解剖和吞咽活动的生理机制及其分期,才能更深入地理解其功能障碍的类型和特点,并选择合理的评定方法全面判断其功能障碍情况。吞咽障碍的康复治疗要综合地应用基础训练、摄食训练、药物、物理治疗、针灸、手术等措施,其中基础训练是首选的治疗方法。需要特别注意的是吞咽障碍患者无论在评定还是治疗过程中,一定要时刻准备好吸痰器,防止食物误吸发生吸入性肺炎,甚至窒息等。

案例解析

根据该患者的病史、症状、体征及影像学检查一般不难作出诊断。我们主要针对患者存在的吞咽障碍进行治疗,其康复治疗的内容有:①间接训练:可以使用感觉刺激,口、颜面功能训练,声门闭锁训练,咳嗽训练等方法进行基础训练,每次 10～20 min,10 次为 1 个疗程。②摄食训练:让患者模拟进食动作与过程,若有机会,也可在患者进食时进行,每次 20～30 min,10 次为 1 个疗程。③物理因子治疗:神经肌肉低频电刺激、肌电生物反馈技术,每次 20～30 min,10 次为 1 个疗程。

能力检测

选择题

A_1 型题

1. 最方便、常用的检查吞咽功能的试验是(   )。

    A. 饮水试验   B. X 线造影录像   C. 肌电图试验

    D. 咽下内压试验   E. 反复唾液吞咽测试

2. 吞咽障碍患者应以较常人缓慢的速度摄食,一般每餐适宜的进食时间应控制在(   )。

    A. 15 min   B. 25 min   C. 35 min

    D. 45 min   E. 50 min

3. 摄食时,正常人的每次入口量宜为(   )。

    A. 10 mL   B. 15 mL   C. 20 mL

    D. 30 mL   E. 25 mL

4. 误吸最容易发生在哪个时期?(   )

    A. 口腔准备期   B. 口腔期   C. 咽期

    D. 食管期   E. 口腔准备期和口腔期

5. 完成咀嚼的阶段是(   )。

    A. 口腔准备期   B. 口腔期   C. 咽期

    D. 食管期   E. 口腔准备期和口腔期

参考答案

(尚经轩)

知识链接

第五节　盆底功能障碍性疾病患者的康复

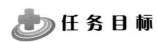

案例导入

    张某,女,42 岁。间断用力咳嗽后溢尿10年。患者10年前妊娠后期间断出现尿失禁,常于胎动明显时或用力咳嗽后出现。分娩后患者在大笑、跑跳、用力咳嗽后仍间断有尿失禁现象,近期尿量有所增加。查体:意识清,腹软,腹部无压痛、反跳痛。盆底肌松弛,会阴弹性下降,肌力、肌张力下降,协调性、控制力差。诊断:压力性尿失禁。

    1. 请问该患者需进行哪些辅助检查及评定?

    2. 对于此压力性尿失禁患者,该采取何种治疗措施?

任务目标

【知识目标】

1. 了解　盆底功能障碍性疾病的定义、适应证及禁忌证、康复治疗方法。

2. 熟悉　盆底功能障碍性疾病的康复评定。

3. 掌握　盆底解剖及功能、盆底功能障碍性疾病的危险因素。

【能力目标】

1. 能对盆底功能障碍性疾病进行初步康复评定。

2. 能对盆底功能障碍性疾病进行康复指导。

一、概述

盆底功能障碍性疾病(pelvic floor dysfunction,PFD)又称盆底缺陷或盆底支持组织松弛,是由于各种原因如退化、分娩、妊娠、手术、创伤等,导致盆底支持变薄,进而引发盆腔器官的位置和功能异常,主要表现为盆腔器官脱垂(pelvic organ prolapse,POP)或膨出、压力性尿失禁(stress urinary incontinence,SUI)、生殖道瘘(genital tract fistula)以及性功能障碍(sexual disfunction,SD)等。因女性发病率显著高于男性,故本节重点讨论女性盆底功能障碍性疾病(female pelvic floor dysfunction,FPFD)。

（一）女性盆底解剖及功能

1. 女性盆底解剖　女性盆底前方为耻骨联合下缘,后方为尾骨尖,两侧为耻骨降支、坐骨升支及坐骨结节。两侧坐骨结节前缘的连线将骨盆底分为前、后两部分,前部为尿生殖三角,其内有尿道和阴道。后部为肛门三角,肛管在此通过。

盆底软组织又称盆膈,由外向内分为三层。外层为浅层筋膜与肌肉;中层即泌尿生殖膈,由上、下两层坚韧的筋膜及一层薄肌肉组成;内层有肛提肌及筋膜组成,是最坚韧的一层。其中肛提肌起于耻骨后面与坐骨棘之间的肛提肌腱弓,肌纤维向内下止于会阴中心腱、直肠壁、尾骨、肛尾韧带;尾骨肌起于坐骨棘盆面,止于尾骨与骶骨下部(图 9-5-1)。

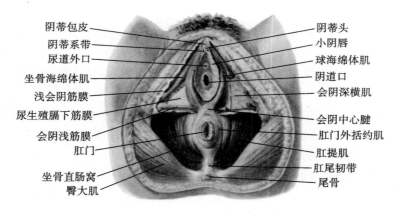

图 9-5-1　女性会阴解剖

2. 骨盆底功能

（1）女性的盆底肌肉对膀胱、子宫、直肠等盆腔器官起着重要的支撑作用。

（2）与腹肌协同增加腹内压,参与控制排尿、排便。

（3）维持阴道紧缩度,可增加性生活时的满意度等。

（二）危险因素

1. 妊娠和分娩　其是 FPFD 最常见的危险因素。妊娠期随着子宫增大,受重力作用影响,对盆底产生慢性牵拉,从而造成不同程度的软组织损伤;妊娠期孕激素增高、雌激素下降,改变了盆底结缔组织的胶原代谢,导致盆底支持结构减弱,增加了盆腔器官脱垂的发生风险。分娩时盆底组织受胎头挤压,软产道及盆底组织不断拉伸、扩张,肌纤维不断拉长,特别是难产、器械助产等易造成盆底及尿道周围软组织的损伤(如会阴撕裂)、膀胱颈位置及活动度改变、尿道闭合压下降,导致压力性尿失禁的发生。

2. 年龄增大　50～60岁是女性尿失禁或子宫脱垂最好发的年龄。随着年龄增大,尤其是绝经后,雌激素缺乏,女性生殖器官退化,可导致阴道壁萎缩变薄,阴道分泌物不足,引起性功能异常。还可导致盆底结缔组织胶原代谢能力下降,使盆底支持能力减弱。

3. 慢性便秘　便秘时需要增加腹压协助排便,这会对盆底软组织造成牵拉,故长期便秘导致盆底肌肉松弛。

4. 糖尿病　糖尿病患者易导致周围神经病变,可影响对盆底组织的支配作用;同时因糖尿病损害调解阴道平滑肌的肾上腺素能、胆碱能及 NANC 能神经递质 NO 的调节机制,从而导致性生活障碍。

5. 慢性呼吸系统疾病　长期慢性咳嗽也可通过反复增加腹压导致盆底肌肉松弛。

6. 肥胖　由于肥胖患者自身体重因素,加之运动减少,使盆底长期受自身体重的慢性牵拉、支持能力减弱而损伤。

7. 盆底手术　会阴侧切术、人工流产术等可直接导致盆底肌肉损伤,也可引起会阴部神经机械性损伤。

8. 药物　任何能改变患者精神状态、神经传导、生殖系统血流或血管反应性及性激素水平的药物均可影响盆底功能,尤其是女性性功能。如降血压药利血平、抗抑郁药阿米替林、抗溃疡药西咪替丁等。

(三)临床表现

1. 症状

(1)排尿异常:发生压力性尿失禁和尿潴留;如合并膀胱阴道瘘或尿道阴道瘘者,还可出现溢尿。上述原因均可导致患者反复出现泌尿道、生殖道感染。

(2)排便异常:因肛门括约肌松弛可导致大便失禁,直肠蠕动下降导致患者长期便秘。

(3)盆腔器官脱垂或膨出:因盆底肌肉松弛可出现子宫脱垂、阴道壁膨出等,导致患者经常腰部不适及疼痛。

(4)下腹疼痛:产后女性主要以会阴伤口疼痛为主,可伴发性交痛。合并膀胱阴道瘘者可出现漏尿,因尿液外渗入腹腔而腹痛。

(5)性生活质量下降:主要表现为性快感和高潮质量下降或缺失,导致女性性冷淡。

2. 体征

(1)妇科检查:会阴局部可有伤口;合并阴道壁膨出者,阴道口张开,阴道前后壁膨出,会阴弹性下降,局部有压痛;合并子宫脱垂者,子宫颈水平下降或脱出;盆底肌松弛,肌力、肌张力下降,协调性和控制力差。

(2)腰腹部查体:腹部肌肉松弛,腰腹肌肌力下降。

(四)常见的盆底功能障碍性疾病

常见的盆底功能障碍性疾病包括盆腔器官脱垂或膨出(子宫脱垂、阴道前壁膨出、阴道后壁膨出、阴道穹窿膨出等)、压力性尿失禁、生殖道瘘(尿瘘、粪瘘等)以及女性性功能障碍等。

二、康复评定

(一)常规检查

常规检查主要包括会阴检查、妇科检查、肛门检查。

1. 会阴检查　主要检查会阴有无伤口、伤口愈合情况(有无红肿、硬结、瘢痕、触痛或压痛),会阴体弹性、长度,阴道口能否闭合、是否有组织脱出,最大向下用力屏气时会阴平面下移度及同坐骨结节平面的关系。检查会阴骶神经分布区域的痛温觉,了解有无神经损伤。

2. 妇科检查　主要了解子宫两侧有无包块,阴道前壁及后壁膨出程度;检查泌尿生殖裂隙宽松情况;产后女性需评估子宫位置及复旧情况。

3. 肛门检查　主要了解直肠疝囊的情况。

（二）辅助检查

可采用 B 超、内镜（宫腔镜、膀胱镜）、尿动力学检查、膀胱尿道造影、磁共振成像等。

1. 尿动力学检查　主要包括尿流量测定和膀胱内压力测定。这些是诊断尿失禁最重要的辅助检查。

（1）尿流量测定：患者在最大膀胱容量下，在尿流量测定仪上排尿，测定最大排尿流速、平均排尿速度、排尿时间和排尿量，尿流量测定是一种无创、廉价、易操作的检查。最大排量速度＜15 mL/s、排尿量＜150 mL 为异常。

（2）膀胱内压力测定：测定尿流量后，患者先测残余尿量。在无菌条件下，先从尿道口插入一膀胱内插管测膀胱内压力，同时从肛门插入一直肠导管测腹腔内压。自膀胱内插管以 10～100 mL/s 的流速注入常温下的生理盐水，记录第一次有排尿感觉时的膀胱体积，同时要求患者咳嗽或听流水声，并观察有无漏尿情况，达到最强排尿感觉时，记录此时的膀胱体积，再观察咳嗽或听流水声时的漏尿情况。

正常结果：残余尿＜50 mL，第一次尿感在注入生理盐水 150～200 mL 时；最大尿感流量＞400 mL；膀胱内收缩压随注水而上升，注水停止后，压力不再回到基线；无逼尿肌不稳定收缩。

对于压力尿试验阳性而膀胱内压曲线不提示逼尿肌不稳定收缩时，压力性尿失禁诊断的特异性和敏感性接近 100%。美国妇科泌尿协会明确规定，存在可疑排尿障碍和逼尿肌不稳定者，在决定有创术前必须进行尿动力学检查。

2. 膀胱 B 超检查　经阴道或直肠进行检查，可了解静息状态和屏气（valsalva 动作）时膀胱的位置改变及膀胱颈的活动度。

3. 内镜检查　尿道镜或膀胱镜检查有助于了解尿道长度、张力，还可排除膀胱黏膜的病变。

4. 膀胱尿道造影　膀胱尿道造影可以了解尿道角度的变化，以及膀胱尿道位置及膀胱颈的改变。

5. 磁共振成像　既可清晰地区别盆底软组织，有助于诊断器官脱垂或膨出，也可对膀胱前间隙进行测定。

（三）盆底肌肉的功能评估

盆底肌肉功能评估主要包括盆底肌肉徒手肌力检查、阴道最大收缩压测定及阴道肌电图等。

1. 盆底肌肉徒手肌力检查　主要评估肌肉收缩强度、能否对抗阻力，肌肉收缩持续时间及疲劳度、对称性，重复收缩能力及快速收缩次数。其中，直肠检查通过直肠评定盆底肌肉，主要评价在静息状态及自主收缩状态下的肛门括约肌有无受损，以及肛门上提肌的收缩情况。

2. 阴道最大收缩压测定及阴道肌电图　反映阴道浅、深肌层的综合肌力水平。

（四）压力性尿失禁的特殊检查

1. 压力试验（stress test）　此为压力性尿失禁的诊断性试验之一。将一定量的液体（一般为 300 mL）注入患者膀胱，或患者自己感觉有尿意时，让其在站立位或膀胱截石位下用力咳嗽 8～10 次，观察阴部有无尿液溢出，如有溢出为阳性。

2. 指压试验（bonney test）　检查者将示指放入患者阴道前壁的尿道两侧，指尖位于膀胱与尿道交界处，向前上抬高膀胱颈，再嘱患者用力咳嗽 8～10 次，如压力性尿失禁现象消失，则为阳性。

3. 尿垫试验（pad test）　尿道压力试验阴性可行尿垫试验。要求患者先喝 500 mL 水，然后穿着事先称重的无菌尿布行走、爬楼梯、用力咳嗽、跑步等，1 h 后尿垫称重得知漏尿量。这是压力性尿失禁最常用的、较客观的定量检测方法，可用来评估尿失禁的程度。通常将测定结果分为：轻度，漏尿 0～2 g；中度，漏尿 2～10 g；重度，漏尿 10～15 g；极重度，漏尿＞50 g。

4. 棉签试验　患者采取仰卧位，将涂有利多卡因的棉签放置在尿道膀胱交界处，分别测患者在静息状态及屏气时棉签棒与地面之间形成的角度。如两角度差＜15°为正常；两角度差＞30°，说明盆底支持薄弱；两角度差为 15°～30°时，结果需结合其他检查结果进行判定。

三、功能障碍

（一）生理功能障碍

1. 排尿异常 以压力性尿失禁最为多见，表现为咳嗽、喷嚏、大笑等腹压增加时不自主漏尿；有时也会发生尿潴留。

2. 盆腔器官脱垂或膨出 可发生子宫脱垂、膀胱脱垂、直肠脱垂等疾病。

3. 疼痛 因感染或盆腔器官脱垂常导致下腹部疼痛。

4. 性功能障碍 因阴道松弛、性生活过程中不能有效地收缩盆底肌肉而导致女性性生活质量下降，影响婚姻生活质量。

（二）心理功能障碍

部分患者会因疾病产生较大的心理变化。如排尿异常可引起湿疹、泌尿系统感染等并发症，也会引发患者焦虑、尴尬和沮丧等不良情绪；而疼痛或身上伴有异味等，常会使患者痛苦、无助、丧失自信等。

（三）社会参与能力障碍

由于咳嗽、喷嚏、大笑或提重物，甚至快走或站立都会发生漏尿，导致有些患者需长期使用卫生巾或尿片，而且整天异味缠身，严重影响个人形象、生活质量和社会交往活动。患者往往为了避免尴尬，常拒绝参加社会活动，也不与他人来往，与社会隔离。

四、康复治疗

（一）盆底功能康复训练的原则

盆底功能康复训练的基本原则是提高盆底肌肉收缩能力、增强盆底肌肉张力、减轻尿失禁及盆底器官脱出的程度、保证性生活质量，从而预防和治疗盆底功能障碍性疾病。

（二）盆底康复适应证及禁忌证

1. 适应证

（1）产后 42 天女性可做常规盆底肌肉锻炼。

（2）盆底肌力减弱者，如无法对抗阻力、收缩持续时间≤3 s（检测盆底肌力评级≤3 级）或阴道收缩压≤30 cmH$_2$O 者。

（3）压力性尿失禁或频繁尿潴留、排便异常；反复阴道炎、尿路感染患者非急性期；泌尿生殖修补术辅助治疗。

（4）盆腔器官脱垂，如轻、中度子宫脱垂，尤其是伴阴道前、后壁膨出者。

（5）产褥期症状（腰背痛、腹痛伴耻骨联合分离等）。

（6）阴道松弛或痉挛、性生活质量下降者。

（7）术后会阴瘢痕疼痛。

2. 禁忌证 主要包括孕妇、产后阴道出血（如晚期产后出血或月经期）、泌尿生殖系统的急性炎症、恶性盆腔脏器肿瘤患者、手术瘢痕裂开、神经系统疾病，如痴呆或不稳定癫痫发作等。

（三）康复治疗

盆底肌肉的力量训练以 Arnold Kegal 医生提出的 Kegal 训练法为核心，在此基础上辅以生物反馈技术、电刺激等技术，可减少尿失禁、盆腔器官脱垂等的发生。

1. 盆底肌锻炼法 盆底肌肉锻炼（pelvic floor muscle training，PFME）又称 Kegal 运动，是指患者有意识地对以耻骨尾骨肌群（肛提肌）为主的盆底肌肉群进行反复自主性收缩训练，以增强盆底支持组织的张力,可减轻或防止尿失禁。盆底肌锻炼法主要用于提高盆底肌肉收缩强度、速率、收缩持续时间、重复性,以及维持肌肉收缩达到要求或预期张力产生疲劳。此治疗方法尤其适合老年患者。

(1)盆底肌肉锻炼机制:盆底肌肉肌纤维主要分为两类:Ⅰ类纤维又称慢性纤维、白肌纤维;Ⅱ类纤维又称快肌纤维、红肌纤维。盆底肌肉训练需兼顾5个方面:①强度,肌肉收缩可以产生的最大张力;②速率,最大张力和达到最大张力所需时间之比;③持续时间,肌肉收缩可以持续或重复的时间长度;④重复性,可以反复收缩达到一定张力的次数;⑤疲劳,维持肌肉收缩达到要求或预期张力产生疲劳。

(2)适应证:①盆底肌力<3级;②轻、中度压力性尿失禁;③轻度子宫脱垂或轻、中度阴道壁膨出;④分娩或术后1周内发生的膀胱阴道瘘和输尿管小瘘孔(因其2~4周有愈合可能);⑤性生活质量不满意;⑥产后伤口疼痛、性生活疼痛。

(3)禁忌证:患者如合并阴道出血、阴道炎、泌尿系统感染,则不能进行。

(4)具体方法:首先向患者解释盆底的基本解剖学知识和盆底肌肉收缩方法,指导患者做缩紧肛门的动作,每次收缩不少于3 s,然后放松。连续做15~30 min,每日进行2~3次;或每日做Kegal运动150~200次,6~8周为1个疗程。

通常Kegal锻炼有四个阶段的训练:①检查者通过用指检鉴别患者耻骨尾骨肌有无收缩:当耻骨尾骨肌收缩时,检查者能感觉到放在阴道后壁中段的手指尖能向前、向上抬举。②指导患者体会耻骨尾骨肌收缩的感觉:让患者尝试在排尿过程中中断排尿,放松后再继续排尿使患者能体会耻骨尾骨肌收缩的部位,达到具有主动控制排尿的功能。③指导患者正确地进行盆底肌收缩,避免腹肌和臀大肌的收缩。另外,训练过程强调个体化及收缩频率的调整,收缩1~2 s后放松,逐渐增加至10 s后放松,频率调整为1:1或1:2。④当症状改善后仍应坚持训练,直至完全建立场景反射为止。另外,在Kegal锻炼过程中还可通过将阴道压力计、阴道重物(如阴道哑铃)、球形导管放入阴道的方法提高触觉敏感性,增强盆底运动效果;如果肌肉收缩仍无改善,可考虑应用功能性电刺激。

2. 盆底肌肉电刺激

(1)盆底肌肉电刺激机制:盆底肌肉电刺激是通过放置在阴道内的电极传递不同强度的电流,刺激尿道外括约肌收缩,兴奋交感通路并抑制副交感通路,进一步增强括约肌收缩提高尿道关闭压,改善控尿能力;抑制膀胱收缩能力,降低逼尿肌代谢水平,增加膀胱容量,加强储尿能力。电刺激还可通过松弛盆底肌来缓解因肌肉痉挛引起的疼痛、直接诱导治疗性的反应或者缓解下尿路功能的异常,是促进盆底神经肌肉康复最有效的手段之一。

(2)具体方法:通常每周2次,必要时每日1次,每次20 min,6~8周为1个疗程。电刺激强度选择以患者能耐受且不感觉疼痛的上限为佳,每次治疗总时间为20 min左右。对Ⅰ类和Ⅱ类肌纤维的电刺激为正负回路的低频(0~2000 Hz)长方形双向波,对膀胱平滑肌的电刺激为低频长方形双向波,但相关参数包括频率、脉宽、电流、每次治疗总时间和疗程、每次电刺激的时间和休息时间等,治疗时要因人而异。当患者对电刺激不敏感时,应以增大脉冲指数为主,不能盲目增大刺激强度,临床上常以每次1%~5%的幅度增加刺激强度。

3. 盆底生物反馈治疗　盆底生物反馈治疗是通过电子生物反馈治疗仪,将其探头置入阴道或直肠内,检测盆底肌肉电信号活动,并采用模拟的声音或视觉信号把肌肉活动的信息转化并反馈给患者和治疗者。既可反映出正常或异常的盆底肌肉活动状况,以指导患者进行正确、自主的控制盆底肌肉的收缩和舒张,形成条件反射;又可指导治疗者通过反馈的信息找到正确的锻炼方法,有效控制不良盆底肌肉收缩,并增强阴道紧缩度,提高生活质量,预防和治疗尿失禁、子宫脱垂等盆底障碍性疾病。

生物反馈方法包括盆底肌肉生物反馈治疗、膀胱生物反馈治疗、A3反射、场景反射等。具体方法:①首先要尽量选择患者舒适、能耐受的体位。康复初期通常采用卧位或臀部下方放置枕头进行锻炼,因这种模式下盆底肌肉收缩无须对抗重力。②由于个体情况不同,可以根据患者的家庭、文化背景及习惯、爱好等设计一些相应的训练模块。治疗师对其进行耐心的指导,不限定固定的康复次数或模式,多给予鼓励,避免患者出现焦虑或抑郁心理。例如,针对一个咳嗽时漏尿的 SUI 患者,可以模仿增加腹压下训练盆底快肌纤维收缩的模块,增强尿道旁组织的支持作用等。③通常每周 2 次,必要时每日 1 次,每次 20～30 min,6～8 周为 1 个疗程。

4. 其他治疗方法

(1)膀胱训练:对于存在压力性尿失禁的患者还需配合膀胱训练。首先要求患者记录每日的排尿次数、尿量、尿失禁的次数及程度(漏尿量)、尿垫等的使用、液体的摄入量;然后根据排尿记录,指导患者选择排尿间隔并有意识地使其延长,最后达到 2.5～3 h 排尿 1 次。最终使患者学会控制尿急、延迟排尿。

(2)药物治疗:对于压力性尿失禁患者,可选择盐酸米多君、雌激素等药物,改善控尿能力;轻度子宫脱垂或阴道膨出患者可用补中益气汤促进盆底肌肌张力的恢复。

(3)辅助器具:尿失禁可选择止尿器控制排尿,轻度子宫脱垂患者可使用子宫托等辅助治疗。

5. 手术治疗 对于康复治疗效果不佳的压力性尿失禁、严重子宫脱垂、直肠脱垂及阴道前壁或后壁膨出者,可考虑盆底重建手术治疗。手术方式包括无张力性尿道中段悬吊术(TVT-0 吊带)、保留子宫全盆底悬吊术、Prolift TM 全盆底修复术、阴道残端-骶骨岬固定术。对于病程多于 1 个月的生殖道瘘患者,则需进行瘘修补术。

五、功能结局

我国 FPFD 发病率为 18.5%～46.5%,65 岁以上的老年女性的患病率为 51.1%。但由于人们缺乏对本病的基本认识,甚至错误地以为是人体的正常生理现象,大多数患者都忍受着这种疾病带来的痛苦,因此对 FPFD 的防治不容忽视。FPFD 患者应遵守医生的个体化治疗指导方案,尚能达到较为理想的盆底肌肉康复目的;如果错失康复的最佳时机,随着年龄的增加,激素水平下降,肌肉会更加松弛,症状就会越来越严重,往往会带来更多的个人及社会问题。

六、健康教育

(一)早期防治

广大妇女应了解认识盆底疾病,早期采取有效措施,掌握自我检查及治疗的基本方法,这对降低盆底功能障碍性疾病的发病率、保障妇女身体健康、提高妇女生活质量具有重大意义。

(二)培养个人卫生习惯和行为

穿透气性能好的衣服,保持会阴部的清洁卫生,减少细菌滋生;养成良好的生活方式,不憋尿,加强体育锻炼。

(三)疏导患者的心理压力

由于受传统观念的影响,很多女性不愿诉说盆底疾病,加之有漏尿等相关问题,严重影响患者的个人形象和社会交往,患者常有较重的心理负担。所以在健康教育中也应注意对患者进行有效的心理疏导,消除其心理障碍。

小 结

由于盆底功能障碍性疾病对患者的生活质量造成很大影响,近年来愈来愈引起患者的重视。随着人们思想观念的更新,对此疾病的康复也逐渐被患者认可。在盆底功能障碍性疾病的康复措施中,盆底肌肉训练、电刺激、生物反馈治疗技术,临床上要求三种治疗方法应有机结合,采用个体化的治疗方案才能取得满意的效果。

案例解析

　　根据该患者的病史、症状、体征等表现一般不难作出诊断。针对压力性尿失禁的辅助检查及评定有B超、内镜(宫腔镜、膀胱镜)、尿动力学检查、膀胱尿道造影、磁共振成像等,此外还应进行盆底肌肉的功能评估、压力性尿失禁的特殊检查等。关于此患者压力性尿失禁的康复治疗措施如下。①盆底肌锻炼法:指导患者做缩紧肛门的动作,每次收缩不少于3 s,然后放松。连续做15～30 min,每日进行2～3次;或每日做Kegal运动150～200次,6～8周为1个疗程。②盆底肌肉电刺激:通常每周2次,必要时每日1次,每次20 min,6～8周为1个疗程。电刺激强度选择以患者能耐受且不感觉疼痛的上限为佳。③盆底生物反馈治疗:生物反馈方法包括盆底肌肉生物反馈治疗、膀胱生物反馈治疗、A3反射、场景反射等。通常每周2次,必要时每日1次,每次20～30 min,6～8周为1个疗程。

能力检测

选择题

A_1 型题

1. PFD最常见的危险因素是(　　)。

A. 年龄　　　　　　　　　B. 慢性便秘　　　　　　　C. 高血压

D. 盆底手术　　　　　　　E. 妊娠和分娩

2. 盆底功能障碍性疾病,最常见的是(　　)。

A. 盆腔器官脱垂、膨出　　B. 压力性尿失禁　　　　　C. 生殖道瘘

D. 性功能障碍　　　　　　E. 以上都不对

3. 不属于压力性尿失禁的特殊检查的是(　　)。

A. 压力试验　　　　　　　B. 指压试验　　　　　　　C. 棉签试验

D. 膀胱镜　　　　　　　　E. 1 h尿垫试验

4. 对盆底功能障碍性疾病进行综合个体化治疗正确的是(　　)。

A. 单纯盆底肌肉生物反馈　B. 单纯盆底肌肉电刺激　　C. 电刺激结合Kegal锻炼

D. 单纯Kegal锻炼　　　　E. 以上都不对

5. 下列盆底功能障碍性疾病的适应证错误的是(　　)。

A. 产后42天女性　　　　　B. 盆底肌力减弱者　　　　C. 痴呆患者

D. 盆腔脏器脱垂　　　　　E. 阴道松弛或痉挛

参考答案

(尚经轩)

第六节　压疮患者的康复

知识链接

案例导入

　　刘某,男,45岁,工人。一个月前患者曾因高处坠落致脊柱骨折伴截瘫住院手术治疗,现又

因右髋部及骶尾部压疮再次就诊。患者自述在家休养期间,家属工作忙碌,看护照看期间少翻身及翻身不当导致。查看患者右髋部有一面积为 5 cm×3 cm 的 Ⅱ 期压疮,骶尾部有一 8 cm×5 cm 的 Ⅲ 期压疮,创面苍白,局部有渗出。请为该患者制订个性化的康复治疗方案。

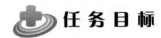 任 务 目 标

【知识目标】

1. 了解　压疮的定义和形成原因及好发部位。

2. 熟悉　压疮的分型、分级及压疮的预防。

3. 掌握　压疮的康复评定、康复治疗。

【能力目标】

1. 能判断压疮的临床分型。

2. 能对压疮患者进行康复评定。

3. 能制订压疮患者的初步康复治疗方案。

4. 能对压疮患者进行康复指导和康复治疗。

一、概述

美国国家压疮顾问小组(national pressure ulcer advisory panel,NPUAP)于 1989 年提出压力溃疡(pressure ulcer,PU)的定义,即由于局部组织长期受压,引起血液循环障碍,组织营养缺乏,致使皮肤失去正常功能而引起的组织破损和坏死。2007 年 NPUAP 给压力溃疡重新定义为皮肤或深部组织由于压力或者压力混合剪切力及(或)摩擦力作用引起局部损伤,常发生在骨隆突处。2014 版《压疮的预防与治疗:临床实践指南》中指出压疮是指皮肤和(或)皮下组织的局限性损伤,通常位于骨隆突处,由压力(包括压力联合剪切力)所致。许多影响因素或混杂因素也与压疮发生有关,但这些因素的重要性尚待研究阐明。

(一)形成原因

压疮形成的主要原因是压力,过度的压力作用于皮肤上导致皮肤的病理变化与压力的强度、压力持续作用的时间及组织的耐受性有关。

1. 外在因素　形成压疮的外在因素主要有压力、剪切力、摩擦力与潮湿刺激。压力和剪切力并存时,压疮发生的危险性会更大。

2. 内在因素　压疮的内在因素包括年龄因素、运动性因素、营养因素、组织灌注等。

(二)压疮易发人群及好发部位

1. 易感人群

(1)神经系统疾病患者:如昏迷、瘫痪、长期卧床、自主活动能力丧失、身体局部组织长期受压。

(2)年老体弱、营养不良者:受压部位缺乏肌肉和脂肪组织的保护。

(3)肥胖患者:过重的机体使承重部位的压力增加。

(4)水肿患者:水肿降低了皮肤的抵抗力并增加了对承重部位的压力。

(5)疼痛患者:为避免疼痛而处于强迫体位,机体活动减少。

(6)使用支架或石膏固定患者:翻身、活动受限。

（7）大、小便失禁患者：皮肤经常受到污物、潮湿的刺激。

（8）发热患者：体温升高可致排汗增多，汗液可刺激皮肤。

2. 好发部位　压疮可发生于体表软组织受压的任何部位，通常情况下多发生于骨突明显且皮肤及皮下组织压力过大的部位。由于体位不同受压点不同，好发部位也不同。

（1）仰卧位：好发于枕骨粗隆、肩胛骨、肘部、骶尾部、足跟等。

（2）侧卧位：好发于耳部、肩峰、股骨大转子、膝关节内外侧、外踝等。

（3）俯卧位：好发于前额、下颌、肩部、女性乳房、男性生殖器、髂嵴、髌骨、足背、脚趾等。

（4）坐位：好发于坐骨结节。

（5）医疗器械相关的压疮：如尿管、胃管、吸氧管、血氧饱和度指夹、骨科的外固定等器械压力之下部位及周围皮肤。

二、压疮的评定

（一）危险因素评定

危险因素的评定可用于临床筛查和发现压疮的高危个体，以便及时采取措施，防止压疮的发生。

1. Hofman　压疮危险因素评定量表见表 9-6-1。

表 9-6-1　Hofman 压疮危险因素评定量表

变量	评分			
	0	1	2	3
精神状态	正常	不安、抑郁、惊恐	严重抑郁，精神淡漠	昏迷
精神学检查	正常	轻度异常 轻度无力	感觉丧失 非完全性偏瘫	偏瘫（评分×2） T5 以下截瘫（评分×3） T6 以下截瘫（评分×4）
运动	正常	受限，活动需要帮助	几乎卧床不起	完全卧床
营养状况	良好	中等，数天未进食	差，一周未进食	虚弱
摄食	正常，摄食良好	肠胃外喂养	无食欲，进食不足	无
失禁	无	小便偶失禁	不能控制，导尿	大小便均需处理
年龄	<50 岁	50—59 岁	60—69 岁	>70 岁
体温	>35.5 <37.5	>37.4 <38.5	>38.4 <39.0	>35.6 <38.9
用药	无	皮质激素、镇静、抗凝剂	镇静、化疗、口服抗生素	经肠外给抗生素
糖尿病	无	饮食控制	饮食控制加口服药	饮食控制加胰岛素

注：若患者评分＞8 分，则表明有压疮的危险。

2. Norton 压疮危险因素评定量表（表 9-6-2）　从身体状况、精神状况、运动能力、日常生活动作和失禁情况五个方面对患者进行评价。采用 4 分制，最低分为 1 分，总分值最高分为 20 分，最低分为 5 分。合计在 14 分以下者为高危患者，应采取预防措施。

表 9-6-2 Norton 压疮危险因素评定量表

评分	身体状况	精神状况	日常生活动作	运动能力	失禁情况
4 分	良好	清醒	可走动	完全运动	无
3 分	好	冷漠	行走需协助	轻微受限	<2 次/日
2 分	差	混乱	依赖轮椅	严重受限	>2 次/日
1 分	很差	无意识	卧床不起	不能运动	常常失禁

（二）压疮的分期

2014 版《压疮的预防与治疗：临床实践指南》将压疮分为四期六类。

（1）Ⅰ期：皮肤完整，出现压之不褪色的局限性红斑，通常在骨隆突处。与周围的组织相比，该区域可能有疼痛、坚硬或松软，皮温升高或降低。Ⅰ期压疮对于肤色较深的患者可能难以鉴别，因为深色皮肤可能不易被观察到明显的红斑表现。

（2）Ⅱ期：部分真皮缺损，表现为一个浅表开放的粉红色创面，无坏死组织，也可表现为完整的或开放/破溃的血清性水疱。此期压疮应与皮肤撕脱伤、胶带撕脱损伤、会阴部皮炎、失禁性皮炎、皮肤浸渍或表皮脱落相鉴别。如出现局部组织淤血、肿胀，需考虑可能有深部组织损伤。

（3）Ⅲ期：全层组织缺损，可见皮下脂肪，但骨骼、肌腱或肌肉尚未显露。可见腐肉，但不掩盖组织深度。可有潜行和窦道。此期压疮的深度随解剖部位的不同而具有不同表现，例如：鼻、耳、枕部、足踝等部位因缺乏皮下组织，可能表现为表浅溃疡。而富含脂肪的部位，例如臀部，即使是Ⅲ期压疮，溃疡也可能已经侵犯了深部的组织。

（4）Ⅳ期：全层皮肤组织缺损，伴骨骼、肌腱或肌肉外露，可以显露或探及外露的骨骼或肌腱。伤口床可能会部分覆盖腐肉或焦痂，常伴有潜行和窦道。此期压疮的深度取决于其解剖位置，例如：鼻、耳、枕部、足踝部因缺乏皮下组织，可能表现为表浅溃疡。此期压疮也可以深及肌肉和（或）筋膜、肌腱、关节囊，严重时可导致骨髓炎。

（5）可疑深部组织损伤期压疮：由于压力和（或）剪切力造成皮下软组织损伤所致，局部皮肤完整出现紫色或褐红色颜色改变或充血水疱。与周围组织相比，该区域可先出现疼痛、坚硬、糜烂、松软、潮湿、皮温升高或降低。此期压疮可能进一步发展成薄的焦痂，即使辅以最佳治疗，也可能会迅速发展为深部组织的溃疡。

（6）不可分期压疮：全层组织缺损，伤口床内溃疡的基底被腐肉（黄色、黄褐色、灰色、绿色或棕褐色）和（或）焦痂（黄褐色、棕褐色或黑色）所覆盖。无法确定其实际缺损深度，彻底清除坏死组织和（或）焦痂，暴露出创面基底可帮助确定其实际深度和分期。清创前通常渗液较少，甚至干燥，痂下感染时可出现溢脓、恶臭。

（三）压疮的分级

压疮的分级通常是根据皮肤的红斑或创面深度进行的，以下是三种常见的压疮分级标准（表 9-6-3）。

表 9-6-3 三种常见的压疮分级标准

Yarkony-Kirk 分级	Shea 分级	美国国家压疮咨询委员会分级
1.红斑区：①持续存在>30 min，但<24 h；②持续存在>24 h	1.损害涉及表皮，包括表皮红斑或脱落	第Ⅰ阶段：皮肤完整，有不消退的红斑，为皮肤溃疡损伤的前兆
2.表皮和真皮溃疡，但看不到皮下组织	2.损害涉及皮肤全层及与皮下组织交界的组织	第Ⅱ阶段：皮肤部分受损、累及表皮和（或）真皮，表浅溃疡在临床表现为擦伤、水疱或浅的凹陷

Yarkony-Kirk 分级	Shea 分级	美国国家压疮咨询委员会分级
3.可见皮下脂肪但见不到肌肉	3.涉及皮下脂肪和深筋膜	第Ⅲ阶段:皮肤全层受损,有皮下组织坏死或受损,较深但未穿透筋膜,临床上表现为较深的坑状伤口,可有或没有穿通至邻近组织
4.可见肌肉筋膜,但未及骨骼	4.损害深及肌肉或深及骨骼	第Ⅳ阶段:皮肤全层受损、广泛损伤组织坏死,可伤及肌肉、骨骼或支撑性结构(如肌腱、关节、关节囊)
5.深及骨骼,但未波及关节	5.损害涉及关节或体腔,形成瘘道	
6.累及关节		

三、压疮的预防

压疮重在预防,目的在于避免机械外力对皮肤的损害作用,消除与压疮形成有关的各种危险因素。

（一）一般预防

1. 皮肤检查与护理　皮肤检查与护理是预防压疮的基础。每天定期检查全身尤其是骨突起处皮肤,注意有无组织损伤征象,如发红、水疱、擦伤、肿胀等,并及时给予处理。对于受压部位的皮肤应避免按摩。

2. 健康教育　教给患者及家属有关压疮的相关知识,提高其对各项预防及治疗措施的依从性。勤洗澡,勤换内衣、床单,避免皮肤长时间处于潮湿状态。服装宜宽松肥大,避免过紧。

（二）病因预防

1. 避免局部长期受压

（1）定时翻身:是卧床患者预防压疮的基本方法,一般每 2 h 翻身一次,必要时每 1 h 翻身一次,夜间每 3～4 h 翻身 1 次。协助患者翻身时动作应轻柔,避免拖拽,以免损伤皮肤,翻身后可在身体空隙处放置软枕以分散压力。

（2）轮椅坐位训练及减压训练:乘坐轮椅时要注意姿势正确,身体要坐直,膝部不要过高,每 30 min 应支撑减压一次,每次持续 15 s。

（3）正确使用石膏、夹板和绷带固定及佩戴矫形器:开始使用时需多次观察患者局部皮肤颜色和温度的变化,尤其注意骨骼突起部位,确认安全使用时间,每次使用完毕后要检查是否有局部受压皮肤发红,如存在问题应及时处理。

2. 选择良好的床或床垫、坐垫　理想的床垫和坐垫能使承重面积尽量增大,给皮肤提供良好的理化环境(散热、温度等)。目前临床使用的各种充气垫、电动压力轮替床垫、电动翻身床、脊髓损伤的特殊专用床等均可使压力均匀分布,避免局部持续受压,尤其是降低骨性突起部位受压程度。

（三）消除危险因素

1. 积极治疗原发病　积极处理和治疗各种导致患者运动、感觉功能障碍的疾病,改善其功能。

2. 加强营养　营养不良是导致压疮发生的因素之一,及时补充蛋白质、维生素和微量元素等营养成分,可提高机体抵抗力。

四、康复治疗

（1）压疮康复目标:注意营养,促进组织愈合,提高生活质量,最大限度地促进患者回归社会。

（2）康复治疗原则：康复预防比压疮治疗更重要，预防和治疗要同时进行，应早期介入；解除压迫，创面处理和全身功能调节。

（3）康复治疗方法：以预防为基础，积极实施康复治疗，包括物理治疗、作业治疗、心理治疗及健康教育等。

（4）适应证：适用于所有压疮患者，应早期介入。

（5）禁忌证：体内有金属异物的部位禁用微波、超短波等高频治疗。

（一）物理治疗

具有改善局部血液循环，促进局部组织的新陈代谢，改善局部营养，预防和控制感染，促进创面愈合的作用。

（1）微波疗法：输出功率 20～25 W，辐射探头距压疮 3～4 cm，每次 10 min，每日 1 次，10～20 次为 1 个疗程。

（2）紫外线疗法：有消炎、促进肉芽生长的作用。首先清除创口内坏死及脓性组织，并用过氧化氢及生理盐水冲洗，然后用孔巾遮蔽周围组织，Ⅱ期以上的压疮，选择超强红斑量照射压疮病灶区，于坏死组织脱落后改用强红斑量照射。在治疗的同时，还用弱红斑量照射压疮周围 1 cm 区域内的健康皮肤，于肉芽生长期内改用弱或中等红斑量照射病灶，每天 1 次，直至压疮的治疗结束。

（3）激光疗法：用氦-氖激光，有消炎作用。每日 1 次，每次照射 10 min。

（4）红光疗法：采用红光治疗仪，波长 600～700 nm，输出功率 2～3 W，红光输出窗口为圆形，对准创面，间距 10～20 cm，每次每部位 20 min，每天 1 次。10 天为 1 个疗程。适用于皮肤感染、慢性皮肤溃疡等。

（5）磁疗、红外线疗法：有消炎作用。探头距疮口 5 cm 左右，每日 1 次，每次照射 10 min。

（6）运动疗法：

①呼吸操：呼吸操主要练习深而慢的呼吸、腹式呼吸，有预防肺部感染、预防下肢静脉血栓形成的作用。

a. 腹式呼吸操：腹式呼吸操的要领为练习深而慢的呼吸、腹式呼吸。用鼻子吸气，缩唇慢慢地呼气（吹蜡烛一样的口型）。可以把手放在患者的腹前，吸气时自己向下压腹部，呼气时手放松，保持肩部的放松。注意：要避免过度呼吸引起头晕，所以一次练习时间不宜过长，每次练习 3～5 min 后自然呼吸。每天可以练习 3～5 次，一直坚持。如果感到头晕，可暂停练习，改正常呼吸，头晕将会缓解。

b. 兴趣呼吸操：自己用手拿住一张纸条的近端，让患者直接吹起纸条的远端，吹 5～10 次后休息，每天可练习数次。也可以用一个饮料瓶，装半瓶水，放根吸管，让患者通过吸管向瓶内吹水泡。可以做增加阻力的呼吸训练，如吹气球，要领同前。间歇性反复练习，注意不宜过度用力和疲劳。

②上肢关节活动度练习：做四肢各个关节生理活动范围的运动训练，运动疗法对卧床的患者应该早期介入，根据患者的具体状况，设计个性化的运动疗法动作，以达到最佳的效果。

③肌肉力量练习：做等长收缩，做上肢肱二头肌、肱三头肌和屈伸腕关节的动作，下肢做踝关节和足趾的屈伸动作，练习股四头肌紧张收缩与放松，每个动作维持 10 s，重复 10 次。还可以运用 Motomed 智能运动训练系统在床上做下肢的等速度练习，以维持肌肉张力和力量，有预防肢体静脉血栓形成的作用。

④定时改变体位：在骨突出部位垫好软枕，避免压力过于集中，是预防压疮的重要措施之一。每 2 h 交替改变一次体位（仰卧、侧卧、坐位），避免同一部位受到长时间的持续受压。

⑤臀部减压训练：长期依靠轮椅的患者，为了缓解对臀部的压迫，应练习臀部减压训练，双手支撑床面或支撑轮椅的扶手，做将臀部抬离椅面的动作。练习在轮椅上将身体向一侧倾斜，让对侧臀部离开椅面，再向另一侧倾斜，交替练习。

⑥全身管理：摄取高蛋白质、营养平衡的饮食，防止贫血及低蛋白血症，尤其是在分解代谢显著的急性期要给予高蛋白饮食。

（二）作业治疗

长期卧床的患者，要训练他们自己完成穿脱衣服、洗漱、进食等 ADL 活动，如厕训练需要在护士帮助下完成。

（三）康复辅助具

充气防压疮翻身按摩气垫床可通过微电脑自动控制器持续地对不同气囊充气、排气，不断改变患者受压部位的时间，达到翻身和按摩的效果。避免了身体承重部位长时间受压，改善受压部位的血循环。每隔 2 h 帮患者翻身 1 次，可选择采取右侧卧位约 30°、左侧卧位约 30°和半坐卧位，三种姿势交替翻身，可使局部压力降至最低，从而减轻了护理工作者的劳动强度与工作量，起到了预防压疮的目的。

（四）心理治疗

压疮的疼痛和 ADL 功能受限，使得患者产生抑郁、焦虑等心理障碍。要积极给予心理疏导和鼓励，使其配合治疗。除给予患者精神安慰、表达对患者的关爱体贴外，还应向患者宣传相关医学知识，增强自我应对能力，配合康复治疗。

（五）其他治疗

对于Ⅲ期、Ⅳ期压疮如采用保守疗法无效，可以酌情选择手术治疗。

五、功能结局

在生理功能方面，巨大压疮消耗机体，影响患者肢体康复，如不积极进行康复治疗，部分患者病情恶化可导致死亡。在心理功能方面，久不愈合的患者有不同程度的忧郁、沮丧和自卑等心理障碍。在社会功能方面，患者的社会交往受限，劳动能力下降或丧失，职业受限。

小　　结

　　压疮是指皮肤和（或）皮下组织的局限性损伤，通常位于骨隆突处，由压力（包括压力联合剪切力）所致。压疮的形成主要与局部组织所受压力、剪切力、摩擦力作用及潮湿等外部因素和高龄、运动减少、营养不良、灌注不足等内部因素有关。压疮的易发人群主要有以下几种：神经系统疾病患者；年老体弱、营养不良者；肥胖患者；水肿患者；疼痛患者；使用支架或石膏固定患者；大、小便失禁患者；发热患者。根据压疮的发展过程和严重程度的不同，压疮分为四期六类：Ⅰ期、Ⅱ期、Ⅲ期、Ⅳ期、可疑深部组织损伤期压疮、不可分期压疮。临床上对于筛查和发现压疮的高危个体可根据压疮危险因素评定，主要有 Hofman 压疮危险因素评定量表、Norton 压疮危险因素评定量表等。压疮的总体治疗原则是减压，同时针对患者全身情况和压疮创面进行处理。压疮康复目标：注意营养，促进组织愈合，提高生活质量，最大限度地促进患者回归社会。康复治疗原则：康复预防比压疮治疗更重要，预防和治疗要同时进行，康复治疗对所有的压疮患者有效，应早期介入。解除压迫，创面处理和全身功能调节。康复治疗方法：以预防为基础，积极实施康复治疗，包括物理治疗、作业治疗、心理治疗及健康教育等。正确认识本病，早期介入康复，可使大多数压疮患者的皮肤组织情况显著得到改善。对于Ⅲ期和Ⅳ期压疮，长期非手术治疗不愈合、创面肉芽老化、边缘有瘢痕组织形成、合并有骨关节感染或深部窦道形成者，应采用手术治疗。

案例解析

　　根据该患者的病史、症状和体征诊断为压疮。该患者为脊柱骨折伴截瘫术后，目前存在行动及活动、排泄等功能障碍。加之在家期间护理缺失导致压疮发生。针对这些功能障碍，我们应该进行日常生活活动能力、营养、肌力、关节活动度、压疮风险等方面的评定，综合各种评定结果，制订合理的康复治疗方案。根据该患者的目前情况，康复治疗的内容如下。首先，清理创口，对于右髋部压疮清洗创面后给予物理治疗或使用渗透吸收贴覆盖，有渗出及时更换。骶尾部压疮，清除创口内坏死及脓性组织,行外科换药包扎。定时查看创口恢复情况,配合其他物理治疗及作业疗法,若无效可以使用VSD负压引流。同时要避免压疮部位再次受压。其次,根据日常生活活动能力、营养、肌力、关节活动度、压疮风险等的评估结果给予相应的综合治疗,积极预防新的压疮形成及其他并发症的发生。最后,要加强对患者日常生活能力的训练,提升自我照顾能力,并教会家属做好居家护理。

能力检测

一、选择题

A_1 型题

1. 压疮形成的主要原因是(　　)。

A. 全身营养不良　　　　B. 年老体弱　　　　C. 理化刺激　　　　D. 局部长期受压

2. 下列哪项不是压疮发生的主要原因?(　　)

A. 力学因素　　　　　　　　　　　B. 局部常受潮湿和排泄物的刺激

C. 石膏绷带或夹板使用不当　　　　D. 肥胖患者

3. 仰卧位最易发生压疮的是(　　)。

A. 肩胛部　　　　　　　B. 骶尾部　　　　　　C. 肘部　　　　　　D. 足跟部

4. 下列预防压疮不正确的是(　　)。

A. 患者不能直接卧于橡胶单上　　　　B. 温水擦背

C. 骨隆突处用棉圈,可免去翻身　　　　D. 翻身时间不超过2 h

5. 预防压疮的关键在于(　　)。

A. 消除诱因　　　　　　B. 合理安排治疗　　　C. 高热量饮食　　　D. 合理使用气垫床

6. 皮肤层全层受伤已深到肌膜、肌肉,属于(　　)。

A. 淤血红润期　　　　　B. 炎性浸润期　　　　C. 浅度溃疡期　　　D. 深度溃疡期

二、名词解释

压疮

三、简答题

1. 压疮的好发部位有哪些?
2. 简述如何预防压疮。
3. 简述压疮的康复治疗原则与治疗目标。

参考答案

(江雪莲)

第七节　言语障碍患者的康复

案 例 导 入

周某,女,65岁,工人。脑梗死后言语不利20余天。查体:张口困难,舌运动困难,发音不清,听理解、阅读理解、书写正常。

　　请对该患者存在的障碍进行康复评定,并提出合适的康复治疗方案,给予适当的康复治疗及健康指导。

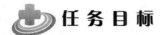 任 务 目 标

【知识目标】

1. 了解　言语障碍的病因和辅助检查。

2. 熟悉　言语障碍的概念、临床表现和分类。

3. 掌握　言语障碍的康复评定和康复治疗。

【能力目标】

1. 能进行言语障碍的临床诊断与分类。

2. 能对言语障碍患者进行康复评定。

3. 能制订言语障碍患者的初步康复治疗方案。

4. 能对言语障碍患者进行康复治疗和康复指导。

　　语言是人类独有的复杂认知心理活动,人类区别于其他动物的本质是可通过语言来交流表达思想。"语言"与"言语"常常被混用,而其实"语言"与"言语"是有区别的。"语言"是运用符号进行交流的能力,符号除了包括口头符号(口语)和书面符号(文字),还包括姿势语言、手势表情等多种表达形式。"言语"仅指口头表达。

　　言语障碍是指构音器官结构及与言语产生有关的神经、肌肉发生病变而导致的言语发音困难、嗓音出现困难或言语韵律出现困难。康复医疗临床常见的言语障碍有失语症、构音障碍、言语失用症等。

失　语　症

一、概述

失语症是指正常获得语言能力后,因大脑功能受损引起的后天性语言功能障碍。

（一）病因

常见病因如脑血管意外、颅脑外伤、脑肿瘤、脑动脉畸形等。

（二）临床表现与分类

因原发疾病损害大脑不同的部位及水平,患者表现出不同的临床症状。表 9-7-1 所示的是几种主要的失语症特征及病灶部位。除此之外,还有皮层下失语、交叉性失语、失读症、失写症等非典型失语症。

表9-7-1 几种主要的失语症特征

类型	病灶部位	自发语言	听理解	口语复述	命名	阅读	书写
Broca失语	优势侧额下回后部皮质或皮质下	非流畅、费力、电报式	正常或轻度障碍	重度障碍	重度障碍	正常或轻度障碍	重度障碍
Wernicke失语	优势侧颞上回后1/3区域及周围部分	流畅、错语	重度障碍	重度障碍	重度障碍	重度障碍	重度障碍
传导性失语	优势侧颞叶峡部、岛叶皮质下的弓状束和联络纤维	流畅、有踌躇及语音错语	正常或轻度障碍	中度障碍	中度障碍	正常或轻度障碍	中度障碍
命名性失语	优势侧颞枕、顶结合区	流畅、内容空洞	正常或轻度障碍	正常或轻度障碍	中重度障碍	正常或轻度障碍	轻度障碍
经皮质运动性失语	优势侧额叶内侧面运动辅助区或额叶弥散性损害	非流畅	正常或轻度障碍	正常或轻度障碍	轻度障碍	正常或轻度障碍	重度障碍
经皮质感觉性失语	优势侧颞顶分水岭区主要累及角回和颞叶后部	流畅、错语、模仿语	中度障碍	轻度障碍	中度障碍	轻中度障碍	中重度障碍
经皮质混合性失语	优势侧分水岭区大壮	极少	重度障碍	轻度障碍	重度障碍	重度障碍	重度障碍
完全性失语	颈内动脉或大脑中动脉分布区	极少	重度障碍	重度障碍	重度障碍	重度障碍	重度障碍

二、康复评定

(一) 生理功能评定

目前常用的评估方法如下。

1. 波士顿失语诊断测验　波士顿失语诊断测验设计全面,应用广泛,是目前英语国家普遍采用的标准失语症检查。它包括语言和非语言功能两个方面检查,共 5 大项 26 分项,可确定失语症分类和失语程度,但用时较长。

2. 西方失语成套测验　西方失语成套测验为波士顿失语诊断测验的缩减版,包括口头语言项目及与阅读、书写、运算、绘图、拼积木、计算等,用时较短,可评定语言和大脑的非语言功能。

3. 汉语失语检查法　汉语失语检查法主要参考波士顿失语诊断测验和西方失语成套测验,结合汉语的特点编制,包括口语表达、听理解、阅读、书写、其他神经心理学检查和利手 6 大项。

4. 中国康复研究中心失语症检查　中国康复研究中心失语症检查主要参考日本标准失语症检查和国内成年人测试编制,包括听、复述、说、出声读、阅读理解、抄写、描写、听写和计算 9 大项。

5. 其他检查方法　如标记测验、双语和多语失语检查、实用交流功能评价、汉语失语症心理语言评价等。

(二) 心理功能评定

(1) 出现焦虑者,可用焦虑自评量表(SAS)或汉密尔顿焦虑量表(HAMA)评定。

(2) 出现抑郁者,可用抑郁自评量表(SDS)或汉密尔顿抑郁量表(HRSD)进行评定。

(3) 认知功能评定。

(三) 日常生活活动能力评定

日常生活活动能力可用改良 Barthel 指数量表进行评定。

(四) 社会参与能力评定

社会参与能力可用社会生活能力概括评定问卷、社会功能缺陷筛选量表、就业能力评定专用评估调查表进行评定。

三、功能障碍

(一) 生理功能障碍

1. 听理解障碍

(1) 语音辨识障碍:患者有正常听力,但对听到的语音不能正常辨别接收。

(2) 语义理解障碍:患者能正确辨识语音,但不明语义。

(3) 听语记忆广度障碍:患者对听觉痕迹保持能力减弱,对多个连续问题理解困难。

2. 自发语言

(1) 流利型自发语言:语量多,说话不费力,语调正常,但内容空洞,错语较多。

(2) 非流利型自发语言:语量少,说话费力,语调正常。

3. 复述障碍　患者不能完全、准确地重复检查者所说的内容,有漏词、变音、变意。

4. 命名障碍

(1) 表达性命名障碍。

(2) 选词性命名障碍。

(3) 词义性命名障碍。

5. 失读症　包括阅读理解障碍和朗读障碍,这两者可出现分离现象。

6. 失写症　书写能力受损或丧失。

（二）心理障碍

因口语表达、交流障碍，使患者感到压抑、悲观、失望、烦躁、焦虑、愤怒等。

（三）日常生活活动能力受限

因语言交流障碍会导致日常生活活动能力受限，而患者的心理状态、家属与周围人群的态度也是影响因素。

（四）社会参与能力受限

患者融入社会生活环境有难度，工作、学习、社交活动均受到限制。

四、康复治疗

（一）治疗原则

早期治疗，个别对待，循序渐进，持之以恒，激发动机。

（二）治疗目标

促进关键期言语功能的补救与改善，最大限度地恢复患者对语言的理解、表达、应用与交流能力，尽量恢复患者的日常生活活动交流能力，使患者回归家庭与社会。

（三）治疗方法

1. Schuell 刺激疗法　训练原则是利用强的听觉刺激，适当的语言刺激，多途径的语言刺激，给予反复刺激，刺激应引出反应，根据反应情况对刺激进行强化和矫正。Schuell 刺激疗法主要有听理解训练、阅读理解训练、言语表达训练、书写训练等。

2. 实用交流能力技术　在训练中利用接近实用交流的对话结构，在言语治疗师与患者之间双向交互传递信息，使患者尽量调动自己的残存能力，以获得实用化的交流技能。方法是将一叠图片正面向下放在桌子上，治疗师与患者交替摸取，不让对方看见自己手中图片的内容。利用各种表达方式（如命令、描述、手势、书写等）将信息传递给对方，接收者通过反复确认、猜测、质问等方式进行适当的反馈。

3. 辅助交流技术　用手势、图画、电脑交流装置等手段提高患者日常生活交流能力的技术。

4. 心理治疗　应疏导患者，予以心理安慰，鼓励其建立信心，积极参与言语训练。

5. 中医传统康复治疗　略。

五、功能结局

表达障碍比理解障碍预后好，颅脑损伤比脑卒中、脑肿瘤预后要好。训练早、无并发症、年轻、智商高、左利手或双利手预后较好。

六、健康教育

成人的言语障碍的预防首先要从降低患脑卒中的危险性开始，而小儿的言语障碍则多关注新生儿期语言发育。

构 音 障 碍

一、概述

构音障碍是指由于发音器官神经肌肉病变、结构性异常或其他因素导致的发音构音器官的肌肉无力、肌张力异常以及运动不协调等，所产生的发声、发音、共鸣、韵律等言语运动控制障碍。

（一）病因

构音障碍的常见病因如脑血管意外、颅脑外伤、脑肿瘤、脑膜炎、急性感染性多发性神经根炎、脑性瘫痪、多发性硬化、唇腭裂等。

（二）临床表现与分类

1. 运动性构音障碍　运动性构音障碍一般分为 6 型，其临床特征如表 9-7-2。

表 9-7-2　运动性构音障碍的临床特征

类型	常见原因	神经肌肉病变	言语特征
迟缓型	球麻痹（低位脑干卒中、脑干型小儿麻痹症、延髓空洞症）、重症肌无力、面神经麻痹	迟缓性瘫痪无力、肌张力低下、肌肉萎缩、舌肌震颤	伴有呼吸音、鼻音过重，辅音不准确，单音调音量降低，空气由鼻孔逸出而语句短促
痉挛型	痉挛型脑性瘫痪脑卒中、假性球麻痹（脑炎、外伤、肿瘤）	痉挛性瘫痪无力、活动范围受限、运动缓慢	辅音不准确、单音调，刺耳音，紧张窒息样声音、鼻音过重，偶尔音调中断，言语缓慢无力、音调低、语句短
共济失调型	脑卒中、肿瘤、外伤、共济失调型脑性瘫痪、感染、中毒、Friedrich 共济失调、多发性硬化	不协调运动、运动缓慢、肌张力低下	不规则的言语中断、不规则的音调与响度辅音不规则、不准确，发元音变调，刺耳音，所有的音节发同样的重音，加重字和音节的重音，音节与字之间的间隔延长
运动减少型	帕金森病、药物中毒、基底节受累	运动缓慢、活动范围受限、活动贫乏、强直、丧失自主活动	单音调、重音减弱、辅音不准确，不恰当的沉默，刺耳音、呼吸音、语音短促、速率缓慢音量小
运动过多型	舞蹈症、手足徐动症	迅速不自主运动、肌张力异常扭转或扭曲运动、运动缓慢、不自主运动、肌张力亢进	语音不准确、异常拖长，说话时快时慢，刺耳音；辅音不准确，元音延长、变调、刺耳音、语音不规则中断，音量变化过度和声音终止
混合型	肌萎缩性侧索硬化、脑外伤多发性硬化	多样化（无力、肌张力高）、反射亢进、假性球麻痹	音量控制障碍，刺耳音，鼻音过重，不适当的音调和呼吸音，重音改变

2. 器质性构音障碍　因构音器官的形态构造异常而引起的构音障碍，如唇腭裂。

3. 功能性构音障碍　语言发育已达 4 岁以上水平的儿童出现固定化的错误构音，排除构音器官的形态构造异常、听力异常、神经肌肉功能异常等。大部分可通过构音训练痊愈。

二、康复评定

（一）生理功能评定

1. Frenchay 构音障碍评价法　Frenchay 构音障碍评价法包括言语发声器官 8 个项目 26 个分测验，分别是反射、呼吸、唇、颌、软腭、喉、舌和言语检查，以上每一个分测验均有 a～e 5 个级别。一般 a 为无异常，e 为最严重的异常。该评价法为诊断与治疗效果提供依据。

2. 实验室检查　如频谱分析、肌电图检查、光纤腭咽喉内镜检查、气体动力学检查等。

（二）心理功能评定

（1）出现焦虑者,可用焦虑自评量表(SAS)或汉密尔顿焦虑量表(HAMA)评定。

（2）出现抑郁者,可用抑郁自评量表(SDS)或汉密尔顿抑郁量表(HRSD)进行评定。

（3）认知功能评定。

（三）日常生活活动能力评定

日常生活活动能力可用改良 Barthel 指数量表进行评定。

（四）社会参与能力评定

社会参与能力可用社会生活能力概括评定问卷、社会功能缺陷筛选量表、就业能力评定专用评估调查表进行评定。

三、功能障碍

（一）生理功能障碍

1. 运动性构音障碍 运动性构音障碍可分为迟缓型构音障碍、痉挛型构音障碍、共济失调型构音障碍、运动减少型构音障碍、运动过多型构音障碍及混合型构音障碍。

2. 器质性构音障碍 器质性构音障碍是因构音器官的形态构造异常而引起的构音障碍。

3. 功能性构音障碍 功能性构音障碍是指语言发育已达 4 岁以上水平的儿童出现固定化的错误构音,大部分可通过构音训练痊愈。

（二）心理障碍

因口语表达、交流障碍,使患者感到压抑、悲观、失望、烦躁、焦虑、愤怒等。

（三）日常生活活动能力受限

因语言交流障碍会导致日常生活活动能力受限,而患者的心理状态、家属与周围人群的态度也是影响因素。

（四）社会参与能力受限

患者融入社会生活环境有难度,工作、学习、社交活动均受到限制。

四、康复治疗

（一）治疗原则

早期治疗,个别对待,循序渐进,持之以恒,激发动机。

（二）治疗目标

促进关键期言语功能的补救与改善,最大限度地恢复患者对语言的理解、表达、应用与交流能力,尽量恢复患者的日常生活活动交流能力,使患者回归家庭与社会。

（三）治疗方法

1. 松弛训练 降低言语肌紧张性,对痉挛型构音障碍较为重要。其方法如下:足、腿、臀松弛,胸、腹、背松弛,手、上肢松弛,肩、颈、头松弛,闭目,先使肌肉紧张再松弛,耸肩 3 s 后放松,重复 3 次。

2. 呼吸训练 可根据患者呼吸特点进行。其方法如下:鼻吸气,嘴呼气,呼气前要停顿,以免过度换气,逐渐增加呼气时间。呼吸时发出"f""ha"等音,也可利用吸管吹泡泡、吹气球、吹蜡烛等进行训练。

3. 发音训练

（1）发音启动:深吸气,用嘴哈气,然后将这一发音转化为发元音"a"。

（2）持续发音:一口气尽可能长地发元音,由单元音逐渐到 2~3 个元音。

（3）音量控制:数数字,音量由大到小,或由小到大,或一大一小。

（4）音调调节：先练习低、中、高音调，再扩大音调范围，唱8音度。

（5）共鸣：深吸气、鼓腮，维持数秒后呼出气。发双唇音、摩擦音。

4. 发音器官感觉运动训练　有舌、口唇、下颌、软腭运动，轻者可主动完成，重者可用压舌板、手法协助完成。

5. 语音训练　发音练习，利用视觉反馈纠错，语音分辨，克服费力音。

6. 韵律训练　可利用录音等设备，包括音的高低、重音、语调、语速、节奏等方面。

7. 补偿技术　略。

8. 替代技术　用图画板、词板、电脑等辅助交流。

五、功能结局

表达障碍比理解障碍预后好，颅脑损伤比脑卒中、脑肿瘤预后要好。训练早、无并发症、年轻、智商高、左利手或双利手预后较好。

六、健康教育

成人的言语障碍的预防首先要从降低患脑卒中的危险性开始，而小儿的言语障碍则多关注新生儿期语言发育。

言语失用症

一、概述

言语失用症是指构音器官本身没有肌肉麻痹、肌张力异常、失调、不随意运动等症状，患者在语言表达时，随意说话能力由于言语器官的位置摆放及按顺序进行发音的运动出现障碍而受到影响。

（一）病因

言语失用症是因中枢运动神经元损伤导致的。

（二）临床表现

患者产生语音的省略、替代、遗漏、变音、增加和重复等语音错误，患者大多能意识到自己发音错误，常常在摸索正确的发音位置与顺序。

二、康复评定

（一）生理功能评定

目前尚无公认的评定标准，一般可用以下几个方面评定。

（1）言语可理解程度。

（2）说话速率：用录音带或节拍器。

（3）韵律：通过对重音、音调、速率等主观判断及客观声学分析来评定。

（二）心理功能评定

（1）出现焦虑者，可用焦虑自评量表（SAS）或汉密尔顿焦虑量表（HAMA）评定。

（2）出现抑郁者，可用抑郁自评量表（SDS）或汉密尔顿抑郁量表（HRSD）进行评定。

（3）认知功能评定。

（三）日常生活活动能力评定

日常生活活动能力可用改良Barthel指数量表进行评定。

（四）社会参与能力评定

社会参与能力可用社会生活能力概括评定问卷、社会功能缺陷筛选量表、就业能力评定专用评估调查表进行评定。

三、功能障碍

（一）生理功能障碍

患者产生语音的省略、替代、遗漏、变音、增加和重复等语音错误，患者大多能意识到自己发音错误，常常在摸索正确的发音位置与顺序。检查时患者有意识、有目的地说话不一定正确，自己无意识地说话反而正确，如果不特意加以检查，言语失用容易被忽略。

（二）心理障碍

因口语表达、交流障碍，使患者感到压抑、悲观、失望、烦躁、焦虑、愤怒等。

（三）日常生活活动能力受限

因语言交流障碍会导致日常生活活动能力受限，而患者的心理状态、家属与周围人群的态度也是影响因素。

（四）社会参与能力受限

患者融入社会生活环境有难度，工作、学习、社交活动均受到限制。

四、康复治疗

（一）治疗原则

早期治疗，个别对待，循序渐进，持之以恒，激发动机。

（二）治疗目标

促进关键期言语功能的补救与改善，最大限度地恢复患者对语言的理解、表达、应用与交流能力，尽量恢复患者的日常生活活动交流能力，使患者回归家庭与社会。

（三）治疗方法

可以采用八步治疗法，具体治疗方法如下。

1. 联合刺激　患者接受视觉、听觉刺激，同时与治疗师同时发音。

2. 联合刺激、延迟发音　治疗师先发音，患者后发音，先给予视听联合刺激，然后减少听觉刺激，只给视觉刺激。

3. 联合刺激、不伴视觉刺激的延迟发音　治疗师先发音，患者后发音，患者发音时不给予患者提示。

4. 联合刺激、不提供任何视听刺激状态下的正确发音　治疗师先发音1次，患者在无提示情况下发音几次。

5. 书写刺激、同时发音　书写同时发音。

6. 书写刺激、延迟发音　先书写，再发音。

7. 回答提问　治疗师提问，患者回答。

8. 角色扮演　与治疗师、家属进行角色扮演，并能回答正确。

五、功能结局

表达障碍比理解障碍预后好，颅脑损伤比脑卒中、脑肿瘤预后要好。训练早、无并发症、年龄轻、智商高、左利手或双利手预后较好。

六、健康教育

成人的言语障碍的预防首先要从降低患脑卒中的危险性开始,而小儿的言语障碍则多关注新生儿期语言发育。

小　结

言语障碍是在多种疾病过程中的一种语言功能病损,康复医疗临床常见的言语障碍有失语症、构音障碍、言语失用症等,其中以构音障碍最为常见。言语功能障碍的康复是一个长期过程,需要将现代与传统康复手段相结合,最大限度地恢复患者对语言的理解、表达、应用与交流能力,减轻患者的残障。

案例解析

根据该患者的病史、症状、体征及辅助检查,不难作出诊断,该患者为脑梗死恢复期,言语功能障碍。目前主要的功能障碍为构音障碍,针对上述功能障碍,应该进行 Frenchay 构音障碍评定、日常生活活动能力评定等方面的评定,制订合理的康复治疗方案。

康复治疗的内容有松弛训练、呼吸训练、发音训练、发音器官感觉运动训练、语音训练、韵律训练、补偿技术及替代技术。

能 力 检 测

选择题

A_1 型题

1. 有关失语症训练,下列错误的是(　　)。

A. 早期开始　　　　　　　　B. 循序渐进　　　　　　　　C. 可以进行电脑训练

D. 强化错误反应　　　　　　E. 可以进行集体训练

2. Frenchay 构音障碍评估法每个项目评分为(　　)。

A. 2 级　　　　　　　　　　B. 3 级　　　　　　　　　　C. 4 级

D. 5 级　　　　　　　　　　E. 6 级

3. 患者,女,67 岁,脑梗死后言语不利 20 天。查体:张口困难,舌运动困难,发音不清,听理解、阅读理解、书写正常。应进行的评定是(　　)。

A. 失语症评定　　　　　　　B. 构音障碍评定　　　　　　C. 心理评定

D. 认知评定　　　　　　　　E. 感知评定

4. 言语治疗的形式不包括(　　)。

A. “一对一”训练　　　　　　B. 自主训练　　　　　　　　C. 小组训练

D. 家庭训练　　　　　　　　E. 野外训练

5. 失语症病因不包括(　　)。

A. 脑梗死　　　　　　　　　B. 阿尔茨海默病　　　　　　C. 脑部肿瘤

D. 脑炎　　　　　　　　　　E. 先天性痴呆

参考答案

（丁　昀）

第八节 神经源性膀胱患者的康复

知识链接

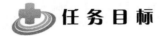

案例导入

　　李某,男,42岁,农民。患者2个月前因外伤导致双下肢瘫痪入院,行腰椎CT及MRI检查提示:第一腰椎压缩性骨折并脱位,入院后在骨科行椎体复位及内固定术。现患者出现排尿困难,考虑为脊髓圆锥不完全性损伤,脊髓损伤后尿潴留。

　　请对该患者存在的障碍进行康复评定,并提出合适的康复治疗方案,给予适当的康复治疗及健康指导。

任务目标

【知识目标】

1. 了解　神经源性膀胱的概念和病因。
2. 熟悉　神经源性膀胱的临床表现和分类。
3. 掌握　神经源性膀胱的康复评定和康复治疗。

【能力目标】

1. 能对神经源性膀胱进行临床诊断。
2. 能对神经源性膀胱患者进行康复评定。
3. 能制订神经源性膀胱患者的初步康复治疗方案。
4. 能对神经源性膀胱患者进行康复治疗和康复指导。

　　神经源性膀胱是指一类由神经性病变导致膀胱、尿道功能失常,从而产生一系列并发症的疾病的总称,它涉及多种神经系统疾病,包括中枢性疾病、外周性神经病变、手术和外伤等形成神经系统损伤,以及一些累及神经系统的感染性疾病等。

　　膀胱是人体储尿及排尿的平滑肌器官,正常排尿是一种受意识控制的神经性反射活动。当膀胱发生排空障碍时,膀胱壁增生肥厚,从而使膀胱输尿管连接部由斜行通过变成垂直通过,其防止反流的功能丧失,可并发感染及肾输尿管积水,最终导致肾衰竭。因此,维持膀胱的正常压力,预防和处理好反流是治疗神经源性膀胱的关键。

一、概述

　　神经源性膀胱是指因控制膀胱的中枢神经或周围神经损伤而引起的膀胱的储存和排空机制发生障碍,称为神经源性膀胱。

(一)病因

　　任何能够累及支配膀胱尿道功能的神经疾病或损伤都可能导致不同程度的神经源性膀胱,根据病变(或损伤)的部位,可分为以下几种。

1. 颅内病变 如脑血管意外、颅内肿瘤、多发性硬化和帕金森病,既影响皮质中枢,还可影响上节段的传导径路。

2. 脊髓损害 如脊髓损伤、脊髓肿瘤、椎间盘疾病和多发性硬化,当所有至脊髓排尿中枢的传导路径均遭破坏时,引起反射性神经源性膀胱。

3. 马尾损害 外伤和肿瘤使马尾受累,而引起膀胱功能障碍,常为自主性膀胱。

4. 后根和脊髓感觉传导通路损害 如糖尿病、脊髓结核病,易导致低反射或无反射性膀胱,造成大容量膀胱。

5. 前角损害 引起非收缩性膀胱,多为脊髓灰质炎所致。

6. 药物不良反应 某些不同药物对自主神经系统作用不同,可导致膀胱功能障碍。如三环类抗抑郁药、抗组胺类药和苯妥英钠等可引起排空不全。

（二）分类

随着对排尿生理机制认识的加深,对神经源性膀胱的分类也在不断发展。目前,常用的分类主要有根据临床表现和尿流动力学特点制订的分类方法（表9-8-1）和欧洲泌尿协会提供的 Madersbacher 分类方法（图9-8-1）。

表 9-8-1 根据临床表现和尿流动力学特点制定的分类方法

临床表现	尿流动力学特点
尿失禁	(1)由膀胱引起:逼尿肌无抑制性收缩;膀胱容量减小;膀胱顺应性降低;逼尿肌正常(但有认知、运动等问题)
	(2)由出口引起:膀胱颈功能不全;外括约肌松弛等
尿潴留	(1)由膀胱引起:神经源性逼尿肌松弛;肌源性逼尿肌松弛;膀胱容量增大或顺应性增加;逼尿肌正常(但有认知、运动等问题)
	(2)由出口引起:机械性因素;内括约肌功能性梗阻;外括约肌功能性梗阻
潴留与失禁混合	(1)逼尿肌-括约肌失协调引起
	(2)逼尿肌-括约肌正常(但有认知、运动等问题)

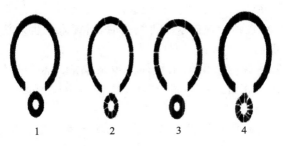

图 9-8-1 Madersbacher 分类方法

注:1.逼尿肌过度活跃伴括约肌过度活跃;

2.逼尿肌活动不足伴括约肌活动不足;

3.逼尿肌活动不足伴括约肌过度活跃;

4.逼尿肌过度活跃伴括约肌活动不足。

（实线代表肌肉过度活跃,虚线代表肌肉活动不足）

（三）临床表现

主要临床症状有尿失禁、排尿困难、尿潴留、潴留与失禁混合,常见的并发症为尿路感染、膀胱结石、压疮等。

二、康复评定

（一）病史

（1）排尿情况：主要关注尿量、尿的性状（颜色与气味）、每日排尿次数、有无尿频尿急等，排尿障碍特点以及是否有排便障碍。

（2）是否有外伤、手术、糖尿病、脊髓炎病史或用药史，如抗胆碱能药物、三环类抗抑郁药、α 受体阻滞剂等。

（3）有无膀胱充盈感、排尿感等膀胱感觉的减退或丧失。

（4）饮水和排尿习惯。

（二）体格检查

需注意血压、腹肌张力，下腹部有无包块、压痛，膀胱充盈情况；其他神经系统体征，如感觉、反射、肌力、肌张力等；会阴部的检查非常重要，如检查肛门括约肌的张力与主动运动、会阴部感觉、球海绵体反射等。

（三）一般临床检查

1. 实验室检查　血常规、尿常规、细菌培养、药敏实验、肾功能检查等。

2. 影像学检查　B 超观察肾的形态、有无积水，观察有无泌尿系统结石，了解膀胱容量与残余尿量等。膀胱镜检查膀胱有无炎症、有无肌小梁与憩室形成。还可通过 X 线、CT、MRI 等检查。

（四）生理功能评定

1. 尿流率测定　主要参数有最大尿流率、尿流时间及尿量等，其反映排尿过程中逼尿肌与尿道括约肌相互作用的结果，即下尿路的总体功能情况。尿流率受性别、年龄和排尿量等因素的影响，不能进行病因分析。

2. 膀胱压力容积测定　通过测定膀胱内压力与容积的关系来反映膀胱功能。正常的膀胱压力容积测定结果如下：①无残余尿；②膀胱在充盈期内压力保持在 1.47 kPa（15 cmH_2O）以下，顺应性良好；③逼尿肌没有无抑制性收缩；④膀胱在充盈过程中，最初出现排尿感觉时的容量为 200 mL，此时，压力曲线无变化，膀胱内仍保持低压状态；⑤膀胱容量为 400～500 mL；⑥排尿及中止排尿受意识控制。

3. 简易膀胱容量与压力测定　可用来评估膀胱逼尿肌、括约肌的功能。具体方法为排空膀胱后，缓慢注入生理盐水（温度为 37 ℃），直到生理盐水不再滴入时，所灌入的生理盐水体积即为膀胱容积；接着开通膀胱与水柱的通路，所得的水柱即为膀胱压力。

4. 残余尿量测定　排尿后膀胱内残留的尿量称为残余尿量。常用的测定方法有导管法和 B 超法。正常女性残余尿量不超过 50 mL，正常男性不超过 20 mL，当残余尿量＞100 mL，需要采用导尿等方法辅助排出。

5. 尿道压力分布测定　主要参数有最大尿道闭合压、功能性尿道长度，其沿尿道连续测定并记录压力，反映尿道功能。

6. 括约肌肌电图　可检测尿道外括约肌功能。在正常排尿周期中，膀胱充盈期间，尿道外括约肌呈持续活动，排尿时肌电活动终止，排尿完毕后肌电活动再次出现。

7. 尿流动力学和 B 超/X 线同步联合检查　用稀释的碘溶液代替生理盐水充盈膀胱，可在尿流动力学检查时同步获得各项参数、膀胱尿道形态变化。

（五）心理功能评定

出现焦虑者，可用焦虑自评量表（SAS）或汉密尔顿焦虑量表（HAMA）评定；出现抑郁者，可用抑郁自评量表（SDS）或汉密尔顿抑郁量表（HRSD）进行评定。

（六）日常生活活动能力评定

日常生活活动能力可用 Barthel 指数量表进行评定。

（七）社会参与能力评定

可用世界卫生组织生活质量 100（WHOQOL-100）量表进行评定。

三、功能障碍

（一）生理功能障碍

1. 排尿障碍　主要有尿失禁、尿潴留、排尿困难等。

2. 疼痛　尿失禁、尿潴留常使患者产生泌尿系统感染，易引起疼痛不适。

3. 肾功能障碍　尿潴留易诱发患者的泌尿系统感染、尿路结石、肾积水等，导致肾功能受损。

4. 性功能障碍　部分尿失禁患者有性交痛，性交时出现尿失禁，从而影响性生活。

（二）心理障碍

对于大部分尿潴留、尿失禁的患者来说，疾病容易使其产生情绪变化，如悲观、失望、丧失自信、焦虑、紧张、烦躁不安，并常感精神压抑、痛苦难忍等。

（三）日常生活活动能力受限

尿潴留使患者行动不便，限制其各种日常生活活动；尿失禁使患者不愿外出；性生活受到影响。

（四）社会参与能力受限

尿潴留患者常伴随其他疾病，患者工作、社交活动均受到限制；尿失禁患者常对工作、劳动、社交活动产生影响，降低其生活质量。

四、康复治疗

（一）治疗目标

保护肾脏功能，控制或减少尿路感染，使膀胱具有适当的排空和储尿能力，尽量不留置导尿或造瘘，能基本适应社会生活与尽量满足职业需要。

（二）治疗方法

1. 失禁型神经源性膀胱的治疗

（1）抑制膀胱收缩、减少感觉传入和增加膀胱容量：

①药物治疗：抗胆碱能制剂可减少膀胱收缩能力。

②神经阻滞：选择性骶神经根切断。

③行为治疗：对于认知障碍者，除了制订排尿方案，还要进行必要的排尿训练。定时排量并逐渐延长排尿间隔时间直至合理的间隔时间。

（2）增加膀胱出口阻力：

①药物治疗：α 肾上腺素能药物和 β 受体阻滞剂可增加尿道压力。

②手术治疗：发病 1 年后，确定括约肌不能恢复的患者可考虑人工括约肌置入。

③行为治疗：生物反馈、有规律排尿刺激。

④辅助具应用：外部集尿器、间歇或持续导尿等。

（3）控制尿路感染：

①导尿时注意无菌操作。

②进行膀胱训练，促进自行排尿的恢复。

③已有感染，需进行药敏实验，选用合理抗生素。

④减少膀胱结石等并发症。

⑤反复发作严重感染的患者，可考虑耻骨上膀胱造瘘术。

2．潴留型神经源性膀胱的治疗

（1）增加膀胱内压与促进膀胱收缩：

①药物治疗：胆碱能制剂可增加膀胱内压，促进膀胱收缩。

②行为治疗：Crede 手压法，用拳头由脐部深按，向耻骨方向滚动，避免耻骨上加压尿液反流引起肾盂积水；Valsave 屏气法，增加腹压，寻找触发点，促进或诱发反射性逼尿肌收缩。

③电刺激：用经皮电刺激等直接作用于膀胱或骶神经运动支。

（2）降低膀胱出口阻力：

①药物治疗：α 受体阻滞剂可降低尿道阻力。

②手术治疗：如尿道狭窄修复或扩张术等。

（3）间歇导尿术：清洁间歇导尿是在清洁条件下，定时将尿管经尿道插入膀胱，规律排空尿液的方法。导尿间隔时间取决于残余尿量，一般 4～6 h 1 次，根据简易膀胱容量及压力测定评估，每次导尿量不超过患者的最大安全容量为宜。当残余尿量＜100 mL 时，可停止间歇导尿。在导尿前 1～2 天，需教会患者按计划饮水，24 h 内均衡摄入水分，每日饮水量控制在 1500～2000 mL。具体操作如下：清洗会阴部，操作者洗手，取出尿导管并润滑，将尿管插入尿道口（女性患者对照镜子找到尿道口），排出尿液，拔出尿管、撤除用物，测量导尿量，登记在排尿日记上。患者或家属可在医生示范指导下学习。

（4）留置导尿：在膀胱功能不稳定、术后或疾病早期，以留置导尿为主，主要是为了预防膀胱过度储尿和感染。进入恢复期后，应尽早拔出留置导尿管。

（5）尿流改道：如耻骨上膀胱造瘘术。

3．心理治疗 治疗师应以心理安慰等方法，支持疏导患者，介绍排尿障碍的成功案例，鼓励其建立信心，积极进行康复锻炼，掌握清洁间歇导尿技术，提高日常生活活动能力，融入社会活动。

4．中医传统康复治疗

（1）中药治疗：按照中医辨证论治的原则，如排尿无力，膀胱气化失司，可选用金匮肾气、缩泉丸等；如排尿困难，淤血壅塞，可用大黄牡丹汤、猪苓汤等；如尿路结石，可用萆薢分清饮等；如尿潴留，气不化水，饮湿内停，可用五苓散等。

（2）针灸推拿：取曲骨、中极、气海、关元、肾俞等穴位，采用针灸或推拿手法治疗。

（3）中药外敷：可用葱白、生田螺、麝香（少许）、面粉等，或甘遂、薏苡仁适量捣烂，外敷脐部，每次约 30 min，每日数次。

五、功能结局

神经源性膀胱功能障碍是动态进展的，必须对患者的储尿及排尿功能、临床表现及全身情况进行动态评估和分型，选择适宜的膀胱管理方法。

早期处理以留置导尿为主，因此阶段常存在膀胱功能不稳定、大量输液、尿道损伤、手术等情况，最主要的工作为预防膀胱过度储尿和感染。如产生泌尿系统感染，易引起疼痛不适，诱发尿路结石、肾积水等，导致肾功能受损等情况，影响患者的生理、心理及日常生活质量。

进入恢复期后，则应尽早拔除留置导尿管，评估逼尿肌和括约肌的功能，制订针对性的治疗方案，及早采取膀胱再训练、间歇导尿等方法，促使患者达到预期的康复目标。

六、健康教育

通过对神经源性膀胱患者及其家属进行有目的、有计划的健康教育，促进患者对疾病的认识，了解治疗训练方法，提高患者的自我管理能力，减少并发症，最大限度地恢复患者身心健康、社会功能，提高生活质量。

健康教育包括以下内容：①神经源性膀胱疾病知识；②膀胱训练的方法、残余尿的测定及间歇导尿的相关知识；③指导患者自我管理膀胱的方法；④教会患者膀胱自我管理技术：饮水计划，按时记录排尿日记；⑤并发症的观察及预防；⑥患者功能训练必须医护、患者、家属三位一体；⑦心理康复指导。

🏥 小　结

　　神经源性膀胱是指一类由神经性病变导致膀胱、尿道功能失常,从而产生一系列并发症的疾病的总称,它涉及多种神经系统疾病,包括中枢性疾病、外周性神经病变、手术和外伤等形成神经系统损伤,以及一些累及神经系统的感染性疾病等。主要的病因有颅内病变、脊髓损害、马尾损害、后根和脊髓感觉传导通路损害、前角损害和药物不良反应。正因为这些不同类型及程度的神经病变,导致膀胱、尿道功能的不同改变,所出现的临床表现及后果也千变万化,主要临床症状有尿失禁、排尿困难、尿潴留、潴留与失禁混合,常见的并发症为尿路感染、膀胱结石、压疮等。神经源性膀胱所致储尿与排尿障碍的康复过程漫长,需要医务人员努力提高神经源性膀胱的诊断与治疗水平,恢复与重建膀胱功能,减少并发症,提高患者生活质量。

案例解析

　　根据该患者的病史、症状、体征及CT、MRI检查,不难作出诊断,该患者为第一腰椎压缩性骨折并脱位,行椎体复位及内固定术。脊髓圆锥不完全性损伤,脊髓损伤后尿潴留。目前主要的功能障碍为运动功能障碍、排尿障碍、日常生活活动能力障碍等。针对上述功能障碍,应该进行肌力评定、步态评定、简易膀胱容量与压力测定、残余尿量测定、日常生活活动能力评定等方面的评定,制订合理的康复治疗方案。康复治疗的内容如下。①肌力训练、步行功能训练,以利于行走。②膀胱再训练:主要有定时排尿、反射性排尿训练、Valsave屏气法、Crede手压法、肛门牵张训练。③间歇导尿。④药物、手术治疗。

🏥 能 力 检 测

选择题

A₁ 型题

1. 气囊导尿管适用于(　　)。

A. 清洁导尿 　　　　　　　　B. 留置导尿 　　　　　　　　C. 间断导尿

D. 尿动力学测定 　　　　　　E. 耻骨上造瘘

2. 正常排尿时(　　)。

A. 逼尿肌收缩,括约肌收缩 　　　　　　　　B. 逼尿肌松弛,括约肌收缩

C. 逼尿肌收缩,括约肌松弛 　　　　　　　　D. 逼尿肌松弛,括约肌松弛

E. 以上均不对

3. 关于清洁间歇性导尿的描述,下列选项正确的是(　　)。

A. 容易引起感染

B. 不能长期使用

C. 残余尿量小于 80 mL 时,仍需要间歇导尿

D. 只要正确操作,不会增加感染的风险

E. 增加尿道损伤的风险

参考答案

（丁　昀）

第九节　神经源性肠道功能障碍患者的康复

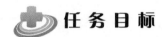

案例导入

　　张某,男,40岁,因高空作业,不慎坠落,导致 T_{12}-L_1 椎体粉碎性骨折,出现双下肢活动障碍、大小便失禁。后行 T_{12}、L_1 椎体钢板内固定术,术后双下肢功能无明显改善,大便便秘及小便失禁。诊断:脊髓损伤(运动平面 L_2,感觉平面 L_1,ASIAC 为 C 级)

　　1. 请针对目前患者病情,简述该患者的主要功能障碍有哪些?

　　2. 请结合患者出现的便秘症状,给予合理的康复治疗方案。

任务目标

【知识目标】

1. 了解　神经源性肠道功能障碍的概念。

2. 熟悉　神经源性肠道功能障碍的临床表现。

3. 掌握　神经源性肠道功能障碍的康复评定和康复治疗。

【能力目标】

1. 能对神经源性肠道功能障碍患者进行康复评定。

2. 能制订神经源性肠道功能障碍患者的初步康复治疗方案。

3. 能对神经源性肠道功能障碍患者进行康复治疗和康复指导。

一、概述

　　当肠道因失去中枢或周围神经控制,而造成的相关功能紊乱,称为神经源性肠道功能障碍,常见于脊髓损伤、脑卒中、脑肿瘤、肌萎缩性脊髓侧索硬化症、多发性硬化、糖尿病等疾病。临床多表现为大便失禁或便秘,导致患者饮食受限、户外活动受限、心理障碍等一系列问题,严重影响患者的生活质量。

　　(一)排便反射

　　排便动作是反射动作,粪便进入直肠后,刺激直肠壁内的感受器,冲动经盆神经和腹下神经传至脊髓骶段的初级排便中枢,同时上传到大脑皮质,引起便意和排便反射。这时通过盆神经传出冲动,使降结肠、乙状结肠和直肠收缩,肛门内括约肌舒张;同时,阴部神经冲动减少,肛门外括约肌舒张,使粪便排出体外,腹肌和膈肌收缩,增加腹压,促使粪便排出。意识可以加强或抑制排便。

　　(二)分型

　　临床上,根据骶髓反射是否存在将排便障碍分为上运动神经元病变导致的肠道功能障碍和下运动神经元病变导致的肠道功能障碍。

　　(三)临床表现

　　1. 上运动神经元病变导致的肠道功能障碍　由圆锥以上的中枢神经病变引起,多见于 S_2 节段以上脊髓损伤的患者。主要表现为机械性刺激结肠或直肠可以诱发脊髓排便反射,但患者感受便意的能力下降,肛门括约肌的静息张力增加,直肠肛门协调性运动受损,结肠通过时间延长,从而常常导致患者便秘和腹胀。然而当病变发生在 S_2~S_4 节段,排便反射受损,肛门内、外括约肌均舒张,由结肠运动产生排便即大便失禁。

2. 下运动神经元病变导致的肠道功能障碍　由支配肛门括约肌的下运动神经元或外周神经病变所引起,多见于圆锥或马尾神经病变、多发神经病、盆腔手术等。主要表现为:脊髓排便反射消失,无便意;肛门括约肌静息张力降低,结肠运转时间显著延长,从而出现排便困难。直肠肛门协调运动受限,当腹压增加时会出现"漏粪"现象。

二、康复评定

1. 辅助检查

(1) 病史资料:①现病史:包括详细的肠胃症状、目前的饮食习惯、排便习惯和方式、缓解排便障碍的技巧或药物及其效果、排便所需时间、大便性状等;②过去病史:是否有其他慢性疾病或长期肠胃症状,神经损伤前的饮食及排便习惯,是否服用影响肠胃蠕动的药物等;③系统病史:高血钾、低血钙、糖尿病、尿毒症、硬皮症、多发性肌炎等。

(2) 体格检查:①运动功能检查:评估患者的肌力及肌张力,对于脊髓损伤的患者应确定受损的平面和程度;②感觉功能检查:确定感觉损伤的平面;③反射检查:常用球海绵体肛门反射、提睾反射、肛门皮肤反射,确定损伤平面;④专项检查:通过直肠指检评估外括约肌的张力。

2. 功能评定

(1) 疼痛评定:临床上多采用视觉模拟评定法(VAS)、简式 McGill 疼痛问卷。

(2) 心理功能评定:可采用汉密尔顿焦虑量表(HRSA)、抑郁自评量表(SDS)、汉密尔顿抑郁量表(HRSD)。

(3) 日常生活活动能力评定:采用改良 Barthel 指数评定表,具体评定方法参照本套教材《康复评定技术》。

(4) 社会参与能力评定:主要进行生活质量评定、劳动力评定和职业评定。具体评定方法参照本套教材《康复评定技术》。

三、功能障碍

1. 生理功能障碍　患者主要有排便功能障碍;出现大便失禁时会使患者的运动功能受限。

2. 心理功能障碍　神经源性肠道功能障碍患者可出现抑郁、焦虑情绪和睡眠障碍。

3. 日常生活活动能力受限　患者此项能力受限。

4. 社会参与能力受限　患者出现大便失禁时,影响其社会参与能力。

四、康复治疗

1. 饮食治疗　饮食上应增加纤维素含量高的食物(如芹菜、青菜等)和饮水量,减少高脂肪、高蛋白质食物的大量摄入,使大便成形,量多且质地较软,减少便秘。在增加水分摄入的同时,应注意饮食中含咖啡因的食物,如咖啡、茶等,可能会因其利尿作用而将水分带出,从而减少粪便中的水分,引起便秘。

2. 肠道功能训练

(1) 定时排便:参照患者既往排便习惯,养成每日定时排便的习惯,通过训练逐步建立排便反射。因每日早餐后胃结肠反射最强,可在每日早餐后进行排便。

(2) 排便姿势:排便姿势一般建议坐姿或蹲姿,尤其将双脚向腹部靠拢,能减少肛门直肠角并利用骨盆底肌肉帮助排便。如患者不能取坐姿或蹲姿,可采取侧卧姿势,以左侧卧姿较好。

(3) 腹部按摩:从盲肠部位开始按摩,顺着结肠的走行,沿顺时针方向进行,每次至少 15 min。通过腹部按摩增强直肠蠕动,缩短结肠通过时间,促进感觉反馈的传入和传出,减轻腹胀,增加每周的大便次数。

(4) 手指肛门直肠刺激:将中指、示指润滑后缓缓插入肛门,触碰到直肠黏膜并同时将肛门撑开,慢慢做环状移动,以刺激反射性直肠肌肉收缩,增加直肠内压,并放松肛门外括约肌,从而刺激直肠肛门抑制反射和直肠结肠反射,增强左侧大肠的蠕动。每 5~10 min 重复一次,直到大便排空。

3. 物理因子疗法

（1）电刺激法：可采用经皮电刺激或直肠内电刺激两种治疗方法。

（2）生物反馈治疗：通过肌电生物反馈治疗，可改善直肠和盆底部肌肉功能，放松痉挛肌肉，提高无力肌收缩。

4. 心理治疗 通过告知患者关于神经源性肠道功能障碍疾病的相关知识，改变其错误的认识，从而解除患者的顾虑，提高治疗的信心；使患者学会自我调控情绪，以配合治疗师顺利完成直肠功能训练及直肠清洁护理。

五、功能结局

神经源性肠道功能障碍患者的生理功能有明显异常，可出现不同程度的焦虑、抑郁等情绪；生活质量下降；日常生活活动能力和社会交往能力受限，康复治疗可改善患者的各项功能，提高患者的生活质量，应尽早实施。

六、健康教育

大便失禁患者需清洁局部卫生，加强盆底肌训练。可适当给予直肠收敛性药物，直肠动力控制药物，对于合并直肠炎症的患者需注意感染治疗。

帮助患者初步建立适宜的直肠管理方案，为患者出院后的自我直肠管理提供支持。

小　结

　　当肠道因失去中枢或周围神经控制，而造成的相关功能紊乱，称为神经源性肠道功能障碍。临床上，根据骶髓反射是否存在将排便障碍分为上运动神经元病变导致的肠道功能障碍和下运动神经元病变导致的肠道功能障碍。康复治疗能减轻疼痛、促进肠道蠕动、改善患者临床症状，提高患者的生活质量。

案例解析

　　（1）张某现有的功能障碍：①生理功能障碍：主要有运动功能和排便功能障碍。②心理功能障碍：张某可出现抑郁、焦虑情绪和睡眠障碍。③因患者损伤定位为运动平面 L_2，感觉平面 L_1，所以张某的日常生活活动能力和社会参与能力均受限。

　　（2）康复治疗：①肠道功能训练：脊髓损伤患者在休克期过后，能接受指导和进食时，即可开始反射性排便训练。指导患者控制饮食，以利于大便形成。利用结肠反射，规定早餐或者晚餐后 30～60 min 内排便，结合手法刺激直肠内壁，诱发大肠蠕动。卧床期间患者每日或隔日定时用手抠出大便，或坐位时从右至左按摩腹部，利用重力，帮助排便。此外，每日站立和肌肉活动非常重要，可增加肠道蠕动，防止便秘。②电刺激法：可采用经皮电刺激或直肠内电刺激。③直肠灌肠和排气：在通便效果不佳、大便干结量大、排出困难时，可以用肥皂水灌肠，肠道淤积气体过多，可以插管排气，以缓解腹胀。④行为疗法：建立适合患者的生活习惯，包括建立良好的饮水、饮食习惯，一次饮水适量，不要过饮或少饮。饮食上应注意患者每日所必需的热量，增加纤维素含量高的食物，减少高脂肪、高蛋白质食物的大量摄入，杜绝不良饮食习惯。此外，还要建立良好的排便习惯（排便时间、频率、排便量、排便体位、排便环境）。注意调节粪便稠度，养成每日肠道排空（栓剂和手指刺激）的习惯，避免口服泻药。⑤心理疗法：帮助患者克服由于排便困难所产生的精神压力，学会自我调控情绪，配合治疗师顺利完成直肠功能训练和一些相关的直肠清洁护理。

能力检测

选择题

A_1 型题

1. 对于神经源性肠道功能障碍患者的治疗,下列不正确的是(　　　)。

A. 增加高脂肪、高蛋白质饮食　　　　　　　　　B. 摄入充足的水分

C. 增加纤维含量高的食物　　　　　　　　　　　D. 规律排便

2. 排便功能障碍患者自我按摩腹部增加肠蠕动时按摩的方向是(　　　)。

A. 由右下腹→右上腹→左上腹→左下腹

B. 由右上腹→右下腹→左上腹→左下腹

C. 由左上腹→左下腹→右下腹→右上腹

D. 由左下腹→右下腹→右上腹→左上腹

3. 排便功能障碍辅助措施不正确的是(　　　)。

A. 口服软便剂

B. 使用开塞露等栓剂

C. 经处理而无法排便者采用灌肠法

D. 减少含纤维素丰富食物的摄入

参考答案

（陈燕芳）

参考文献

CANKAOWENXIAN

[1] 张绍岚,何小花. 疾病康复[M].2 版. 北京:人民卫生出版社,2014.

[2] 郭华. 常见疾病康复学[M].2 版. 北京:人民卫生出版社,2016.

[3] 陈立典,吴毅. 临床疾病康复学[M]. 北京:科学出版社,2016.

[4] 邢本香,李贻能. 临床康复学[M]. 上海:复旦大学出版社,2009.

[5] 倪朝明. 神经康复学[M].2 版. 北京:人民卫生出版社,2013.

[6] 王玉龙. 康复功能评定学[M]. 北京:人民卫生出版社,2008.

[7] 王玉龙,张秀花. 康复评定技术[M].2 版. 北京:人民卫生出版社,2014.

[8] 章稼,王晓臣. 运动治疗技术[M].2 版. 北京:人民卫生出版社,2014.

[9] 燕铁斌,窦祖林. 实用瘫痪康复[M]. 北京:人民卫生出版社,1999.

[10] 倪朝民. 神经康复学 [M]. 北京:人民卫生出版社,2008.

[11] 廖鸿石. 康复医学理论与实践[M]. 上海:上海科学技术出版社,2000.

[12] 李忠泰. 疾病康复学[M]. 北京:人民卫生出版社,2003.

[13] 李玲. 骨折康复的治疗与减少关节并发症作用分析[J]. 中国医药指南,2013,(4):526-527.

[14] 金峥,王峰,惠爱荣,等. 膝关节康复探讨[J]. 基层医学论坛,2011,15(31):1081-1082.

[15] 金峥. 浅谈骨折康复[J]. 基层医学论坛,2009,13(28):881

[16] 燕铁斌. 骨科康复评定与治疗技术[M].3 版. 北京:人民军医出版社,2005.

[17] 于长隆. 骨科康复学[M]. 北京:人民卫生出版社,2010.

[18] 陈滢如,杨金生,屈建峰,等.《肩周炎循证针灸临床实践指南》解读[J]. 中国针灸,2017,37(9):991-994.

[19] 沈彬,裴福兴,邱贵兴,等. 强直性脊柱炎的诊断与治疗骨科专家共识[J]. 中华骨科杂志,2012,32(9):895-898.

[20] 中华医学会风湿病学分会. 强直性脊柱炎诊断及诊治指南(草案)[J]. 中华风湿病学杂志,2003,7(10):641-644.

[21] 中华医学会风湿病学分会. 强直性脊柱炎诊断及治疗指南[J]. 中华风湿病学杂志,2010,14(8):557-559.

[22] 于刚,张江林. 强直性脊柱炎的治疗指南介绍[J]. 中国骨与关节杂志,2014,(10):763-766.

[23] 陆再英,钟南山. 内科学[M].7 版. 北京:人民卫生出版社,2008.

[24] 葛均波,徐永健. 内科学[M].8 版. 北京:人民卫生出版社,2013.

[25] 白人驹,徐克. 医学影像学[M].7 版. 北京:人民卫生出版社,2013.

[26] 卓大宏. 中国康复医学[M].2 版. 北京:华夏出版社,2003.

[27] 中华医学会风湿病学分会. 类风湿关节炎诊治指南[J]. 现代实用医学,2004,16(3):184-188.

[28] 中华医学会风湿病学分会. 类风湿关节炎诊断及治疗指南[J]. 中华风湿病学杂志,2010,14(4):265-270.

[29] 中华医学会骨科学分会. 骨关节炎诊治指南(2007 年版)[J]. 中国矫形外科杂志,2014,27(3):

28-30.

[30] 中华医学会风湿病学分会.骨关节炎诊断及治疗指南[J].中华风湿病学杂志,2010,14(6):416-419.

[31] 狄勋元.骨科医师进修必读[M].北京:人民军医出版社,1999.

[32] 王少山,张世华,邱红明,等.骨病中西医诊疗学[M].北京:中国中医药出版社,2001.

[33] 李儒军,林剑浩.骨关节炎流行病学的研究进展[J].中国临床医生杂志,2010,38(7):6-10.

[34] 王岩.坎贝尔骨科手术学[M].12版.北京:人民军医出版社,2013.

[35] 纪树荣.康复医学[M].高等教育出版社,2004.

[36] 南登崑.康复医学[M].4版.北京:人民卫生出版社,2008.

[37] 王宁华,黄真.临床康复医学[M].北京:北京大学医学出版社,2006.

[38] 黄晓琳,燕铁斌,康复医学[M].5版.北京:人民卫生出版社.2013.

[39] 张民,卫小春.人工膝关节置换手术入路介绍(一)[J].实用骨科杂志,2007,13(1):37-38.

[40] 成鹏.实用骨关节伤病康复评定图谱[M].北京:人民军医出版社,2008.

[41] 赵辉三.假肢与矫形器学[M].北京:华夏出版社,2005.

[42] 谢进,管东辉,于波.骨科软组织损伤诊疗[M].山东:山东科学技术出版社,2008.

[43] 陶泉.手部损伤康复[M].上海:上海交通大学出版社,2006.

[44] 成鹏.实用骨关节伤病康复评定图谱[M].北京:人民军医出版社,2008.

[45] 陈小梅.临床作业疗法学[M].2版.北京:华夏出版社,2013.

[46] 陈振兵,洪光祥,王发斌.上肢功能评定表[J].中国修复重建外科杂志,2004,18(6):520-521.

[47] 何成奇.内外科疾患康复学[M].2版.北京:人民卫生出版社,2013.

[48] 胡永善.新编康复医学[M].2版.上海:复旦大学出版社,2005.

[49] 邓倩.临床康复学[M].2版.北京:人民卫生出版社,2014.

[50] 周进祝,孙菁.内科学[M].3版.北京:科学出版社,2012.

[51] 赖丽宇,梁瑞桥,李敏宜.冠状动脉搭桥术患者的健康教育[J].护理实践与研究,2008,5(19):111-112.

[52] 周玉兰,刘翱,刘枢晓.慢性阻塞性肺疾病康复期患者呼吸肌功能锻炼临床观察[J].中国康复理论与实践,2005,11(10):848-849.

[53] 范广平.呼吸肌功能锻炼对慢性阻塞性肺疾病康复期患者肺功能和生存质量的影响[J].华西医学,2009,(8):2174-2176.

[54] 柳涛,蔡柏蔷.慢性阻塞性肺疾病诊断、处理和预防全球策略(2011年修订版)介绍[J].中国呼吸与危重监护杂志,2012,11(1):1-12.

[55] 肖建,杜春玲.慢性阻塞性肺疾病病因及发病机制研究进展[J].中国老年学杂志,2014,(11):3191-3194.

[56] 于兑生,恽晓平.运动疗法与作业疗法[M].北京:华夏出版社,2002.

[57] 周士枋.骨质疏松症的康复治疗[J].中国组织工程研究,1999,3(8):898-901.

[58] 何成奇.骨质疏松症的康复治疗[J].继续医学教育,2008,20(30):94-100.

[59] Yang W,Lu J,Jia W,et al. Prevalence of diabetes among men and women in China[J]. New England Journal of Medicine,2010,362(12):1090-1101.

[60] 中华医学会糖尿病学分会.中国2型糖尿病防治指南[M].北京:北京大学出版社,2011.

[61] 中华医学会内分泌学分会.中国成人2型糖尿病预防的专家共识[J].中华内分泌代谢杂志,2014,30(4):277-283.

[62] 中华医学会糖尿病学分会.中国血糖监测临床应用指南(2015年版)[J].中华糖尿病杂志,2015,07(10):603-613.

[63] 中华医学会糖尿病学分会.中国 2 型糖尿病防治指南(2013 年版)[J].中华糖尿病杂志,2014,6(7)：447-498.

[64] 王煜非,张爱芳,王鉴波,等.空腹和餐后手指末梢血糖与静脉血糖浓度差异的比较分析[J].中华糖尿病杂志,2013,5(9):547-549.

[65] 黄晓琳,燕铁斌.康复医学[M].5 版.北京：人民卫生出版社,2013.

[66] 陈旭红.图解脑瘫康复技术与管理[M].北京：华夏出版社,2007.

[67] 中华医学会.临床诊疗指南物理医学与康复分册[M].北京：人民卫生出版社,2005.

[68] 闫桂芳.小儿脑瘫康复图册[M].石家庄：河北科学技术出版社,2008.

[69] 李晓捷.实用小儿脑性瘫痪康复治疗技术[M].北京：人民卫生出版社,2009.

[70] 扎克尔江·加比尔,阿不都热依木·吐尔迪.脊髓灰质炎的诊疗与预防[J].中国医学创新,2012,9(11):121-122.

[71] 罗凤基.脊髓灰质炎：疾病及预防接种知识手册[M].北京：人民卫生出版社,2012.

[72] 张爱民,王玉明,宫慧明,等.脊髓灰质炎后综合征的评价方法[J].中国康复理论与实践,2017,23(5):505-509.

[73] 廖善祥,倪斌,王若平.智力低下的诊治与康复[M].长沙：湖南科学技术出版社,2010.

[74] 中国残疾人联合会.智力残疾儿童系统康复训练[M].北京：华夏出版社,1997.

[75] 王颖,王丽华,贾柯其.临床康复[M].武汉：华中科技大学出版社,2012.

[76] 唐强,张安仁.临床康复学[M].北京：人民卫生出版社,2012.

[77] 李胜利.言语治疗学[M].2 版.北京：人民卫生出版社,2013

[78] 倪朝民.神经康复学[M].2 版.北京：人民卫生出版社,2013.

[79] 何小花.疾病康复实训指导与学习指导[M].北京：人民卫生出版社,2014.

[80] 王茂斌.神经康复学[M].北京：人民卫生出版社,2009.

[81] 蔡华安,文体端,段晓明.实用康复疗法技术学[M].北京：科学技术文献出版社,2010.

[82] 章稼.运动治疗技术[M].2 版.北京：人民卫生出版社,2014.

[83] 蒋琪霞.压疮护理学[M].北京：人民卫生出版社,2015.

[84] 刘利岩.压疮护理风险管理手册[M].北京：军事医学科学出版社,2011.

[85] 韩斌如,王欣然.压疮护理[M].北京：科学技术文献出版社,2013.

[86] 罗曼艾里,郝岱峰,柴家科.压疮诊疗新进展与实践[M].北京：人民军医出版社,2013.

[87] 胡爱玲,郑美春,李伟娟.现代伤口与肠造口临床护理实践[M].北京：中国协和医科大学出版社,2010.

[88] 郭铁成,黄晓琳,尤春景.康复医学临床指南[M].3 版.北京：科学出版社,2013.

[89] 中国康复医学会康复护理专业委员会.神经源性膀胱护理指南(2011 年版)[J].中华护理杂志,2011,46(1):1-12.